MÉDECINES D'AILLEURS

RENCONTRE AVEC CEUX QUI SOIGNENT AUTREMENT

Connectez-vous sur www.editionsdelamartiniere.fr
www.facebook.com/delamartiniere
www.arteboutique.com

Téléchargez l'application Médecines d'ailleurs et partagez vos pages préférées du tome 1
sur www.livre-medecinesdailleurs.com/livre

MÉDECINES D'AILLEURS

RENCONTRE AVEC CEUX QUI SOIGNENT AUTREMENT

TOME 2

Dr BERNARD FONTANILLE
ALICE BOMBOY

Éditions de La Martinière
arte EDITIONS
BONNE PIOCHE

_ BERNARD _ FONTANILLE, médecin urgentiste, habitué aux interventions en terrains difficiles, poursuit son tour du monde des pratiques médicales traditionnelles. Comment soigne-t-on au Japon, aux Philippines, à Madagascar, ou encore au Mexique? Quel lien unit le thérapeute à son patient? Parti à la rencontre de l'autre, et toujours animé de la même bienveillance et de la même curiosité, Bernard Fontanille confronte sa propre vision de la médecine à celles des soignants qu'il découvre un peu partout sur la planète.

Ce nouvel opus de* Médecines d'ailleurs *s'inscrit-il dans la continuité du premier tome paru en 2014?

On ne peut pas tout montrer dans un film de 26 minutes. Aussi ce livre, comme le précédent, est-il motivé par l'envie de partager davantage encore ce que j'ai tiré de toutes ces expériences. Au-delà de ce que l'image donne à voir, de ce qu'elle raconte, je peux, par le récit de voyage, exprimer ce que j'ai ressenti, relater ce que j'ai appris. À chaque destination correspond une rencontre, un praticien qui nous accueille et nous explique son savoir-faire. En outre, l'ouvrage comporte des informations très factuelles, avec des statistiques sur l'état sanitaire des pays visités. Le livre combine donc découvertes et connaissances. Enfin, les anthropologues Laurent Denizeau et Claudine Brelet me font l'amitié d'apporter leur éclairage sur plusieurs pratiques, ce dont je les remercie sincèrement.

Comment avez-vous choisi les destinations de cette nouvelle saison?

L'Inde, le Népal, la Chine, le Cambodge, le Kenya... semblaient s'imposer d'emblée pour la première série, tout comme les médecines qui y sont pratiquées, telles la médecine chinoise, la médecine tibétaine ou encore la médecine mongole... Mais il restait bien des territoires à explorer. Par exemple, aux **États-Unis**, nous sommes partis à la rencontre des Navajos, un peuple amérindien qui a une vraie culture médicale, ancestrale, bien antérieure à la colonisation de l'Amérique. Les Navajos ont une vision du monde imagée, très poétique. J'ai été très dépaysé. Ce fut un vrai voyage. Au **Japon**, nous avons réalisé un très beau sujet sur les sumotoris et la médecine sumo. En tant que médecin, j'ai été très dérouté de constater que les adeptes de ce sport de lutte, qui font l'objet d'un véritable culte au Japon, doivent nécessairement devenir obèses,

— NOUS CHERCHONS TOUJOURS À METTRE EN REGARD UNE PRATIQUE MÉDICALE ET LE LIEU, LE CONTEXTE DANS LESQUELS ELLE S'EST FORGÉE. DÉCOUVRIR UN PAYS À TRAVERS SA MÉDECINE, C'EST AUSSI TENTER DE COMPRENDRE POURQUOI DES GENS SOIGNENT ENCORE AVEC DES RACINES ET DES FEUILLES. ET SE RAPPELER QUE LA MÉDECINE EST FONDAMENTALEMENT ADAPTÉE À SON ENVIRONNEMENT.

au mépris de leur santé. Enfin, en **Roumanie**, nous nous sommes intéressés à l'apithérapie, encore méconnue, qui consiste notamment à utiliser le venin des abeilles à des fins thérapeutiques.

Savoir traditionnel et recherche scientifique peuvent-ils se rejoindre?

C'est le cas au **Cameroun**. J'en ai pris la mesure à la lecture d'un article scientifique sur la découverte récente d'une molécule naturelle, identique à celle du Tramadol, qui, elle, a été synthétisée par l'homme à partir de la morphine il y a plusieurs décennies. L'idée qu'un homme puisse inventer, dans un laboratoire, une molécule qui existait à l'état naturel et qui, de plus, était déjà largement utilisée contre la douleur depuis des temps immémoriaux au Cameroun et en Centrafrique, m'avait fasciné. J'ai donc souhaité raconter l'histoire de cette découverte scientifique, car finalement, elle a donné davantage de crédit au travail des guérisseurs. Et si les guérisseurs ont une raison d'être, c'est bien parce que les plantes et autres éléments issus de la nature ont des propriétés dont les hommes ont su déceler les bienfaits! Ce n'est pas toujours suffisant, mais c'est déjà ça. C'est une très belle aventure. L'alliance entre recherche et savoir traditionnel est également parfaitement mise en œuvre à **Madagascar**. Là, nous nous sommes intéressés à un institut de recherche local qui, à partir des études qu'il mène sur les savoirs des guérisseurs et des herboristes, fabrique des médicaments accessibles à la population malgache. Ces chercheurs observent une démarche très scientifique. J'ai d'ailleurs appris au cours de ce reportage que la crème cicatrisante Madécassol, très utilisée dans les hôpitaux français, a été mise au point par cet institut. Sur place, nous avons visité une guérisseuse qui travaille pour le laboratoire. C'est une vieille dame, un peu sorcière, qui fait des choses incroyables, comme guérir des hernies par massage, avec la main. Une chose que je ne pensais pas possible. Ça a été une sacrée découverte.

Restent que certaines pratiques sont très surprenantes à nos yeux…

En effet. En **Birmanie**, nous sommes allés à la rencontre de moines appartenant à une branche très ancienne du bouddhisme, qui réalisent des tatouages à visée thérapeutique et protectrice. Aux **Philippines**, nous nous sommes rendus à Siquijor, une île qui occupe une place un peu particulière dans l'archipel car la sorcellerie y a toujours été très présente. Aujourd'hui, Siquijor est surtout réputée pour ses guérisseurs, qui sélectionnent et cueillent les plantes, élaborent des mixtures… et râpent aussi un crâne humain exhumé d'un cimetière pour préparer des fumigations destinées aux malades. Et pour soigner de vilaines cicatrices, ils utilisent de la graisse de python, comme en Afrique du Sud. Ce n'est d'ailleurs pas la première fois que nous constatons qu'une pratique que l'on associait jusqu'alors à une partie du monde se retrouve également dans des contrées éloignées de plusieurs milliers de kilomètres : c'est ainsi qu'au Mexique, nous avons rencontré un acupuncteur maya…

Considérez-vous les médecines traditionnelles comme des médecines alternatives, ou complémentaires ?

Elles sont complémentaires. Il n'y a pas d'alternative, elles relèvent de démarches différentes. Des pathologies généralement mortelles ne peuvent être traitées que par l'allopathie. Mais une autre approche de la maladie, et du corps lui-même, peut contribuer à soulager ceux qui souffrent – je pense notamment aux coupeurs de feu, qui apaisent les brûlures d'une radiothérapie. La médecine allopathique a fait d'immenses progrès. Si l'on meurt moins de maladies infectieuses aujourd'hui, si l'on vit mieux, ce n'est pas grâce aux plantes ou autres remèdes naturels, mais aux progrès de la médecine, de l'hygiène… Cela dit, on ne peut pas aborder le monde des médecines traditionnelles, des pratiques et savoirs ancestraux, avec des a priori « pour » ou « contre », ou en considérant que « ça marche » ou que « ça ne marche pas ». La question ne se pose pas en des termes aussi binaires. Et le mot « alternatif » est lui-même excluant. C'est une réflexion de fond et une recherche qui doivent être menées sur ce sujet.

SOMMAIRE

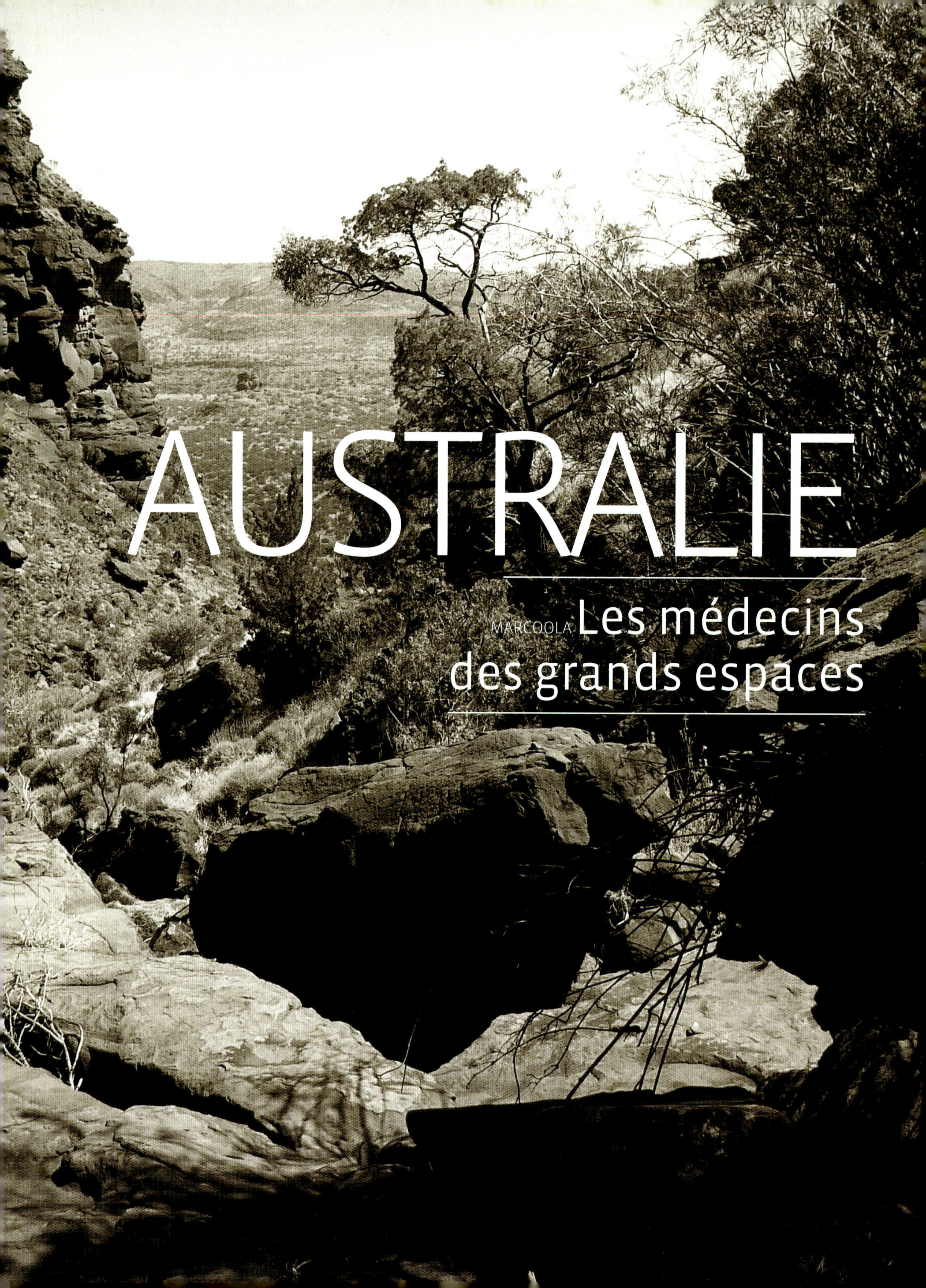

AUSTRALIE

Les médecins des grands espaces

MARCOOLA

3 PAR Km^2

C'EST LA DENSITÉ DE LA POPULATION, SUR UN TERRITOIRE DE 7,7 MILLIONS DE Km^2 [(1)].

23,5

MILLIONS D'HABITANTS[1].

19 %

DE LA POPULATION EST ÂGÉE DE MOINS DE 15 ANS, ET 19,8 % EST ÂGÉE DE PLUS DE 60 ANS[1].

89 %

DE LA POPULATION VIT EN MILIEU URBAIN[1].

PLUS DE LA MOITIÉ DU TERRITOIRE EST VOUÉ À L'AGRICULTURE[1].

80 %

DES HOMMES ET

75 %

DES FEMMES SONT ATTEINTS D'OBÉSITÉ[3].

15/1 000

C'EST LA PROPORTION DE JEUNES FEMMES ÂGÉES DE 15 À 19 ANS DONNANT NAISSANCE À UN ENFANT[1].

82 ANS

C'EST L'ESPÉRANCE DE VIE À LA NAISSANCE[1].

6 110

DOLLARS AMÉRICAINS : C'EST LA SOMME MOYENNE ALLOUÉE PAR PERSONNE AUX DÉPENSES DE SANTÉ PAR L'ÉTAT EN 2013[4].

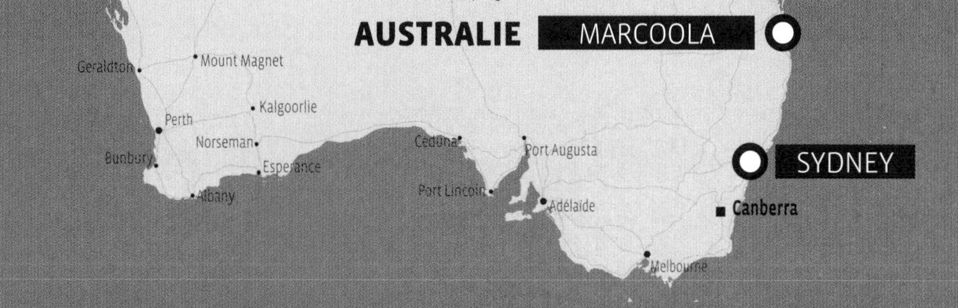

LES ABORIGÈNES ET LES AUTOCHTONES DES ÎLES DE TORRES STRAIT, DANS LE QUEENSLAND, PRÉSENTENT 1,9 FOIS PLUS DE RISQUES DE DEVENIR OBÈSES QUE LES AUSTRALIENS NON INDIGÈNES[2].

1. Source : Banque mondiale - Données 2015. 2. Source : Monash University, The Monash Obesity & Diabetes Institute [Modi], 2013. 3. Source : Organisation mondiale de la santé [OMS], The impact of chronic disease in Australia, 2015. 4. Source : Organisation mondiale de la santé [OMS], données de l'Observatoire mondial de la santé.

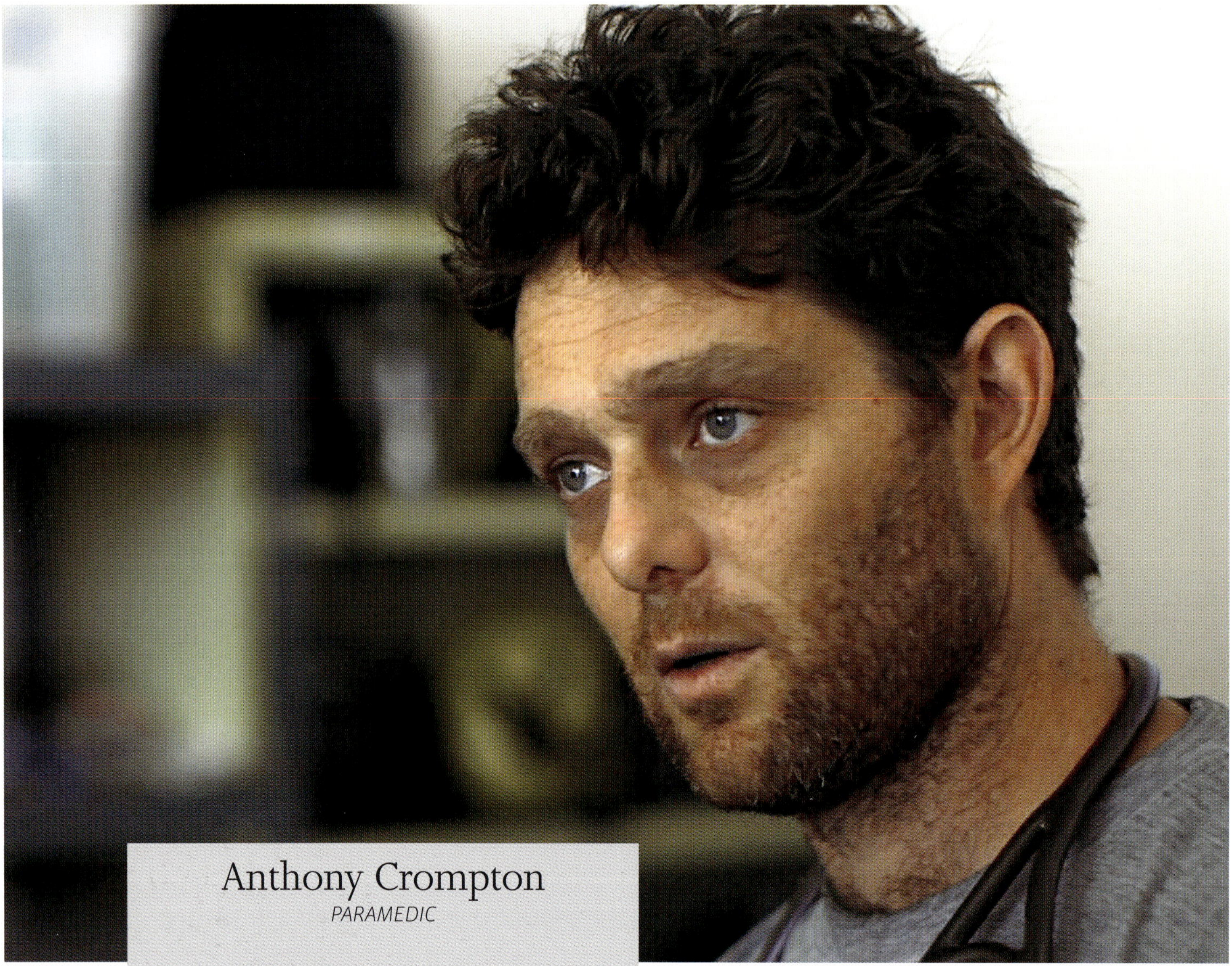

Anthony Crompton

PARAMEDIC

Anthony, âgé de quarante ans et père de trois enfants, est *paramedic*. Il vit près de la base. Pendant son temps libre, il aime pratiquer les sports en plein air : surf, escalade, vélo, natation.

Le choc est puissant ! À l'autre bout du monde,
la même sensation que les premiers jours. Marcoola,
en Australie, a pour moi un air de Chamonix.
Le même hangar, les mêmes hommes,
les mêmes machines. Fascination !
Les effluves de kérosène attisent mes souvenirs.
D'anciens réflexes, juste sous la peau,
réveillés par les vibrations de la turbine.
À l'autre bout du monde,
je suis à la maison.

AUSTRALIE Les médecins des grands espaces

Anthony Crompton, *paramedic* à Marcoola, est habilité à réaliser des actes réservés d'ordinaire aux médecins.

AU COURS DE MA CARRIÈRE DE MÉDECIN URGENTISTE DANS LES ALPES, J'AI PARTICIPÉ À DE NOMBREUX SAUVETAGES EN HÉLICOPTÈRE. EN QUINZE ANS, JE PENSE AVOIR VOLÉ QUELQUE 1500 HEURES.

Certains moments sont inoubliables, comme le lever du soleil sur le mont Blanc, une plongée à plus de 200 kilomètres par heure vers Chamonix… Dans les montagnes où je vis, l'hélicoptère est indispensable : il permet d'accéder à des zones impossibles à rejoindre par la route ou même à pied. Pour les personnes que nous secourons, souvent victimes d'un accident sur les chemins du plus haut toit de l'Europe, ce moyen de secours est parfois ce qui fait la différence entre la vie et la mort. À l'autre bout du monde, d'autres professionnels de santé dépendent de ce mode de transport pour sauver des vies, notamment en Australie, l'île-continent. J'ai souhaité les rencontrer, et voir comment, sous d'autres latitudes et dans des environnements à mille lieues des sommets enneigés, ils volent à la rescousse des personnes qui ont besoin de soins médicaux en urgence.

Dans l'avion, je suis collé au hublot. Je ne cesse de vérifier ma montre : c'est presque incroyable et pourtant, cela fait bel et bien six heures que nous survolons l'*outback* australien. Six heures sans ne rien voir d'autre qu'une terre rouge et aride, déserte, pratiquement vide de toute trace humaine. Cette immensité plane semble ne jamais devoir prendre fin. L'« arrière-pays », grand comme deux tiers de l'Europe, ne compte qu'un petit million d'habitants, soit à peine 10 % de la population australienne. Alors que je contemple cette étendue sauvage, je pense à tous les dangers qui s'y cachent, terrés au fond de petites galeries, dissimulés à l'ombre des arbres ou dans les eaux troubles des marécages. Des araignées et des serpents venimeux, ou encore les salties, ces énormes crocodiles vivant ordinairement dans les eaux salées des côtes mais capables de remonter les cours d'eau sur plusieurs centaines de kilomètres et d'aller hanter le cœur de l'Australie. Il y a deux ans est parue, dans un article scientifique, une information incroyable. Des chercheurs avaient découvert de l'or déposé sur les feuilles et les branches des eucalyptus de

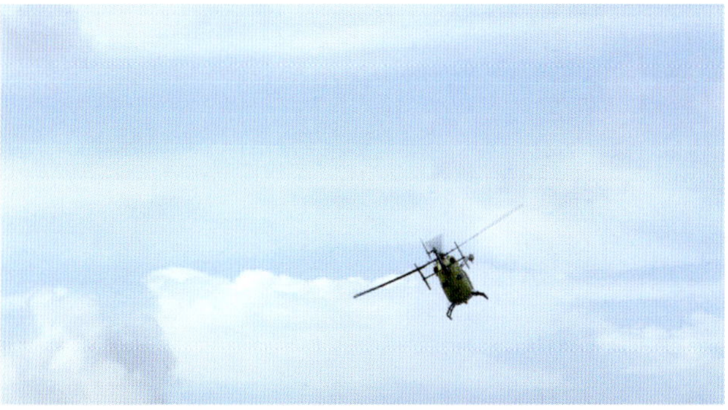

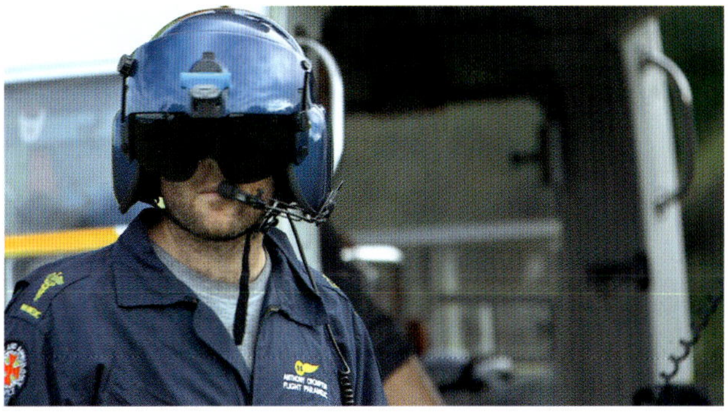

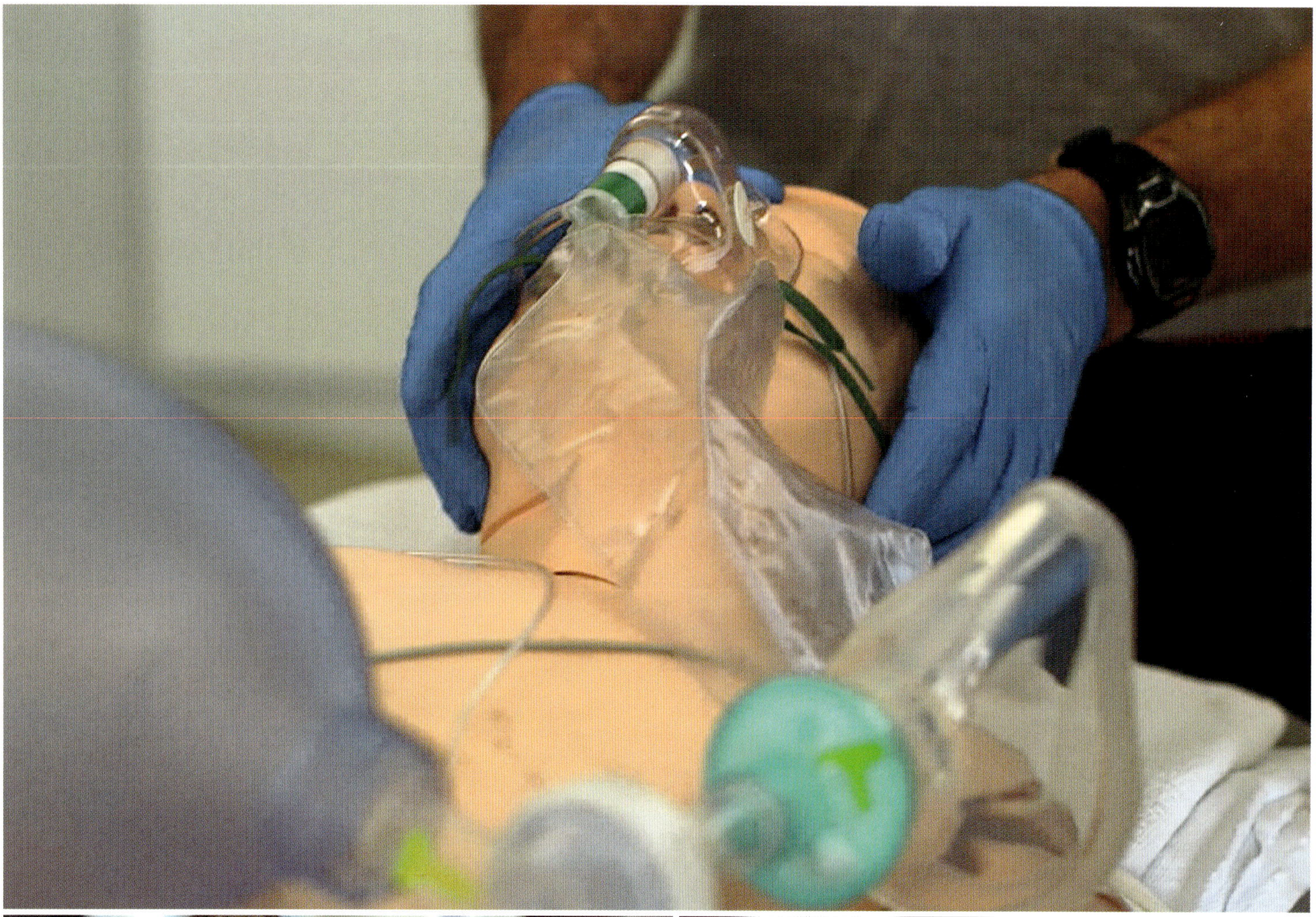

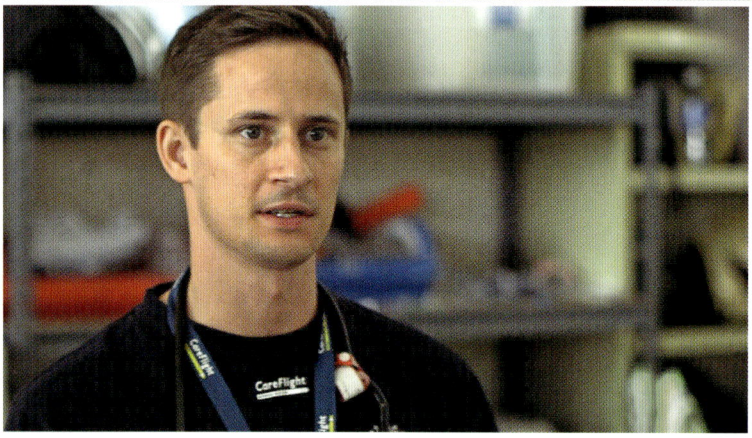
CareFlight

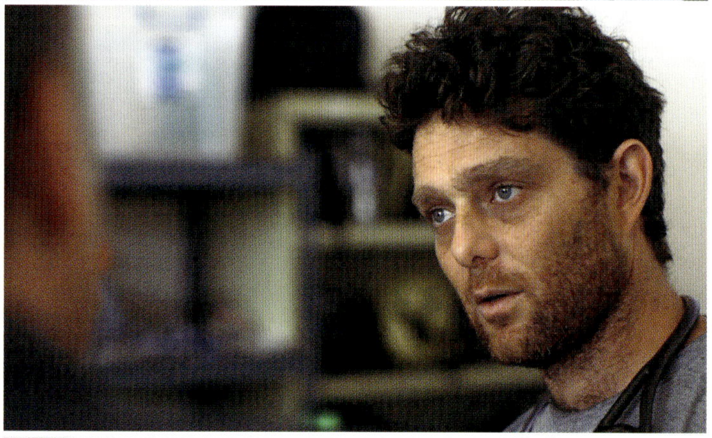

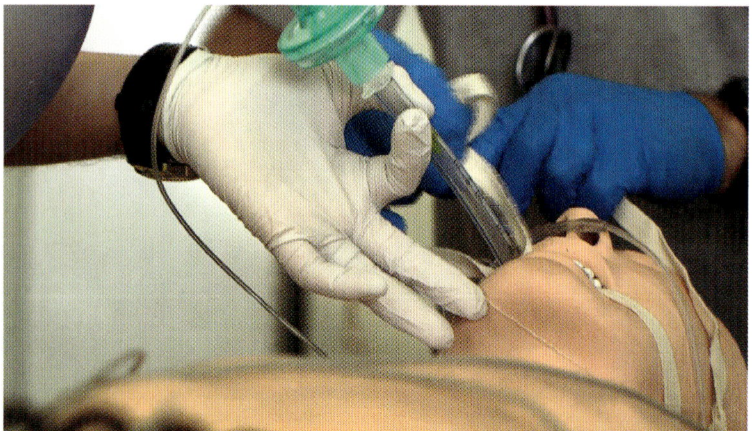

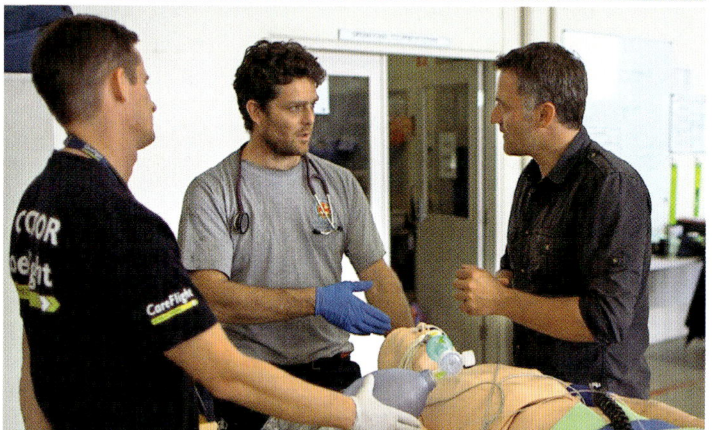
CareFlight

l'*outback*… Le plus étonnant est que ces fines particules n'avaient pas été apportées par le vent : patiemment, elles ont été aspirées par les racines des arbres dans un sol riche en ce métal précieux. Grâce à un réseau complexe de vaisseaux, les poussières d'or, comme les nutriments et l'eau puisés dans le sol, circulent dans la plante jusqu'aux branches et nervures des feuilles. Les eucalyptus, eux, se parent d'une fine couche d'or. Fascinant !

C'est sur ces terres reculées qu'a commencé le premier service de sauvetage par les airs, en 1928. Le révérend John Flynn avait été envoyé par l'Église presbytérienne dans l'arrière-pays australien pour identifier les besoins des habitants. Il en était revenu effaré par les histoires qu'on lui avait racontées : celles d'hommes et de femmes mourant de blessures pourtant faciles à traiter dans de bonnes conditions sanitaires, mais fatales quand le premier hôpital se situe à plusieurs jours de piste ; celles de victimes d'accidents opérées par leurs voisins auxquels des médecins, à des centaines de kilomètres, dictaient en morse la marche à suivre. Pour l'ecclésiastique, il fallait agir vite, inventer un moyen de fournir une assistance médicale à ces populations isolées. En cette période de l'entre-deux-guerres, le développement technologique donne un coup de pouce à son projet : la radio et les vols motorisés permettent de lancer le Royal Flying Doctor Service (RFDS), le tout premier service d'ambulances aériennes dans le monde. Près de quatre-vingt-dix ans plus tard, l'organisation aéromédicale reste l'une des plus importantes au plan international. D'abord centrée sur l'*outback*, l'expérience a été étendue à d'autres régions de l'Australie. Aujourd'hui, par exemple, le groupe CareFlight officie dans le Queensland, au nord-est du pays, depuis plus de trente ans déjà. Il a accepté de nous recevoir sur sa base de Marcoola, ancrée sur la Sunshine Coast, à 80 kilomètres au nord de la mégapole de Brisbane.

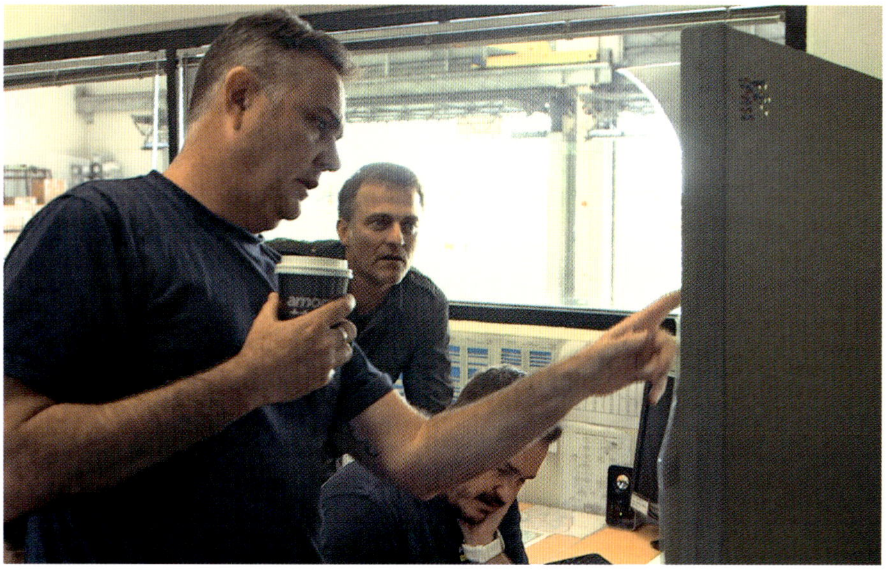

Discussion au centre de secours, sur la base de Marcoola, en attendant la prochaine intervention.

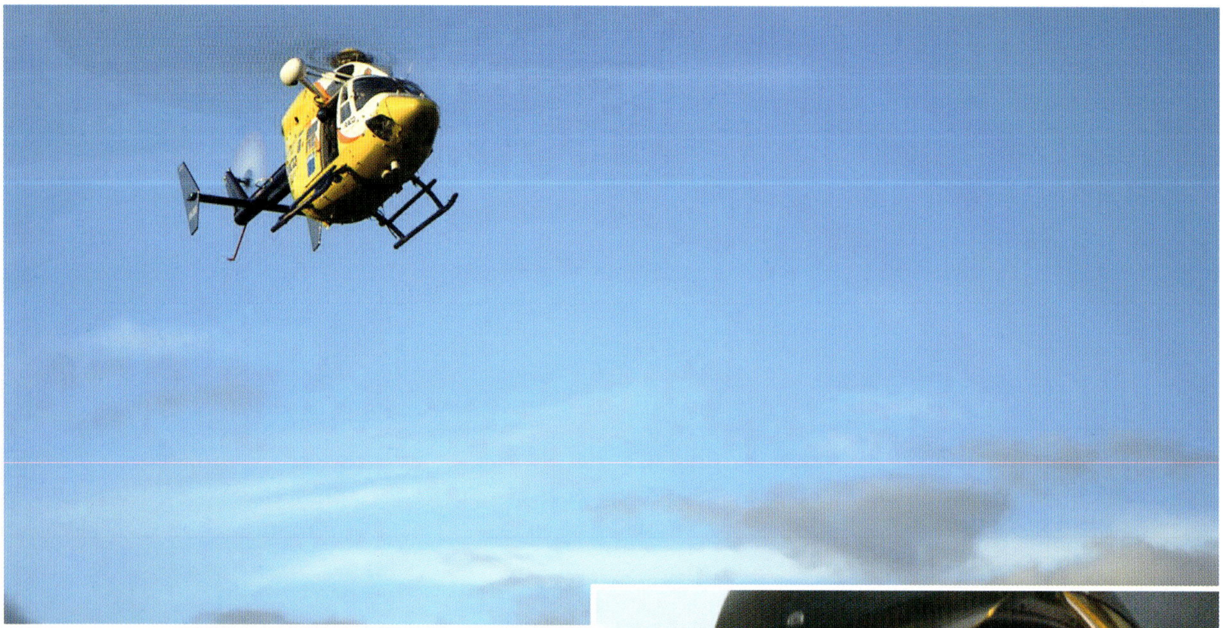

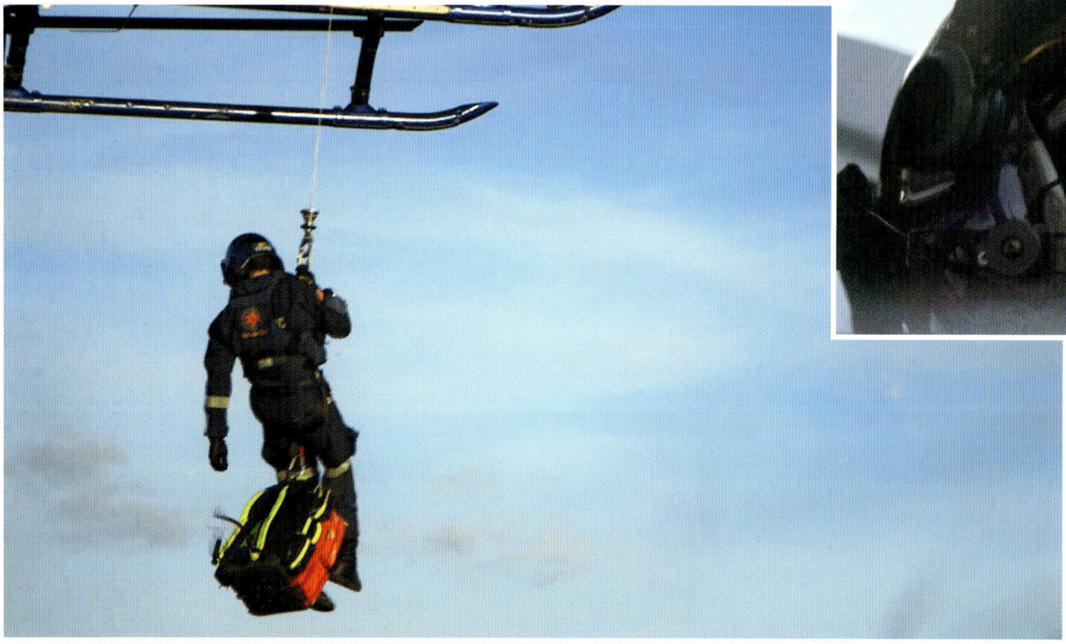

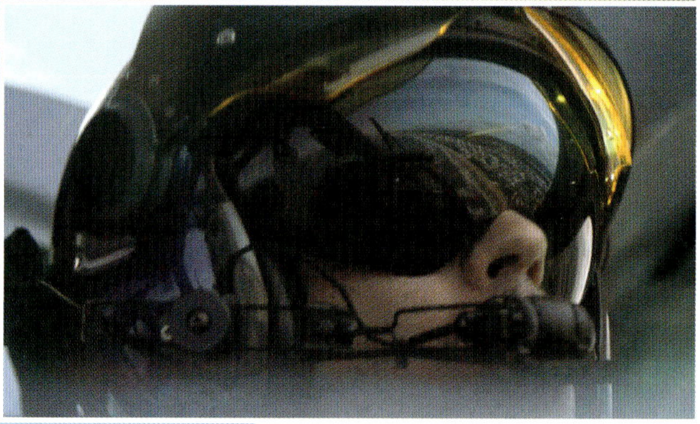

CareFlight dispose de 7 bases et de 11 hélicoptères, assurant 4 000 sorties par an.

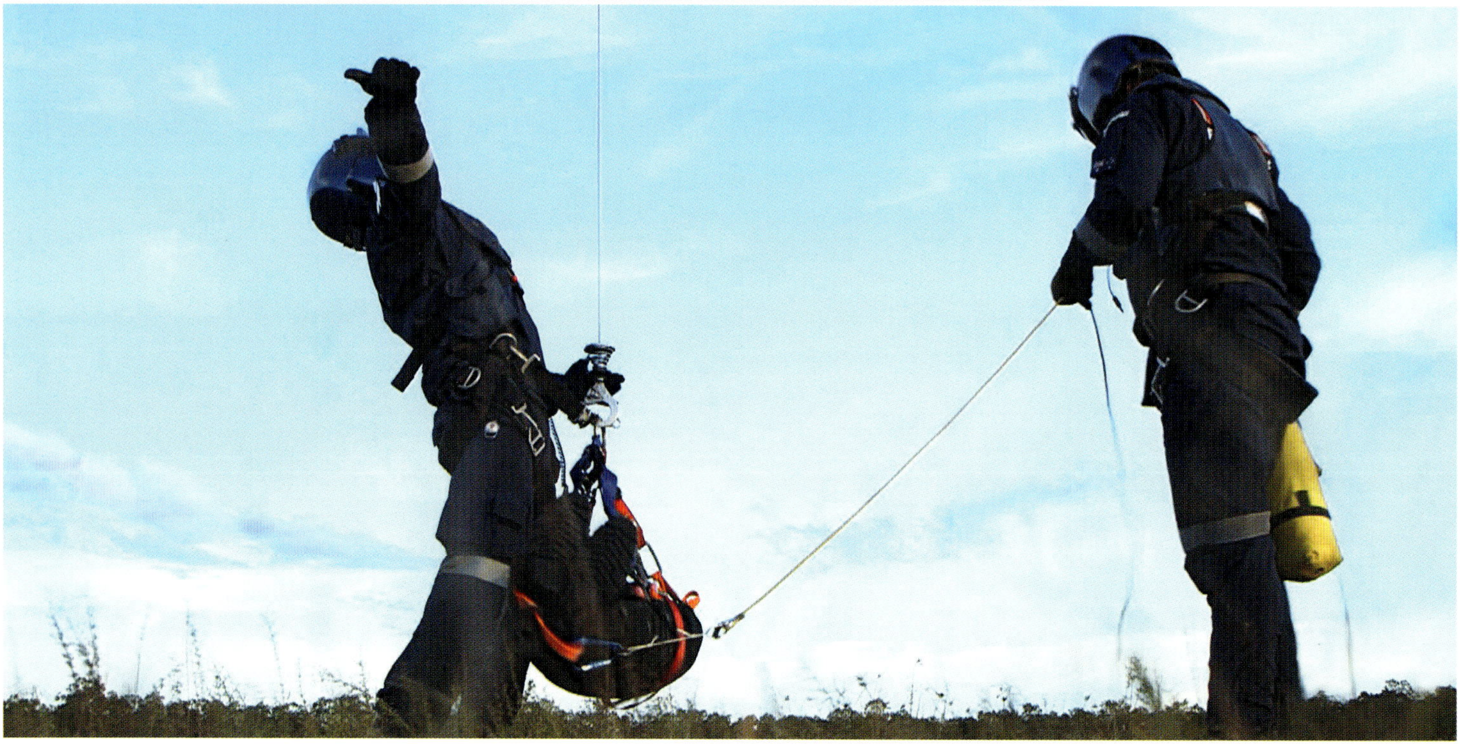

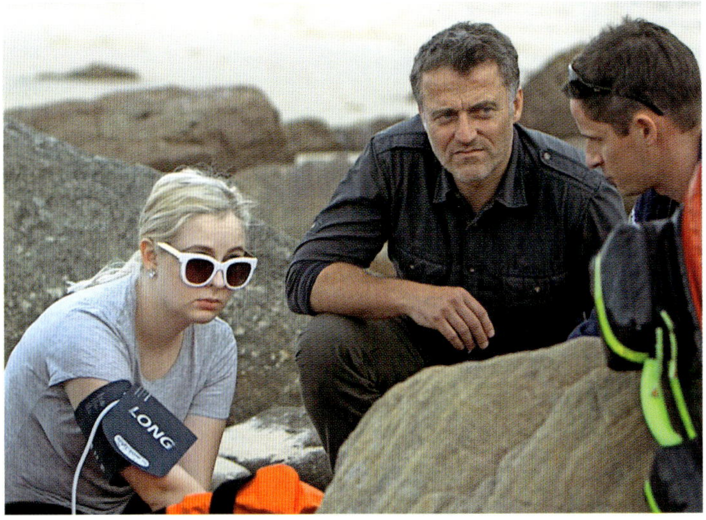

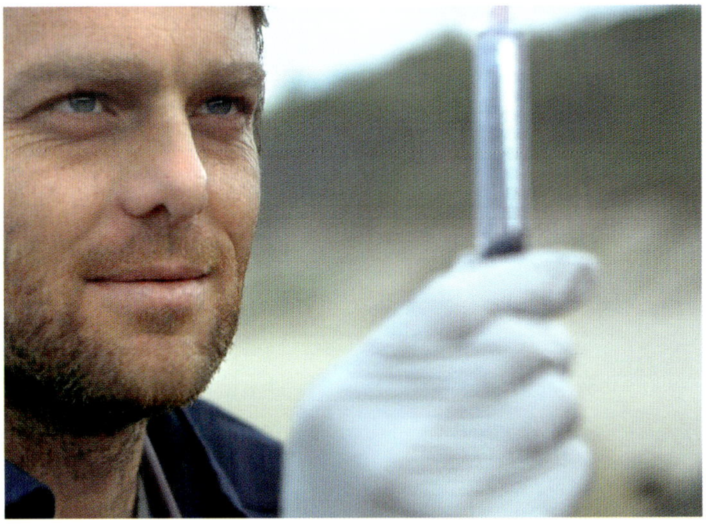

Cette intervention est une simulation : les soignants s'entraînent, la patiente est une bénévole.

À l'approche de ma destination, je vois les paysages changer. Les sols rouges verdissent progressivement, avant d'être gagnés par des forêts entaillées de larges taches plus claires aux formes géométriques : des exploitations agricoles et des stations d'élevage démesurées. Bientôt, la « côte ensoleillée » surgit. Au loin, ses eaux turquoise se muent en un bleu plus profond à distance des côtes. Alors que nous perdons de l'altitude, je distingue le détail des maisons qui se détachent de l'immense masse grise urbaine. Comme dans les villes nouvelles américaines, elles sont toutes bien alignées le long d'un quadrillage de rues parfaitement tirées au cordeau. L'*outback* désolé s'est définitivement évanoui, remplacé par un ordre bien contrôlé.

Je ne le sais pas encore, mais le survol des terres australiennes aura été le seul moment de répit de mon voyage. Je vais passer les prochains jours en compagnie du personnel de la base de CareFlight, assurant comme tout le monde des gardes interminables commencées tôt le matin et terminées tard, souvent le lendemain. En arrivant sur place, je sens que les membres de l'équipe sont ravis de m'accueillir parmi eux. À tel point qu'un hélicoptère a même été mobilisé pour moi et mon cameraman, ce qui nous assurera de suivre commodément toutes les opérations. Quand j'aperçois les engins posés sur le Tarmac, les sensations accumulées à bord de ces gros oiseaux de fer pendant mes longues heures de service à Chamonix remontent instantanément. Enthousiasmé, je réalise que les hélicoptères peints aux couleurs jaune, blanc et bleu de CareFlight sont des EC 145, les mêmes que ceux que j'ai moi-même connus dans la vallée du Mont-Blanc ! J'ai hâte d'embarquer de nouveau et de découvrir cette région depuis le ciel, ainsi que les défis médicaux que posent les habitants du Queensland.

Chaque journée débute à la base, dans l'attente patiente d'une intervention. J'en profite pour observer la façon dont fonctionne le service et qui sont les gens qui y travaillent. Une particularité australienne m'intrigue : le pays dispose de *paramedics*, une profession inexistante chez nous. Lors d'une intervention en France, je suis en général le seul, en tant que médecin, à pouvoir prodiguer des actes médicaux. Les infirmiers et les secouristes n'ont que peu de latitude pour réaliser des soins, et s'ils le font, c'est, de toutes façons, selon un protocole que j'aurai validé auparavant et que je supervise de près. Anthony, *paramedic*

➲ Cette patiente a fait une chute de cheval. Sitôt sur place, les secouristes créent une bulle rassurante autour de la victime.

— CHAQUE FOIS QUE NOUS INTERVENONS, ET C'EST À LA FOIS CE QUI MOTIVE NOTRE ENTRAÎNEMENT ET LA RAISON POUR LAQUELLE NOTRE ÉQUIPE FONCTIONNE SI BIEN, NOUS ESSAYONS DE PLANIFIER LE PIRE TOUT EN ESPÉRANT LE MEILLEUR. NOUS NE CHERCHONS PAS À PRENDRE DE LA DISTANCE VIS-À-VIS DE CE QUI SE PASSE, MAIS NOUS AGISSONS TOUJOURS DE LA MÊME MANIÈRE, QUE LE CAS SOIT DRAMATIQUE OU NON.

CHRIS WIGNALL, MÉDECIN

depuis plusieurs années au sein de CareFlight, m'explique les subtilités de son métier. Rapidement, je comprends que ses attributions sont bien plus étendues que je ne l'imaginais. La formation qu'il a reçue est différente de la mienne, mais au bout du compte, il fait pratiquement le même métier que moi, depuis l'évaluation médicale jusqu'aux traitements et soins d'urgence. Si ce n'est qu'il n'intervient qu'en dehors de l'hôpital, alors que j'assure, pour ma part, la prise en charge des patients depuis le lieu de l'intervention jusqu'au sein du service des urgences. Je suis impressionné par le niveau des connaissances dont témoignent les *paramedics* et par la qualité des relations entre eux et les médecins : je n'y décèle aucune arrogance, aucune supériorité hiérarchique.

Les équipes de CareFlight intègrent à la fois des *paramedics* et des médecins. De nationalité anglaise, Chris Wignall est l'un d'entre eux. Il est arrivé dans le Queensland il y a quelques mois et a décidé d'y rester. Sa décision est importante, car pour exercer ici dans la légalité au-delà d'un séjour d'une année, il devra repasser tous ses examens ! Il n'est d'ailleurs pas le seul étranger dans le service. La compagnie, qui peine à recruter en nombre suffisant du personnel qualifié local, tente d'attirer des professionnels d'autres pays. On me propose d'ailleurs de postuler. Je me surprends à rêver d'une vie nouvelle, au soleil. J'avoue que je suis tenté par l'expérience. Si le cadre est très différent de celui que je connais à Chamonix, la Sunshine Coast reste une terre d'activités *outdoor*, ce qui a tout pour me séduire. La région de Marcoola compte notamment parmi les plus belles vagues au monde. Et puisque je pratique le surf depuis plusieurs années, la perspective d'aller à l'eau régulièrement est alléchante. Tous, sur la base de Marcoola, sont très sportifs. Un jour, un des médecins est même arrivé au travail en vélo après avoir roulé plus de 200 kilomètres. Tous les matins, sans exception, l'équipe s'entraîne dur pour rester en forme. S'ensuit une routine réglée comme du papier à musique : répétition des manœuvres, vérification minutieuse du matériel, etc. Cette approche du métier me fait penser à celle, très rigoureuse, de mes collègues suisses, avec qui j'ai l'habitude de travailler dans les Alpes, plutôt

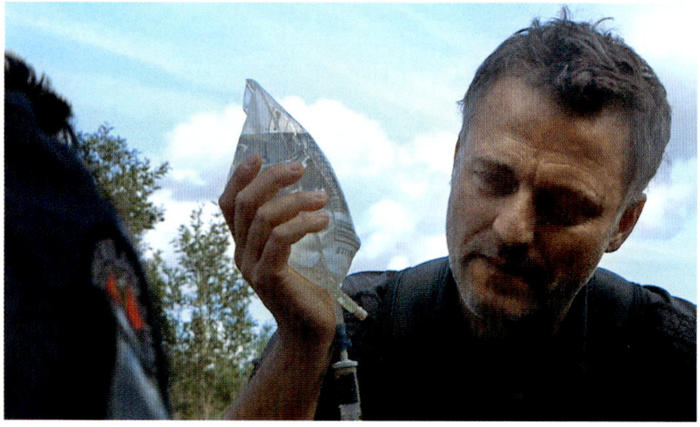

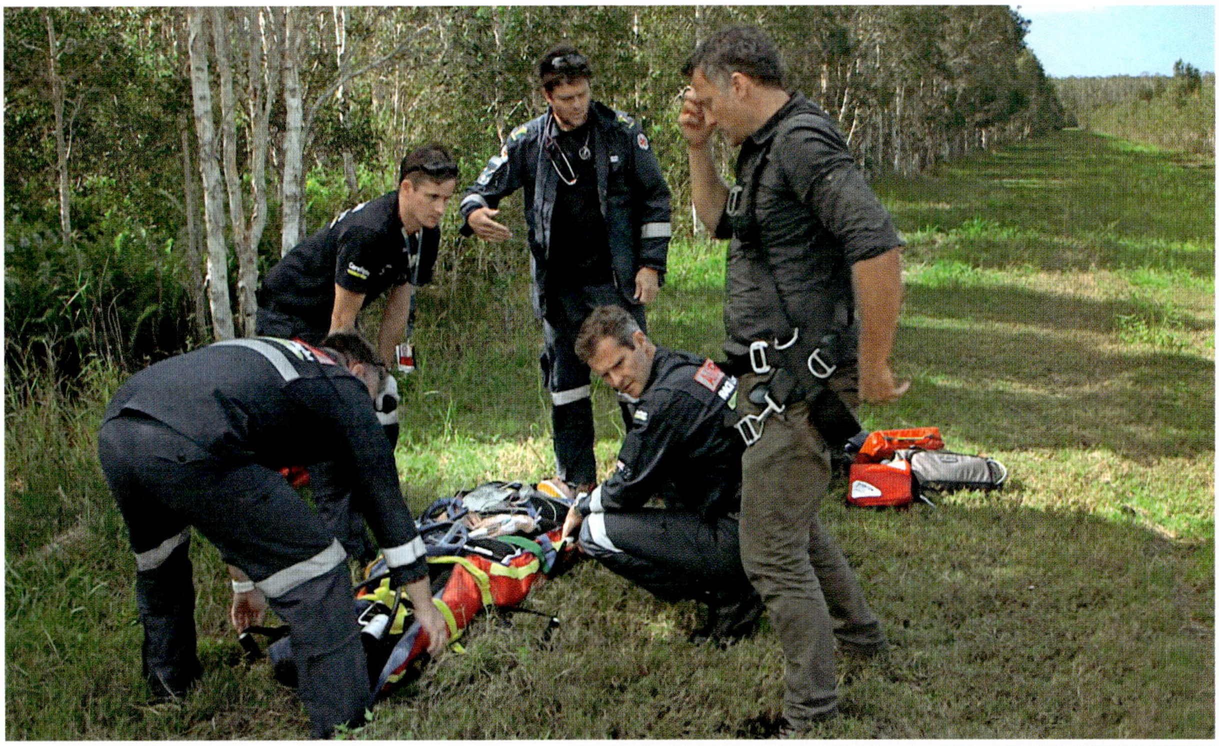

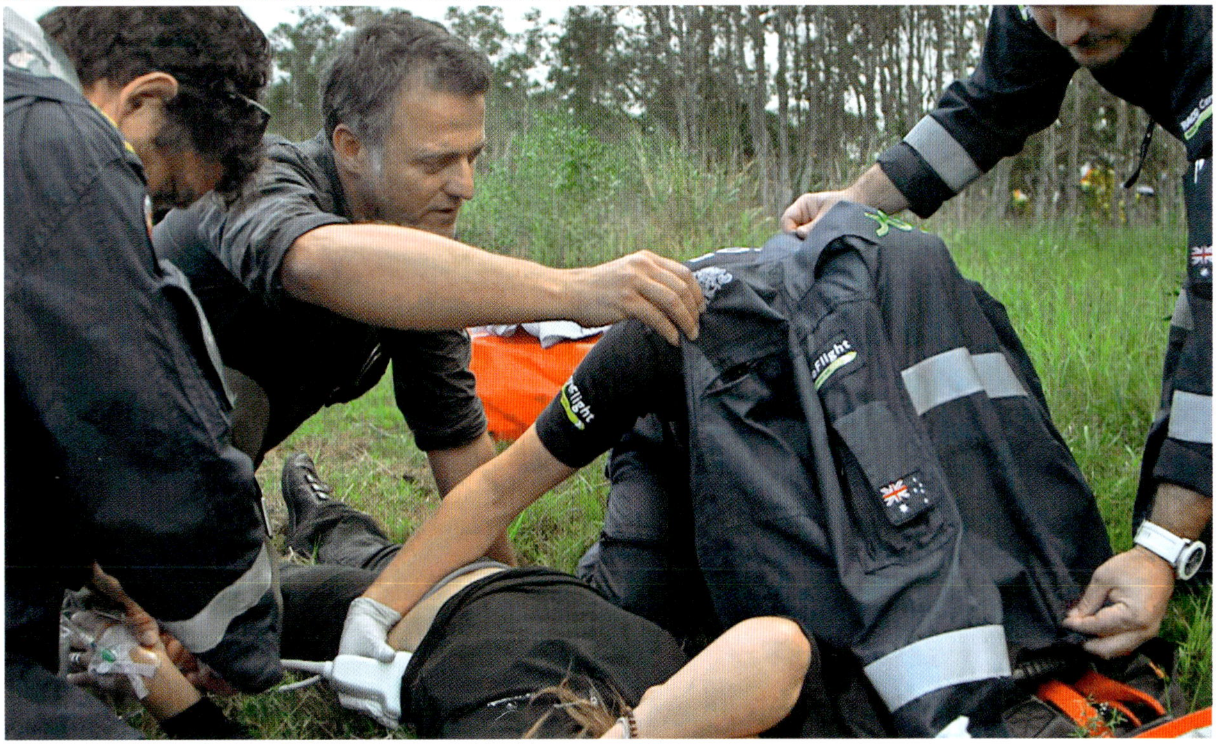

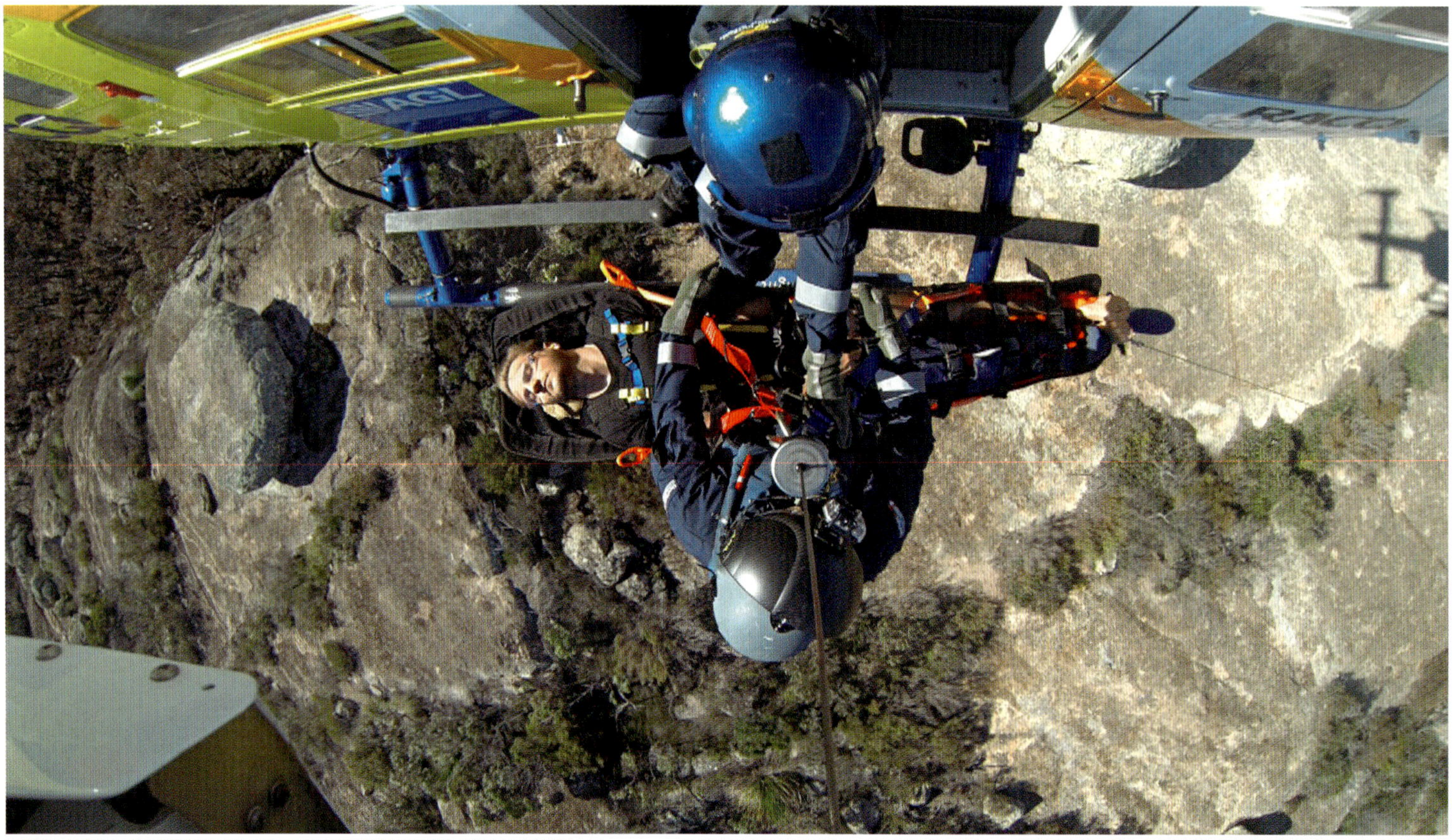
AGL

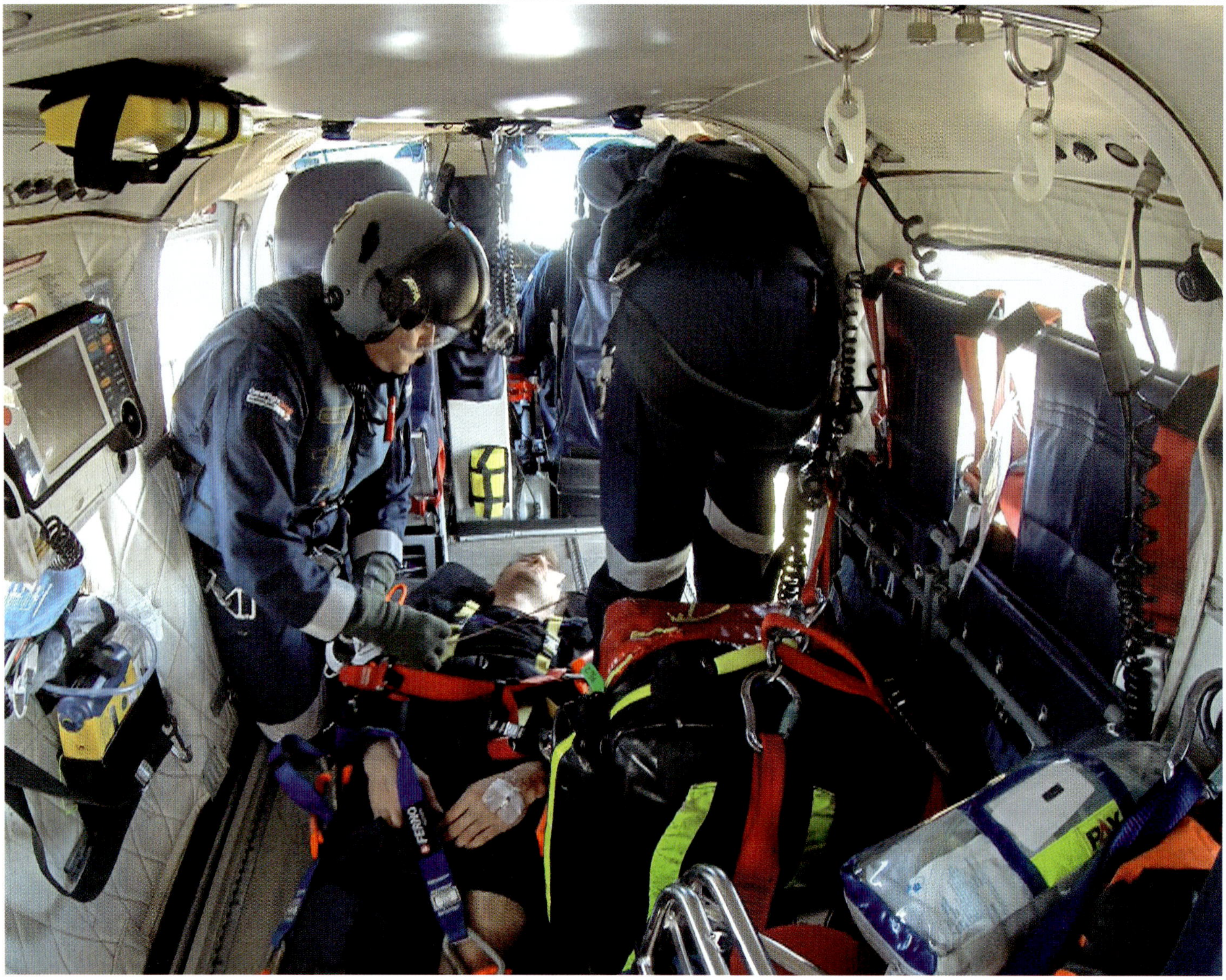

qu'à celle que nous suivons dans mon service, définitivement plus « latine ». L'heure de la première intervention sonne enfin pour nous. Notre départ est des plus chaotiques : je m'étais alors rendu avec mon cameraman sur un hippodrome pour tourner quelques images d'une collecte de fonds organisée au bénéfice de CareFlight, qui porte secours gratuitement à la population. Alors que nous arrivons sur place, la base nous appelle pour nous prévenir d'un décollage imminent. Impossible de les rejoindre rapidement : nous sommes à plusieurs kilomètres. Si nous ne pouvons aller à eux, alors, ils viennent à nous : quelques instants plus tard, nous voyons notre hélicoptère se poser dans un champ proche de l'hippodrome. Mon cameraman, surexcité, n'en revient pas. Pendant une heure et demie, nous volons à toute allure pour rattraper le premier hélicoptère, qui est chargé de l'équipe de soignants. Par la route, le trajet aurait duré plus de quatre heures et demie.

L'intervention à laquelle nous assistons n'a rien d'exceptionnel pour moi. Un jeune homme, blessé au cours d'une chute, doit être hélitreuillé depuis un sommet : mon quotidien pendant bien plus d'une décennie. Au cours de ce déplacement, je découvre en revanche les conditions dans lesquelles vivent certaines familles au Queensland. Pour approcher la victime, notre pilote décide de se poser dans un champ. Les propriétaires observent la scène, incrédules : pour eux, c'est plutôt une surprise. Cette rencontre est une des plus étonnantes que j'aie jamais faites. Le fils, qui dirige un troupeau de 5 000 vaches, a un chapeau de cow-boy vissé sur la tête. Sa mère, déjà âgée, se révèle être une dame très instruite. Quand je leur apprends ma nationalité, ils me parlent des châteaux de la Loire... Là, dans un des coins les plus retirés de l'Australie, je découvre une famille passionnée par la France. Entre nous, le courant passe bien, forcément. Ils me font découvrir leur propriété : une jolie petite maison « coloniale », équipée d'une éolienne et d'un énorme silo destiné au fourrage des bêtes. Dans un rayon de 5 kilomètres, aucun voisin. Trois semaines plus tôt, d'importantes inondations ont arraché des arbres, coupant la seule route d'accès à leur maison. Pendant neuf jours, ils ont été complètement isolés du monde. J'ai du mal à imaginer ce qui se serait passé si l'un d'eux avait eu un problème de santé alors, si l'éleveur, par exemple, avait été blessé par un méchant coup de sabot. Je comprends tout à coup l'admiration et le profond respect que toute la famille voue aux professionnels qui viennent de poser leurs engins volants devant chez eux : le service CareFlight est leur seul lien avec le monde moderne et ses hôpitaux. Par deux fois déjà, les *paramedics* et les médecins volants leur ont rendu service : grâce à eux, la grand-mère a été sauvée et le fils n'a pas perdu son doigt, écrasé par une clôture. Depuis, la famille soutient régulièrement CareFlight par ses dons, pour que l'association puisse continuer de porter secours aux victimes dans les régions les plus reculées du Queensland, gratuitement.

— IL FAUT ÊTRE TRÈS PRÉCIS, PARCE QUE JE NE VOIS PAS CE QUI SE PASSE EN-DESSOUS. SI L'HÉLICOPTÈRE BOUGE TROP, LE PATIENT VA TOURNER DANS TOUS LES SENS, CE QUI PEUT ÊTRE LOURD DE CONSÉQUENCES. DONC, LE MÉCANICIEN DEVIENT MES YEUX. ON DOIT SE FAIRE CONFIANCE, SANS QUOI, LE TRAVAIL N'EST PAS POSSIBLE.

LE PILOTE

Lorsque le terrain ne dispose d'aucune zone d'atterrissage, l'hélicoptère effectue un *touch and go* : les patins ne font que toucher le sol pour débarquer les secouristes, avant que le patient soit hélitreuillé.

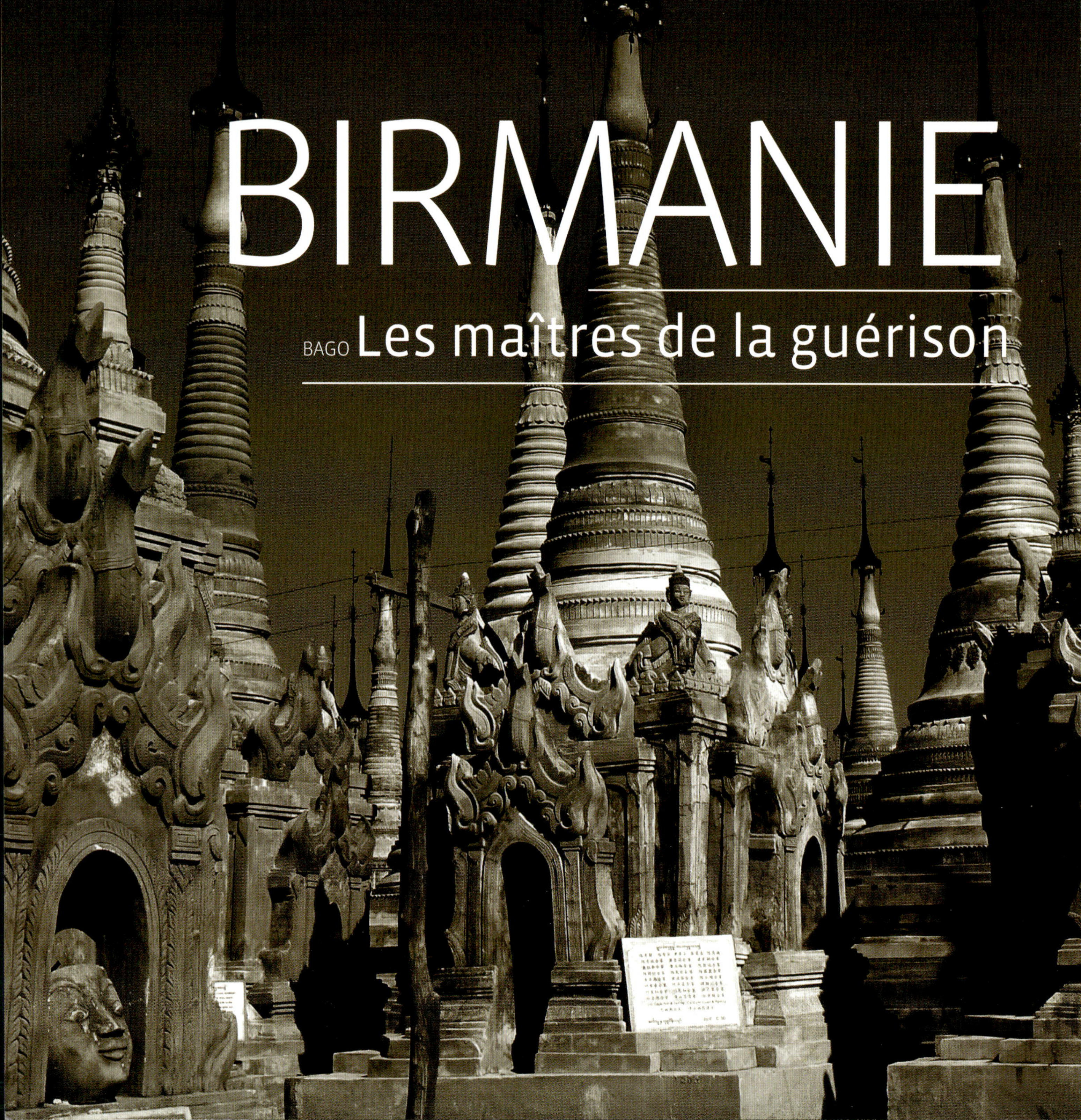

BIRMANIE

BAGO Les maîtres de la guérison

65 ANS

C'EST L'ESPÉRANCE DE VIE À LA NAISSANCE[1].

2

C'EST LE NOMBRE MOYEN D'ENFANTS PAR FEMME[1].

8

HABITANTS SUR 10

ONT ACCÈS À DES SOURCES D'APPROVISIONNEMENT EN EAU POTABLE AMÉLIORÉES ET À DES INSTALLATIONS SANITAIRES AMÉLIORÉES[1].

3

PERSONNES SUR 10 AVAIENT ACCÈS À L'ÉLECTRICITÉ EN 2012 EN MILIEU RURAL, CONTRE 95 % EN VILLE[1].

14

DOLLARS AMÉRICAINS : C'EST LA SOMME MOYENNE ALLOUÉE PAR PERSONNE AUX DÉPENSES DE SANTÉ PAR L'ÉTAT EN 2013, CONTRE 20 DOLLARS EN 2012[1].

2 PERSONNES SUR 10 SEULEMENT

UTILISENT INTERNET, ET LA MOITIÉ DE LA POPULATION DISPOSE D'UN TÉLÉPHONE MOBILE[1].

1/5e

DU TERRITOIRE EST VOUÉ À L'AGRICULTURE[1].

32 %

DES PERSONNES VIVANT AVEC LE VIH REÇOIVENT UN TRAITEMENT ANTIRÉTROVIRAL[1].

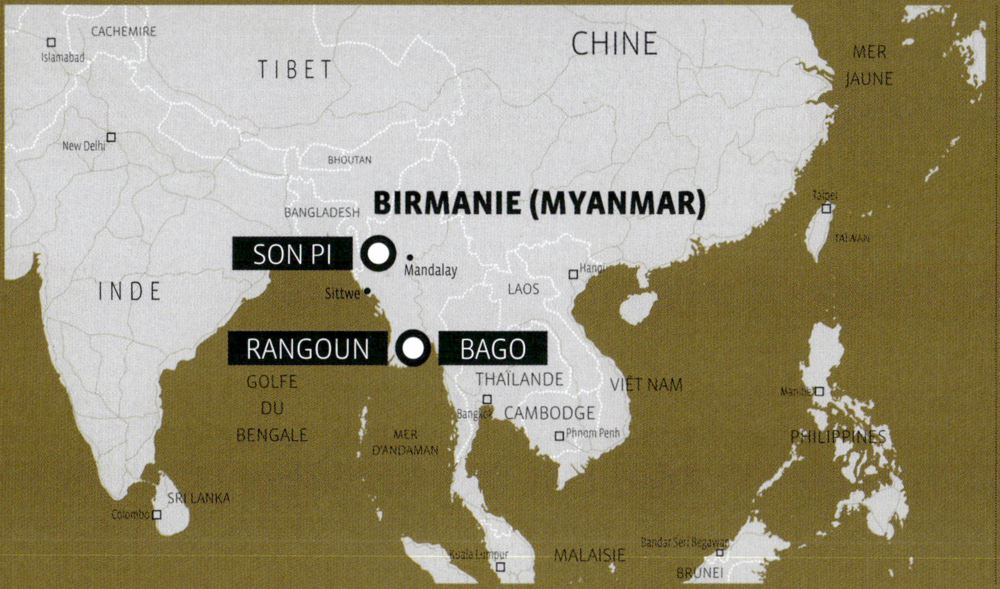

7

NAISSANCES SUR 10 SONT ASSISTÉES PAR UN PERSONNEL DE SANTÉ QUALIFIÉ[1].

1. Source : Banque mondiale - Données 2015.

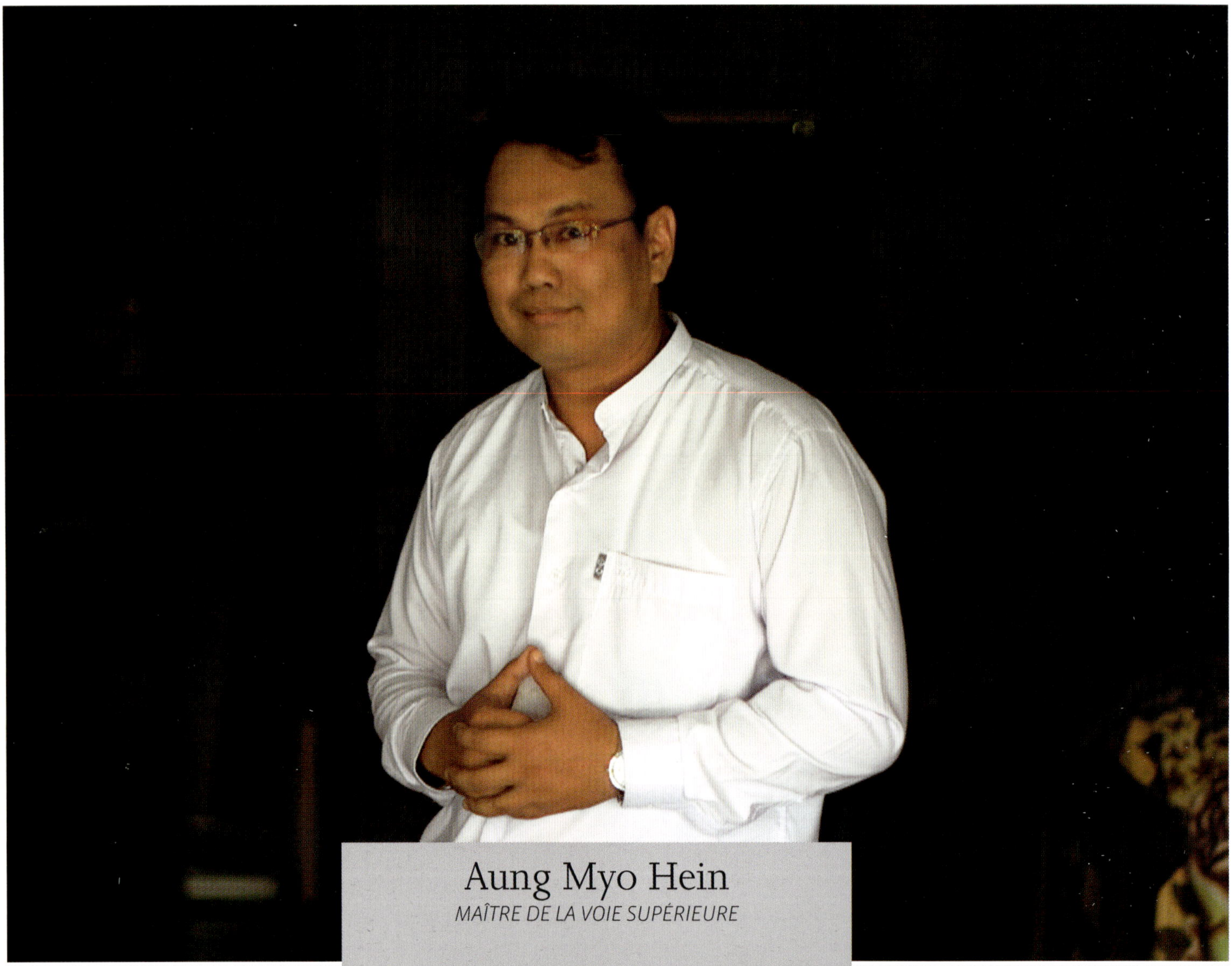

Aung Myo Hein

MAÎTRE DE LA VOIE SUPÉRIEURE

Aung Myo Hein, âgé de trente-six ans, est professeur d'anglais et médecin traditionnel. À l'âge de treize ans, il pouvait déjà soigner les gens. À vingt-quatre ans, il a accédé au niveau de maître de la voie supérieure.

J'espérais les voir voler, disparaître et se réincarner. Maîtres de la voie supérieure, gardiens du secret, ils me parlaient de weizza, d'êtres sublimés. Je n'ai pas fui, je les ai accompagnés. Je les ai vus enfoncer l'encre rouge au plus profond des peaux, silencieux, appliqués. Sortilèges d'encrier, formules magiques, alambiquées. Un alchimiste, peut-être un peu fou, un moine, des tattoos.

BIRMANIE *Les maîtres de la guérison*

Aung Myo Hein, maître de la voie supérieure.

JE NE PEUX PAS ARRIVER **EN BIRMANIE DANS DE PLUS MAUVAISES CONDITIONS. NOUS SOMMES EN JANVIER 2015 ET, LA VEILLE DE MON DÉPART, UN ATTENTAT A DÉCIMÉ LA RÉDACTION DU JOURNAL SATIRIQUE *CHARLIE HEBDO*. ILS ONT TUÉ CABU ! JE SUIS BOULEVERSÉ.**

Mes certitudes volent en éclats. Les valeurs que je défends depuis toujours concernant les rapports humains, celles de l'histoire de mon pays avec ses populations issues de l'immigration… Ce nouveau voyage en terre birmane, à la découverte de pratiques quasi mystiques, est une promesse immense, et pourtant, je ne peux pas quitter mon téléphone, connecté en permanence à une actualité qui me terrifie. À Bago, une ville située à 50 kilomètres au nord-est de la capitale Rangoun, la beauté des lieux ne parvient même pas à me sortir de la torpeur dans laquelle je me suis enfermé. À l'horizon, des *stupas* dorés et les cimes des pagodes abritant des reliques sacrées émergent d'une canopée qui semble s'étendre à l'infini. Le guérisseur qui sera mon guide dans l'ancien royaume prospère de Birmanie me parle de choses que je ne comprends pas : il évoque les mots d'alchimie, de pouvoirs surnaturels, de mauvais sorts, de magie noire. Je suis perdu, à tel point que je me demande si nous ne nous sommes pas trompés d'histoire. Tim, le réalisateur avec qui je vais faire ce film, décide de me bousculer. Avec son franc-parler, il m'aide à reprendre peu à peu prise avec la réalité. Grâce à ses mots, enfin, je suis en Birmanie. Aung Myo Hein est un homme déroutant. Chemise blanche bien coupée et petites lunettes qui lui donnent un air presque trop sérieux, il est professeur d'anglais à la ville. Mais il exerce aussi parallèlement une mission bien plus insolite : il est un des maîtres de la voie supérieure. Pour m'aider à comprendre, il me propose de l'accompagner dans un lieu symbolique. En fin d'après-midi, nous marchons dans une forêt bien ordonnée, à l'écart de l'agitation de Bago. Entre les arbres, je vois soudain surgir une immense pagode blanche. Des images de palais indiens me viennent à l'esprit. Le monument est constitué de plusieurs étages de taille décroissante qui, telle une pyramide, semblent offrir un accès direct vers le ciel

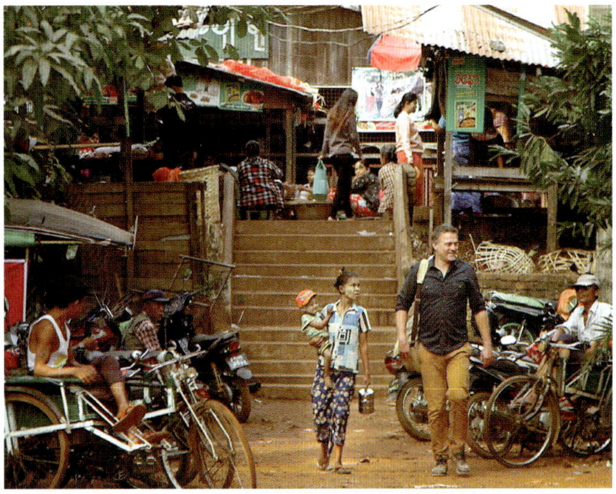

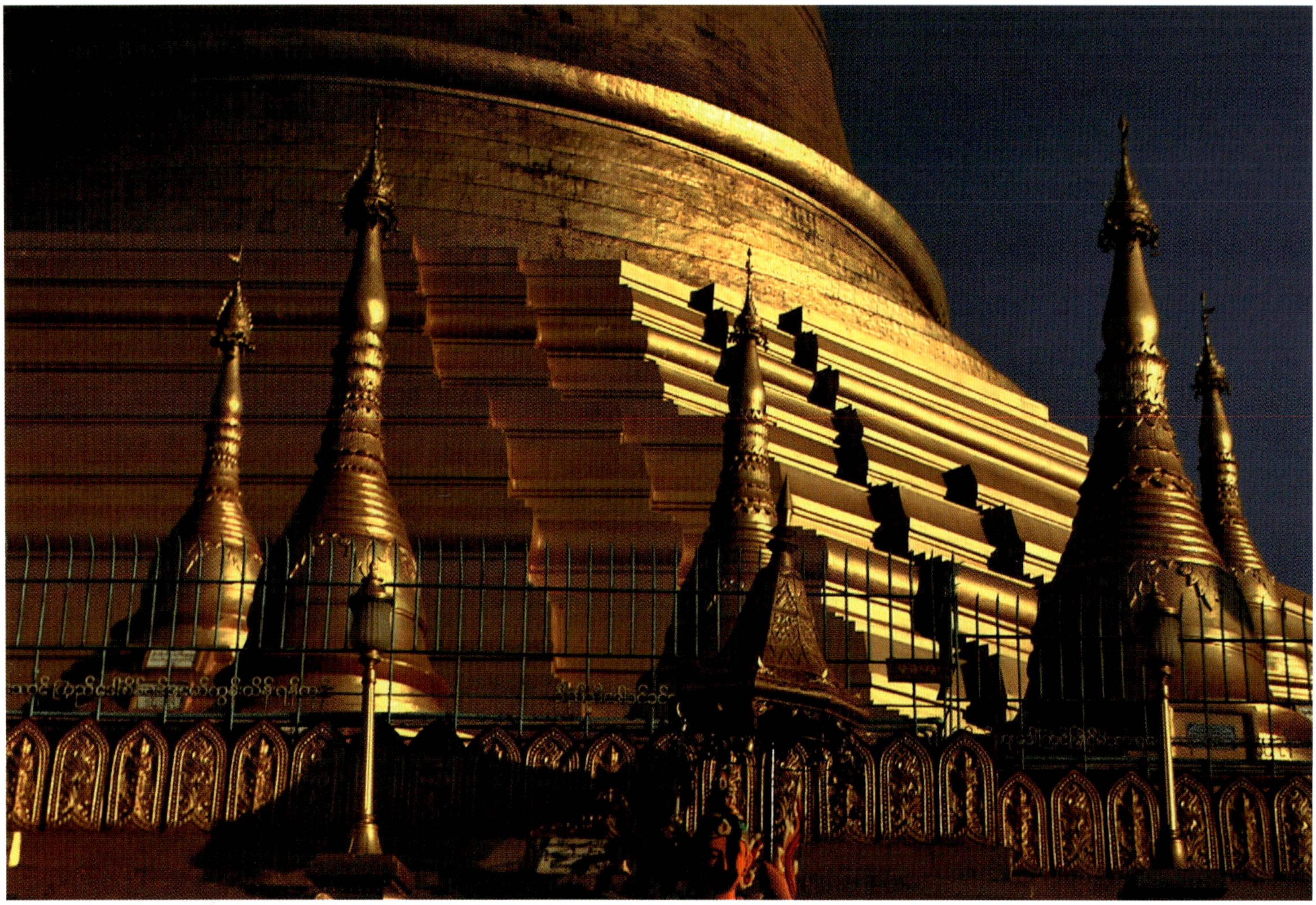

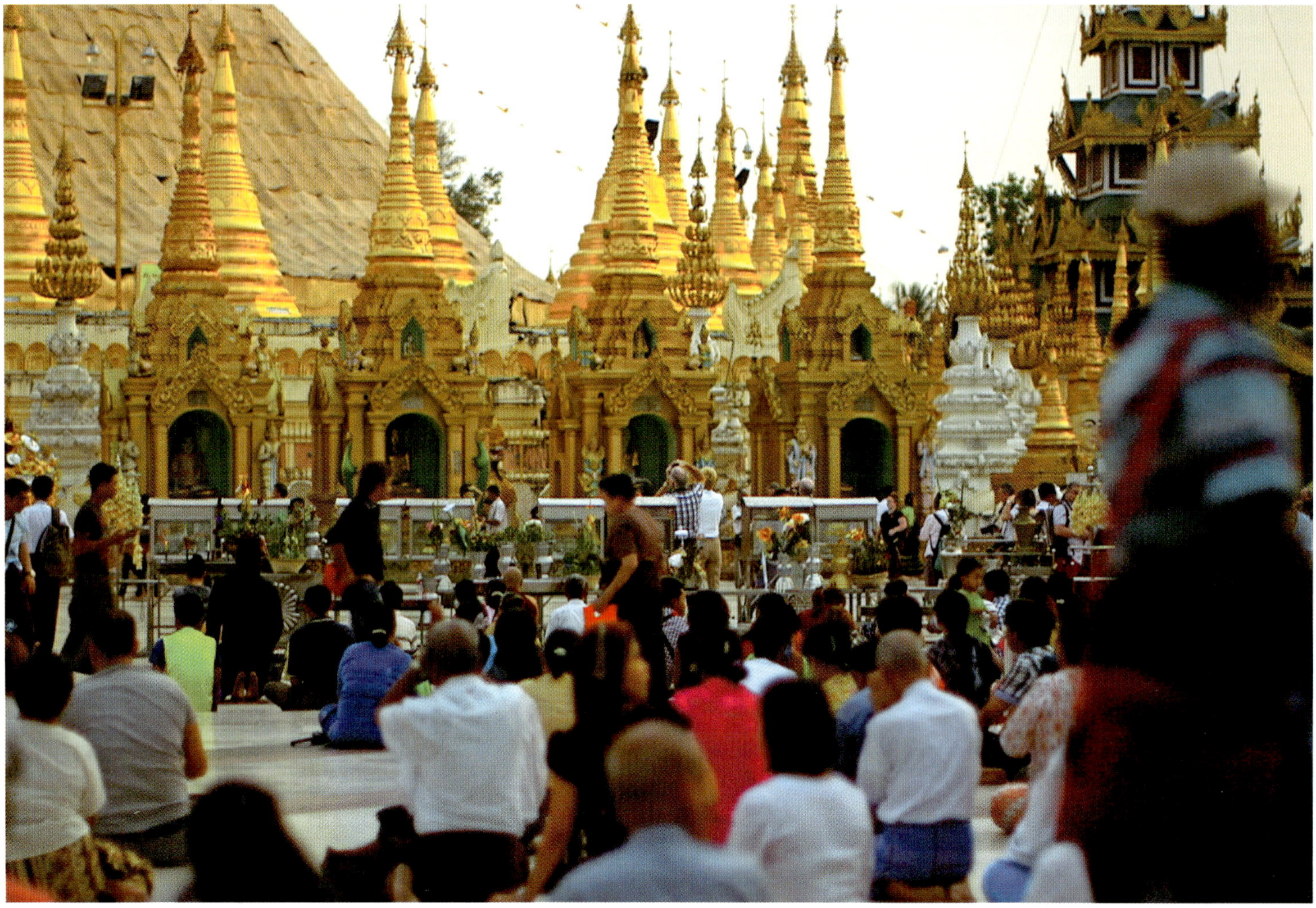

depuis son niveau le plus haut et le plus étroit. Un escalier aux marches raides nous mène vers une des terrasses qui s'enroulent autour de l'édifice. À cette altitude, la vue est magnifique. Les rayons rasants du soleil crépusculaire enveloppent les paysages d'une infinie douceur et révèlent la beauté complexe des sculptures. Les innombrables feuilles d'or qui recouvrent certains éléments de la pagode scintillent d'un nouvel éclat. Un brin pragmatique, je pense à toute cette richesse qui pourrait servir à améliorer les conditions de vie du peuple birman.

Pagode construite par le grand-père d'Aung Myo Hein, pour la congrégation des *weizza*.

Sur les hauteurs sereines de la pagode, Aung Myo Hein m'explique que ce lieu sacré a été bâti par son grand-père afin de permettre aux membres de leur congrégation de pratiquer leur culte. Alors qu'il me raconte son histoire, je sens dans sa voix une grande fierté. Sa voie est celle du Weizza, un courant minoritaire du bouddhisme theravada en Birmanie. Au contraire d'autres voies plus traditionnelles, qui requièrent par exemple de suivre les préceptes du Bouddha et d'accumuler du mérite en réalisant de bonnes actions ou encore d'atteindre l'illumination par la méditation, le Weizza est un chemin ésotérique, semé de pratiques occultes. Le maître Aung a été initié très tôt. Dès qu'il a su marcher, il a suivi son grand-père lorsqu'il prodiguait des soins à ses patients. À treize ans, il était déjà capable de soigner lui-même. À vingt-quatre ans, il est devenu maître de la voie supérieure, une reconnaissance de sa maîtrise de la médecine des plantes et de la médecine spirituelle. Le stade ultime, qu'il n'a pas encore atteint et qu'il ne gagnera peut-être que dans une vie ultérieure, est celui de *weizza* : un être semi-immortel, doué de pouvoirs surnaturels et vénéré par tous. Cette longue initiation me fait penser aux nombreuses années d'études que j'ai dû suivre, moi aussi, avant d'être autorisé à pratiquer mon métier de médecin. Dans le culte *weizza*, l'apprentissage, lui, dure plus d'une vie. La nuit descend doucement sur la pagode. Aung Myo Hein me montre son poignet, sur lequel un léger tatouage à l'encre rouge marque son accession au niveau de maître de la voie supérieure. Dans quelques jours, me promet-il, je pourrai assister à une cérémonie organisée pour accueillir de nouveaux guérisseurs dans la voie du Weizza. Dans ce pays où le temps s'écoule lentement, je retrouve peu à peu une sérénité brusquement perdue sur le Tarmac d'un aéroport parisien. Le matin, je me lève tôt, réveillé par les chants hypnotiques qui s'élèvent des temples. Dans les rues encore à peine éclairées, je vois avancer un cortège de tuniques rouge foncé. Ce sont de jeunes moines birmans qui, tenant leur *patta*, un large bol muni d'un couvercle, reçoivent les offrandes de nourriture d'habitants

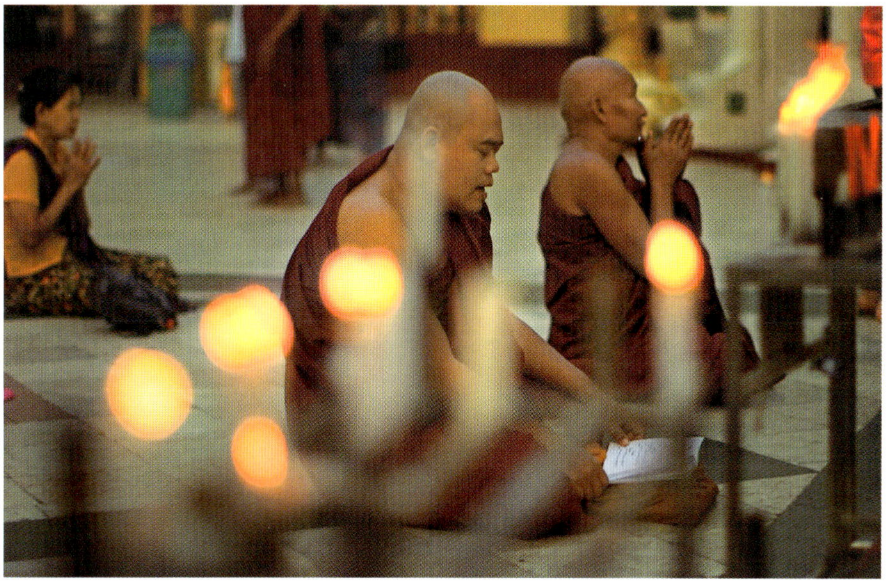

Ukumarya est un moine, ancien malade devenu maître de la voie supérieure afin de promouvoir le bouddhisme et soigner gratuitement les malades.

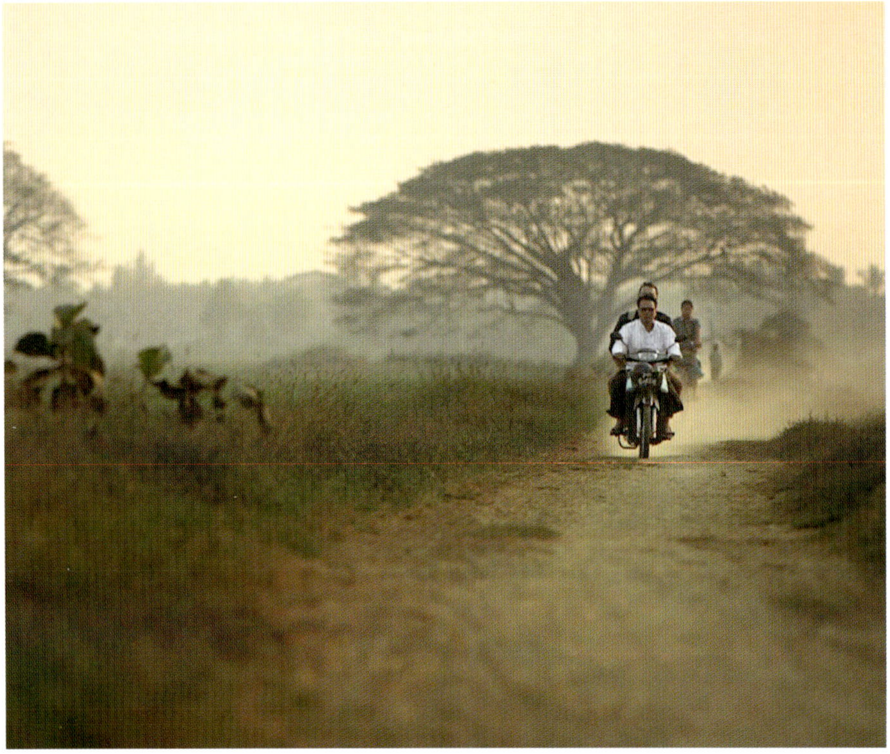

En route pour Son Pi.

qui les attendent patiemment devant chez eux. Je rejoins comme convenu Aung Myo Hein. Nous partons pour Son Pi, un petit village en périphérie de Bago. Je m'installe derrière lui sur son scooter et, ensemble, nous parcourons des chemins de terre cabossés à travers la campagne birmane. Sur notre passage, d'épaisses volutes de poussière se soulèvent. Je sens la terre imprégner ma peau, mes cheveux, mes habits. À Son Pi, nous sommes attendus par Ukumarya, un des anciens élèves de maître Aung et aujourd'hui moine guérisseur. Il nous accueille devant une immense porte de pierre recouverte d'une apaisante peinture verte patinée par le temps. Comme à chaque nouvelle rencontre avec de vénérables bouddhistes, je me retiens de lui tendre la main pour le saluer. Ce serait une profonde marque d'irrespect. Au cours des journées passées en compagnie d'Aung, j'avais remarqué la ferveur débordante que lui témoignaient ses disciples. Ceux-ci se prosternent souvent à ses pieds et, bien sûr, ne le touchent jamais. Tandis que lui et moi devenons de plus en plus familiers, j'oublie cependant peu à peu mes réserves. Un jour, je lui ai même mis une tape dans le dos ! Le maître n'a rien dit. Ouvert d'esprit, il sait bien que je ne fais pas partie des initiés *weizza* et que notre relation s'inscrit désormais dans un autre cadre de valeurs, qui autorise ce genre d'entorses à la règle. Ukumarya, quant à lui, reste avec moi d'une timidité excessive. C'est dans son temple que se déroule la cérémonie des initiés. Des hommes s'affairent déjà à construire un petit enclos de bois, réplique miniature d'un temple éphémère. Quelques heures plus tard, le maître Aung y prend place, drapé dans une tunique blanche de circonstance. Je respecte les consignes qui m'ont été données. M'asseoir en retrait, à l'arrière des initiés, et ne pas gêner la cérémonie. Celle-ci s'éternise. Les litanies des incantations qui accompagnent le rite me bercent, et mes paupières deviennent de plus en plus lourdes du décalage horaire pas encore évacué. Je somnole, assis en tailleur à même le sol de la cour du temple. Tim, décidément mon ange gardien, est obligé de me réveiller. Il était temps. Devant moi, un initié est en train de recevoir la marque de son passage vers le stade de maître de la voie supérieure. D'une main habile, Aung Myo Hein pique tout son corps d'une fine aiguille de bambou : l'encre rouge qu'elle contient, mêlée à un remède issu de plantes, sera fixée pour longtemps sous sa peau. Ces tatouages, en plus d'être une marque de reconnaissance, protègent aussi le futur guérisseur des mauvais esprits.

"

— SELON UNE MÉTHODE ANCIENNE, LE REMÈDE, APPELÉ "REMÈDE DU POUVOIR", VA ÊTRE TATOUÉ SOUS LA PEAU. IL EST ÉLABORÉ À BASE DE PLANTES MÉDICINALES ET DE FLEURS NON PARFUMÉES.

AUNG MYO HEIN

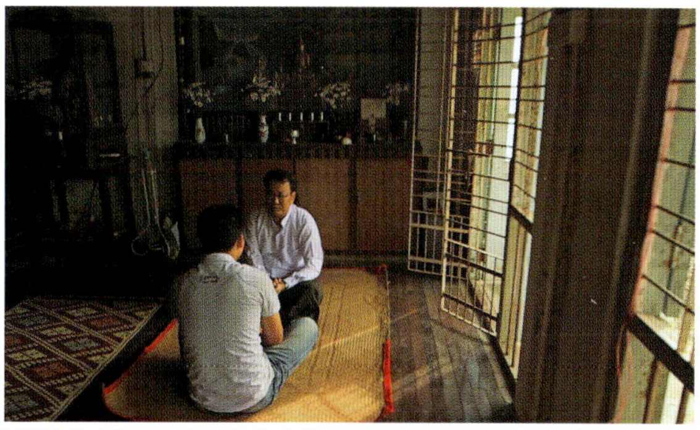

➔ Les nouveaux soignants doivent apprendre à maîtriser des disciplines thérapeutiques associées aux plantes, à l'alchimie, à la récitation de mantras et à la méditation.

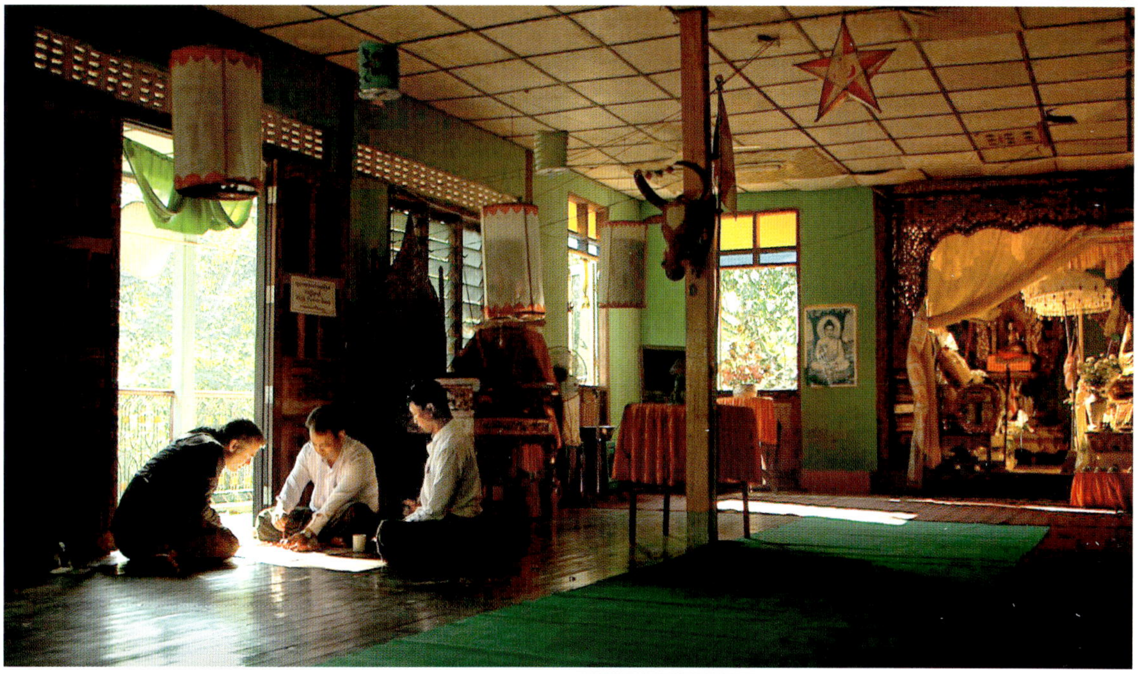

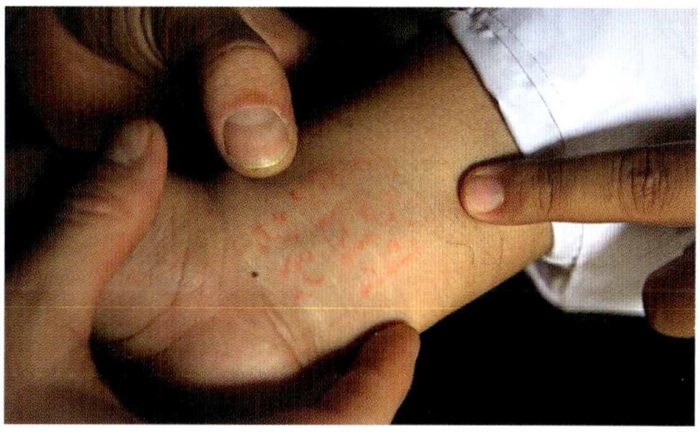

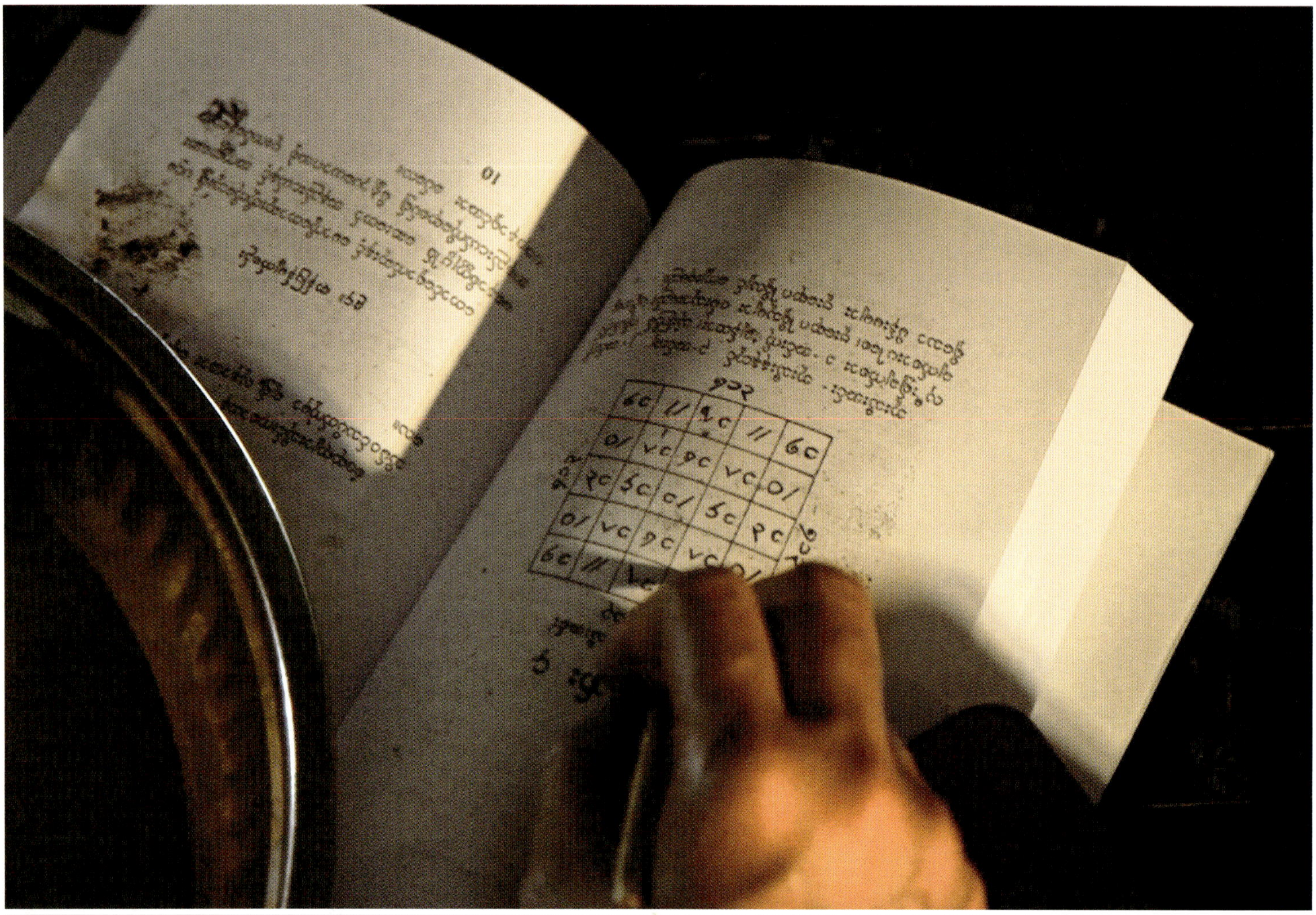

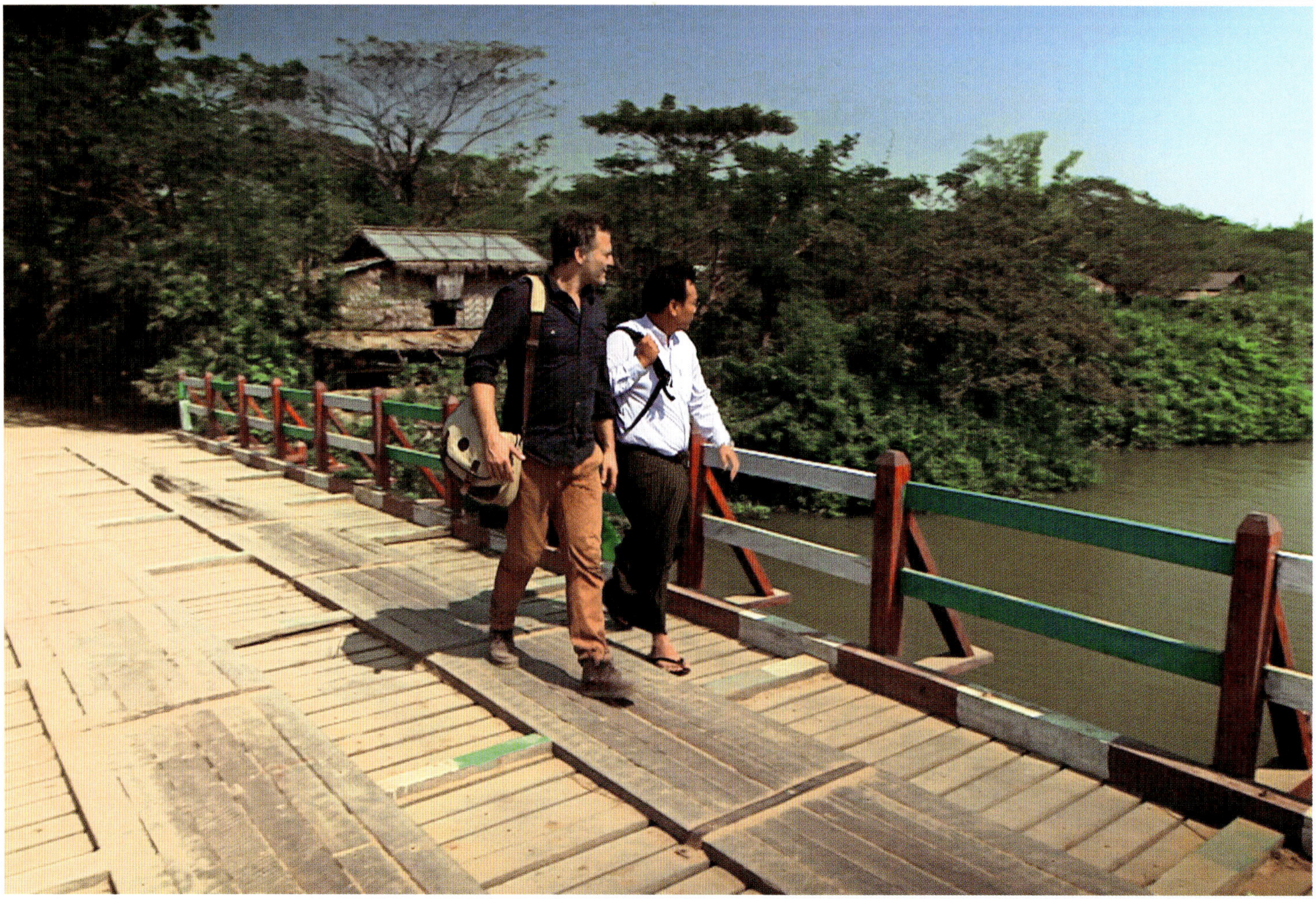

”

— NOUS, LES MEMBRES DE NOTRE ORDRE, NE DEVONS PAS SOIGNER LES MALADES POUR GAGNER NOTRE VIE. NOUS LE FAISONS GRATUITEMENT POUR LA VERTU ET LES MÉRITES.

AUNG MYO HEIN

Temple éphémère, dressé pour accueillir les nouveaux initiés dans la voie supérieure.

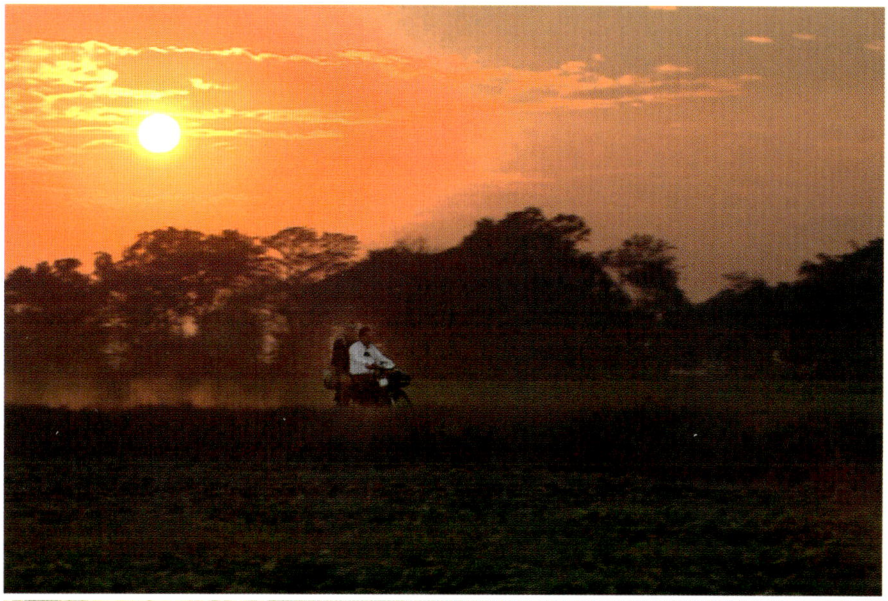

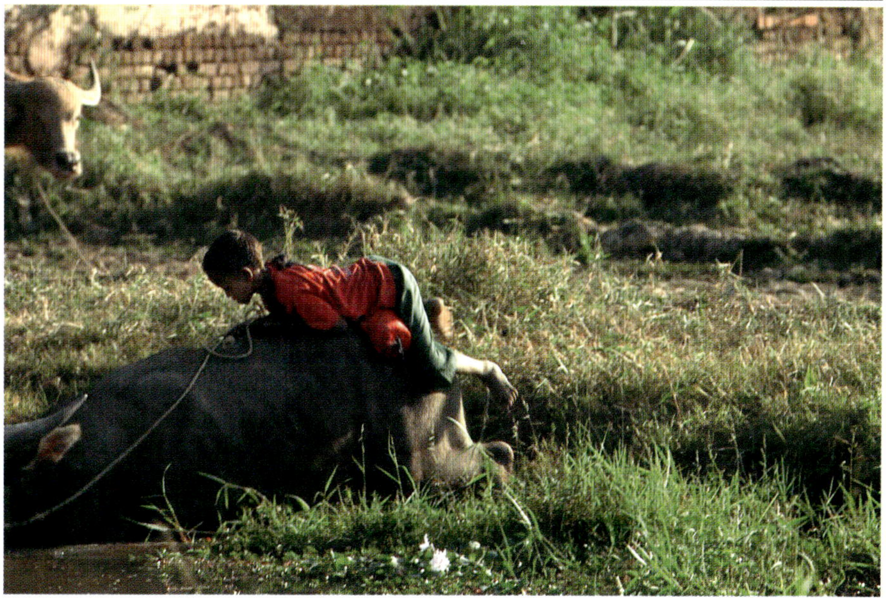

— NOTRE CONGRÉGATION ACCUEILLE DES PERSONNES QUI ONT DÉJÀ FAIT L'EXPÉRIENCE DE LA MALADIE. LES TATOUAGES VONT LEUR DONNER DES POUVOIRS. C'EST APRÈS CETTE CÉRÉMONIE QU'ILS POURRONT SOIGNER LES AUTRES À LEUR TOUR.
AUNG MYO HEIN

Tous ces rites me paraissent tellement étranges ! Je ne suis pourtant pas au bout de mes surprises. Lors de notre séjour à Son Pi, le guérisseur me propose d'assister à une consultation au domicile de l'une de ses patientes. Dans sa petite maison de bambou tressé, celle-ci nous explique qu'elle est victime d'un sort. En l'écoutant décrire ses symptômes, les joues couvertes d'une épaisse pâte blanche appréciée des Birmans pour se protéger du soleil, je me sens en total décalage culturel. Pour la soigner, Aung Myo Hein lui offre une grosse courgette, dont la peau a été gravée d'un échiquier rempli de curieux signes cabalistiques. Le maître doit sentir mon désarroi car, calmement, il m'explique les principes fondamentaux de ses croyances : les Birmans pensent que les hommes peuvent attraper des maladies en mangeant des aliments sur lesquels ont été préalablement inscrits des signes de magie noire ; pour guérir, il leur faut avaler un antidote, un aliment portant à son tour des signes capables de contrecarrer les précédents... Bien évidemment ! J'ai déjà entendu parler de telles pratiques. Dans d'autres cultures, il existe aussi des traitements consistant en récitations et inscriptions qui, pour être activées, doivent être avalées. Dans le soufisme, par exemple, des prières sont écrites sur une ardoise, puis effacées à l'eau, laquelle est recueillie et bue ensuite par le patient. Dans la petite maison de bambou, une adolescente tente de me convaincre du bien-fondé de cette méthode : elle-même y a déjà eu recours et, depuis, ses peurs nocturnes se sont évanouies. Séduit par son visage enfantin, son teint fardé et ses longs cheveux noirs lissés, je serais presque tenté de la croire !

De retour au temple, j'assiste une nouvelle fois à une scène des plus singulières. Des dizaines de patients attendent, assis par terre, que le moine guérisseur Ukumarya les reçoive. De nombreuses statues, dont des bouddhas aux positions variées, décorent la pièce. Assis à ses côtés, je remarque qu'il parle à tous, adultes comme enfants, d'une voix douce et réconfortante. Ce que j'avais pris pour de la timidité relève peut-être d'un caractère profondément bienveillant. Une très jeune petite fille est assise face à lui. Il la guide tendrement, lui fait joindre les mains devant elle et répéter des prières. L'enfant pose ensuite les mains sur ses genoux et, pendant que le moine récite des incantations, j'observe ses petits doigts. Au cours de mon séjour, j'ai appris que c'est ainsi que les guérisseurs *weizza* posent un diagnostic : si les mains tremblent,

➲ Ce nouvel initié se fait tatouer l'intérieur de la bouche, afin que ses paroles soient inspirées par le pouvoir du Bouddha, le Dharma et le Sangha.

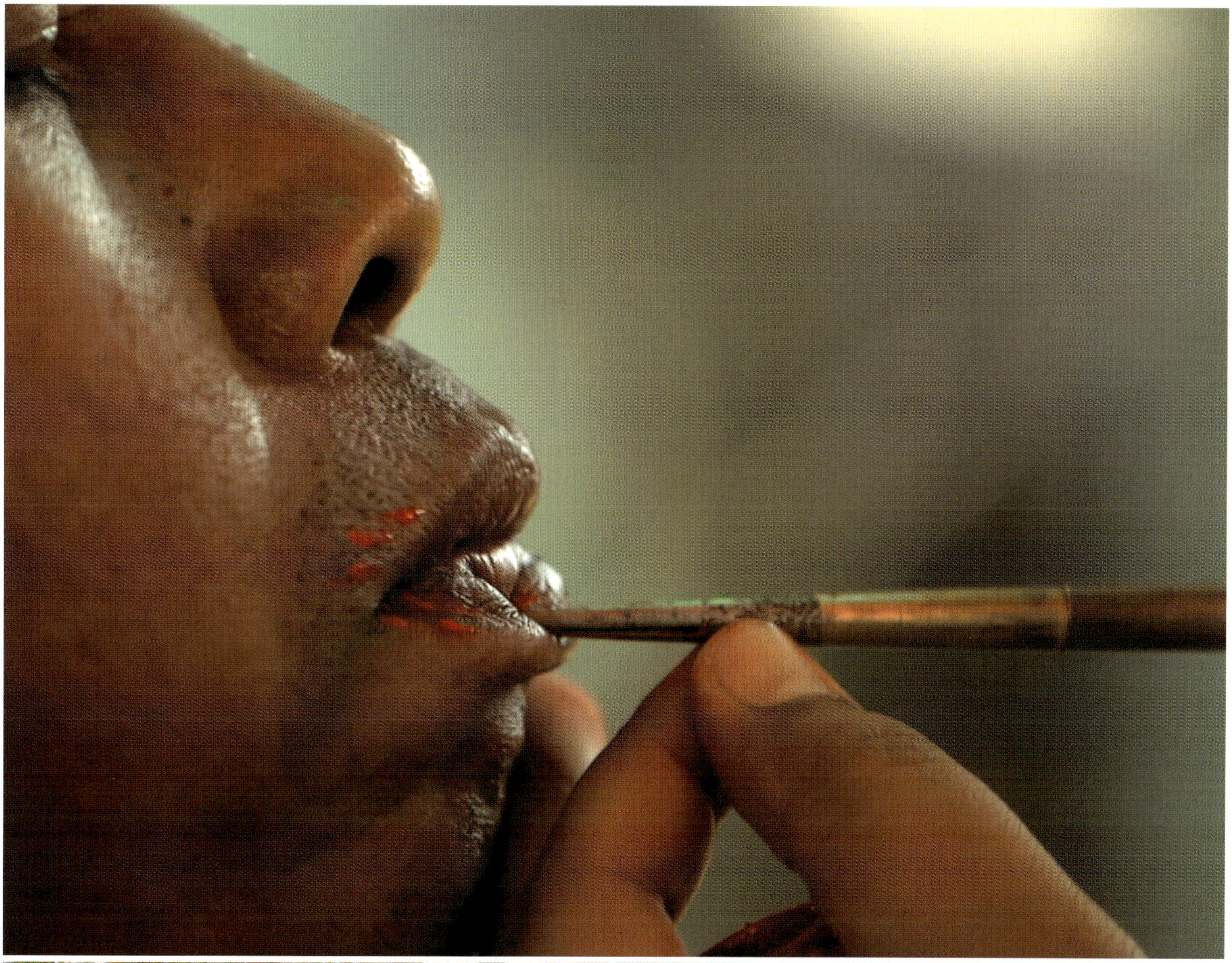

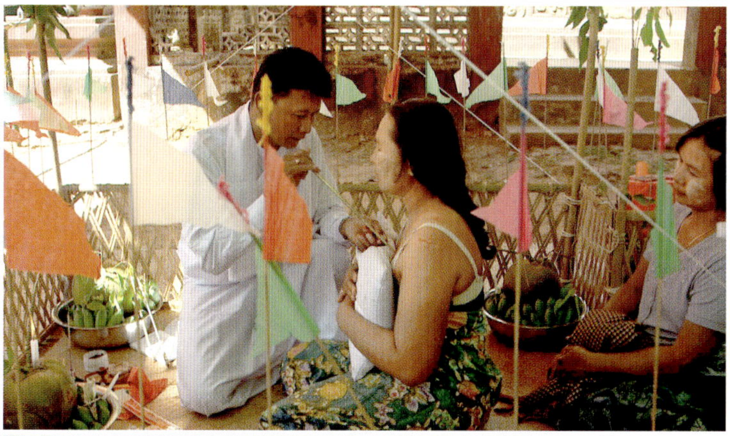

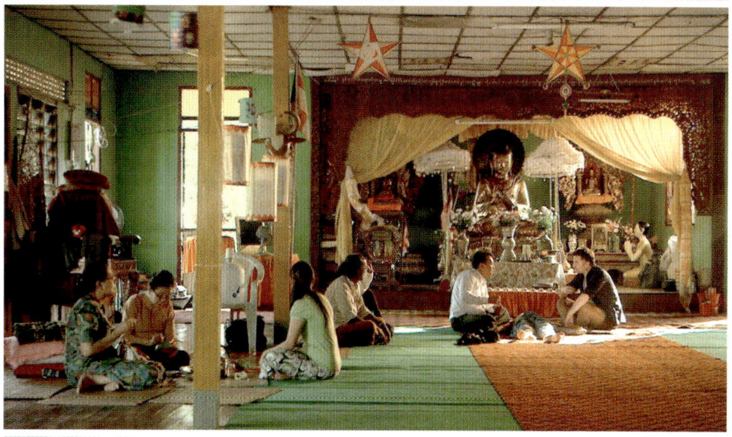

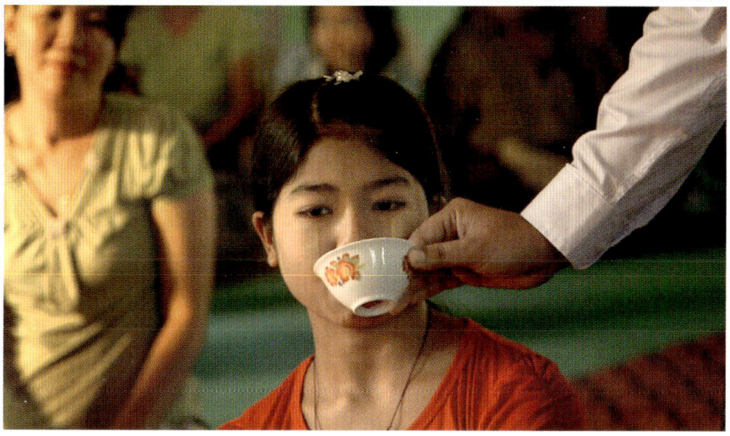

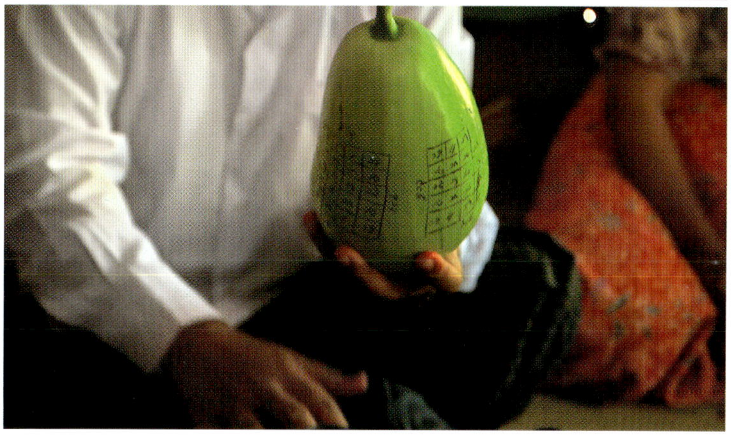

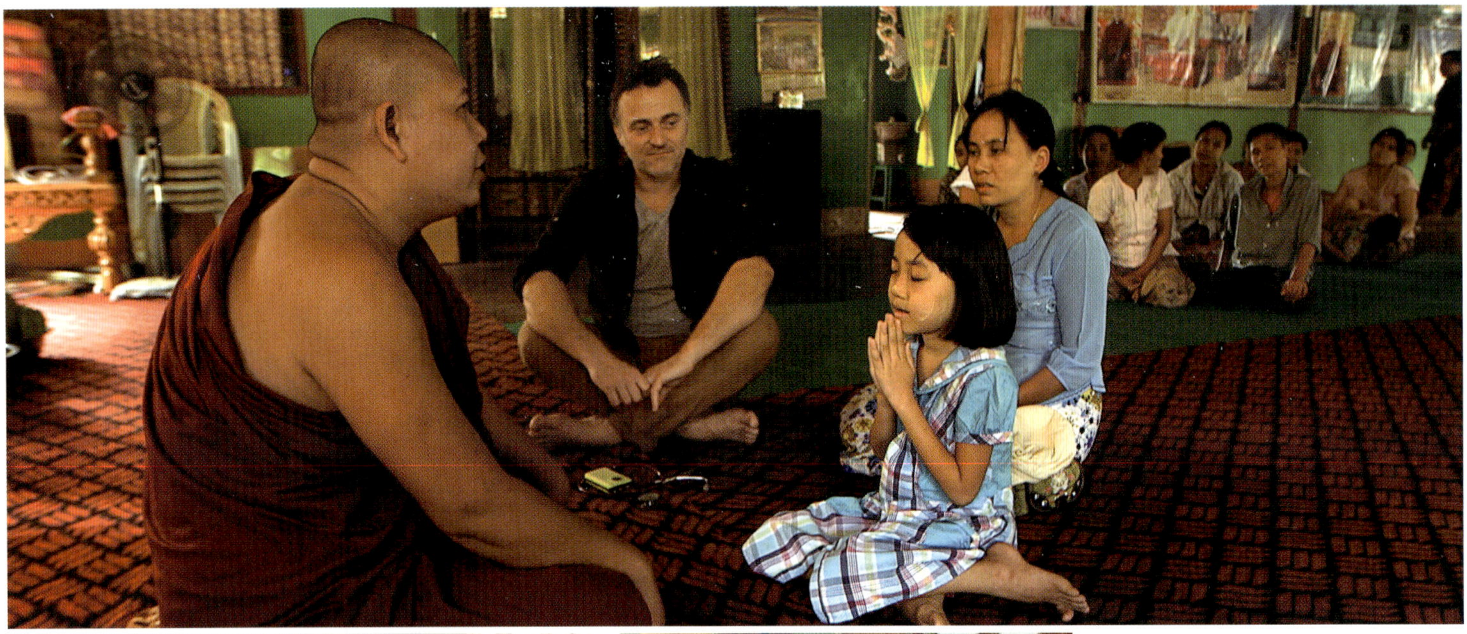

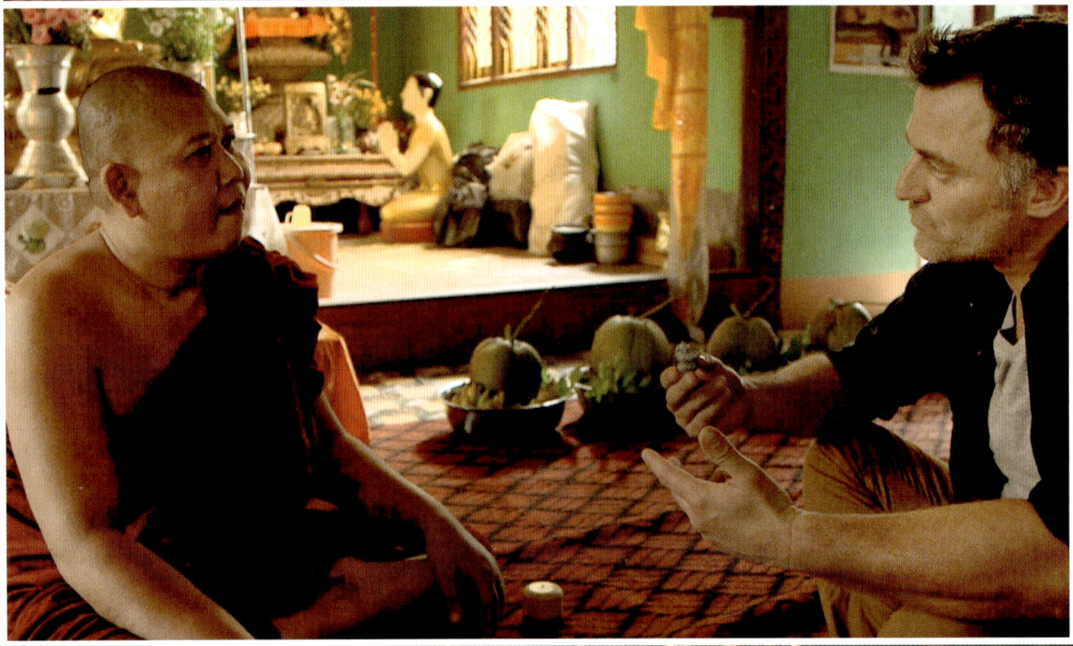

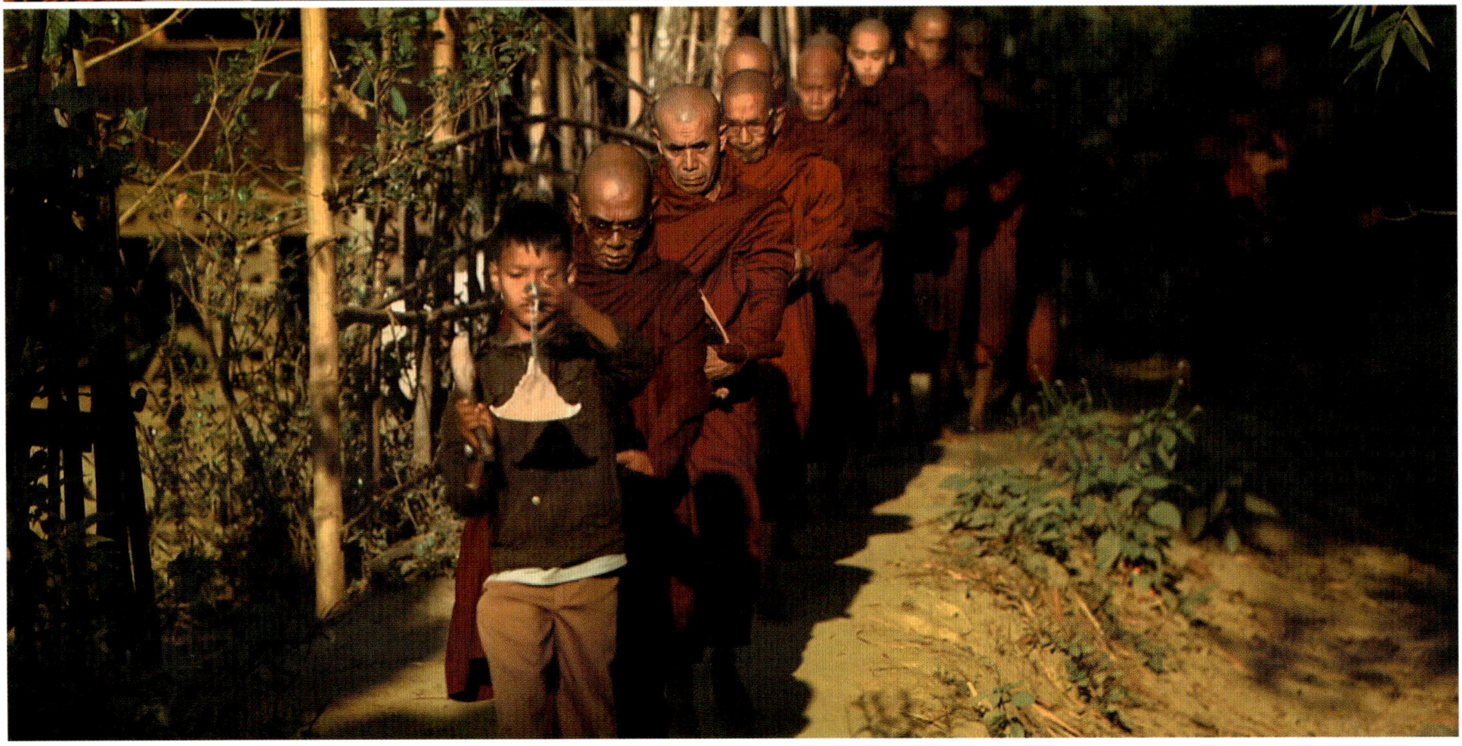

Cette petite fille atteinte d'une pathologie à l'œil aurait été opérée en Occident. Elle a été guérie grâce à une pommade.

Certains remèdes sont préparés avec du mercure.

la personne est habitée par un maléfice; si elles restent tranquilles, elle n'est victime d'aucun sort. Les doigts de la petite fille restent parfaitement immobiles. « Tout va bien, elle est guérie maintenant », annonce le moine, qui me tend alors un portrait de sa jeune patiente, pris il y a trois ans. En regardant le cliché, je ne peux réprimer un sursaut : le visage est complètement déformé par une exophtalmie. Le globe oculaire sort largement de l'orbite, ce qui peut être le signe d'une inflammation, d'un cancer de l'orbite ou encore d'une maladie thyroïdienne. En France, dans mon hôpital, je n'aurais pas hésité une seconde à faire opérer la malade. Les parents de la petite fille, eux, n'ont pas eu le choix : tous les jours pendant un an, ils l'ont conduite auprès d'Ukumarya, connu pour sa maîtrise de l'alchimie, une discipline fondée sur la transmutation des métaux… Aujourd'hui, la petite a les yeux qui brillent, sans plus aucune trace de la déformation. Par quel miracle le moine est-il parvenu à ce résultat ? Patiemment, il accepte de préparer pour moi son remède. Dans une petite coupole, quelques gouttes de mercure tombent sur une petite pierre grise. La réaction chimique qui s'opère entre les deux matières fait naître des petits filaments blancs sur la pierre. Ce sont eux qui sont à la base de la pommade qui a servi à soigner la petite fille. Je ne suis évidemment pas insensible à l'utilisation du mercure. Le vif-argent, comme on l'appelait autrefois, a longtemps été utilisé pour traiter la syphilis. Certains de ses dérivés comme la merbromine, qui ont coloré de rouge mes genoux égratignés, sont aujourd'hui interdits. Néanmoins, cette anecdote est bien la seule qui me rattache à ma science médicale, car ce que j'ai découvert auprès des *weizza* est difficile à comprendre. Le pouvoir des tatouages, les incantations, l'alchimie resteront très mystérieux pour moi. Mais, à défaut d'être parvenu à me faire pénétrer les mystères des bonzes birmans, ce voyage m'a au moins permis de faire la paix avec moi-même.

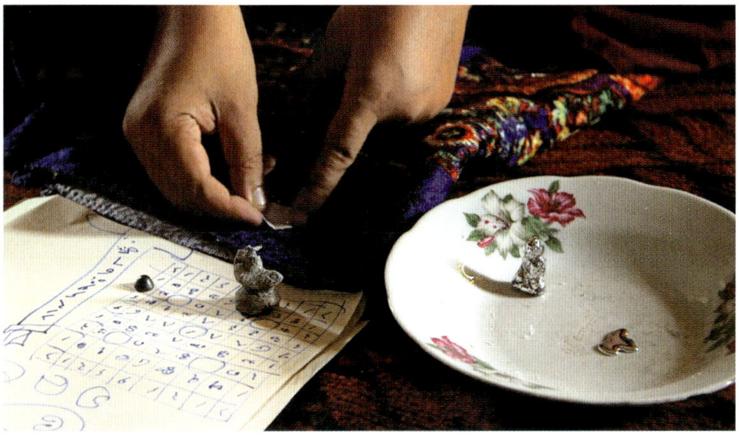

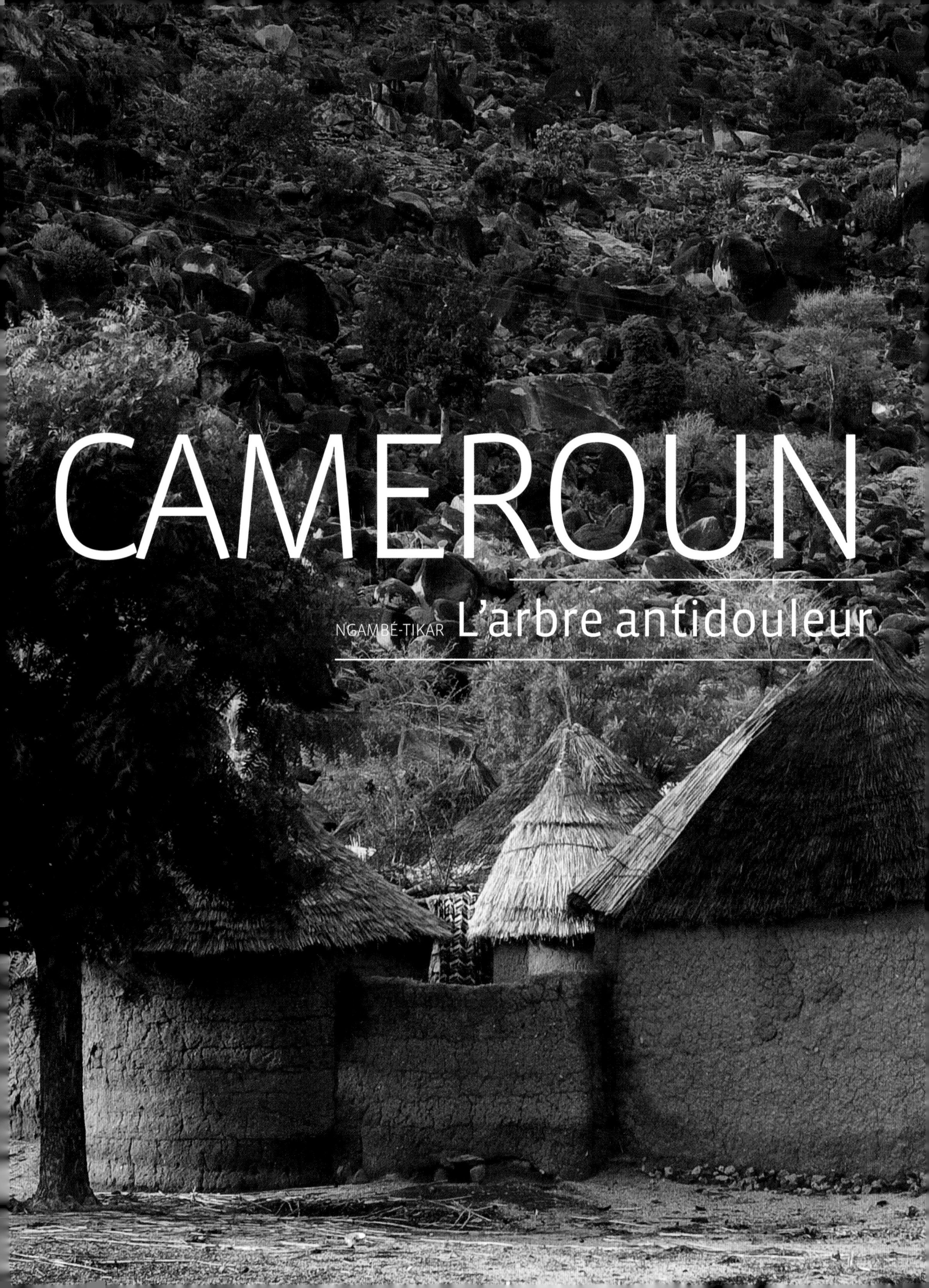

CAMEROUN

NGAMBÉ-TIKAR

L’arbre antidouleur

4 PERSONNES SUR 10 VIVENT SOUS LE SEUIL DE PAUVRETÉ[1].

5 %

DU PIB EST ALLOUÉ AUX DÉPENSES DE SANTÉ[1].

PLUS DE 22 000
CAS DE CHOLÉRA
ONT ÉTÉ RECENSÉS EN 2011, DONT PRÈS DE **1 000 MORTELS**[4].

89 %
DES ENFANTS ÂGÉS DE 12 À 23 MOIS SONT IMMUNISÉS CONTRE LA DIPHTÉRIE, LE TÉTANOS ET LA POLIOMYÉLITE[1].

56 ANS
C'EST L'ESPÉRANCE DE VIE À LA NAISSANCE[3].

PLUS DE 22 000
CAS DE CHOLÉRA ONT ÉTÉ RECENSÉS EN 2011, DONT PRÈS DE 1 000 MORTELS[4].

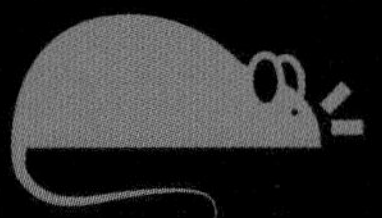

194 760 Km²

SONT COUVERTS DE FORÊTS. CETTE SURFACE DÉCROÎT CHAQUE ANNÉE[1].

11 %
DU TERRITOIRE EST PROTÉGÉ AU TITRE D'AIRES NATURELLES[1].

5 C'EST LE NOMBRE MOYEN D'ENFANTS PAR FEMME[1].

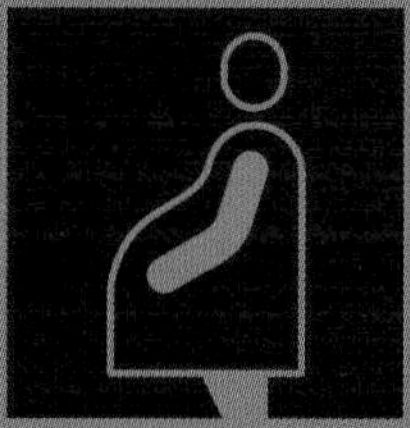

28 %
DES FOYERS EN MILIEU URBAIN SONT RACCORDÉS À L'EAU POTABLE, CONTRE **25 %** EN 1990[2].

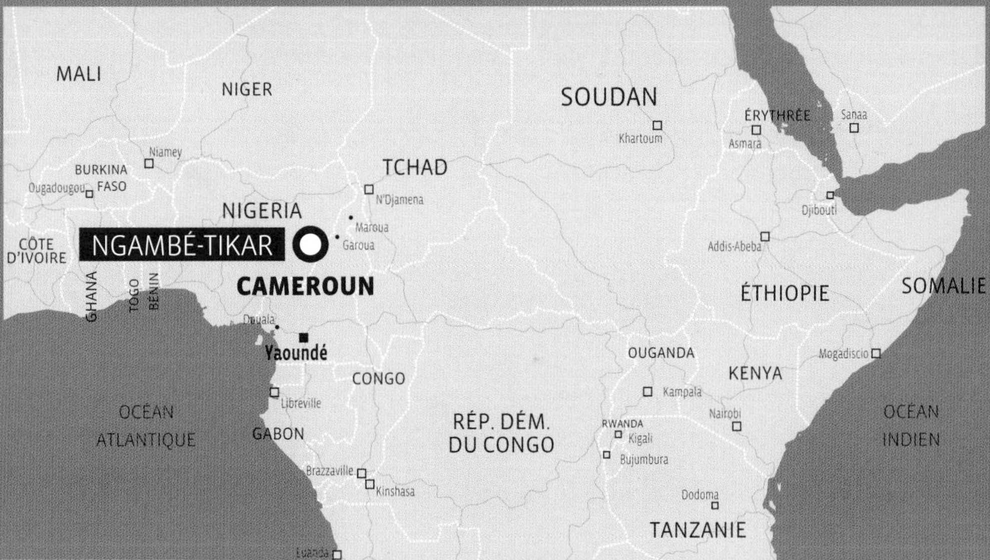

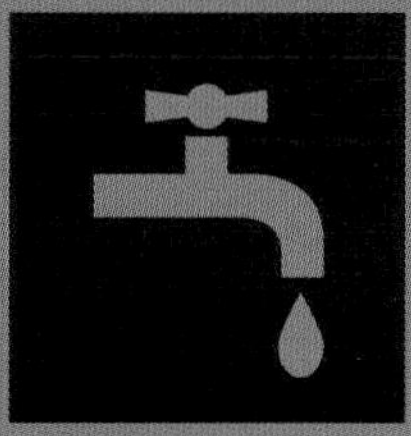

18 300
PERSONNES MEURENT CHAQUE ANNÉE DU FAIT DE LA MAUVAISE QUALITÉ DE L'EAU ET DE L'INACCESSIBILITÉ À L'HYGIÈNE[5].

1. Source : Banque mondiale - Données 2015. 2. Source : Programme commun OMS/UNICEF de surveillance de l'approvisionnement en eau et de l'assainissement, juin 2015. 3. Source : Organisation mondiale de la santé [OMS], Global atlas of medical devices, 2014. 4. Source : Organisation mondiale de la santé [OMS], Global Task Force on Cholera Control, Cholera country profile : Cameroon, 2012. 5. Source : Organisation mondiale de la santé [OMS], Santé publique, environnement et déterminants sociaux de la santé, 2009.

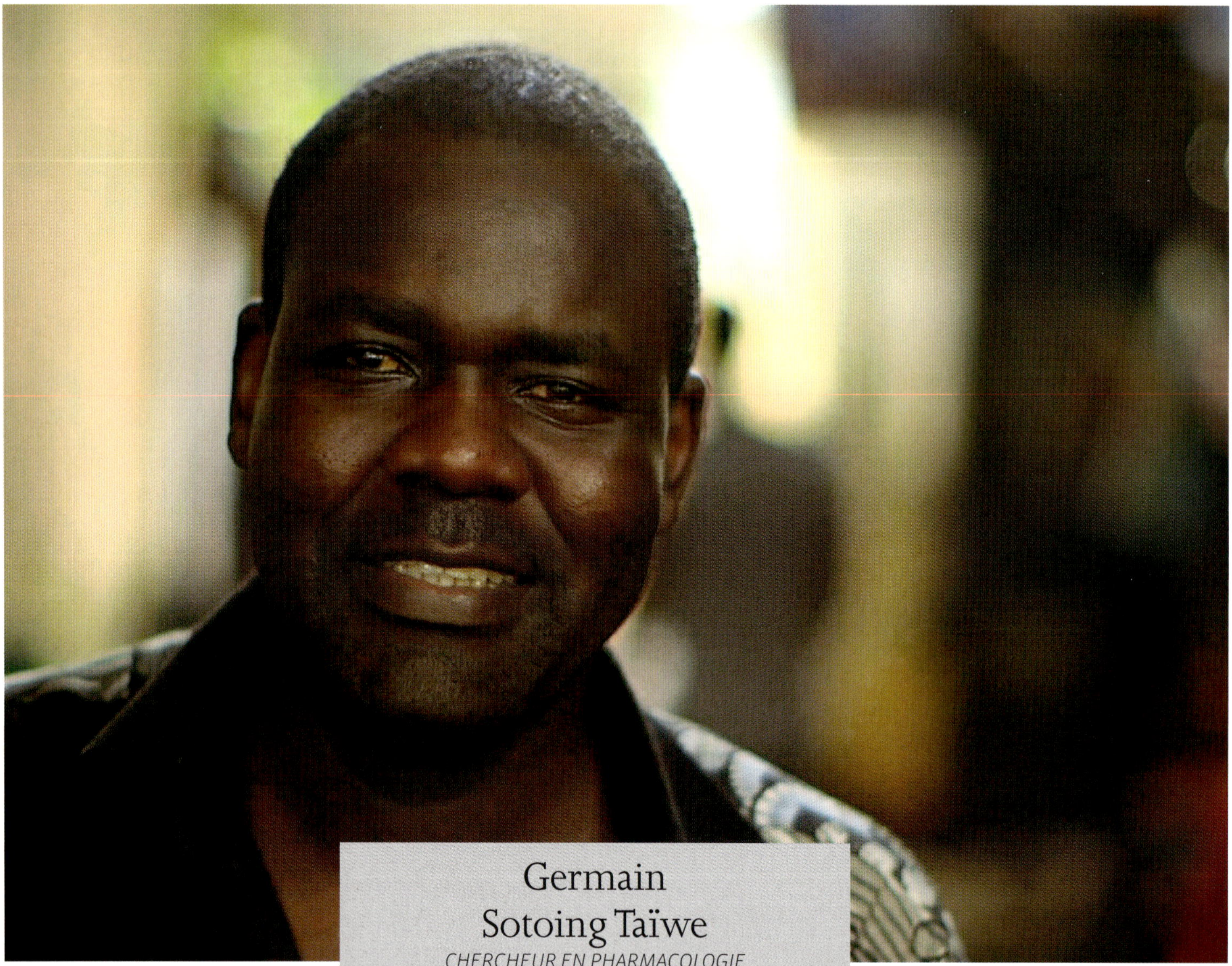

Germain Sotoing Taïwe

CHERCHEUR EN PHARMACOLOGIE

Germain, âgé de trente ans, est chercheur en pharmacologie. Il a fait une grande découverte : la molécule du Tramadol, antidouleur bien connu, est contenue naturellement dans un arbuste répandu en Afrique subsaharienne.

“

Gaston n'a sans doute pas compris qu'il était au cœur d'une révolution. Sûr de ce qu'il est, il m'a accueilli. Il a écouté mon histoire, a peut-être vu ce vieil Allemand, savant fou, manipulant des tubes à essai. Gaston ne connaît pas le Tramadol, mais il maîtrise le pouvoir du N'Twoo. Son Tramadol à lui est puissant, il a le goût de la terre de ses ancêtres.

CAMEROUN *L'arbre antidouleur*

Germain Sotoing Taïwe, chercheur en pharmacologie.

Yaoundé, capitale du Cameroun.

C'EST UNE HISTOIRE PEU BANALE **QUI M'A CONDUIT AU CAMEROUN. ELLE A COMMENCÉ SUR LE CAMPUS UNIVERSITAIRE QUI ME SERVAIT DE TERRAIN DE JEUX LORSQUE J'ÉTAIS ENFANT, À GRENOBLE.**

Il y a deux ans, un des chercheurs travaillant sur le site, Michel De Waard, reçoit un e-mail d'un étudiant camerounais, Germain Sotoing Taïwe, qui voulait étudier les effets sur la douleur d'une plante emblématique de la médecine traditionnelle africaine, *Nauclea latifolia*, ou le pêcher africain. Bien que le scientifique grenoblois ne soit pas spécialisé dans ce domaine, il est séduit par la demande du jeune Camerounais et le fait venir aux pieds des Alpes, dans son laboratoire. Leurs premiers résultats sont incroyables : l'écorce de *Nauclea latifolia* contient une très forte concentration d'une molécule antalgique en tout point identique à une autre molécule déjà synthétisée chimiquement, le Tramadol ! Cet antidouleur avait été découvert dans les années 1970, non pas dans la nature mais sur la paillasse d'un scientifique allemand qui cherchait à fabriquer des molécules dérivées de la morphine. Depuis, on le trouve en vente dans les officines du monde entier. Et voilà qu'on vient de mettre la main sur cette même molécule, produite naturellement par un arbuste bien connu de la savane de l'Afrique subsaharienne ! C'est pour moi l'une des meilleures preuves qui ait jamais été apportée du bien-fondé de certains remèdes naturels concoctés aux quatre coins du monde par des guérisseurs traditionnels. Je devais donc me rendre au Cameroun. La frénésie qui s'empare des rues de Yaoundé, la capitale de ce pays d'Afrique centrale, est saisissante ! Toute la population de cette mégapole africaine semble vivre dehors, déambulant dans les marchés à ciel ouvert foisonnant de mille nourritures colorées, de montagnes d'objets en plastique et de tissus bariolés. Le bruit est incessant, et la ville semble toujours en mouvement. Même la géographie participe de son activité fougueuse : marcheurs et véhicules montent et descendent sans cesse les pentes des sept collines de Yaoundé. C'est dans un endroit plus calme que je rencontre Germain

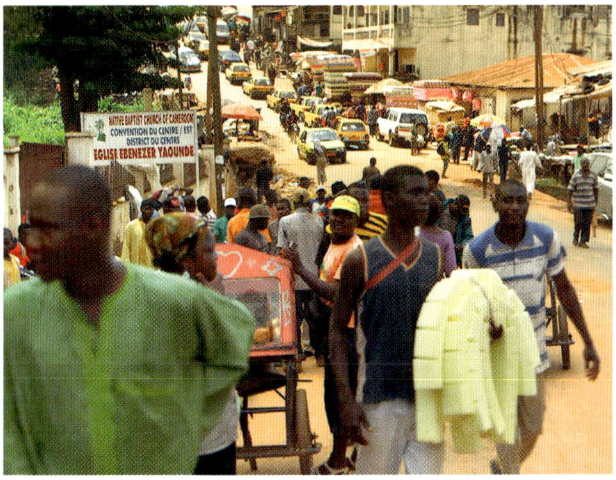

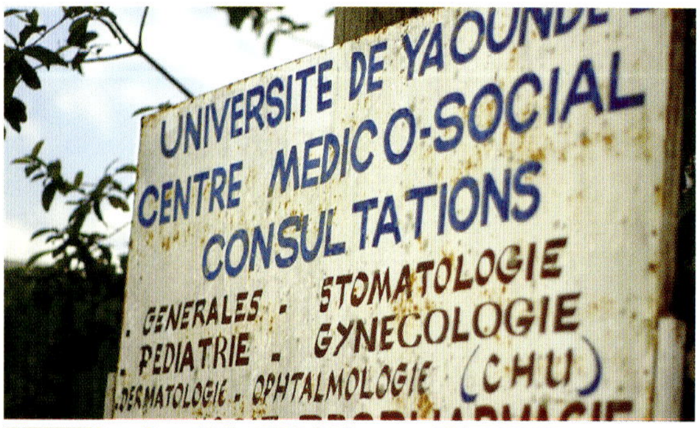

À l'université
de Ngoa-Ekelle, à Yaoundé.

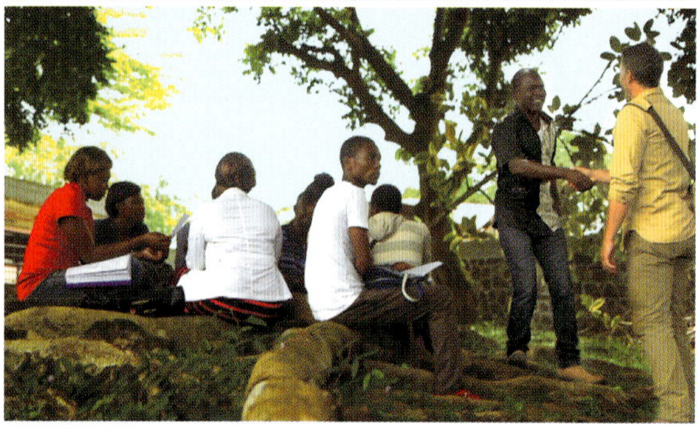

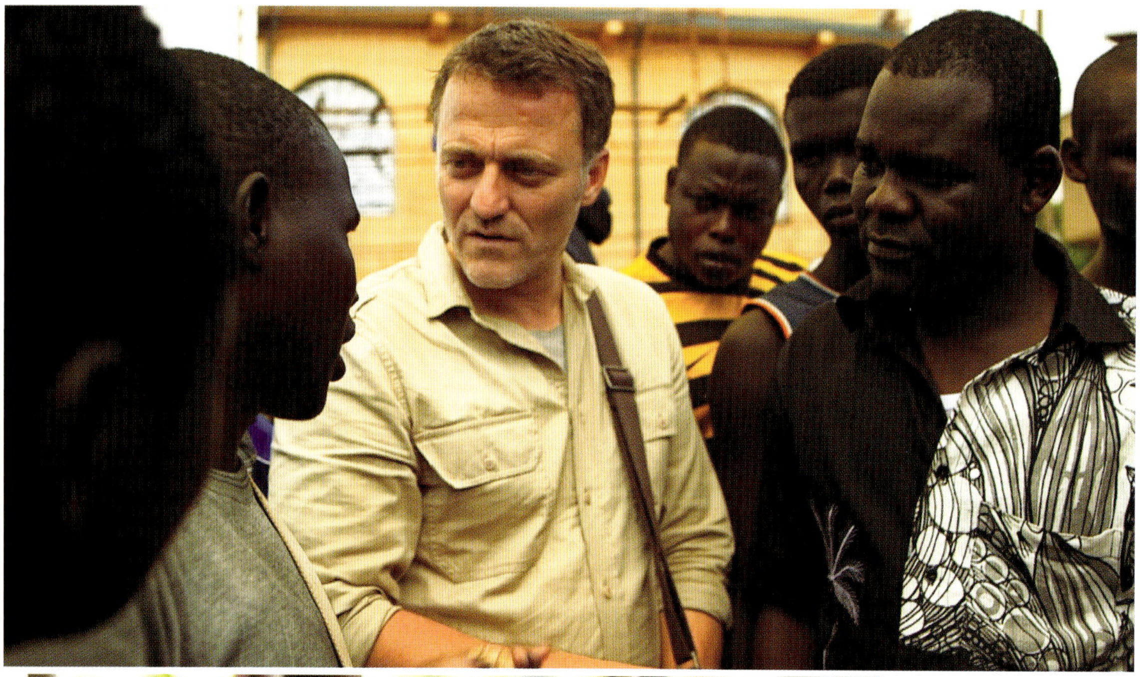

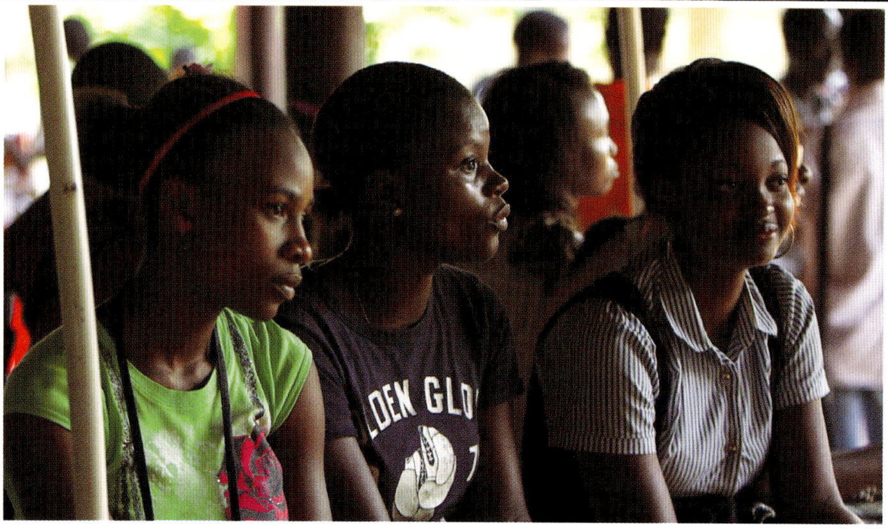

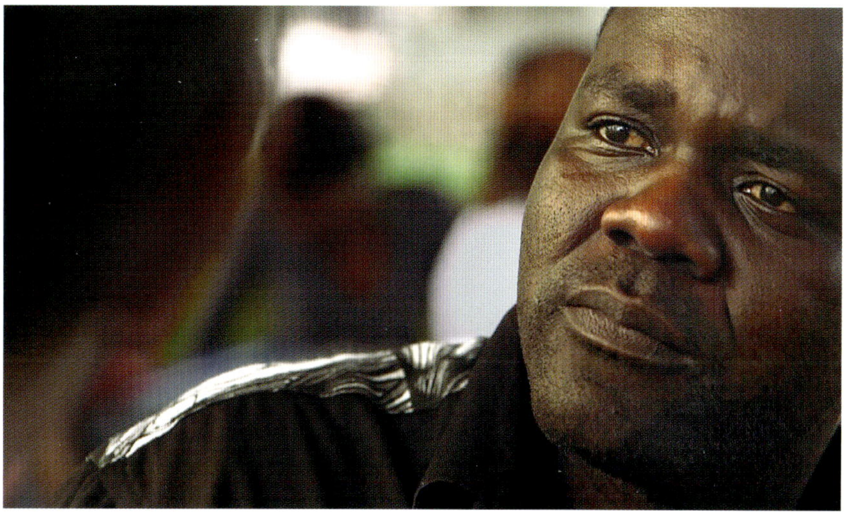

Sotoing Taïwe, l'étudiant camerounais, désormais chercheur en pharmacologie et enseignant. Sous les allées ombragées et tranquilles de l'université de Ngoa-Ekelle, à Yaoundé, je découvre un grand gaillard au sourire enthousiaste. Très vite, il me raconte pourquoi ses recherches l'ont mené sur la piste de *Nauclea latifolia*. Dès son plus jeune âge, il a toujours vu les tradipraticiens de sa région soigner différents maux avec des préparations contenant les feuilles, les fruits, les écorces ou les racines de ces hauts arbustes aux fleurs blanches odorantes sous lesquels il s'est amusé, enfant. Que pouvait donc contenir cette plante pour qu'elle ait acquis et conservé, de génération en génération, une telle reconnaissance? Il ne me faut pas longtemps pour comprendre l'excitation que Germain a dû ressentir lors de son voyage à Grenoble. Le jeune chercheur m'avoue pourtant sa déception lorsque, avec son mentor français, il a découvert que la plante contenait en fait du Tramadol, une molécule déjà bien connue. Envolé, l'espoir de découvrir une nouvelle molécule, inédite! Sans se départir de son sourire, il reconnaît que cette découverte est une aubaine : elle va lui permettre de donner du crédit aux médecines traditionnelles pratiquées dans son pays. Ce respect pour les tradipraticiens et leurs savoirs a toujours guidé Germain : plutôt que de risquer de tâtonner au gré du hasard, il s'est appuyé sur ses bonnes relations avec les guérisseurs camerounais pour répertorier les plantes utilisées et orienter ses propres recherches sur ces végétaux d'intérêt. Il me conseille donc de me rendre au nord du pays, où le climat tropical sec favorise l'épanouissement de *Nauclea latifolia* dans la savane. Or la frontière nord du Cameroun est le théâtre de conflits très durs contre les exactions du groupe Boko Haram. Je décide de privilégier le centre du pays, précisément le cœur de la plaine Tikar, où *Nauclea latifolia*, bien que moins présent, est aussi employé dans les préparations médicinales.

”

— NOTRE OBJECTIF EST DE CONCEVOIR DES MÉDICAMENTS TRADITIONNELS AMÉLIORÉS ET DE LES METTRE À LA DISPOSITION DES PATIENTS QUI N'ONT PAS ACCÈS À LA MÉDECINE MODERNE.

GERMAIN SOTOING TAÏWE

⊕ Sur la piste, en direction de Ngambé-Tikar.

De l'interminable piste de latérite s'élève sur notre passage une poussière rouge, tenace, qui imprègne mes vêtements et ma peau. La route n'est interrompue que par le passage de bacs chaotiques, où hommes, bêtes et véhicules sont chargés dans une pagaille improbable sur des embarcations d'un autre âge. Le plus impressionnant de ces bacs traverse la rivière Mbam. De l'autre côté, je pénètre dans un Cameroun oublié de la modernité. J'atteins bientôt la plaine Tikar, où des forêts denses, peuplées d'arbres immenses, font progressivement place à la savane. Le village où je suis attendu, N'Gambié, est situé près du chef-lieu, Ngambé-Tikar. Entre les petites maisons espacées, je finis par trouver Gaston Amoa, le tradipraticien de cette petite chefferie. Il porte le couvre-chef traditionnel. Il me sourit, je suis conquis. En arrivant au seuil de sa maison, je comprends que nous ne serons pas souvent seuls. Sous l'auvent qu'il a aménagé devant chez lui, une dizaine de patients attendent de pouvoir le consulter sur leurs problèmes de santé. À l'intérieur, un homme plus âgé est installé dans une pièce réservée aux malades venant de loin. Je m'assois quelques instants pour discuter avec le vieil homme ; en anglais, une des deux langues officielles du pays, il m'apprend qu'il a voyagé quatre jours et payé 10 000 francs CFA pour parcourir les 250 kilomètres qui le séparaient de Gaston. Entre les planches branlantes de l'habitation de fortune du guérisseur, de faibles rais de lumière viennent éclairer le visage de ce nouveau patient. Ses traits sont tirés, marqués par un voyage éprouvant et par le mal qui l'a conduit ici : des rhumatismes qui lui font souffrir le martyre.

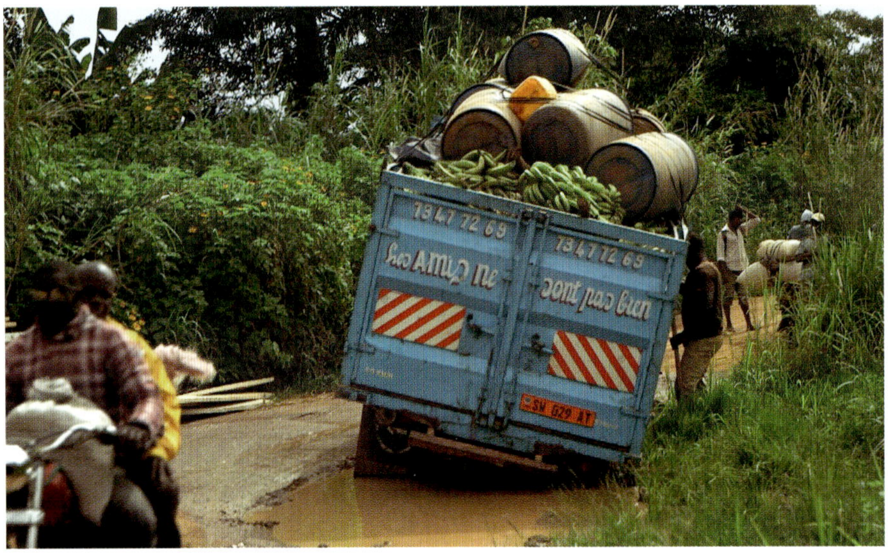

Gaston sait pourquoi je suis ici. Il propose de m'accompagner sur des chemins à peine tracés dans l'enchevêtrement végétal de la savane Tikar. Il m'avoue qu'il n'avait pas idée de la désormais célèbre renommée de cette plante parmi les scientifiques. À vrai dire, cela ne changera pas grand-chose pour lui, me dit-il : il a toujours utilisé celle qu'on nomme ici *N'Twoo* et continuera de l'utiliser encore longtemps. Tout au moins tant que la forêt voudra bien lui en offrir. Malmenées par le changement climatique, la déforestation intensive et les cultures sur brûlis, les ressources de la savane s'épuisent. Très protecteur envers la nature, Gaston n'a divulgué à personne d'autre, dans son village, l'emplacement du pêcher africain. Je suis surpris de découvrir que la plante devant laquelle nous nous arrêtons n'a rien d'un arbuste : l'arbre qui se dresse devant nous atteint près de 10 mètres de hauteur ! De ses branches pendent des fruits, gris et durs, comparables à des pêches qui auraient séché sur pied.

> — JE SUIS ISSU D'UNE LONGUE LIGNÉE DE GUÉRISSEURS. C'EST AINSI QU'EN GRANDISSANT, J'AI PU ACQUÉRIR LE STATUT DE TRADIPRATICIEN DANS LE VILLAGE. JE N'AI PAS ÉTÉ PARACHUTÉ DANS LA PROFESSION. J'AI HÉRITÉ DE CE TITRE LÉGITIMEMENT.
>
> *GASTON AMOA*

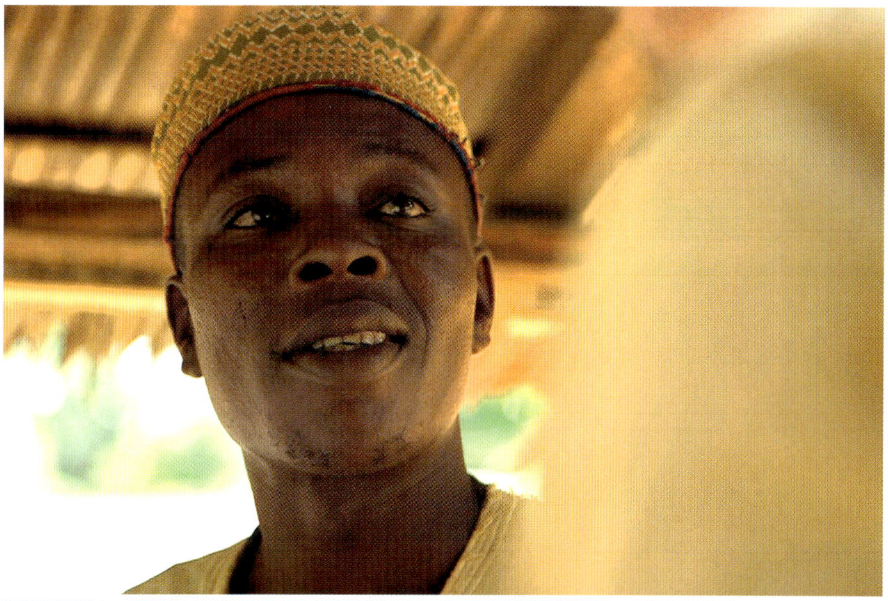

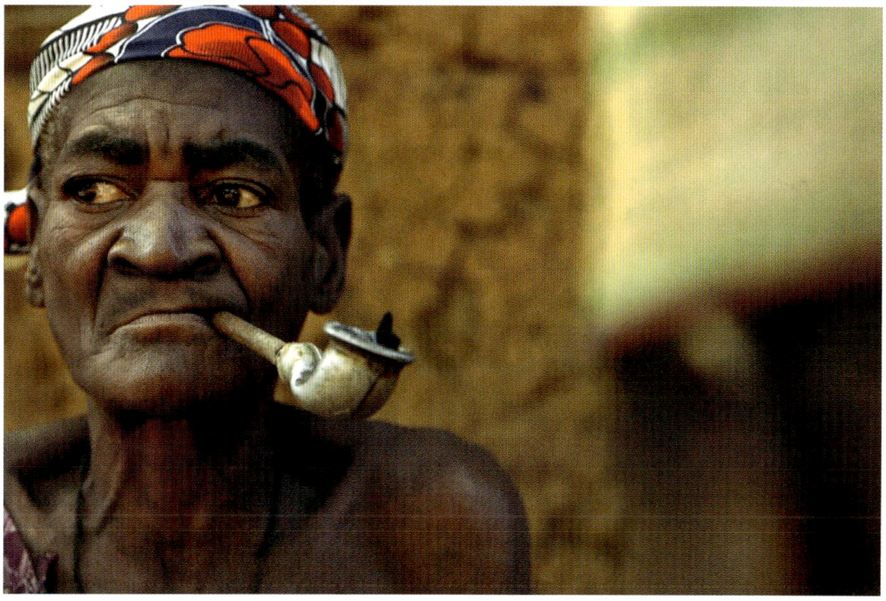

En haut : Gaston Amoa.

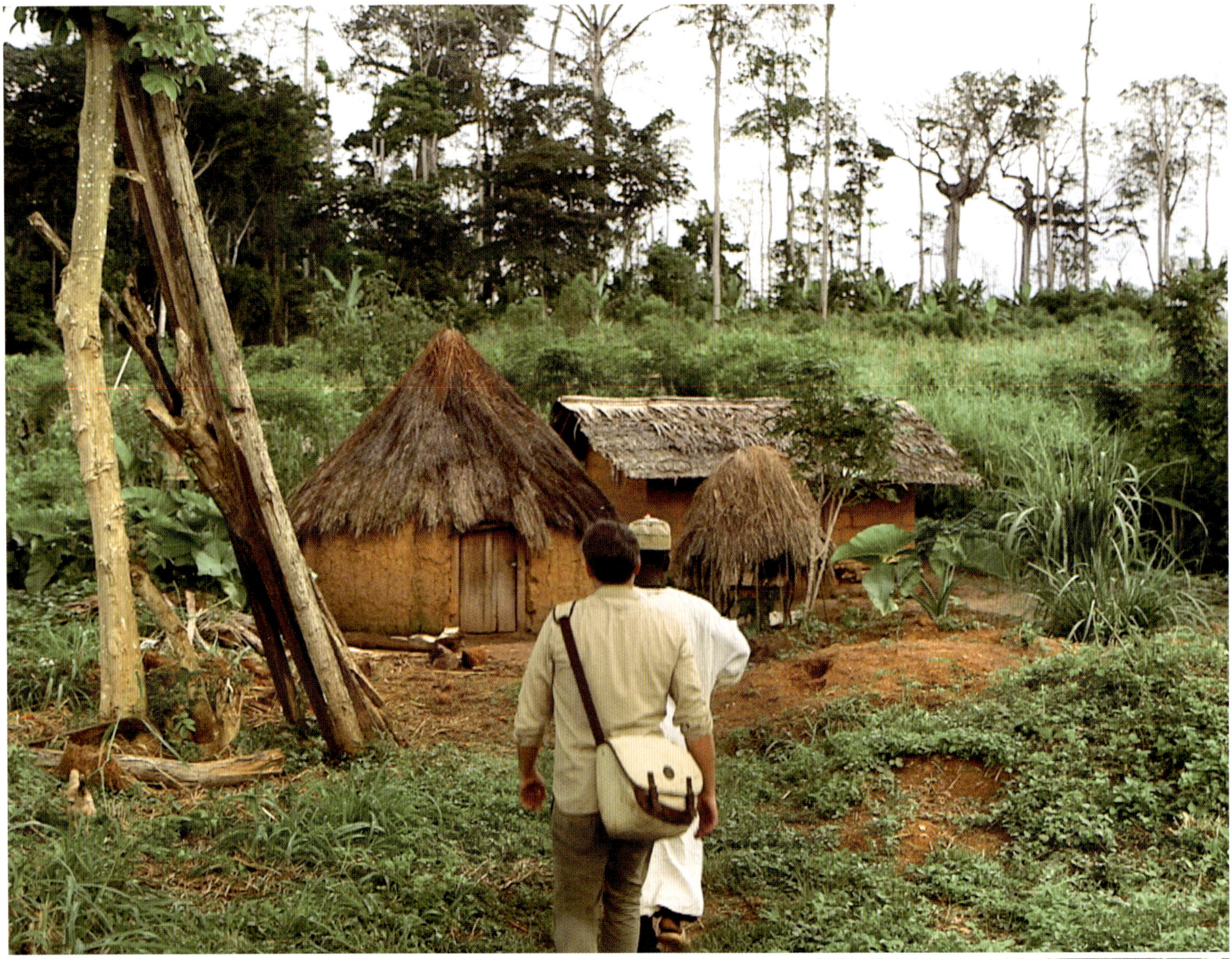
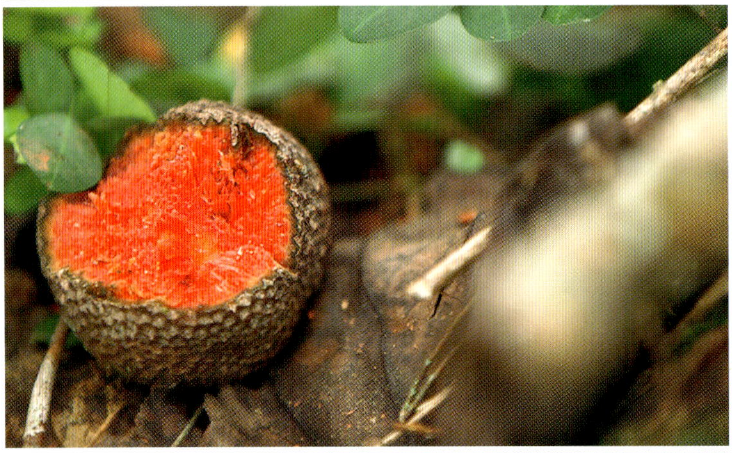
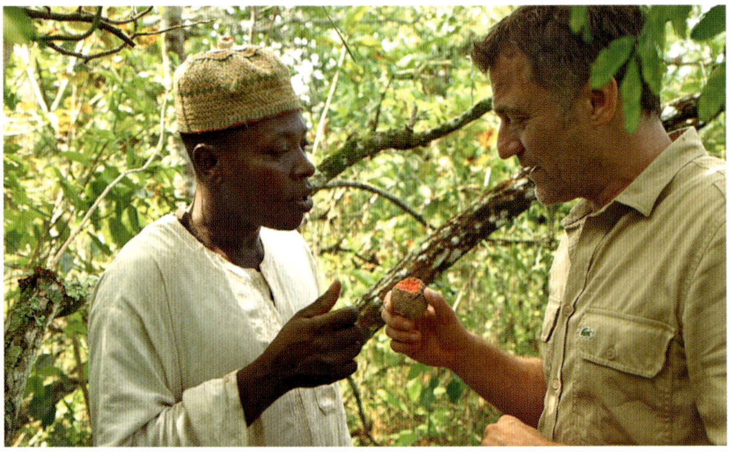
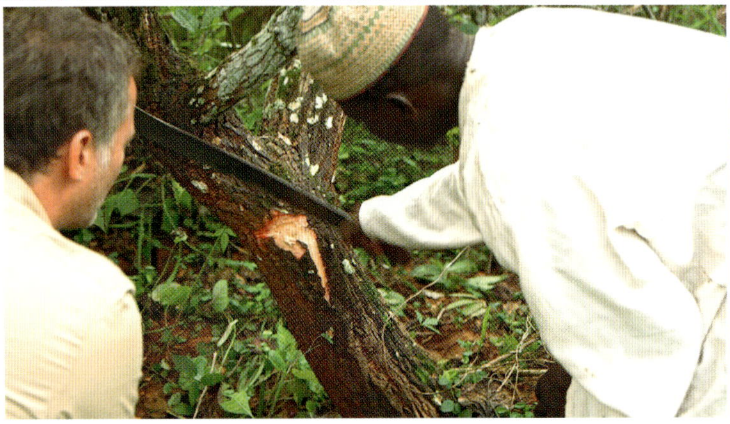
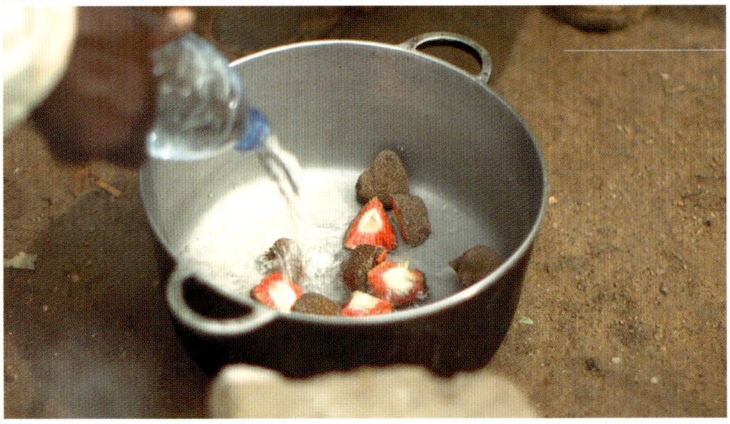

J'assiste alors, étonné, à un drôle de rite : Gaston, en présentant une offrande de *N'Dôh*, une sorte de poivre puissant, demande au grand pêcher africain s'il l'autorise à faire sa récolte ! D'un coup de machette aussi sec que précis, il décroche un fragment d'écorce. Comme celle-ci tombe au sol de façon appropriée, la cueillette peut continuer. Si, au contraire, elle avait chuté sur la mauvaise face, la permission n'aurait pas été accordée. « Dans ce cas, m'explique le médecin de N'Gambié, je dis à mon patient d'aller voir un autre guérisseur, car je n'ai pas reçu le droit de le traiter. » En pays tikar, les vertus tirées de *Nauclea* dépassent de loin les propriétés que les scientifiques de la ville étudient. Eux s'intéressent pour le moment essentiellement à la racine de l'arbuste, qui contient la plus grande concentration de Tramadol naturel. Gaston, lui, ramasse tout à la fois les petites feuilles naissantes, l'écorce, ainsi que les racines, où, selon lui, la plante regorge le plus de principes actifs. Les fruits aussi sont cueillis. Le guérisseur me propose d'en goûter un. À peine ai-je croqué dans la chair dure et rouge que je ne peux m'empêcher de grimacer : c'est horriblement acide !

Gaston Amoa fait des décoctions à base de *Nauclea latifolia* pour soigner les maux de ventre, de dos, la typhoïde ou les abcès.

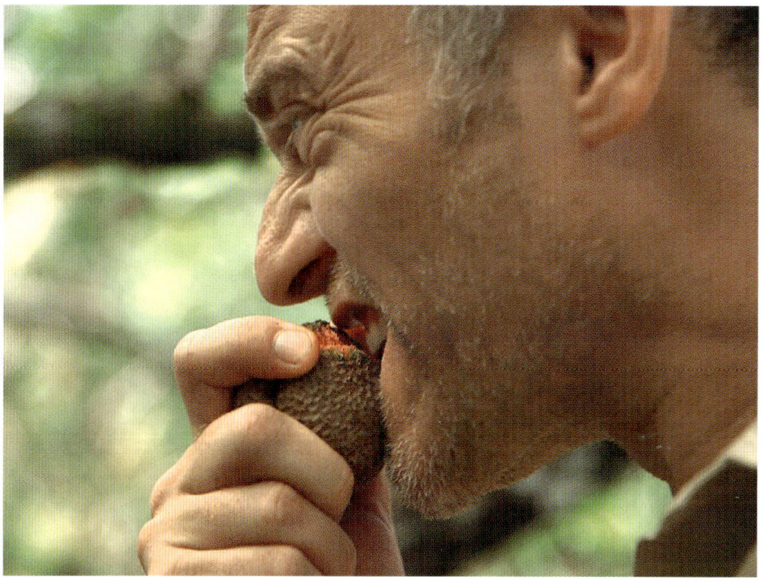

Chargés de notre récolte, nous rentrons au village, où Gaston va s'affairer, comme tous les jours, à fabriquer différentes préparations. Dans un récipient rempli d'eau, il découpe quelques fruits en quartiers : dans une heure, le liquide sera administré à ses patients souffrant de maux de ventre, lesquels attendent toujours dans la salle d'attente de fortune. Dans une autre marmite, il met aussi à macérer l'écorce qui, une nuit plus tard, sera appliquée sur les articulations du patient venu de loin et perclus de rhumatismes. Celui-ci restera près de deux semaines chez le médecin de N'Gambié, jusqu'à sa guérison. À observer Gaston s'occupant de ses patients avec dévouement, je comprends que soigner est, pour lui, plus qu'un métier, un devoir moral. Alors que le soleil couchant embrase de ses rayons dorés la savane environnante, il m'explique qu'il traite toujours un malade venu se présenter chez lui, quoi qu'il arrive, qu'il ait de l'argent ou pas à lui proposer en échange.

Laboratoires virtuels pour nouveaux médicaments

Il y a quelques années seulement, la découverte de nouvelles molécules thérapeutiques était une longue quête, agrémentée d'une bonne dose de hasard. Pendant des décennies, les scientifiques ont étudié les principes actifs contenus dans certaines plantes. Sur leurs paillasses, ils ont aussi tenté de mettre au point des médicaments inédits, et en ont fabriqué de toutes pièces en associant différents composés : ce sont les fameuses molécules de synthèse. Cette ère sera peut-être bientôt terminée. En effet, des laboratoires virtuels sont en train de se développer partout dans le monde. Grâce à eux, plus besoin de tester des milliers de molécules aux effets inconnus sur des animaux de laboratoire, ou de pratiquer des cultures de cellules : les chercheurs peuvent dorénavant modéliser sur un ordinateur les réactions du corps humain face à différentes molécules et identifier celles qui ont le meilleur potentiel pharmacologique. Bienvenue dans le monde de la bio-informatique ! Le programme BioIntelligence, coordonné par Dassault Systèmes et auquel a participé l'Institut national de la santé et de la recherche médicale (Inserm), a, par exemple, mis en place une gigantesque plate-forme informatique baptisée 3DEXPERIENCE, dédiée à la création de nouveaux médicaments. Imaginez que dans ce mégaordinateur tournent une quinzaine de logiciels qui, en un temps record, sont capables de faire le travail qui aurait auparavant occupé les chercheurs pendant plusieurs années. Ces logiciels, par exemple, reproduisent virtuellement un homme ou une femme et toutes les réactions biologiques en jeu dans leur corps. Administrez-lui une molécule et, du coup, il devient simple d'en tester l'action sur une cellule, un organe, ou même un organisme tout entier ! Les scientifiques s'intéressent notamment à la toxicité des médicaments : sur ces êtres humains de synthèse, ils observent si des effets secondaires dangereux tendent à apparaître et vérifient que les molécules testées ne détraquent pas d'autres fonctions du corps. Selon la taille, le sexe, le poids et le patrimoine génétique de ces patients virtuels, ils peuvent aussi étudier l'impact de médicaments sur des malades aux caractéristiques bien différentes. Désormais, les industries pharmaceutiques et les chercheurs ont accès à la plate-forme 3DEXPERIENCE pour mettre au point de nouveaux médicaments. En quelques clics de souris !

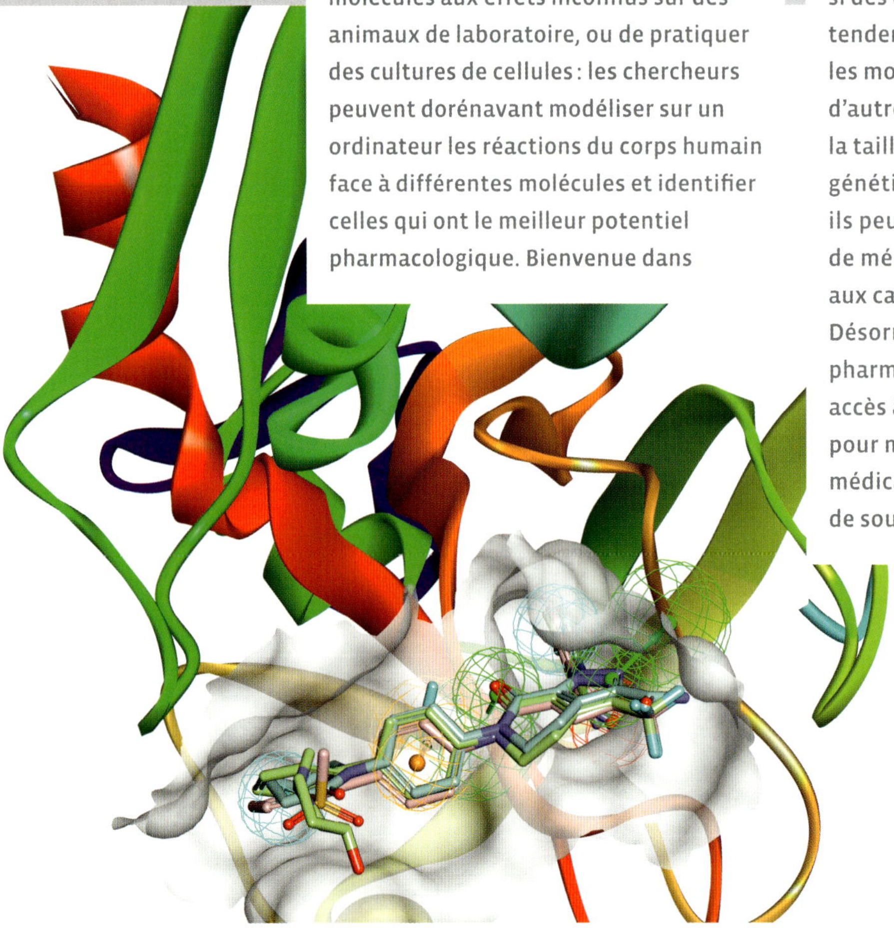

Je suis Gaston dans sa dernière visite de la journée. Nous nous faufilons entre des maisons. Derrière le village, à l'orée de la forêt, quelques habitations délabrées bordent une clairière. C'est là que se sont établis les Pygmées medzan, une ethnie autrefois nomade mais qui, en se sédentarisant, s'est peu à peu inféodée au peuple tikar. À N'Gambié, personne n'a oublié que les Medzan ont été le premier peuple de la forêt, et Gaston m'affirme qu'un respect mutuel gouverne les relations entre les ethnies. Après le décès de leur guérisseur, les Pygmées n'avaient plus personne pour les soigner. Gaston, l'humaniste, n'a pas hésité : il a immédiatement adopté ce petit peuple parmi lequel il a trouvé de nouveaux patients. Sans contrepartie aucune, bien sûr.

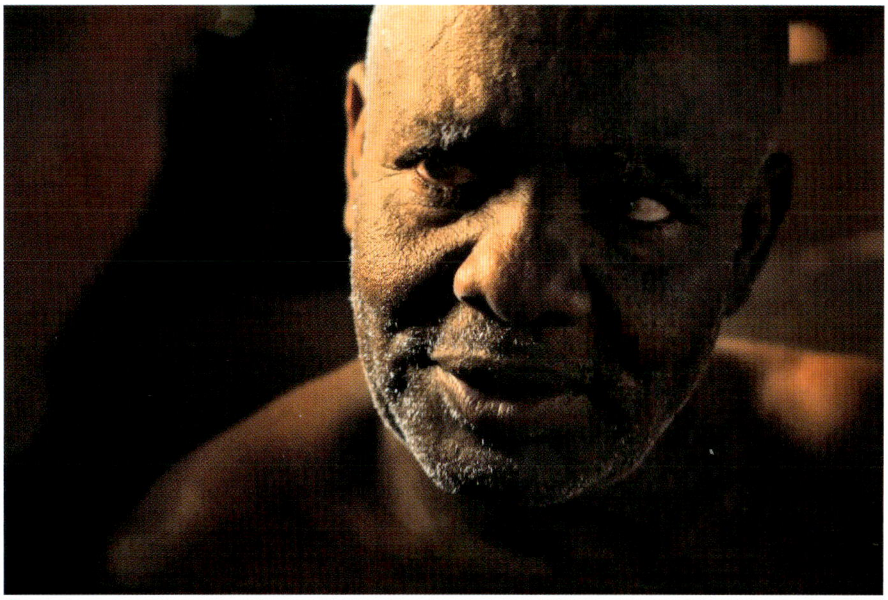

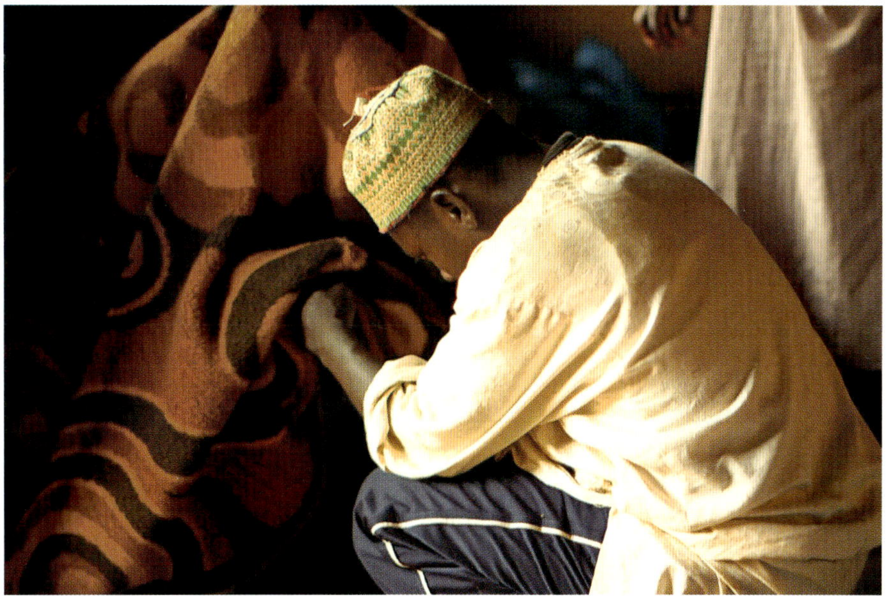

— LES VISITEURS ARRIVENT CHEZ MOI ET JE LES ACCUEILLE, C'EST UNE TRADITION TIKAR. SI UN MALADE A UN TROUBLE LA NUIT, DÛ À UN PRODUIT QUE JE LUI AI DONNÉ, JE DOIS LE SAVOIR. CE N'EST PAS BIEN QU'IL SOIT LOGÉ AILLEURS. *GASTON AMOA*

Ce patient atteint de rhumatismes a fait 250 kilomètres pour se faire soigner par Gaston Amoa. Il restera chez lui pendant deux semaines.

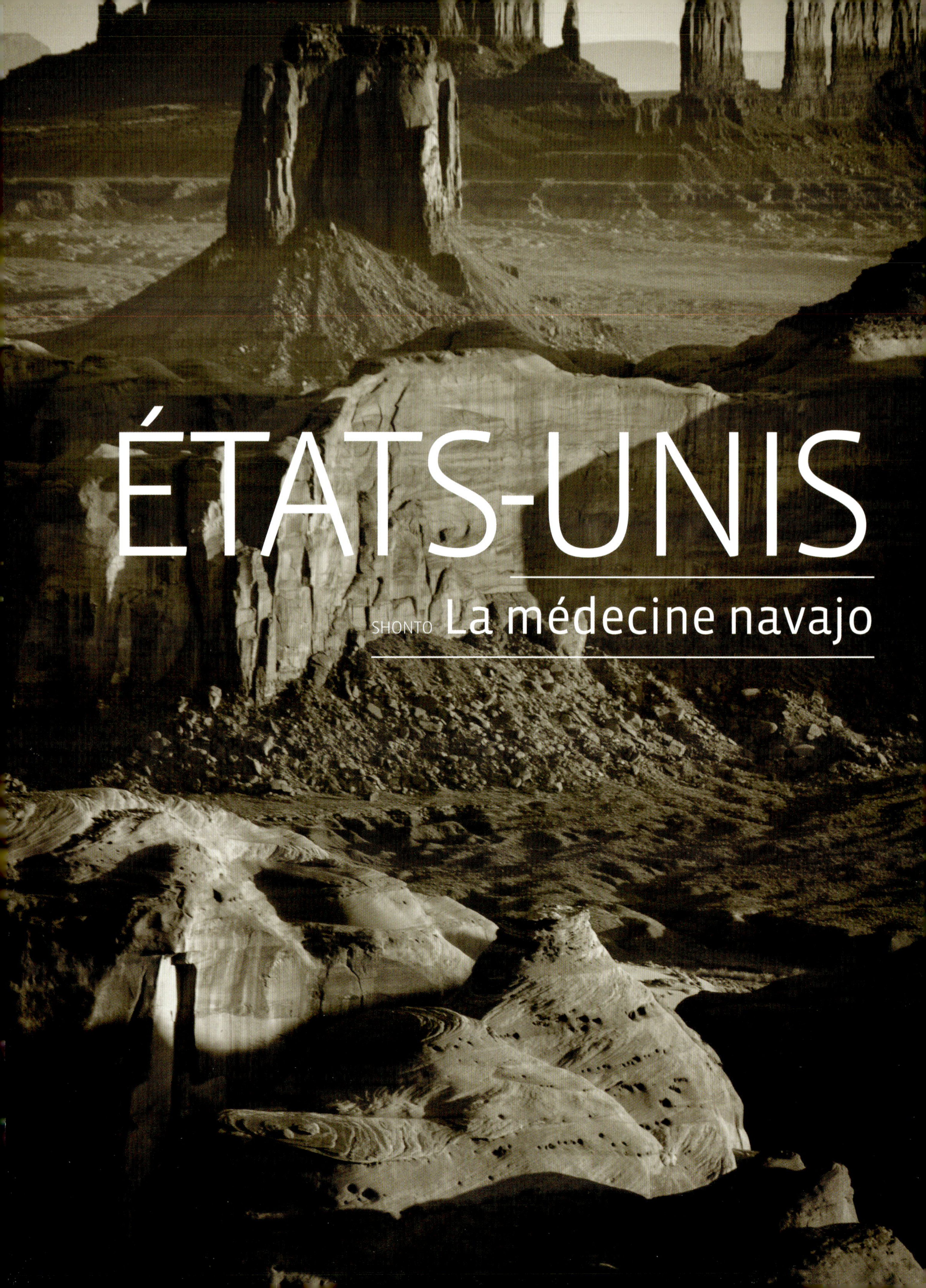
ÉTATS-UNIS
SHONTO La médecine navajo

5,3 %
DES HABITANTS N'ONT PAS ACCÈS AUX SOINS MÉDICAUX EN RAISON DE LEUR COÛT[1].

550
TRIBUS INDIENNES.

310
RÉSERVES INDIENNES.

12,3 %
DES ADULTES DE PLUS DE 20 ANS PRÉSENTENT DU DIABÈTE[1].

70 000 Km², SOIT 1/10e
DES 50 ÉTATS AMÉRICAINS : C'EST LA SUPERFICIE DU TERRITOIRE NAVAJO RÉPARTI ENTRE LES ÉTATS DE L'ARIZONA, DU NOUVEAU-MEXIQUE ET DE L'UTAH.

4,5
MILLIONS : C'EST LE NOMBRE CUMULÉ D'INDIENS AMÉRICAINS ET DE MEMBRES DES COMMUNAUTÉS NATIVES D'ALASKA[1].

14,3 %
DES INDIENS AMÉRICAINS OU DES POPULATIONS NATIVES D'ALASKA ONT UNE SANTÉ JUGÉE PASSABLE OU MAUVAISE[1].

26 %
DES HOMMES FUMENT AU SEIN DES COMMUNAUTÉS AUTOCHTONES AMÉRICAINES[1].

8,28
POUR 1 000 NAISSANCES VIVANTES : C'EST LE TAUX DE MORTALITÉ INFANTILE PARMI LA POPULATION AUTOCHTONE, LEQUEL DÉPASSE LARGEMENT CELUI DE LA POPULATION GLOBALE (5,96 POUR 1 000)[1].

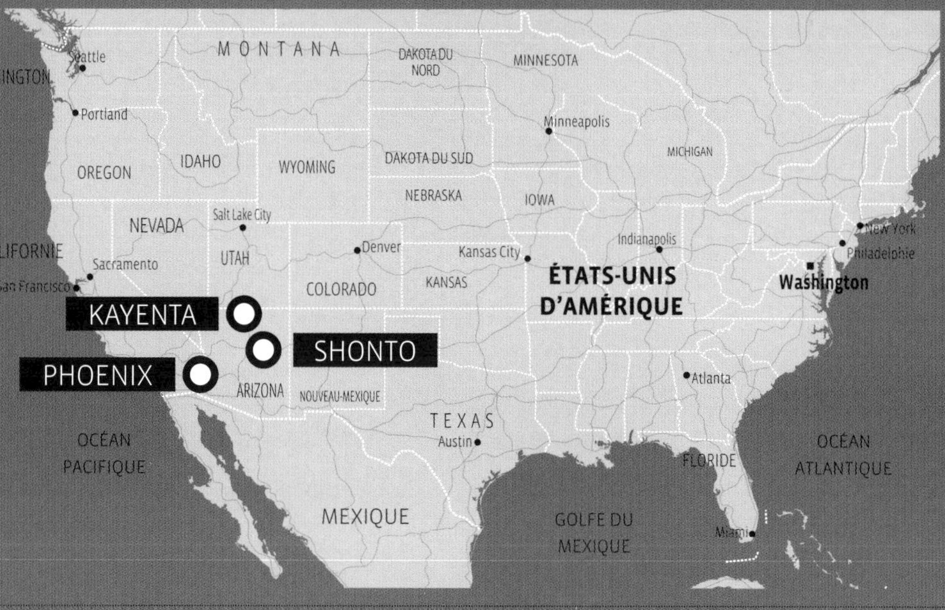

7,5 %
DES ENFANTS NAISSENT EN SOUS-POIDS AU SEIN DES COMMUNAUTÉS AUTOCHTONES AMÉRICAINES[1].

LES 300 460 INDIENS
DINEH RECENSÉS VIVENT PRINCIPALEMENT EN ARIZONA ET AU NOUVEAU-MEXIQUE[2].

1. Source : Centers for Disease Control and Prevention [CDC], National Center for Health Statistics, 2013. 2. Source : United States Census Bureau, 2013.

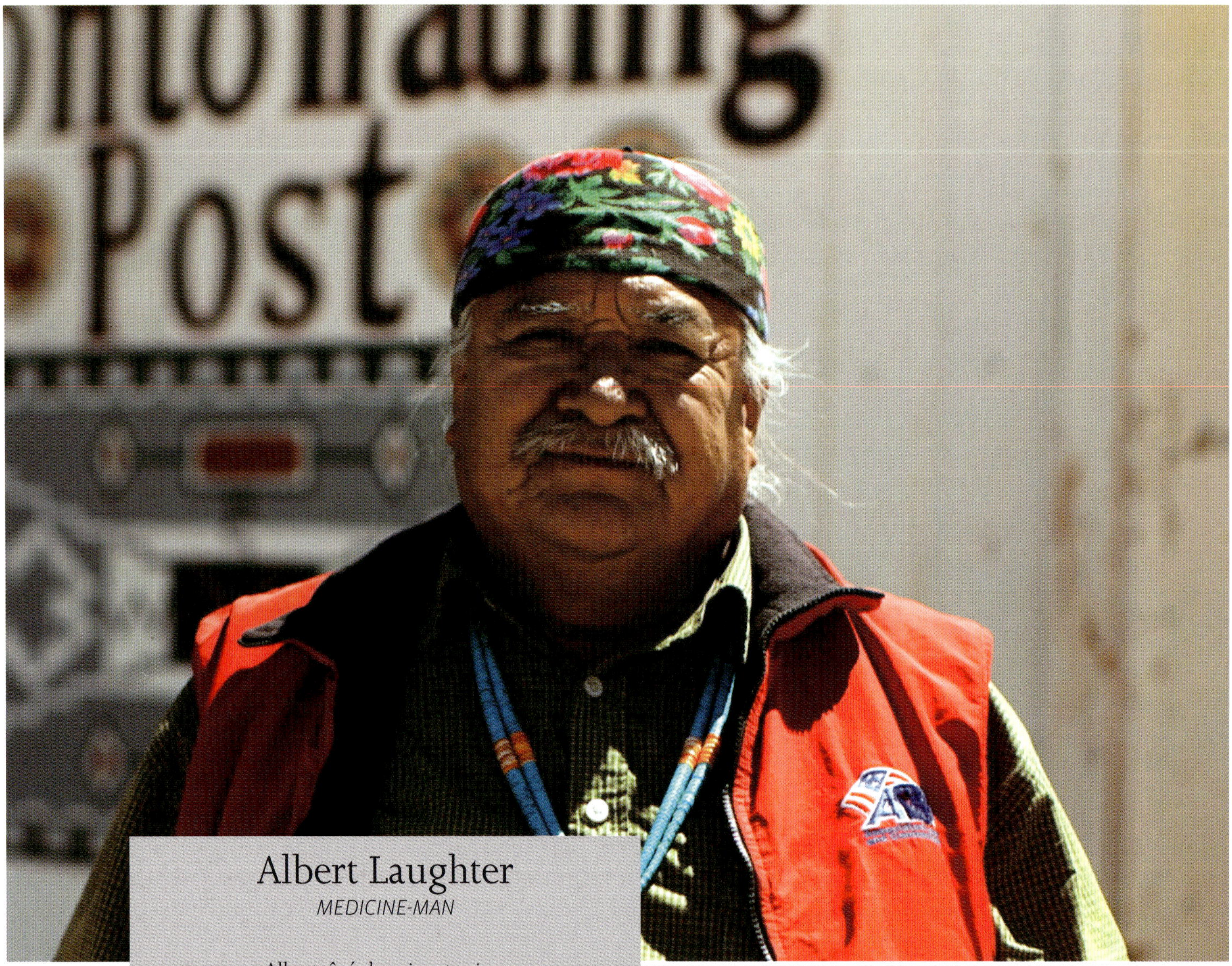

Albert Laughter

MEDICINE-MAN

Albert, âgé de soixante-six ans,
est medicine-man. Il est également un vétéran
de la guerre du Viêt Nam.

“

*Albert est fatigué. Une vie entière à chanter l'harmonie,
faiseur de pluie. Des nuits volées, parties en fumée.
Albert ne danse plus, son corps abîmé, arc-bouté.
Face aux roches rouges de son passé, flèche brisée,
sur la voie de la beauté.*

ÉTATS-UNIS *La médecine navajo*

Albert Laughter, medicine-man, membre du peuple navajo.

EN-FANTS, NOUS AVONS TOUS JOUÉ **AUX COW-BOYS ET AUX INDIENS. LA PLUPART DE MES CAMARADES ÉTAIENT LUCKY LUKE ; MOI, J'ÉTAIS L'INDIEN, IMMANQUABLEMENT. QUITTE À NOUER UNE SERPILLIÈRE AUTOUR DE MA TAILLE AVEC UNE FICELLE ET À GLISSER QUELQUES PLUMES DANS UN SERRE-TÊTE DE TENNISMAN POUR REVÊTIR LE COSTUME TRADITIONNEL !**

J'ai toujours été fasciné par l'histoire de Little Big Man, ce guerrier Lakota qui, au XIXe siècle, s'est battu avec témérité contre la cavalerie de l'armée des États-Unis lors de la bataille de Little Bighorn, avant de coopérer à la fin de sa vie avec les « Blancs ». Ce sont d'ailleurs les medicine-men, ou « hommes-médecine », ces guérisseurs traditionnels des communautés natives américaines, qui m'ont inspiré l'idée de la série documentaire *Médecines d'ailleurs*. Alors que je décochais des flèches imaginaires, j'étais loin de me douter que je tutoierais un jour leur monde, leur maniement qui me semblait presque magique des plantes médicinales, leurs cérémonies envoûtantes en coiffes de plumes, au rythme du tambour de peau et des chants gutturaux. Quand j'ai su que j'allais embarquer pour l'Arizona, terre des Indiens navajos, je ne pouvais pas être plus enthousiaste. Je me devais de donner à ce voyage toute la grandeur que j'en attendais. Notre avion nous pose donc à Phoenix (Arizona), où nous décidons de louer un camping-car, appelé ici *recreationnal vehicule* ou RV. Nous le baptisons aussitôt *Hervel* : il sera notre maison, notre refuge, notre bureau, au cœur du territoire navajo. Au volant d'*Hervel*, nous oublions presque que nous sommes là pour tourner un film. Le caractère mythique des lieux nous rattrape. De la très urbaine capitale de l'Arizona, nous parvenons rapidement dans l'immensité du désert strié d'un dégradé d'ocre. La monotonie hypnotique n'y est interrompue que par d'imposantes statues végétales, les cactus saguaros si caractéristiques des paysages du sud des États-Unis. Nos premiers compagnons de route sont, comme je l'imaginais, des *bikers* tatoués avec leurs blousons de cuir sur de grosses cylindrées, des routiers moustachus au volant de camions aux pots d'échappement chromés, sur les interminables lignes droites qui fendent le désert. Nous les retrouvons lorsque nous nous arrêtons dans un saloon reconstitué, pour avaler d'énormes burgers. Éric, notre fixeur français

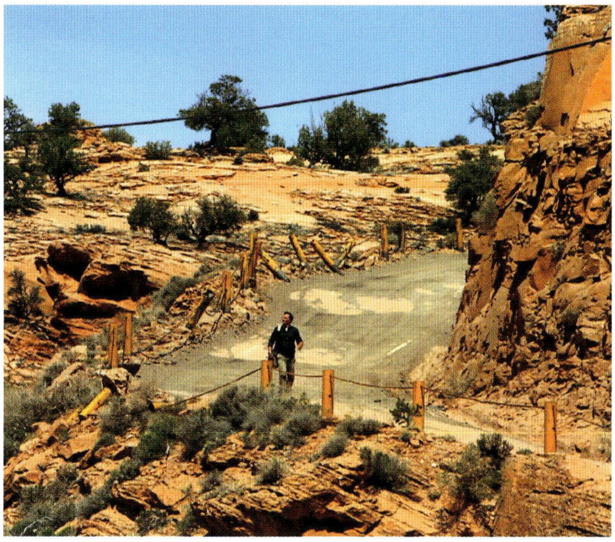

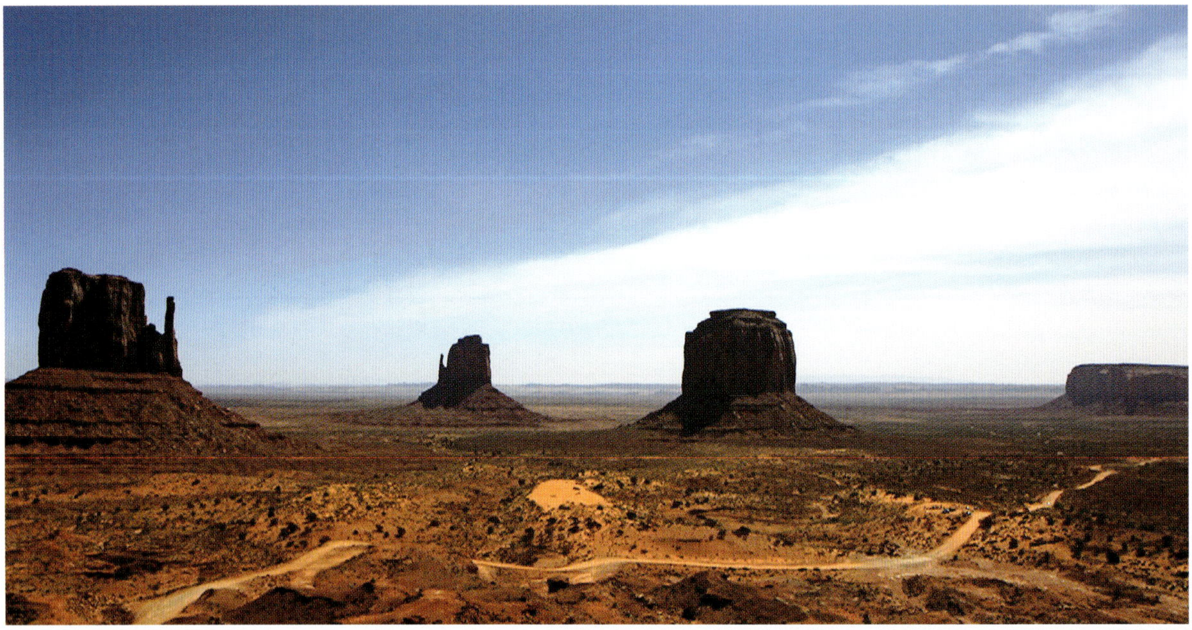
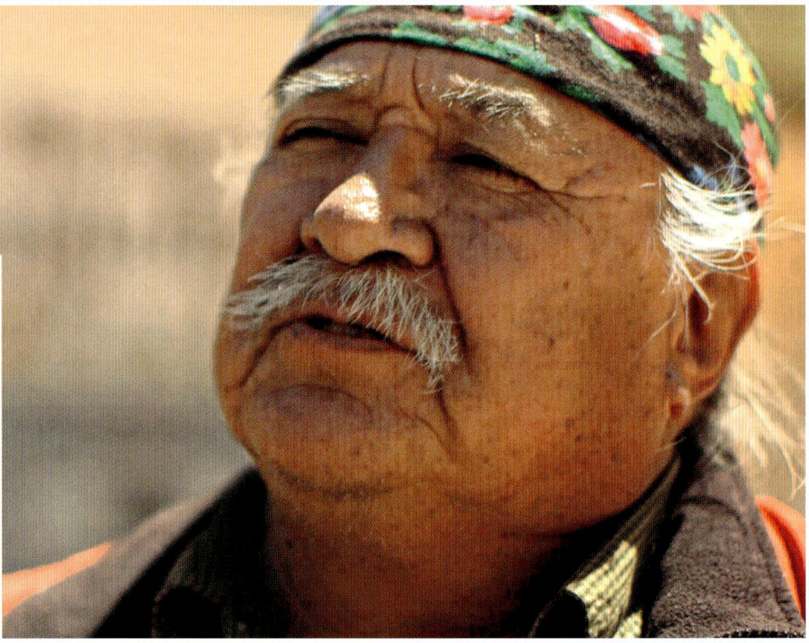
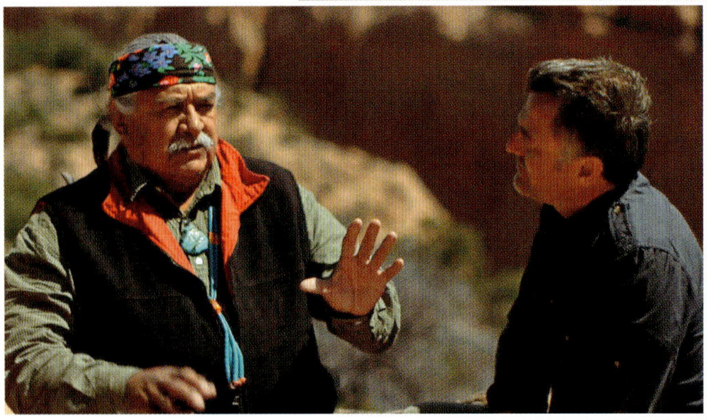
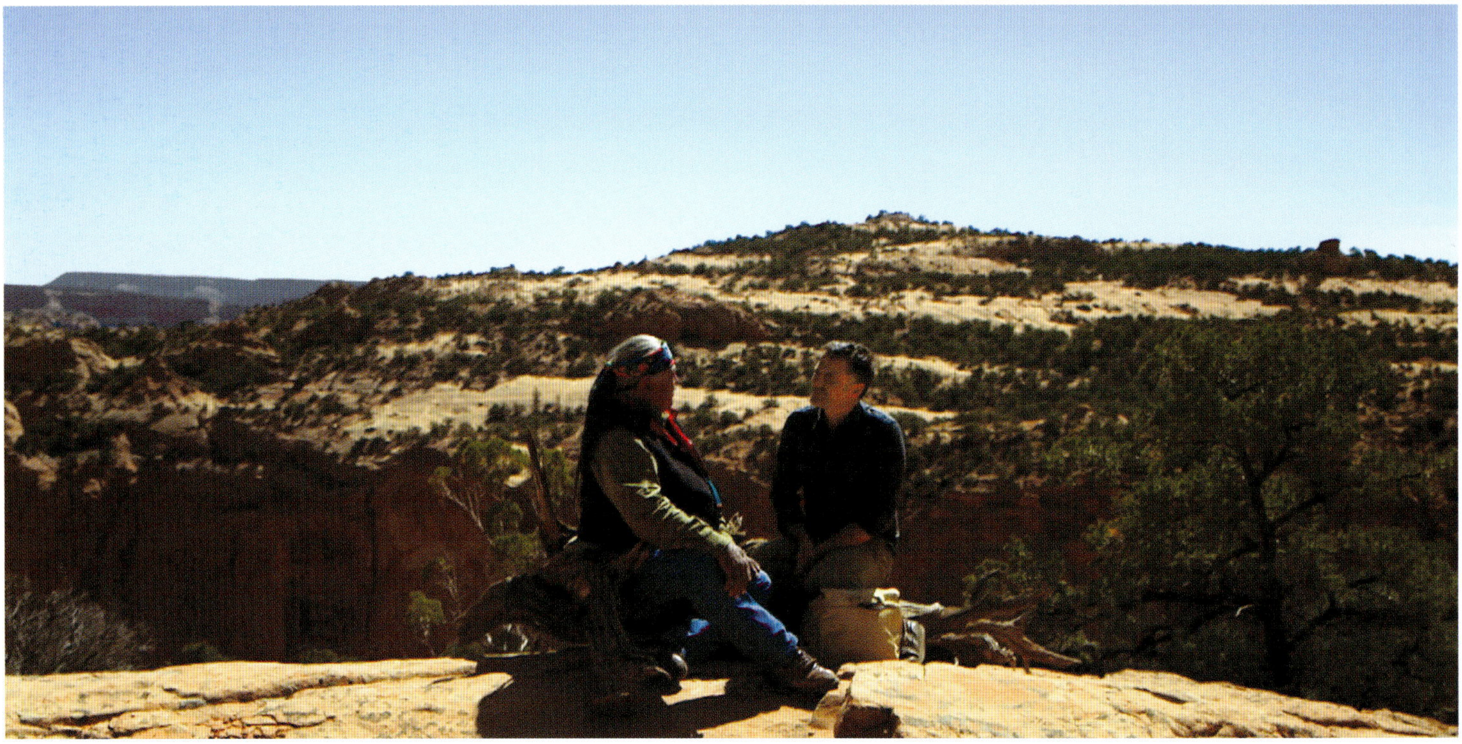

Monument Valley, en direction du Bureau des vétérans du peuple Dineh.

Les Navajos doivent leur nom aux Espagnols, qui les considéraient comme des « voleurs » et des « renégats ». De plus, ce peuple ne souhaitait pas être assimilé à d'autres groupes amérindiens.

Trading post de Shonto.

exilé à San Francisco, propose un détour par le canyon de Sedona, dans le Red Rock Country. Je reste sans voix, estomaqué par la beauté de ces profonds canyons surplombés d'immenses falaises de grès rouge, aux formes étranges, longuement façonnés par les éléments. Ces vues sont celles que j'ai déjà admirées mille fois tant elles ont été photographiées. Je ne peux pas m'empêcher d'imaginer la suite de notre périple dans cet univers de carte postale. Même si je sais que le quotidien, dans les réserves indiennes, a suivi le mouvement de la modernité, je pense encore que les Indiens du nord de l'Amérique vivent dans une harmonie quasi poétique avec leur environnement et leurs traditions. Albert Laughter, le medicine-man que je dois rencontrer, m'a donné rendez-vous dans un lieu chargé d'histoire : le *trading post* de Shonto. Ouvert en 1889, celui-ci a longtemps été un point de rencontre entre les colons et les Indiens, qui échangeaient fourrures, nourriture et armes. Aujourd'hui s'y s'effectuent des transactions d'un tout autre genre : c'est là, devant quelques préfabriqués blancs alignés, que les habitants de la région viennent faire leur plein d'essence. L'homme-médecine m'y attend. Au premier regard, je comprends que mes rêves de gamin se sont en partie envolés.

Albert a soixante-six ans et les traits burinés par le soleil du désert de l'Arizona. Ses cheveux, tressés, sont retenus par un bandana coloré qu'il a noué sur son front. Autour de son cou est accroché un épais collier de perles de turquoise, typique la culture navajo. Mais lorsqu'il s'avance vers moi, il marche péniblement, traînant presque les pieds. Il respire avec difficulté. Et dans son regard lourd et triste, je sens toutes les exactions commises à l'encontre du peuple navajo depuis l'arrivée des colons en Amérique. Au milieu du XIXe siècle, les conflits entre les Dineh (nom originel du peuple navajo) et leurs voisins se sont multipliés. Raids mutuels pour voler du bétail, enlèvement de femmes pour en faire des esclaves… Les frictions ont

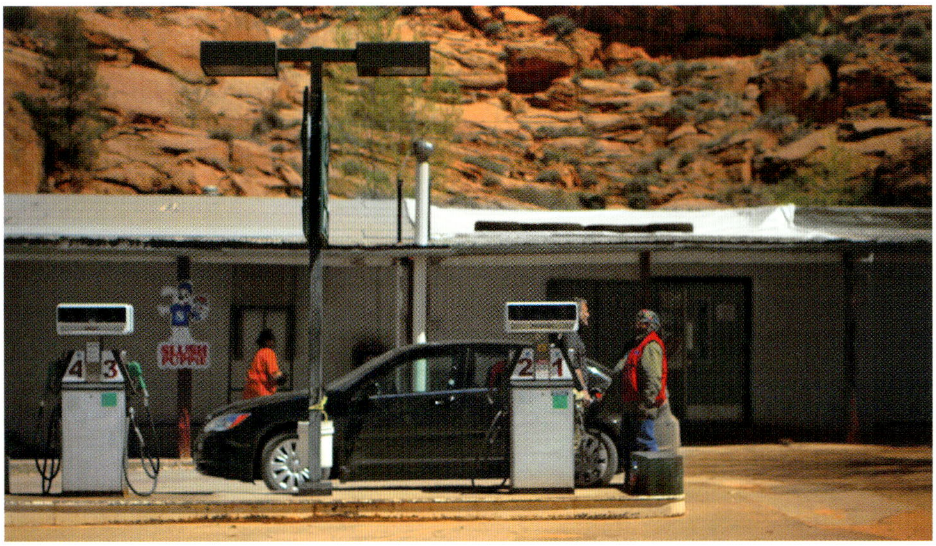

— JE DÉPENDS DES HERBES. JE DÉPENDS DU CRISTAL. JE NE FAIS QU'APPELER LES ESPRITS SACRÉS. DANS CE QUE JE VOIS, CE QUE JE FAIS, CE SONT EUX QUI ME GUIDENT.

ALBERT LAUGHTER

Le cristal et le pollen sont employés pour diagnostiquer les maladies. Le patient et le medicine-man n'évoquent pas les symptômes, mais se présentent en précisant leur nom et leur tribu.

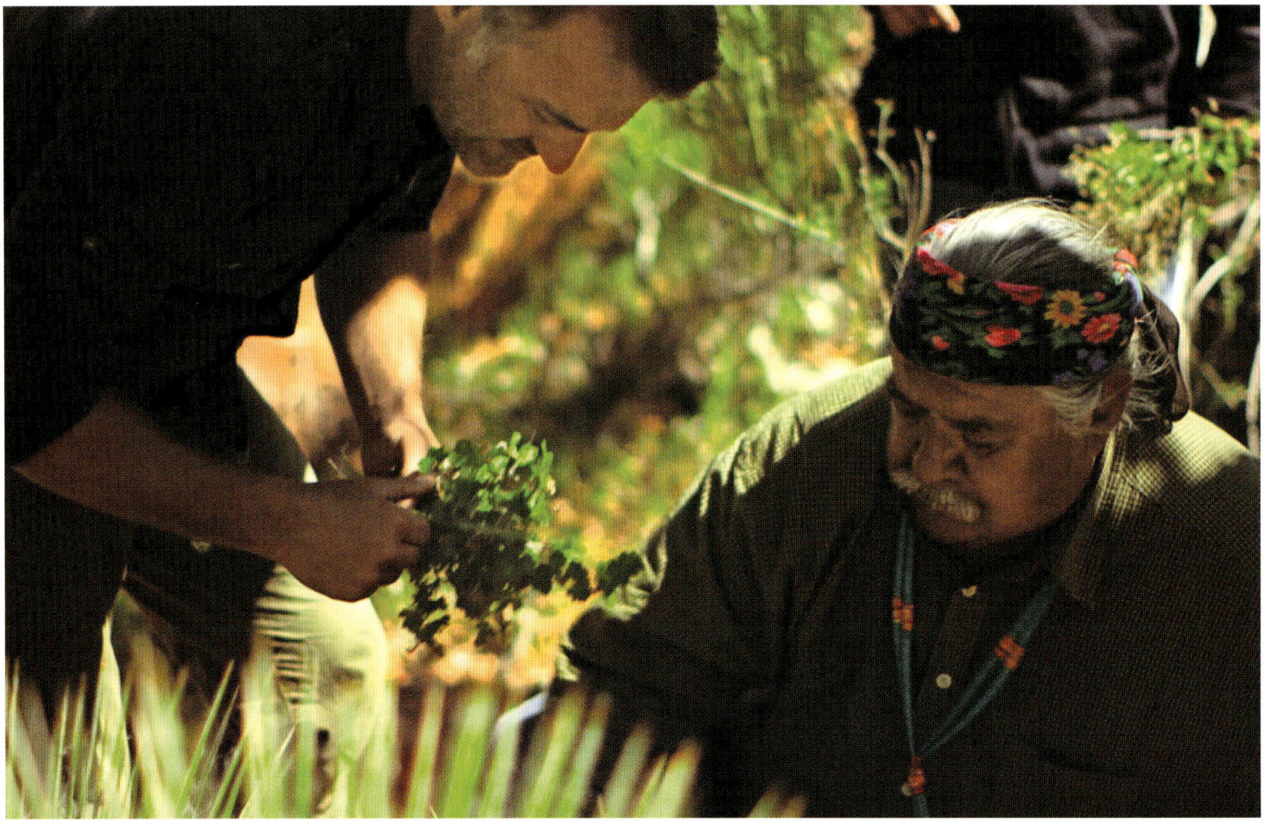

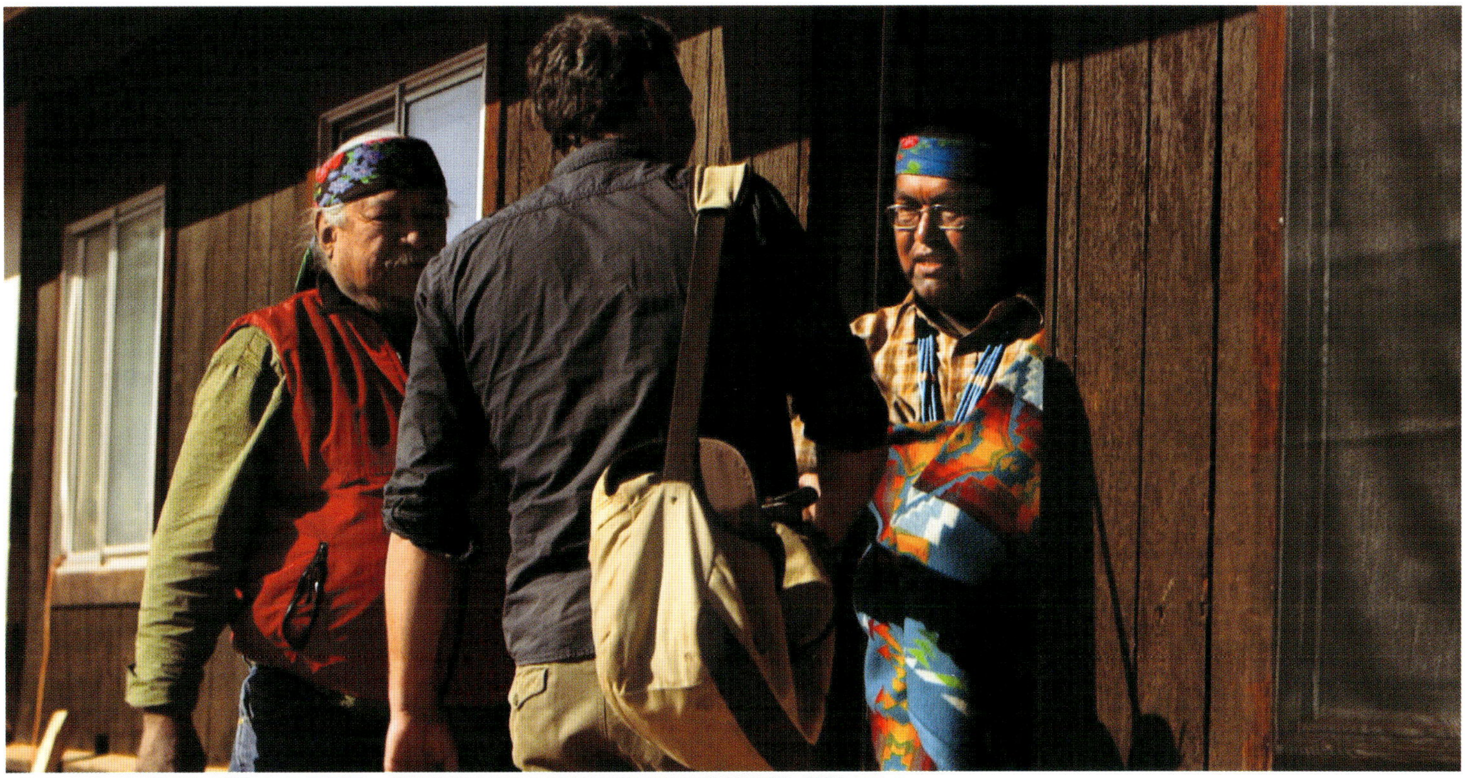
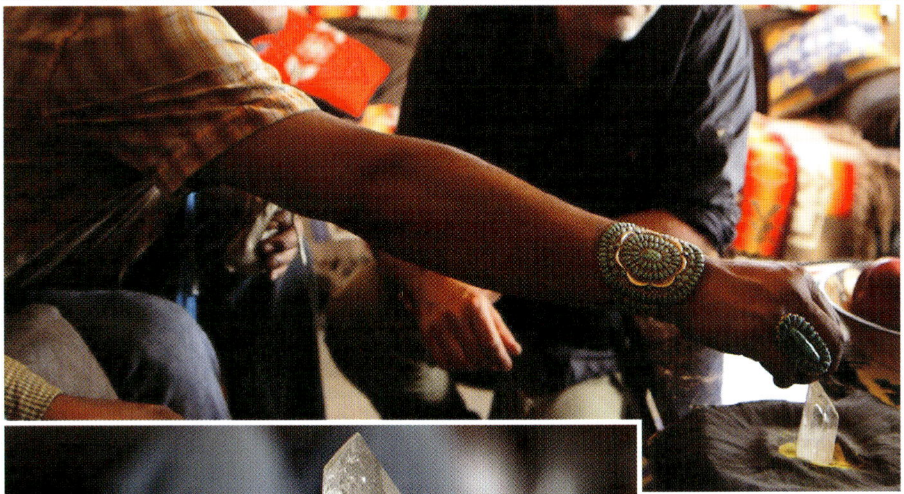
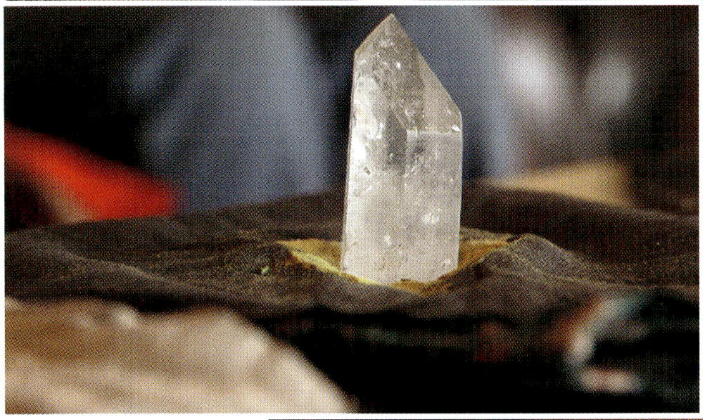
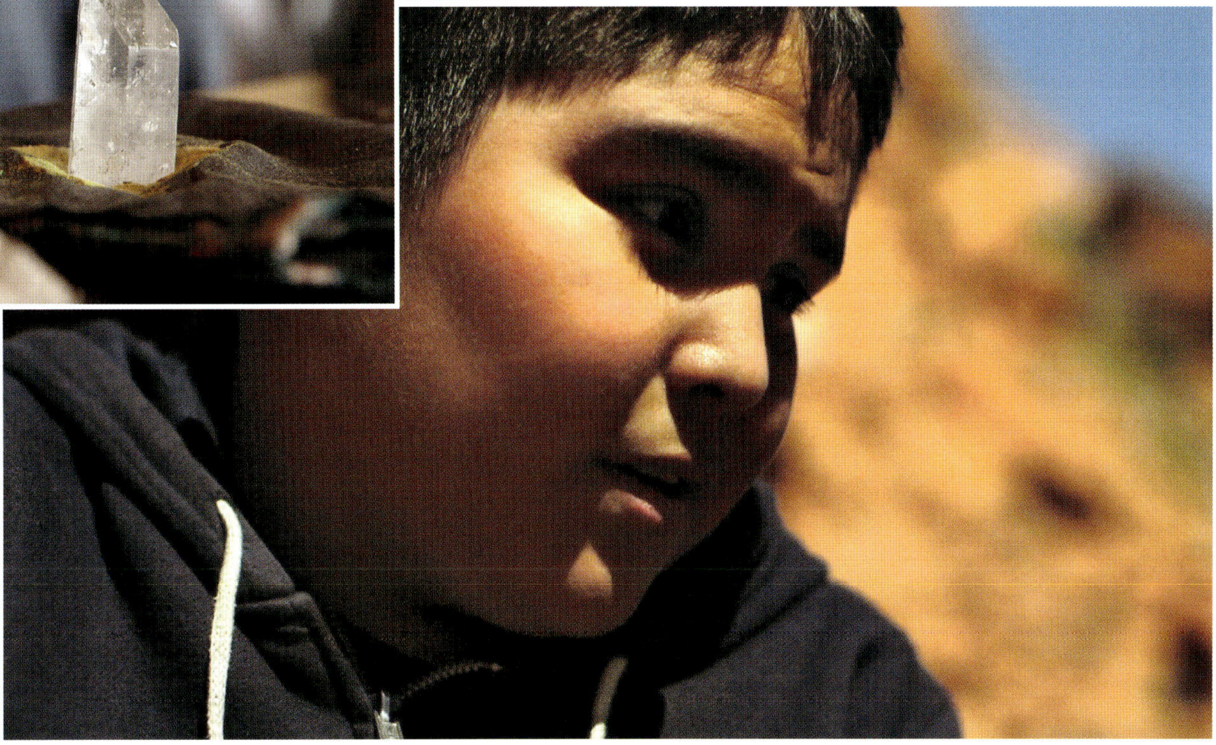

atteint leur apogée quand un général zélé de l'armée américaine a décidé de lancer un assaut massif sur le territoire navajo. Son armée a reçu l'ordre de détruire tout ce qu'elle croiserait sur son passage : maisons, cheptels, champs irrigués. Ceux qui résistèrent ont été massacrés. Les autres ont été expulsés de leurs terres ancestrales au cours de ce qu'on appelle la « longue marche des Navajos » : pendant dix-huit jours, plusieurs milliers d'entre eux ont dû parcourir à pied, dans des conditions épouvantables, quelque 500 kilomètres pour rejoindre Fort Sumner, à Bosque Redondo, au Nouveau-Mexique. Malnutris, assoiffés, plus de deux cents Navajos sont morts d'épuisement au bord des chemins ou noyés en traversant les cours d'eau, quand ils n'ont pas tout simplement été abattus par les militaires. À Fort Sumner, l'enfer a perduré : les Navajos ont été confinés sur un bien trop petit territoire avec d'autres tribus ennemies, et des accrochages se sont produits. Surtout, les terres pauvres ne pouvaient subvenir aux besoins de tous les Indiens déportés. Les maladies ont décimé les plus affaiblis. La tentative d'expérimenter une réserve indienne a tourné court. Retournés sur leurs terres ancestrales quelques années plus tard, les survivants sont restés profondément meurtris, tant dans leur corps que dans leur esprit. La nation navajo occupe aujourd'hui le plus vaste territoire jamais concédé aux natifs par le gouvernement fédéral américain. Mais, mises à mal par cette déportation il y a un siècle et demi, leur identité et leur culture véhiculent aujourd'hui encore les stigmates de ce traumatisme collectif.

Albert me propose de découvrir ce qu'est devenue la terre de ses ancêtres. À bord de sa voiture, nous prenons la route, sombre serpent de bitume ondulant sur le sol rouge du désert et qui file parfois, au détour d'un virage, dans des montagnes extraordinairement entaillées. Je remarque quelques baraquements éparpillés dans l'immensité du paysage, ou rassemblés en petites grappes. Mais il n'y a pas vraiment, ici, de centre urbain au sens où nous l'entendons. Nous traversons quand même une petite ville, Kayenta, où se bousculent les emblèmes de la société américaine moderne : McDonald's, Burger King et Sonic Drive-In. J'apprends que l'alcool est interdit à la vente dans la réserve, afin d'en limiter les ravages au sein de la communauté... Confronté à la déliquescence manifeste de la culture ancestrale, je suis profondément bouleversé.

”

— JE CROIS EN CE QUI M'ENTOURE. JE CROIS QUE LA TERRE MÈRE ME PROTÈGE ET QUE L'UNIVERS, LE PÈRE CIEL ET TOUTE LA VÉGÉTATION AUTOUR DE NOUS, LES CANYONS, LES CHANTS LEUR APPARTIENNENT, CE SONT LES CRÉATEURS.

ALBERT LAUGHTER

Albert Laughter effectue la cueillette des plantes nécessaires à la cérémonie de la fumée, tout en enseignant ce qu'il sait à Charles, son apprenti.

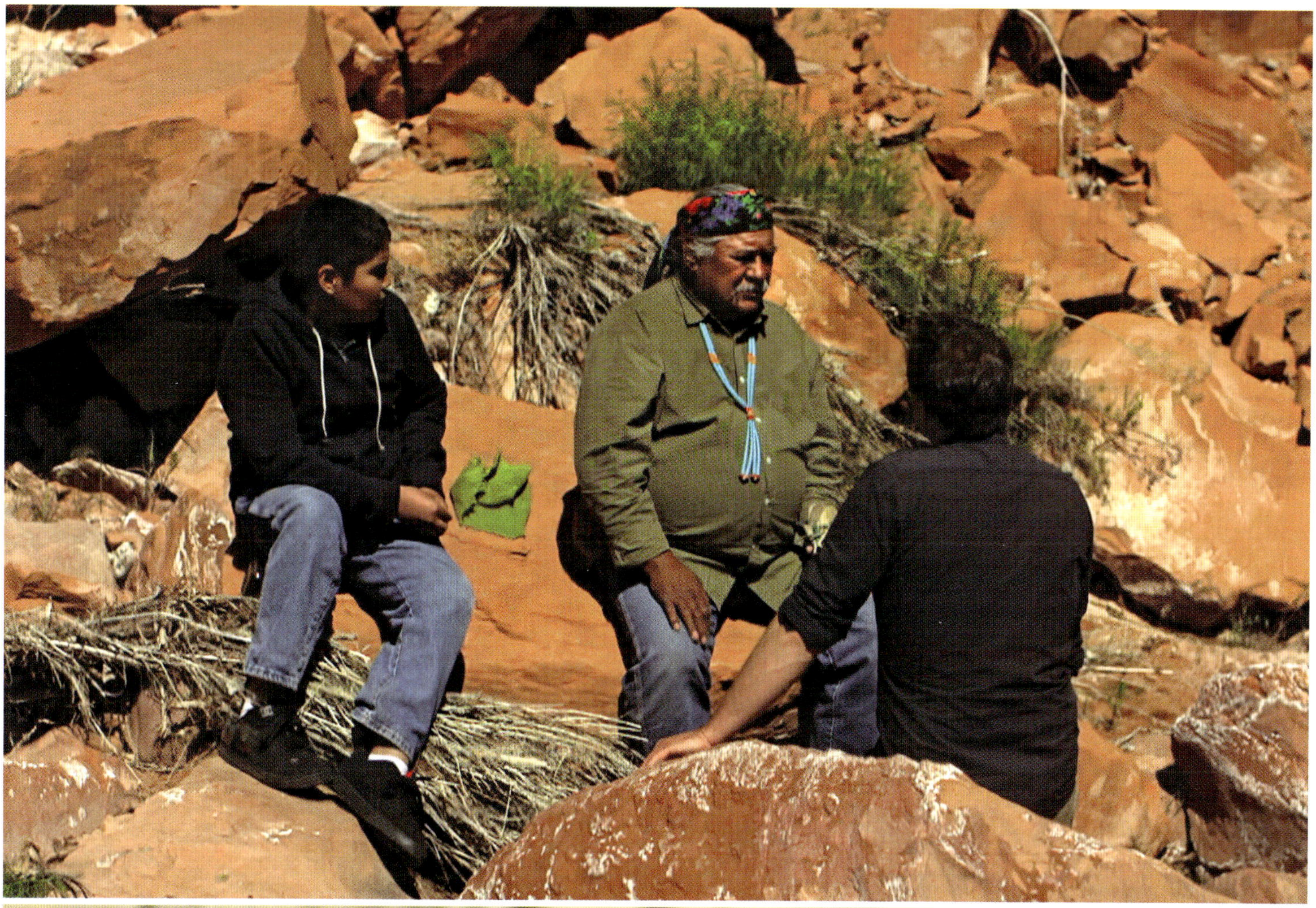
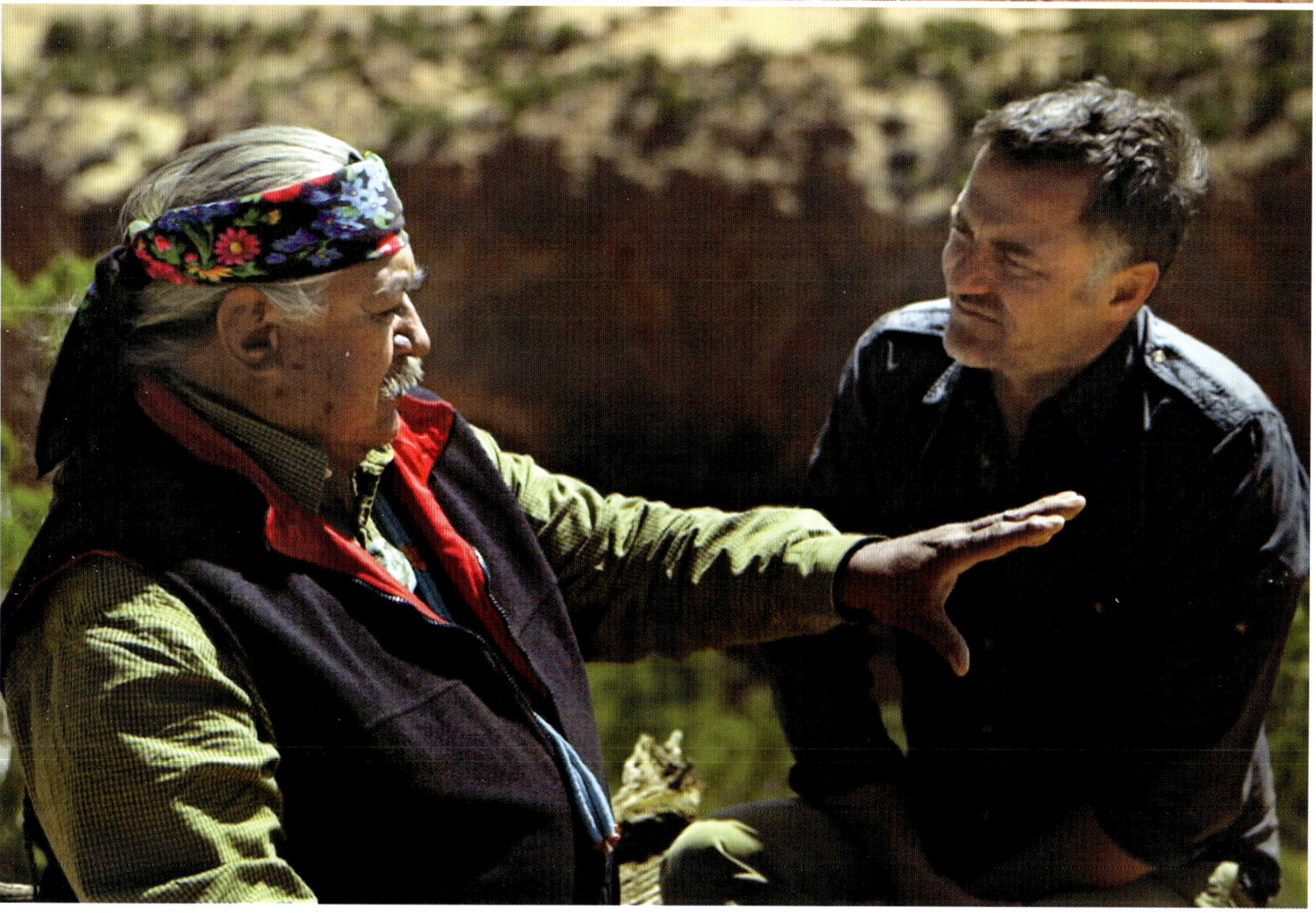

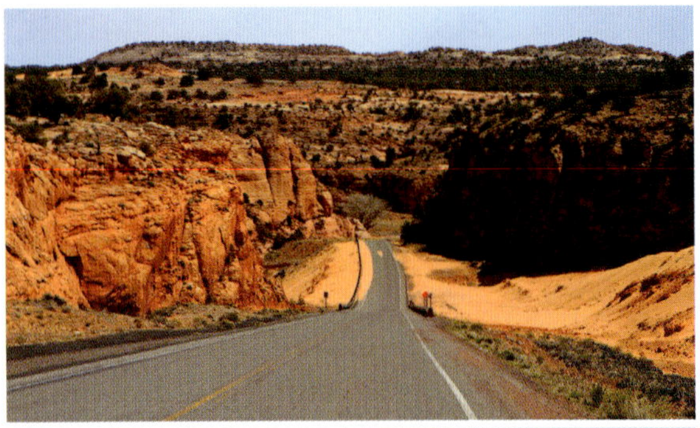

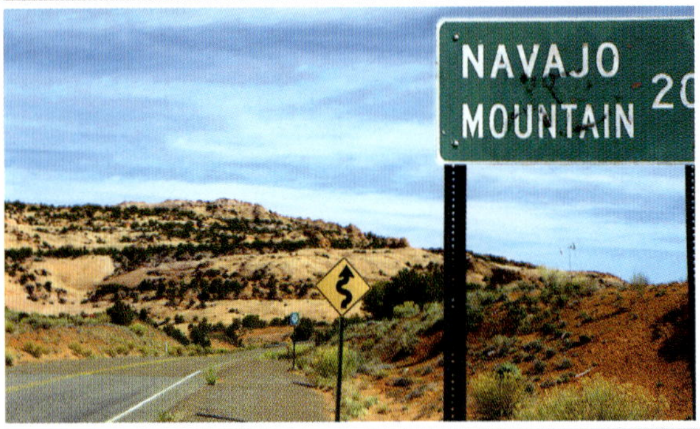
NAVAJO
MOUNTAIN

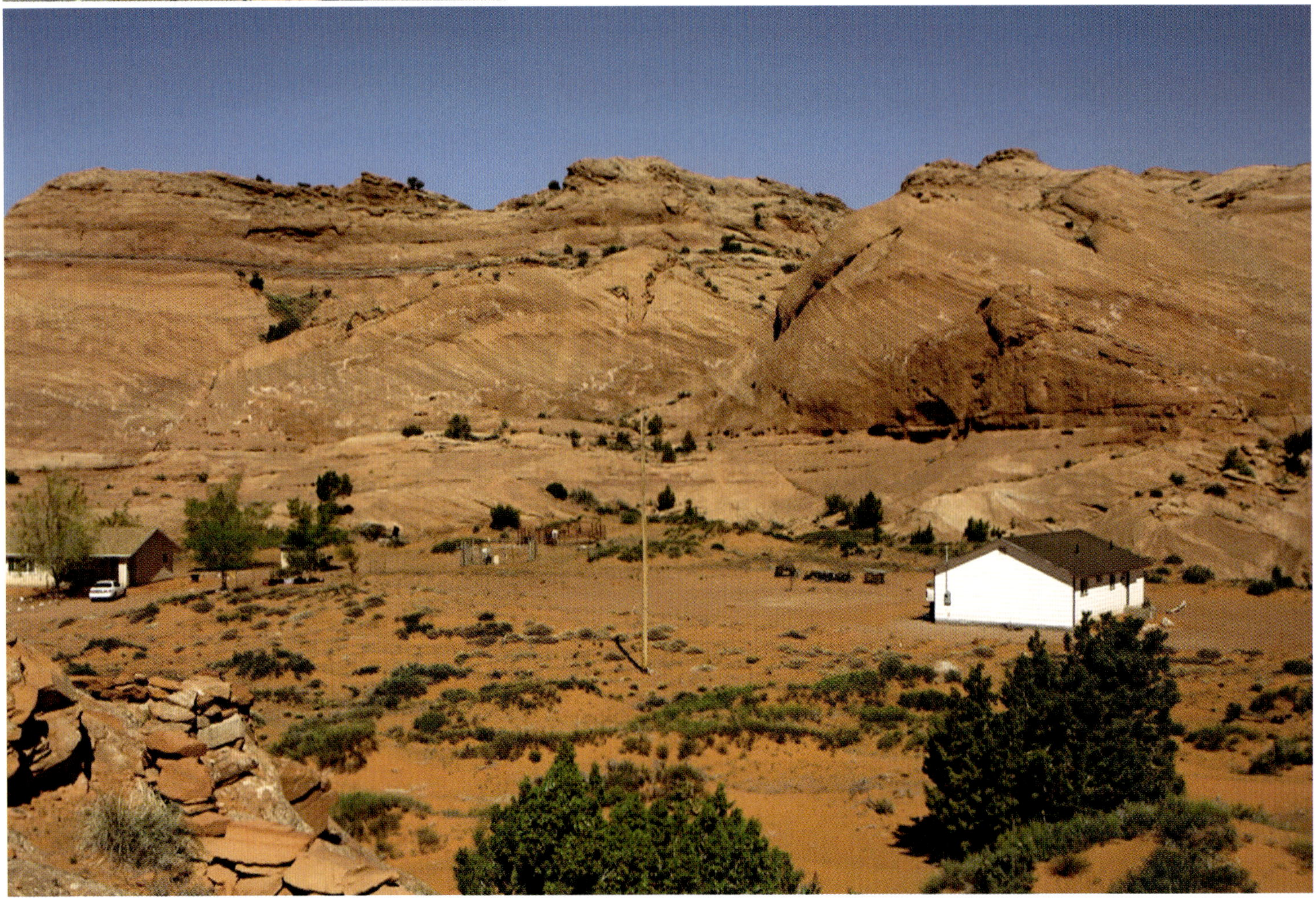

”

— JE COMPARE MON TRAVAIL À CELUI D'UN PSYCHIATRE OU D'UN MÉDECIN. PARFOIS, LE TRAITEMENT FONCTIONNE, PARFOIS, LA DOULEUR PERSISTE.

ALBERT LAUGHTER

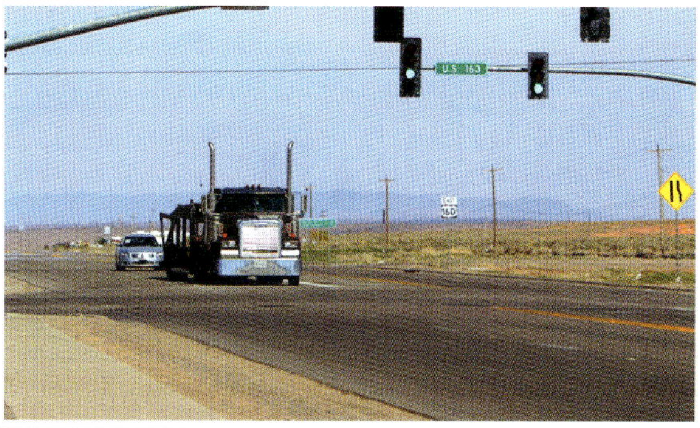

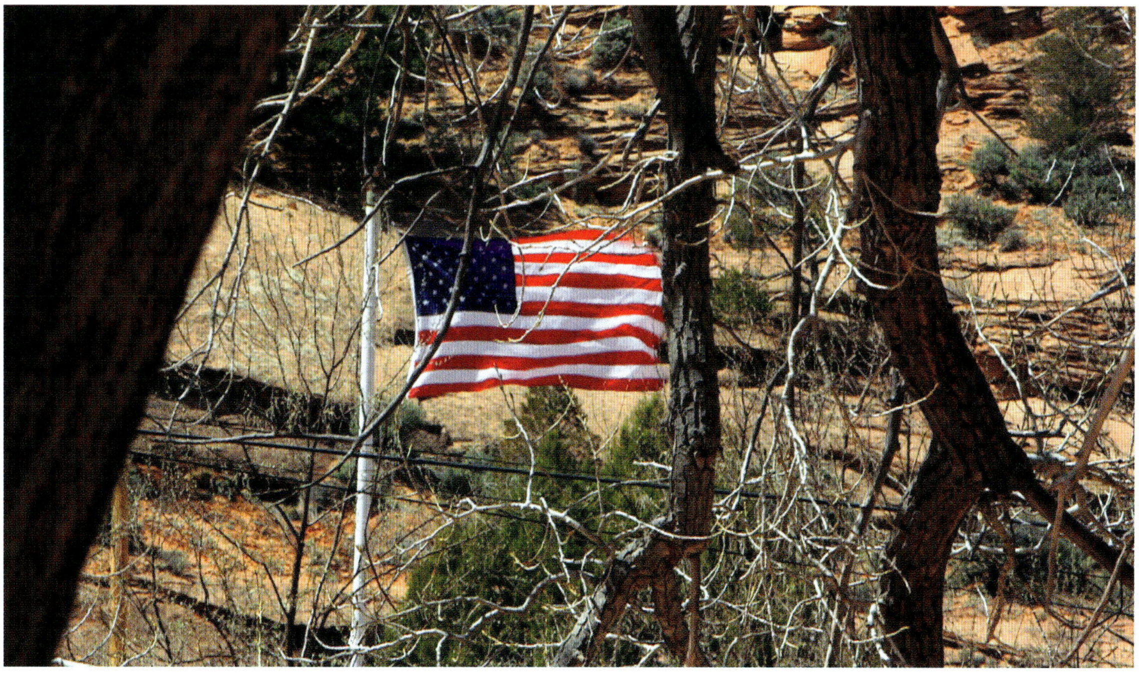

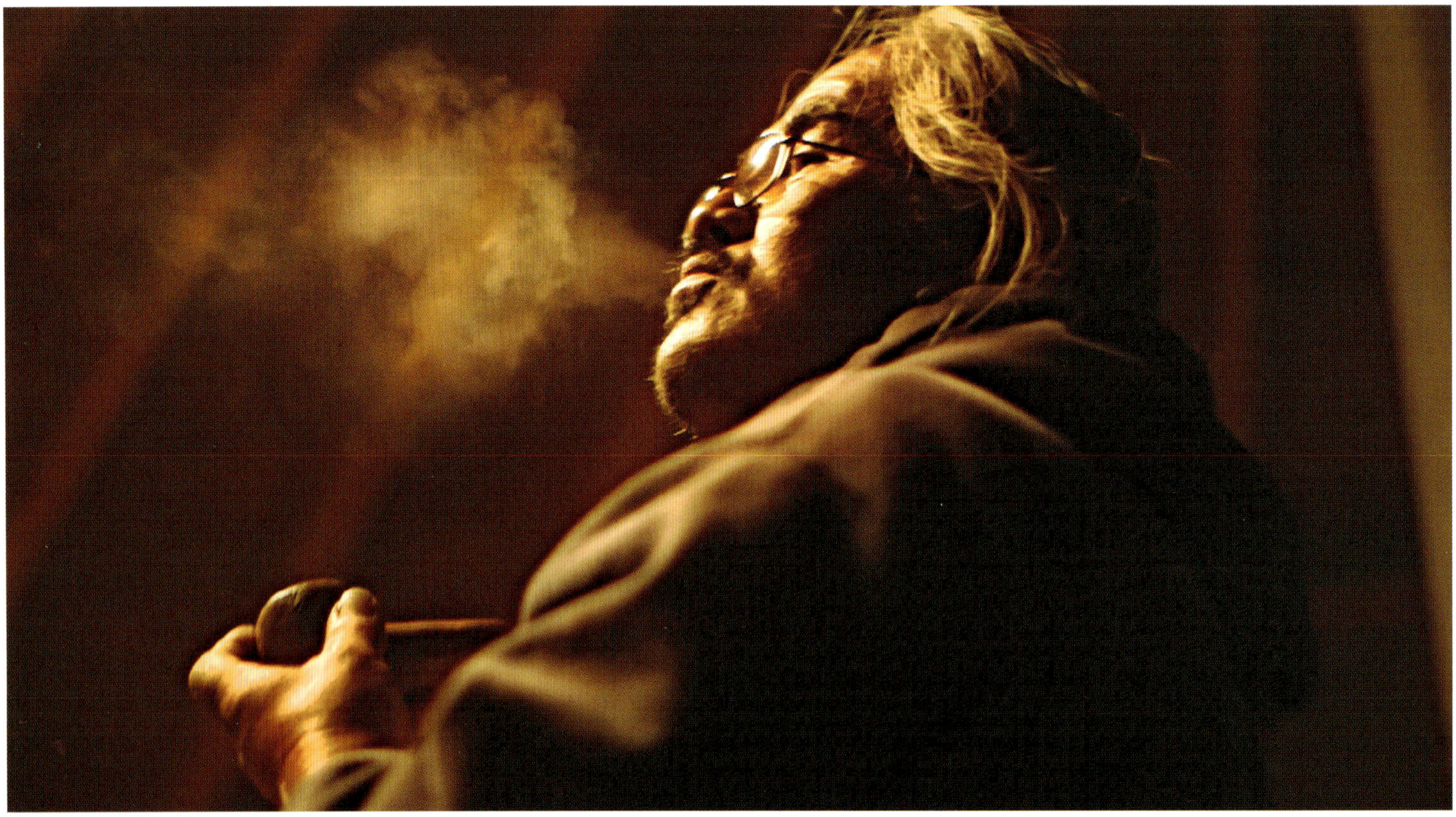
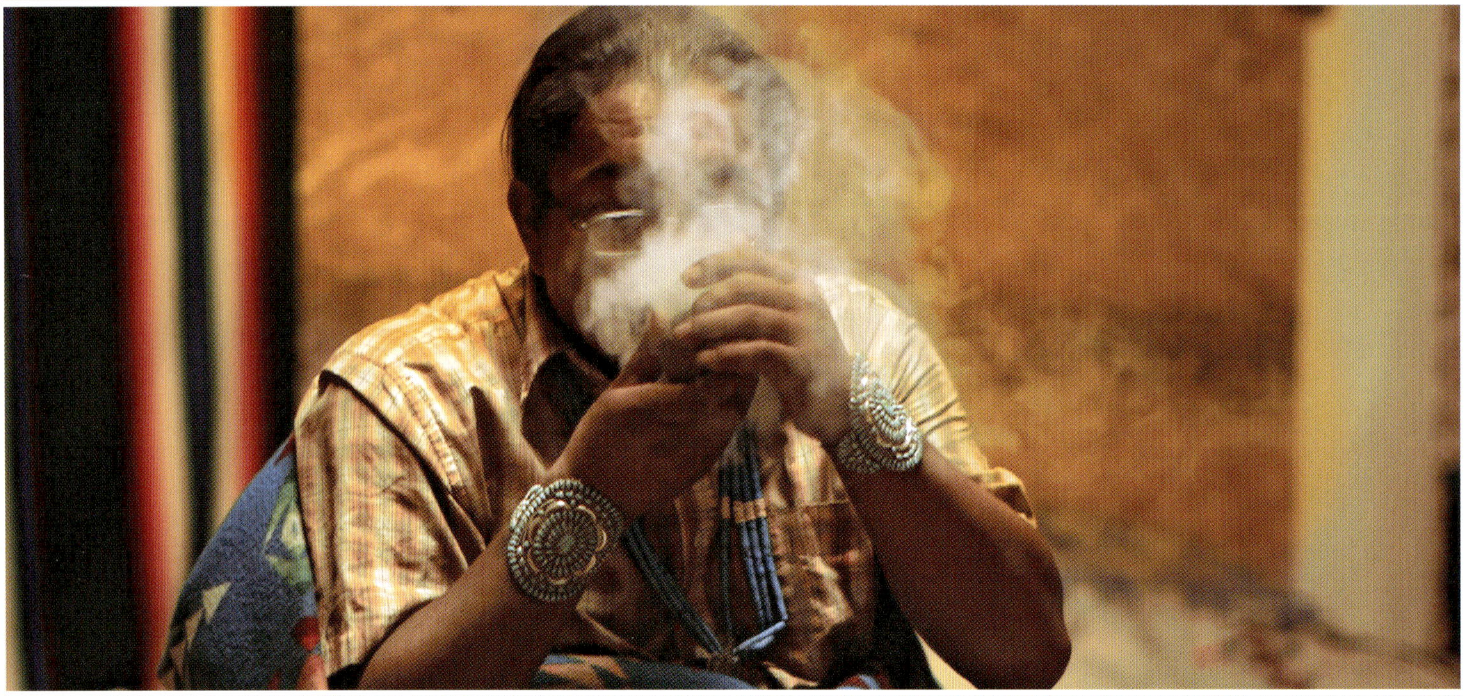
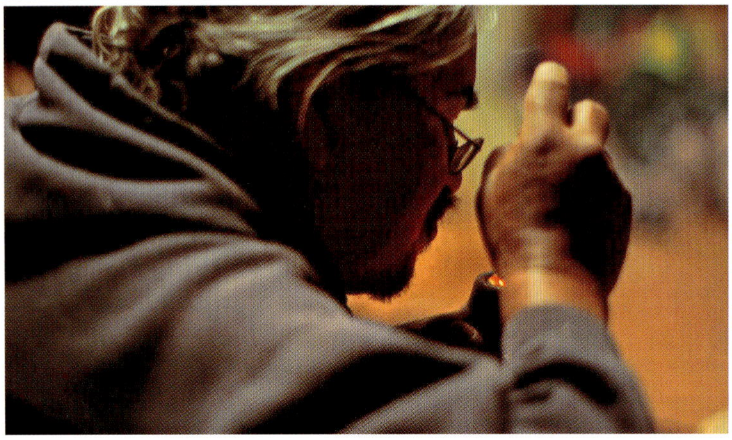
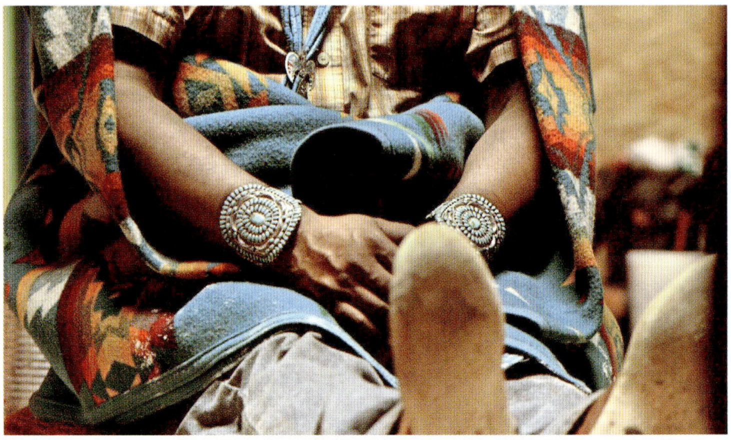

Je suis Albert jusqu'à un point de vue en surplomb d'un profond canyon. Sous un soleil de plomb, nous marchons sur d'immenses dalles rocheuses affleurant d'une terre sèche d'où s'élèvent quelques bouquets d'arbustes et des tapis de courts cactus voués à résister à la dureté des éléments. Devant les canyons qui s'étirent à perte de vue sous nos pieds, Albert me conte l'histoire de son peuple. Et notamment de son nom, Dineh, que les colons ont troqué contre le terme Navajos parce qu'ils souhaitaient assimiler toutes les tribus indiennes en un seul et même groupe, et parce cette nouvelle appellation, synonyme de « voleurs » en espagnol, permettait de les faire passer pour des renégats... Si les Navajos, invention récente, n'ont donc pas vraiment d'histoire, les Dineh, ancrés ici depuis des générations, ressentent, eux, un lien profond avec la nature qui les entoure. En accord avec leur cosmogonie, ils font partie de l'univers au même titre que la végétation et les minéraux, comme les montagnes, qui les entourent. Alors que je m'immerge dans ce paysage grandiose, je comprends que mes premières impressions étaient fausses. Malgré son jean et son gilet en laine polaire, Albert en sait plus sur sa culture que moi-même sur la mienne. Je mesure aussi, au-delà des apparences, son attachement encore très prégnant à l'identité dineh et le combat qu'il mène pour préserver les traditions de son peuple. Nous reprenons la route pour découvrir une autre singularité en plein désert, le hogan, l'habitat traditionnel des Dineh. Rond, fait de terre et de bois, celui que nous visitons n'est plus qu'un vestige, mais je ressens bien l'impression d'unité qui émane de cette construction où toutes les énergies semblent converger. L'ouverture, toujours à l'est, laisse pénétrer les premiers rayons du soleil. Chez les Dineh, la symbolique, plus que les mots, a toute sa place. Des hogans récemment bâtis en contreplaqué et équipés de fenêtres accueillent toujours des cérémonies. À la tombée de la nuit, j'accompagne Albert dans un de ces centres spirituels. À peine franchi le seuil, je suis comme transporté dans un autre univers. L'intérieur est plongé dans une ambiance crépusculaire, semblant se mouvoir avec les flammes qui dansent dans l'âtre d'un petit fourneau. Des hommes, des femmes, quelques enfants, assis au pourtour de la pièce circulaire, arborent pour la plupart des accessoires signifiant leur appartenance aux Dineh. Au centre de la pièce, un petit tas de cendres fumantes rougeoie. Un des convives se penche vers cet

Cérémonie de la fumée.

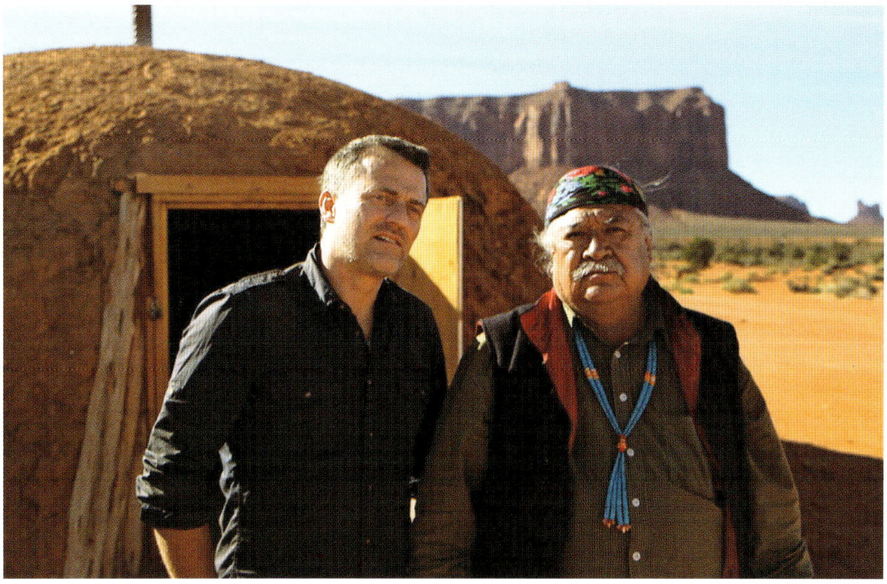

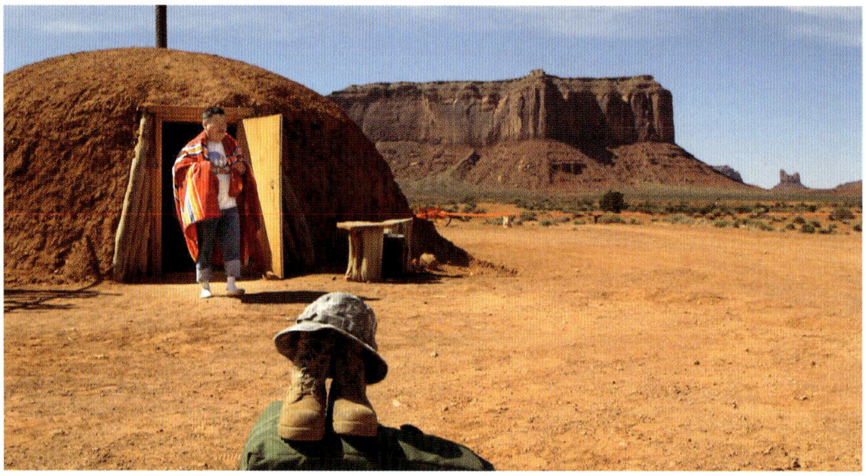

étrange foyer. D'un geste habile, il allume une courte pipe de bois. Il aspire à un rythme rapide de puissan tes bouffées de fumée et les rejette tout aussi énergiquement. Son visage se perd dans des volutes blanches. Ce tabac n'a rien à voir avec celui du commerce. Le medicine-man est allé lui-même cueillir du tabac sauvage, *Nicotina attenuata*, entre les rochers enchevêtrés au pied d'un canyon. Dépourvue de principes actifs psychotropes, cette plante est avant tout utilisée comme un purificateur. Un lourd silence envahit soudain le hogan. Albert interrompt ses explications pour endosser son rôle d'*hataali*, celui qui chante. Sa voix emplit bientôt toute la pièce. Les yeux fermés, il récite des prières, celles qui ont été enseignées par les êtres sacrés aux premiers hommes. La mélopée envoûtante m'emporte. Toute la nuit, la pipe passe de main en main. Sous l'effet des herbes qui se consument lentement dans le fourneau de la pipe collective, les membres s'engourdissent. Au fur et à mesure des heures qui passent, les visages se détendent, les corps se relâchent, s'assoupissent. Alors que dehors, le désert est plongé dans une intense nuit étoilée, l'harmonie tant recherchée par le medicine-man semble atteinte. Sur les terres dineh, on nomme *hozho* tout à la fois la beauté, l'harmonie... et la santé. *Hozho !*

— CE MEDICINE-MAN VA DANS LA MONTAGNE ET PRIE LE SENS SACRÉ. ÇA VOUS RECONNECTE AVEC LA TERRE, LA NATURE. MAIS IL EST ÉGALEMENT UN VÉTÉRAN QUI COMPREND CE QUE JE RESSENS, QUEL GENRE DE TRAUMATISME J'AI SUBI.

VÉTÉRAN NAVAJO

Un vétéran navajo laisse derrière lui son équipement militaire afin de se débarrasser du syndrome post-traumatique dont il est victime depuis son retour de la guerre du Golfe. Puis il pénètre dans le hogan, cette construction propre aux Dineh et dévolue à l'habitat et aux cérémonies.

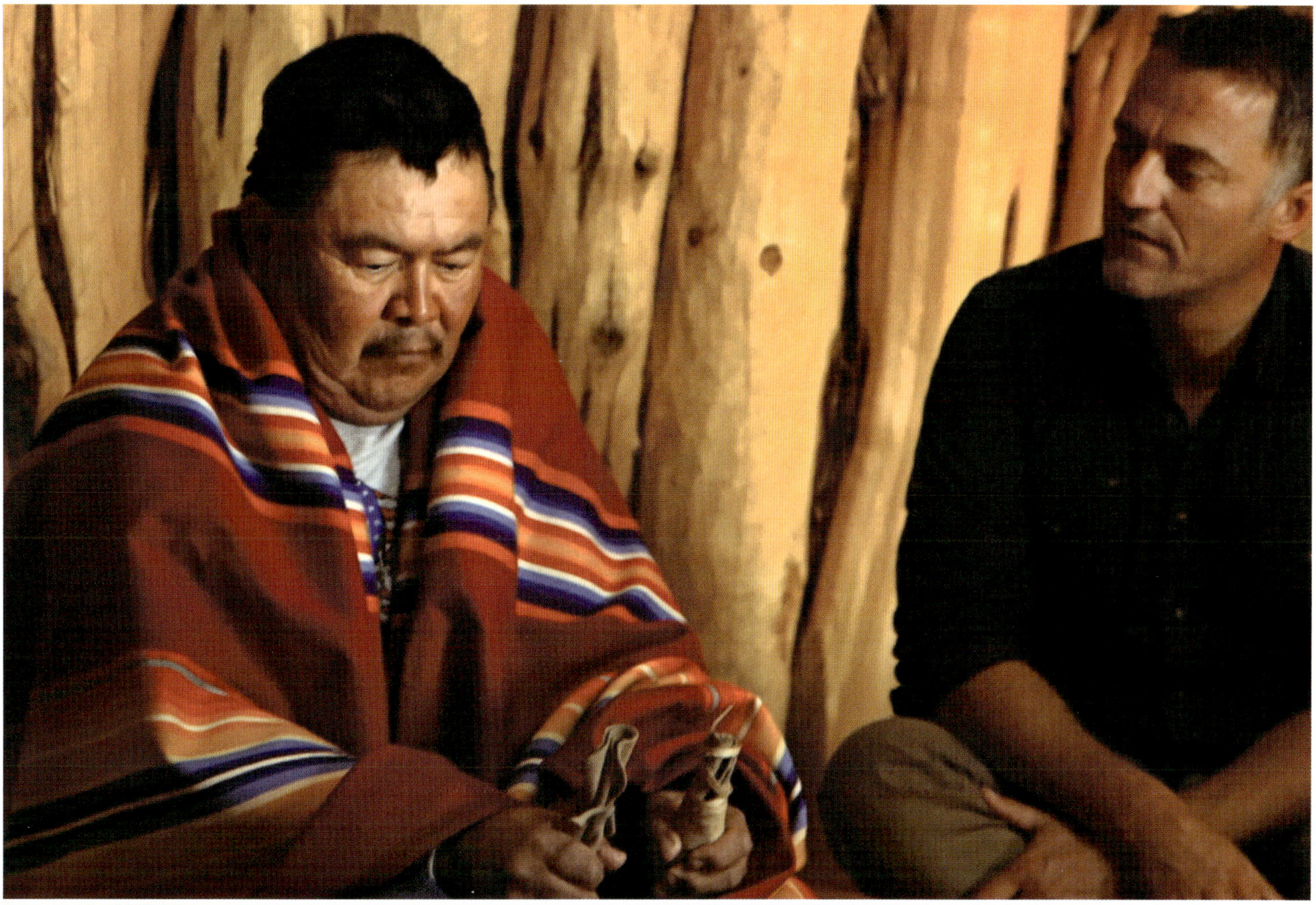

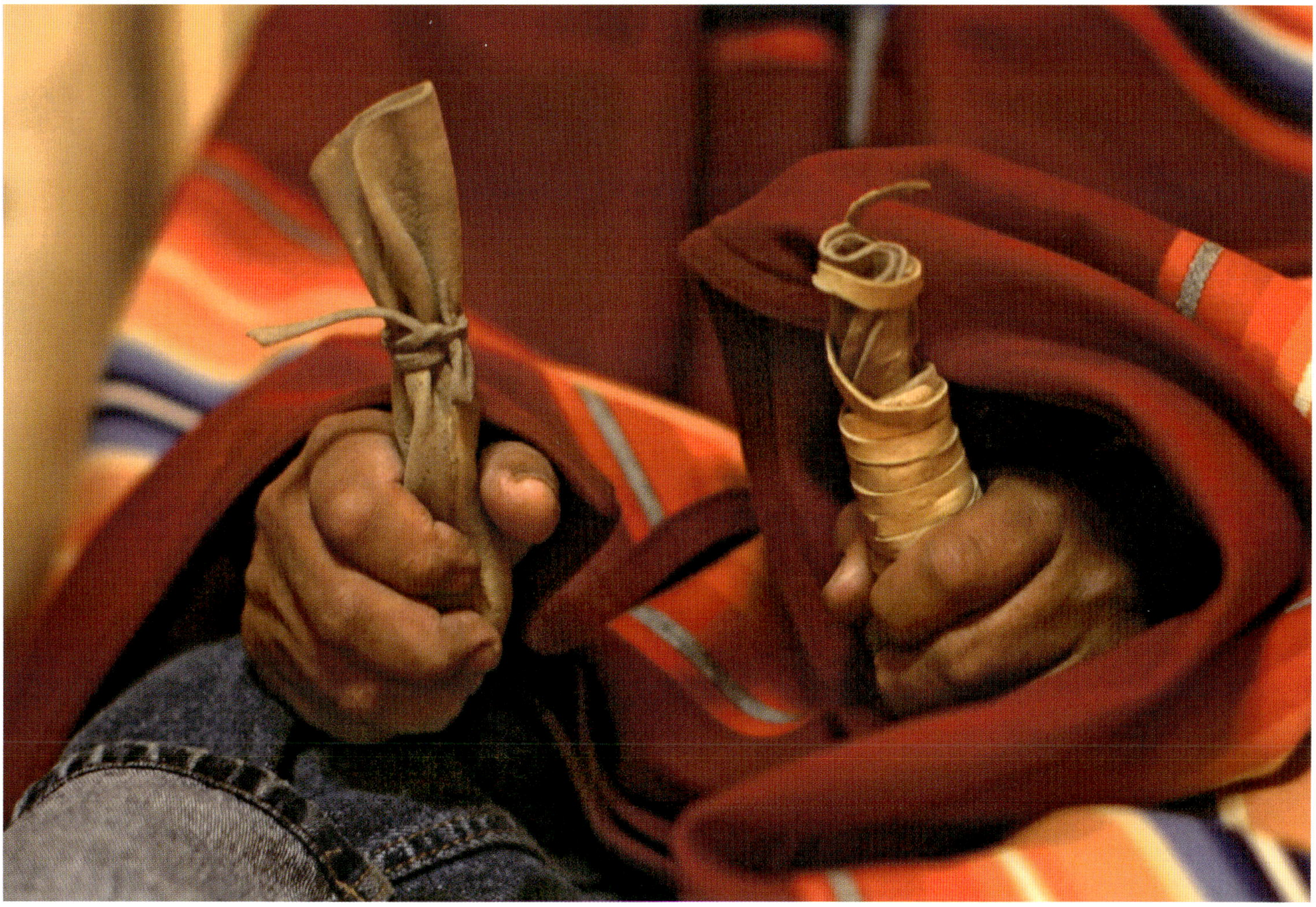

JAPON

TOKYO La santé des sumotoris

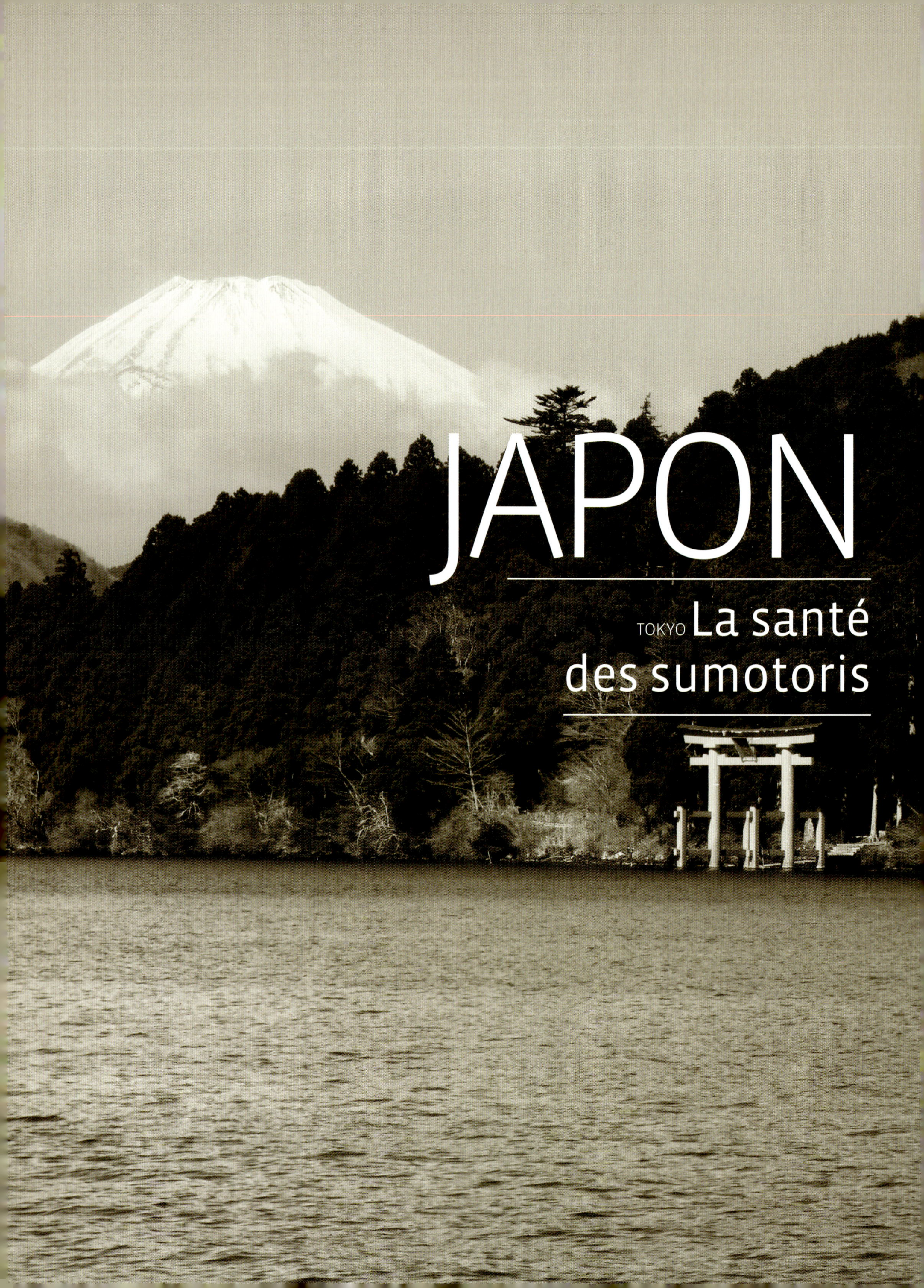

0

C'EST LE TAUX DE CROISSANCE ANNUELLE DE LA POPULATION[1].

83 ANS

C'EST L'ESPÉRANCE DE VIE À LA NAISSANCE[1].

1

C'EST LE NOMBRE MOYEN D'ENFANT PAR FEMME[1].

82 %

DES DÉPENSES GLOBALES DE SANTÉ SONT COUVERTES PAR LE GOUVERNEMENT[2].

41 %

DES HOMMES ET **20 %** DES FEMMES SONT ATTEINTS D'OBÉSITÉ[4].

28 %

DES HOMMES ÂGÉS DE 15 ANS ET PLUS, ET 7,5 % DES FEMMES DE LA MÊME TRANCHE D'ÂGE ONT CONSOMMÉ AU MOINS 60 GRAMMES D'ALCOOL PUR EN UN MOIS EN 2010[5].

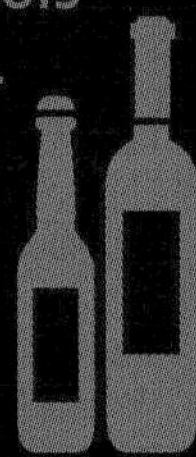

20 %

DES DÉPENSES DU GOUVERNEMENT SONT ALLOUÉS À LA SANTÉ[1].

13 %

DE LA POPULATION EST ÂGÉE DE MOINS DE 15 ANS, ET 32 % EST ÂGÉE DE PLUS DE 60 ANS[2].

93 %

DE LA POPULATION VIT EN MILIEU URBAIN[1].

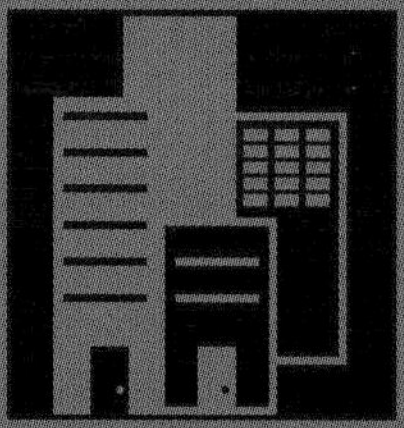

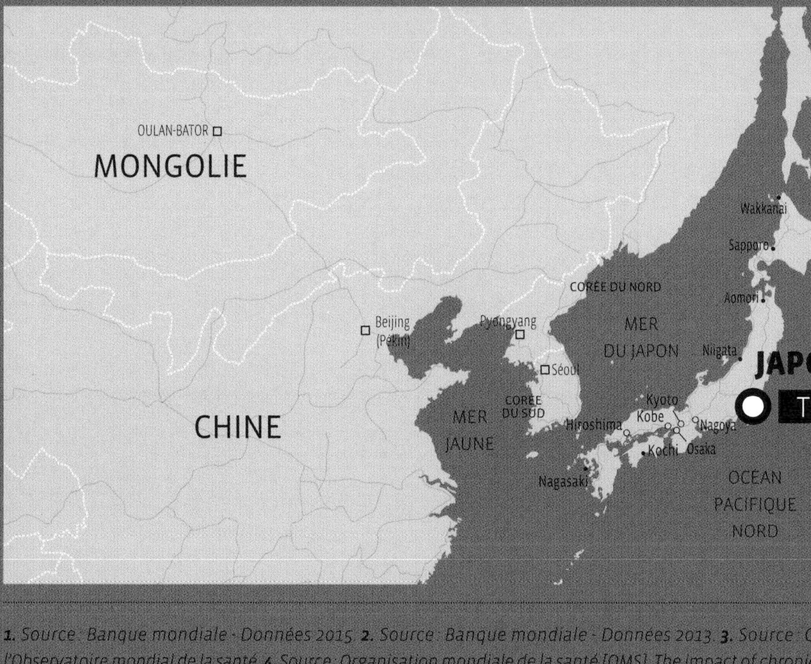

3 966

DOLLARS AMÉRICAINS : C'EST LA SOMME MOYENNE ALLOUÉE PAR PERSONNE AUX DÉPENSES DE SANTÉ PAR L'ÉTAT EN 2013[3].

1 434

IRM SONT DISPONIBLES DANS LE SECTEUR PUBLIC, POUR 4 407 DANS LE SECTEUR PRIVÉ, SOIT 46 DISPOSITIFS POUR 1 MILLION D'HABITANTS[5].

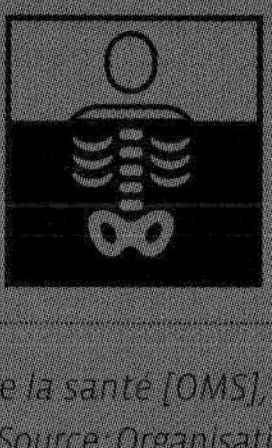

1. Source : Banque mondiale - Données 2015. 2. Source : Banque mondiale - Données 2013. 3. Source : Organisation mondiale de la santé [OMS], données de l'Observatoire mondial de la santé. 4. Source : Organisation mondiale de la santé [OMS], The impact of chronic disease in Japan, 2015. 5. Source : Organisation mondiale de la santé [OMS], Statistiques sanitaires mondiales 2014.

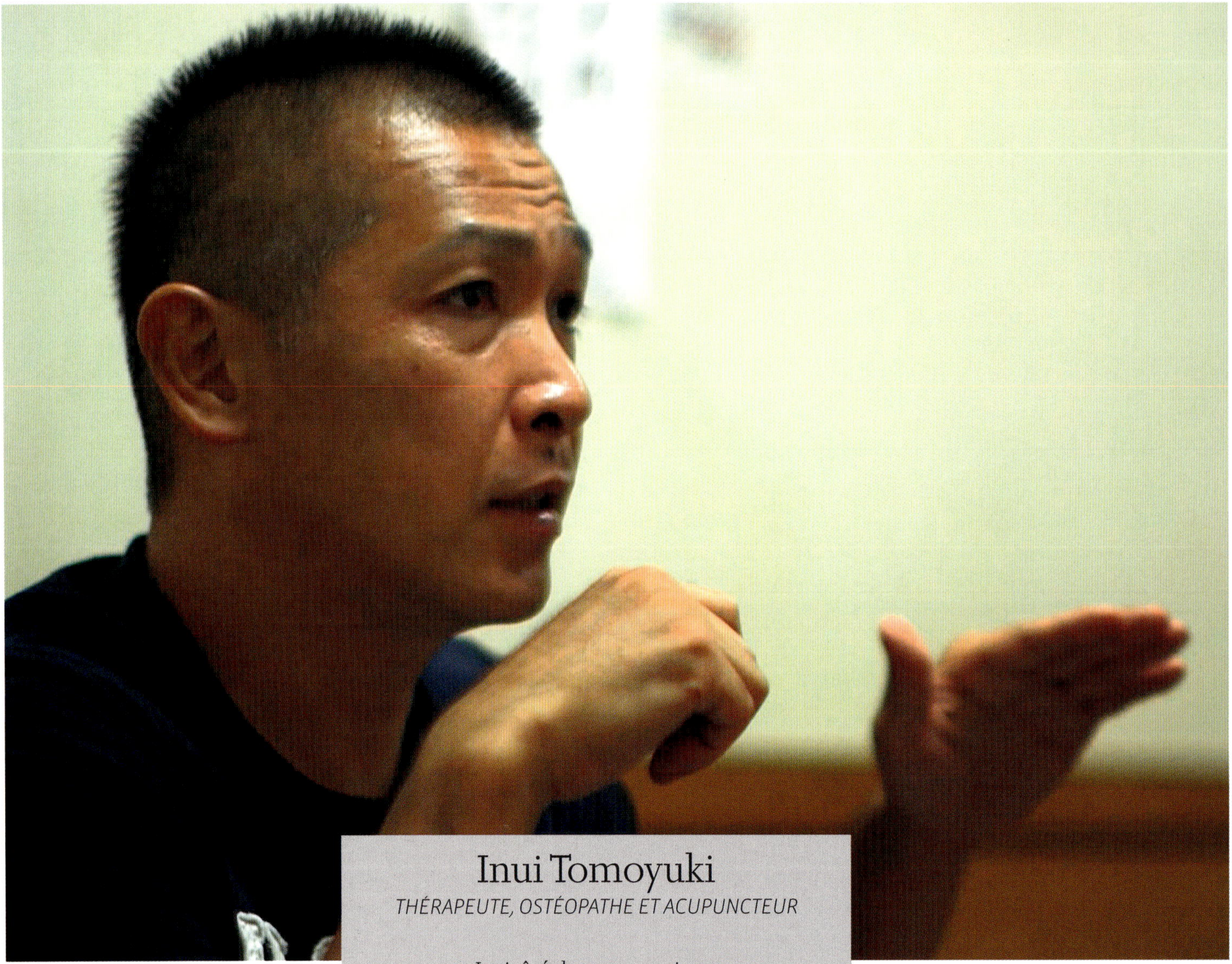

Inui Tomoyuki

THÉRAPEUTE, OSTÉOPATHE ET ACUPUNCTEUR

Inui, âgé de quarante-cinq ans,
est thérapeute, ostéopathe et acupuncteur à Tokyo.
Il est le soigneur de la *beya* Dewanoumi
et de la Fédération japonaise de sumo.

Les mains perdues dans la masse des corps, le visage déformé, concentré, Inui exprime sa gratitude tous les jours. De toutes ses forces, il panse, il répare ceux qui l'ont recueilli. Au-delà des soins, il les accompagne, avec son corps, dans un même effort.

TOKYO *La santé des sumotoris*

Inui Tomoyuki soigne les sumotoris depuis des années.

Le quartier de Ryogoku, à Tokyo, où sont rassemblées les *beya*, les écoles de sumo.

EN PENSANT AU JAPON, **J'ÉPROUVAIS UNE ÉNORME FRUSTRATION. IL Y A DEUX ANS, POUR LA PREMIÈRE SAISON DE *MÉDECINES D'AILLEURS*, JE M'ÉTAIS POURTANT RENDU DANS L'ARCHIPEL, SUR L'ÎLE D'OKINAWA, À L'EXTRÊME SUD DU PAYS, MAIS SANS AVOIR EU LE TEMPS DE FAIRE ESCALE À TOKYO ! CETTE MÉGAPOLE, SA CULTURE ET SES HABITANTS M'ATTIRAIENT DEPUIS LONGTEMPS DÉJÀ. CETTE ANNÉE, LA MÉTROPOLE ASIATIQUE ALLAIT ENFIN S'OFFRIR À MOI.**
Dès mon arrivée, le choc culturel me frappe violemment. Mes yeux ne savent plus où se poser. Tokyo a des airs de jungle de béton tant les buildings y sont nombreux, cernés par des autoroutes sur pilotis, en plein centre. Sur les panneaux, les kanji, les caractères japonais, se succèdent sans que je puisse les déchiffrer. Avec ses 35 millions d'habitants, l'agglomération est encore plus impressionnante que ce que j'avais pu imaginer. À Shinjuku, un des quartiers les plus dynamiques de la ville, mes sens saturent. Des masses compactes de passants avancent frénétiquement. D'immenses panneaux multicolores clignotent en permanence, baignant les rues d'une lumière hypnotique à la nuit tombée. Des haut-parleurs crachent ici de la musique, là des annonces publicitaires. Tout se mêle dans un brouhaha dans lequel il me plaît de me perdre.

Pour mon premier jour à Tokyo, je déjeune avec une vieille dame anglaise installée depuis trente ans dans la capitale. Passionnée par le monde du sumo, la lutte japonaise, elle est, du haut de ses quatre-vingt-deux ans, une des commentatrices les plus réputées dans le milieu. Elle connaît les lutteurs comme personne. Les *rikishi*, littéralement « personnes instruites dans le domaine de la force », n'ont que peu de secrets pour elle. Et sans elle, impossible d'accéder à leur univers fermé. J'avais pourtant tenté d'entrer en contact avec plusieurs *beya*, les écoles au sein desquelles s'entraînent les lutteurs. En vain. Aucune n'acceptait de nous recevoir. En quelques coups de fil, notre magicienne nous ouvre les portes d'une *beya* du quartier de Ryogoku, considéré comme le cœur du sumo professionnel. C'est notamment là que se déroulent la plupart des tournois professionnels annuels, dans le Kokugikan, le temple tokyoïte du sumo. Impossible de manquer le stade : surmonté d'un immense toit vert, il est signalé par des statues de pierre massives

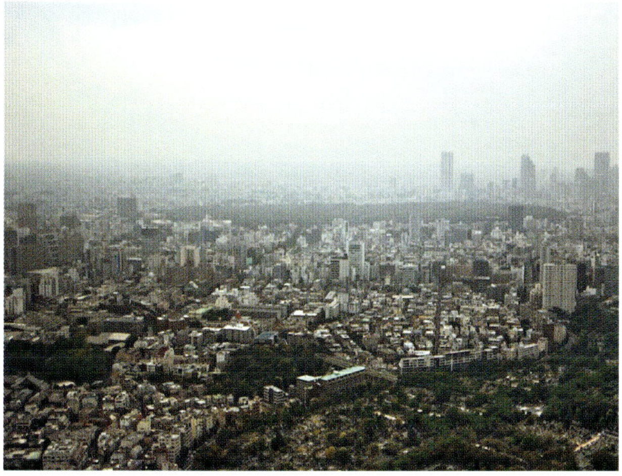

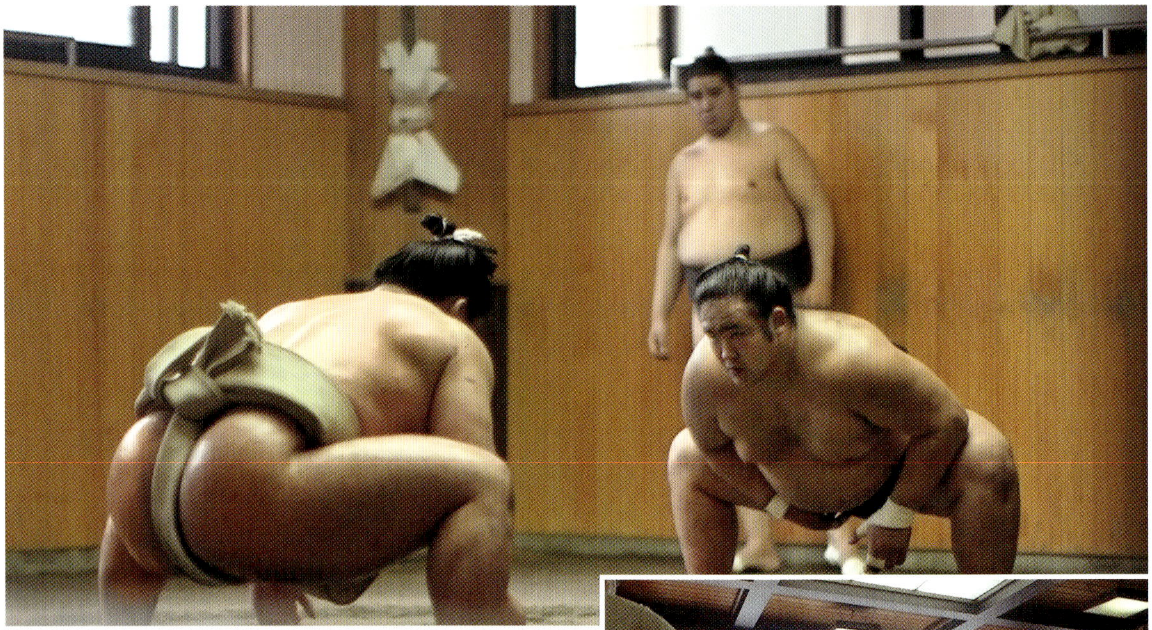

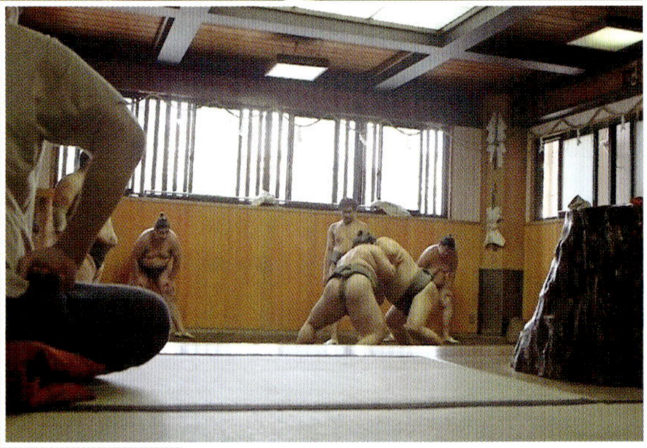

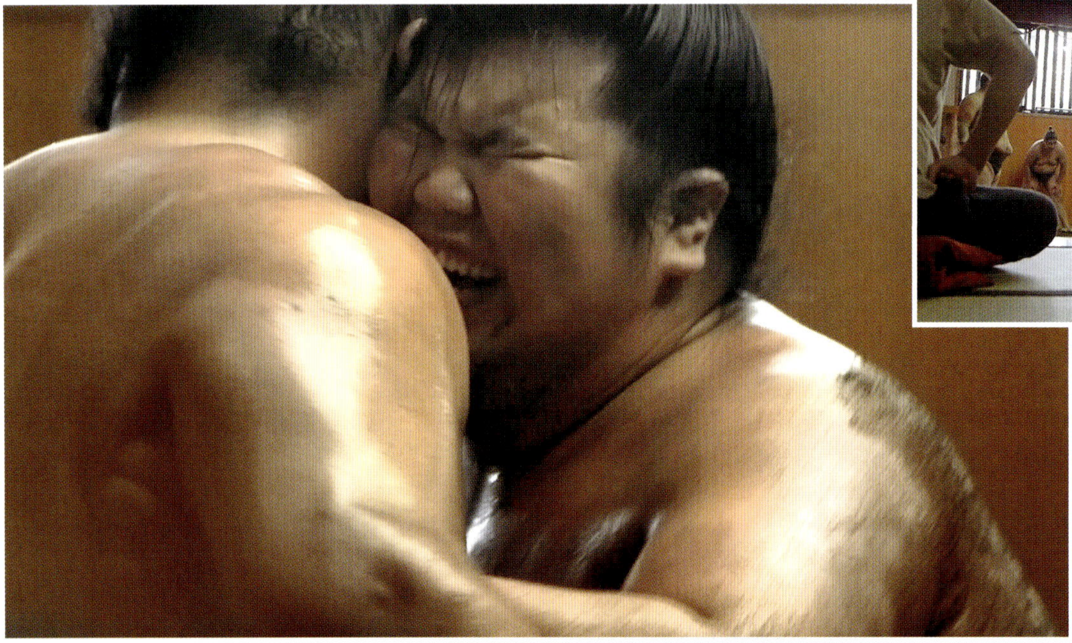

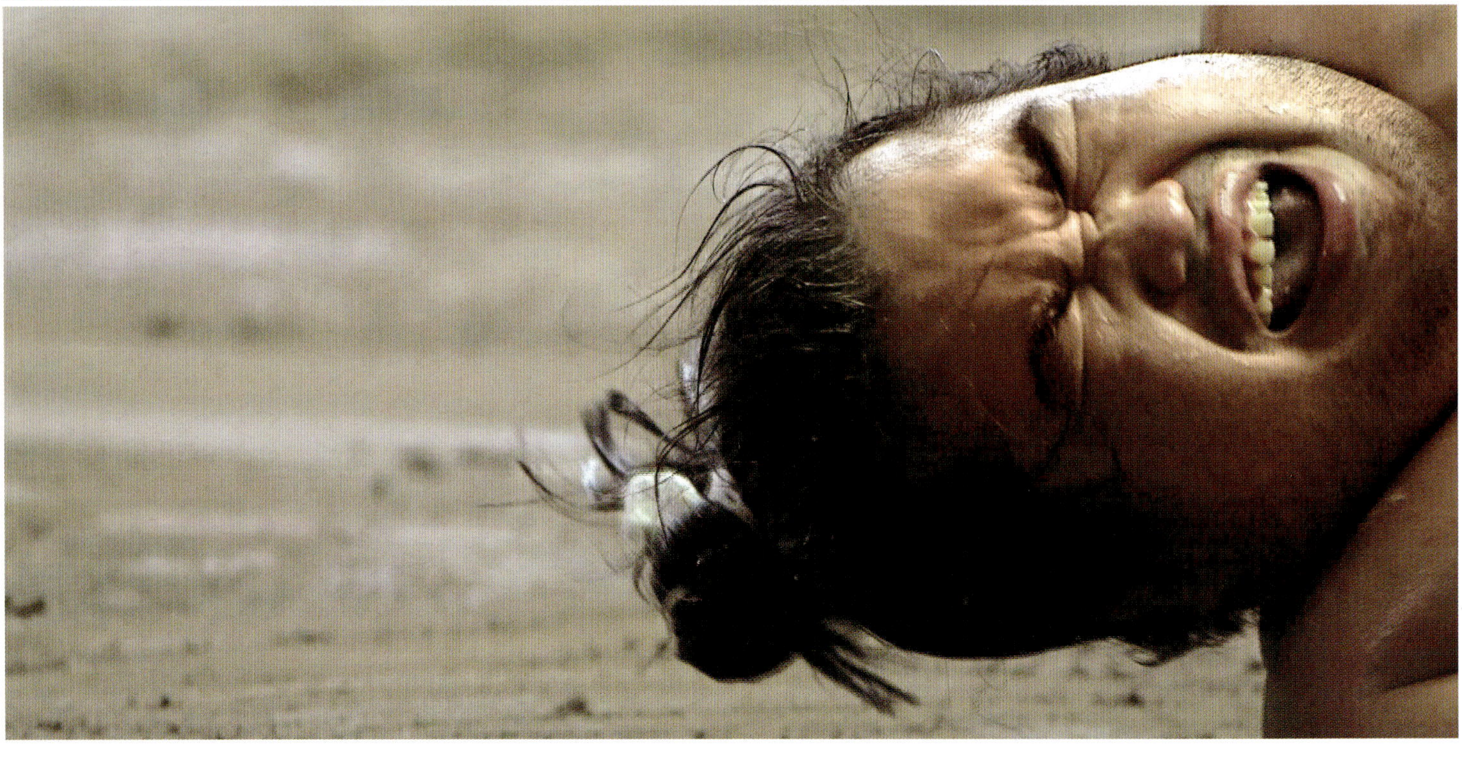

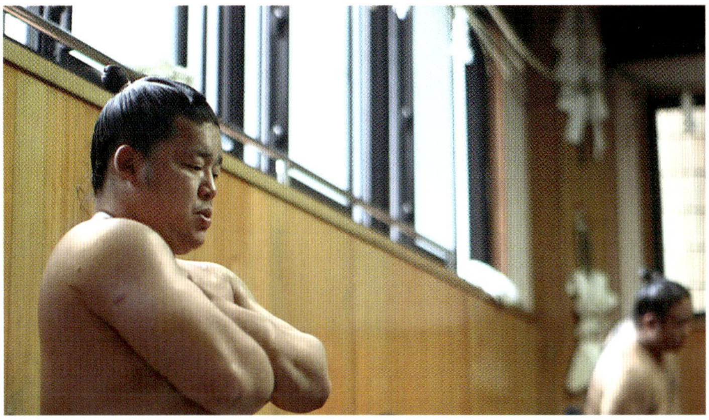

représentant des lutteurs, et de nombreuses bannières verticales bigarrées annoncent les prochains combats. C'est en tout cas ce que je suppose : malgré le carnet dans lequel je griffonne quelques mots essentiels de la langue locale, comme à chaque voyage, les kanji me demeurent mystérieux ! Alors que je marche dans les avenues de Ryogoku, les *beya*, pourtant nombreuses, sont plutôt discrètes. Seuls des *rikishi* en kimono, à la démarche pataude, m'indiquent que je suis au bon endroit. Noyé dans la rumeur urbaine tokyoïte, je distingue bientôt des cris, des claquements. Les sons du sumo. En les suivant, j'apprendrai à repérer où se cachent les *beya*, souvent dans des bâtiments anodins, au fond d'une ruelle. Encore grisé par ma découverte de Tokyo, je parviens à la *beya* Dewanoumi, qui a accepté de me livrer un peu de son savoir. À l'entrée, les mêmes gémissements, les mêmes bruits de chocs frontaux et de chutes des corps. Pour la première fois, je vois des lutteurs à l'entraînement, presque nus, seulement vêtus du *mawashi*, cette bande de tissu qu'ils portent enroulée à la taille et à l'entrejambe et qui constitue, pendant le combat, l'unique prise de l'adversaire. Leur ballet tout en chair est impressionnant. Ma visite, comme nombre d'aspects de la vie publique au Japon, est très codifiée : en effet, c'est le chef de la *beya*, un ancien lutteur dispensant désormais des cours, qui décide où les visiteurs sont autorisés à s'asseoir. On m'attribue un petit coussin posé à plusieurs mètres des lutteurs, privilège des invités de marque. Malgré tout, l'accueil que l'on me réserve est froid. Je me sens tout à coup face à un univers impénétrable. Ma curiosité reprend vite le dessus. De ma place, je peux observer le *dohyo*, l'arène où se déroulent les combats. C'est une plate-forme carrée d'argile tassée, haute de plusieurs dizaines de centimètres. L'aire de jeu, circulaire, est délimitée par des petits ballots de paille. Pendant de longues minutes, je regarde les lutteurs s'empoigner, se tordre et chuter lourdement, les visages grimacer, se déformer sous l'effet de la douleur. Le souffle est court. La pratique du sumo malmène les corps, en profondeur. Chute après chute, la peau des lutteurs se couvre d'une fine couche de poussière d'argile. Mais sous ce masque corporel, je décèle les plaies, les lésions, les muscles et les articulations douloureuses.

— FONDAMENTALEMENT, UN SUMOTORI DOIT SAVOIR DÉPASSER LES LIMITES DE SON CORPS. IL FAUT APPRENDRE À RECEVOIR DES COUPS.

INUI TOMOYUKI

Entraînement à la *beya* Dewanoumi.

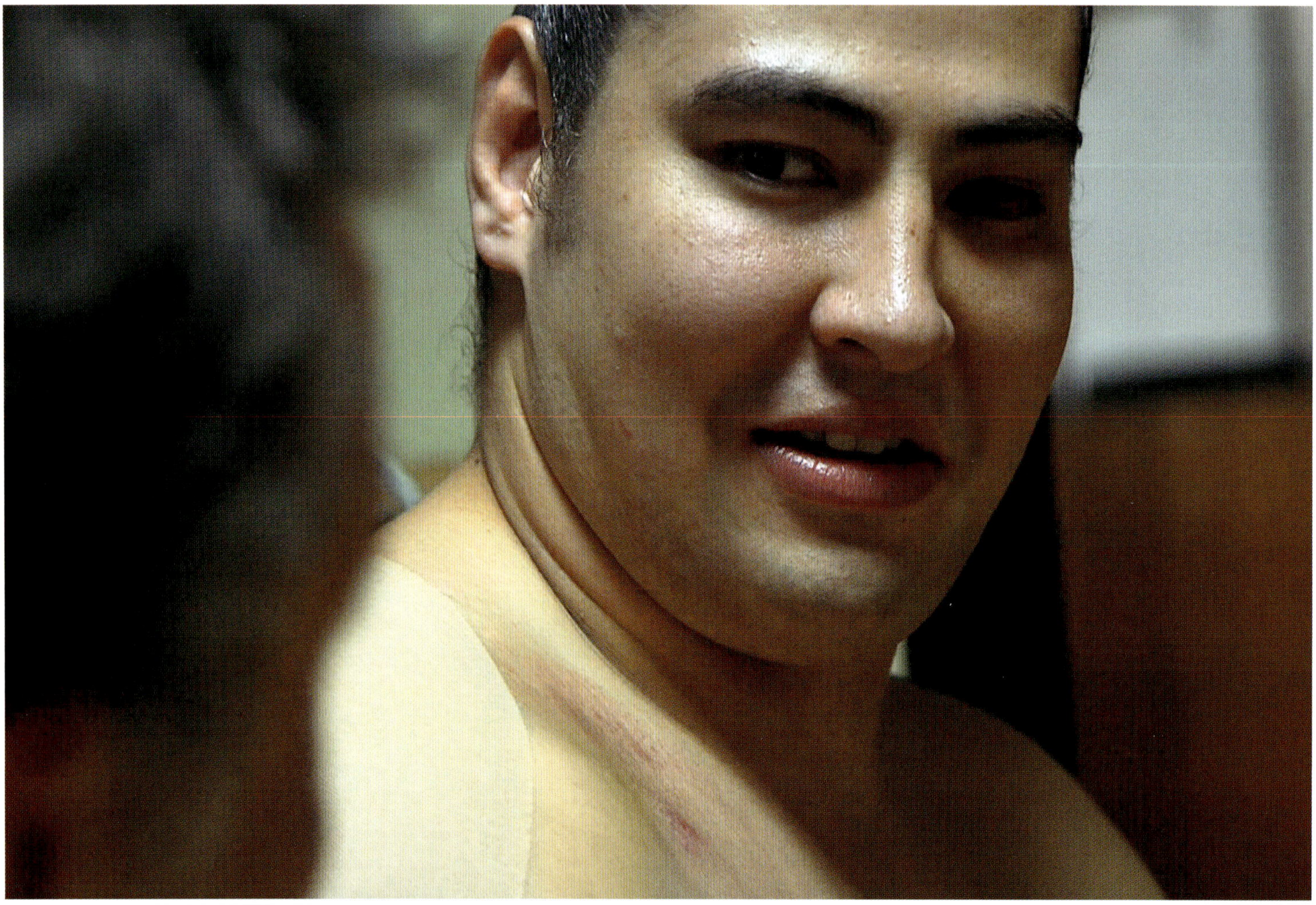

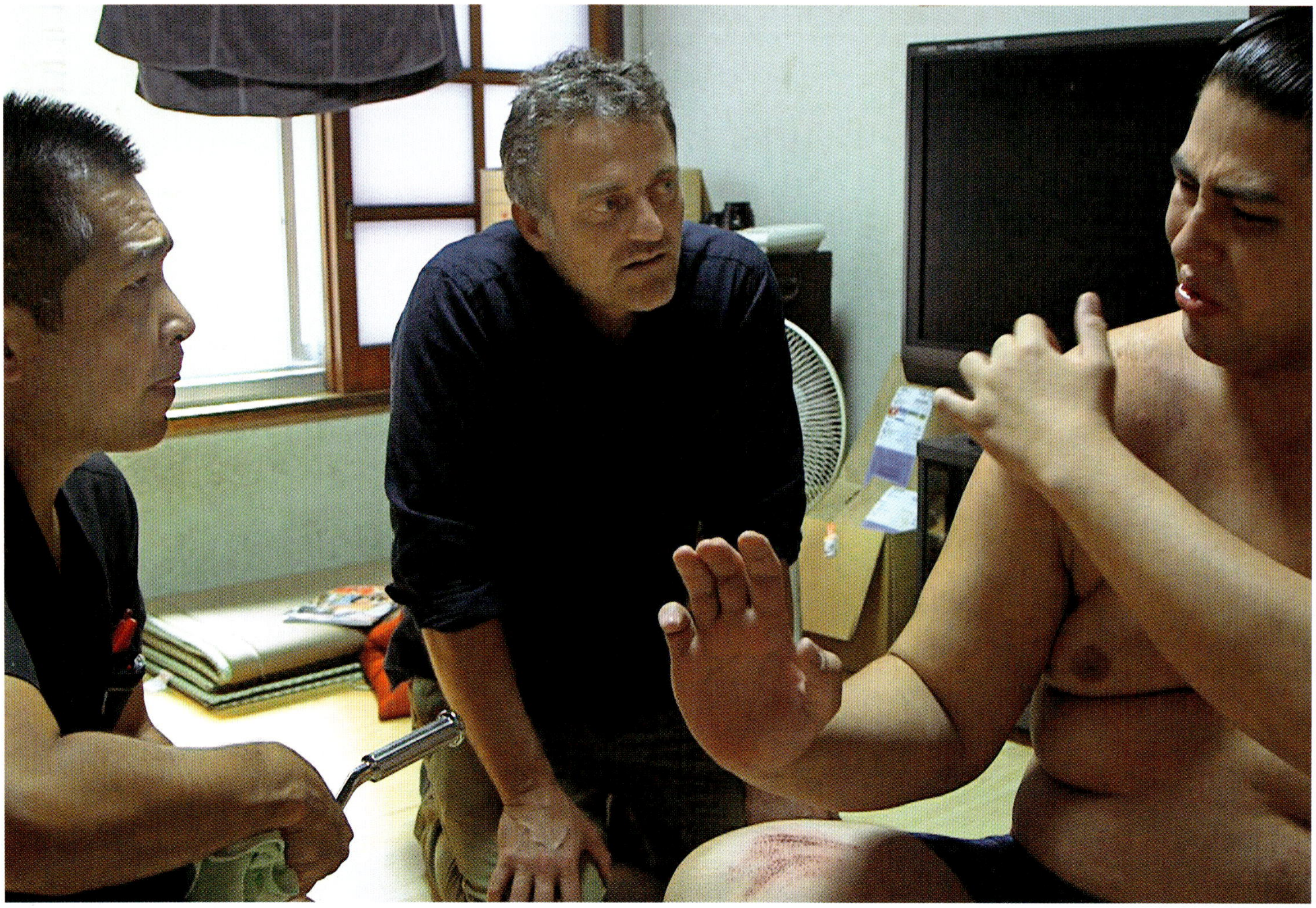

Discussion avec Inui Tomoyuki sur la médecine sumo.

Après l'entraînement, j'accompagne plusieurs des lutteurs chez un soigneur. Ayant revêtu leurs kimonos, ils tentent d'engager avec moi une timide conversation. Je sens qu'ils sont contents d'avoir l'occasion de converser avec quelqu'un qui n'appartient pas à l'univers fermé de leur *beya*. Pendant le tournage, mon cameraman et moi avons souvent dû redoubler d'idées pour provoquer des discussions avec eux. Une tactique s'est révélée particulièrement efficace : nous oubliions volontairement de retirer nos chaussures pour pénétrer à l'intérieur de la *beya*, ce qui, à chaque fois, n'a pas manqué de déclencher des exclamations et d'ouvrir quelques brèches dans leur mutisme maladroit ! Un autre jour, je me suis invité à l'un de leurs nombreux repas. En marchant à leurs côtés, je repense à la vie qui est celle des *rikishi*. Passionnés de combat japonais, ou cancres dont l'école n'a su quoi faire, ils sont devenus très jeunes les pensionnaires d'une école de sumo. Ces adolescents, supervisés par leur entraîneur qui vit en principe sur les lieux avec sa famille, débutent une existence monotone, rythmée par les nuits passées dans des chambres où sont alignés plusieurs futons, sans intimité ; les entraînements exigeants et dépourvus de compassion ; les repas préparés et partagés collectivement, au cours desquels les lutteurs inventent de nouvelles méthodes pour devenir plus gros, plus gras, plus forts ; les siestes qui font prospérer les montagnes de calories tout juste ingurgitées. Pendant quinze ans, leur vie s'arrête, comme mise entre parenthèses : ils n'ont pas de petites amies, pas de loisirs, ne sont même pas payés, tout juste entretenus par leur *beya*. Quand ils finissent leur carrière, ils n'ont rien.

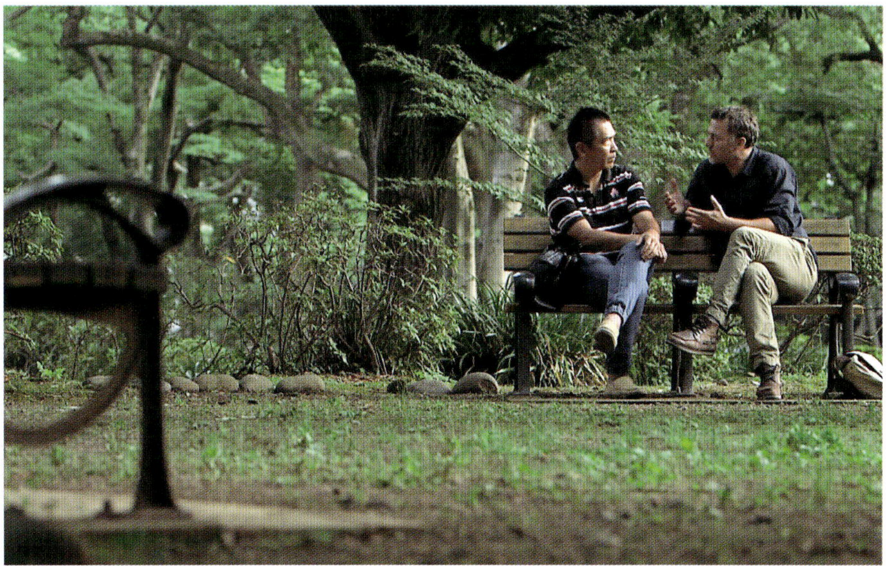

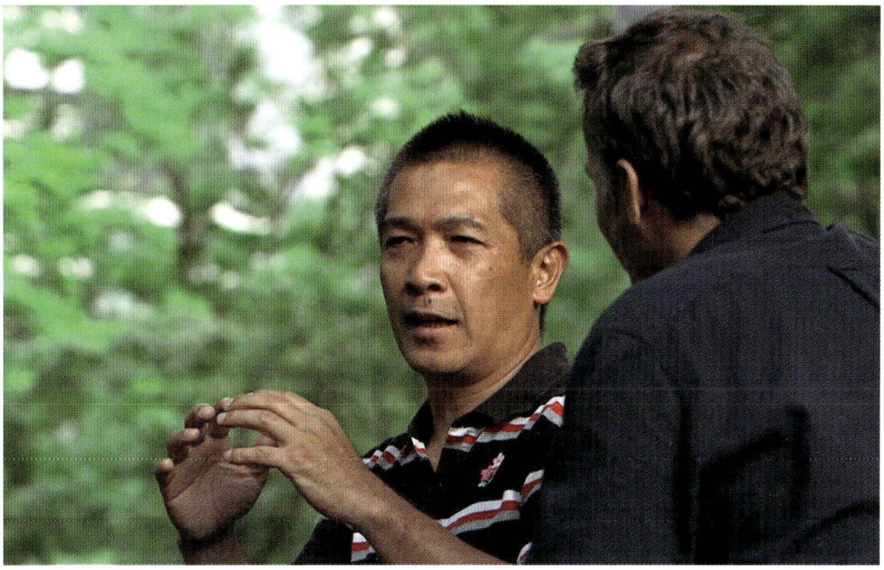

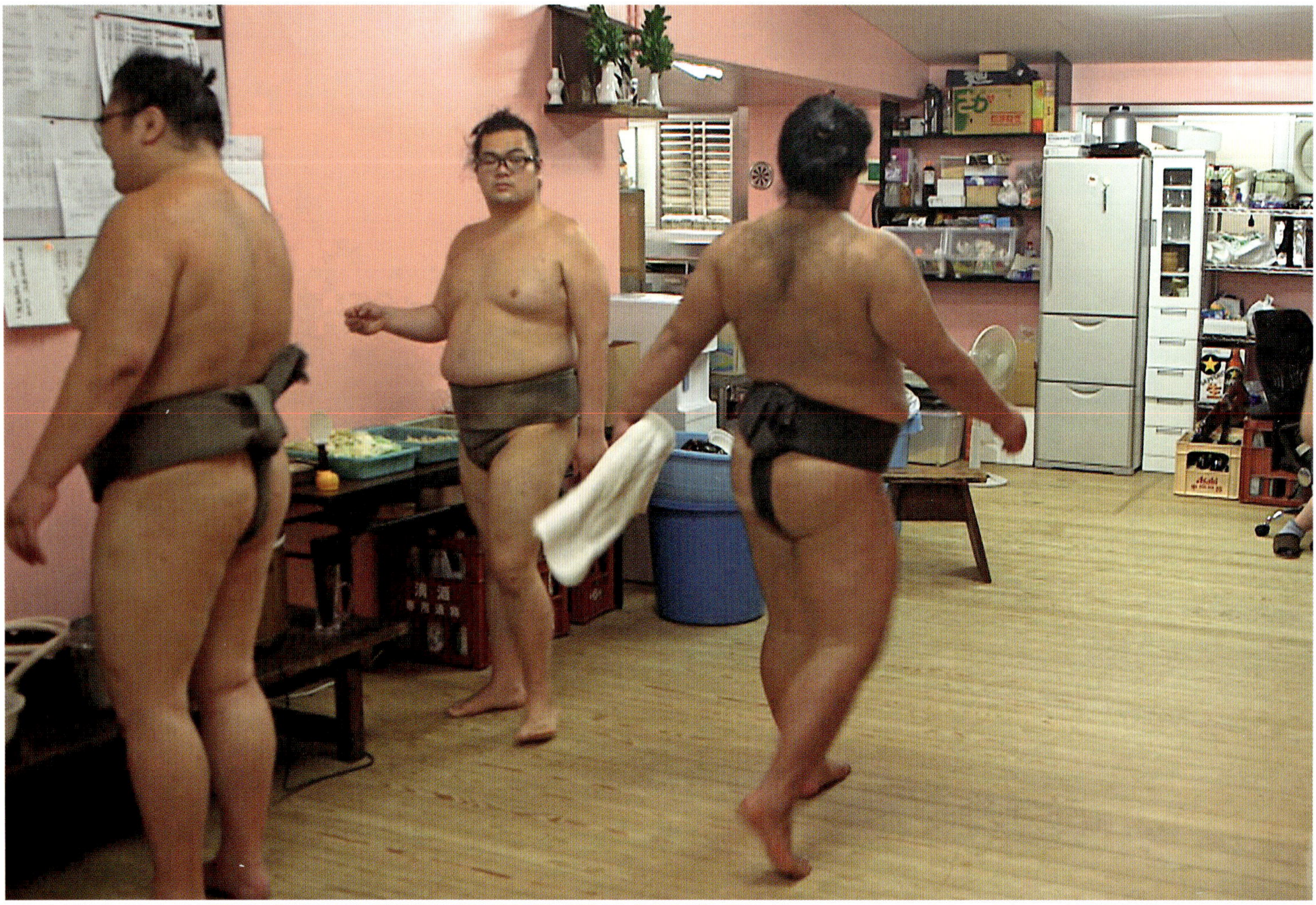

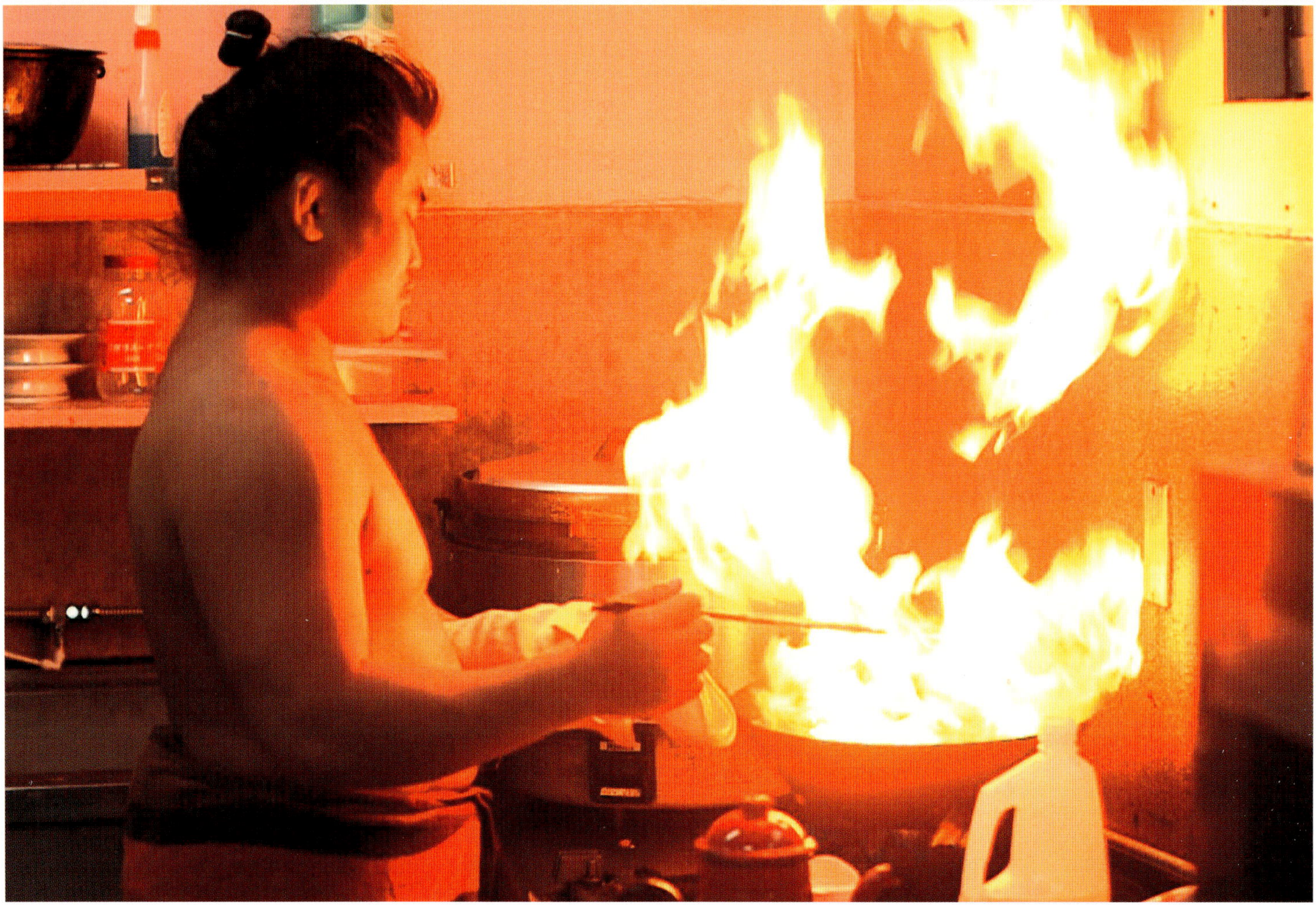

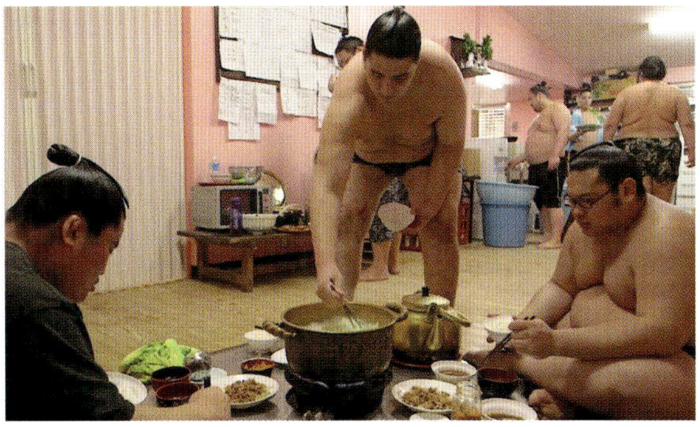

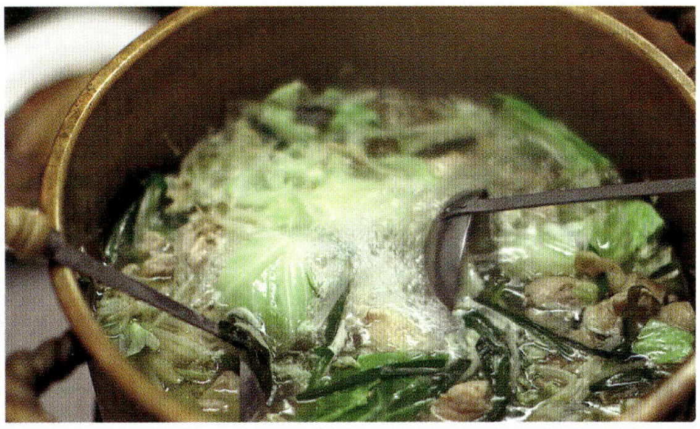

— NOUS DEVONS PRENDRE DU POIDS, MAIS CE N'EST PAS TOUJOURS FACILE DE SE FORCER À MANGER. IL Y A MÊME DES JOURS OÙ ON N'A PAS DU TOUT ENVIE DE MANGER. MAIS CELA FAIT PARTIE DE L'ENTRAÎNEMENT.

UN SUMOTORI

L'entraînement du sumotori associe savamment prise de poids et développement musculaire.

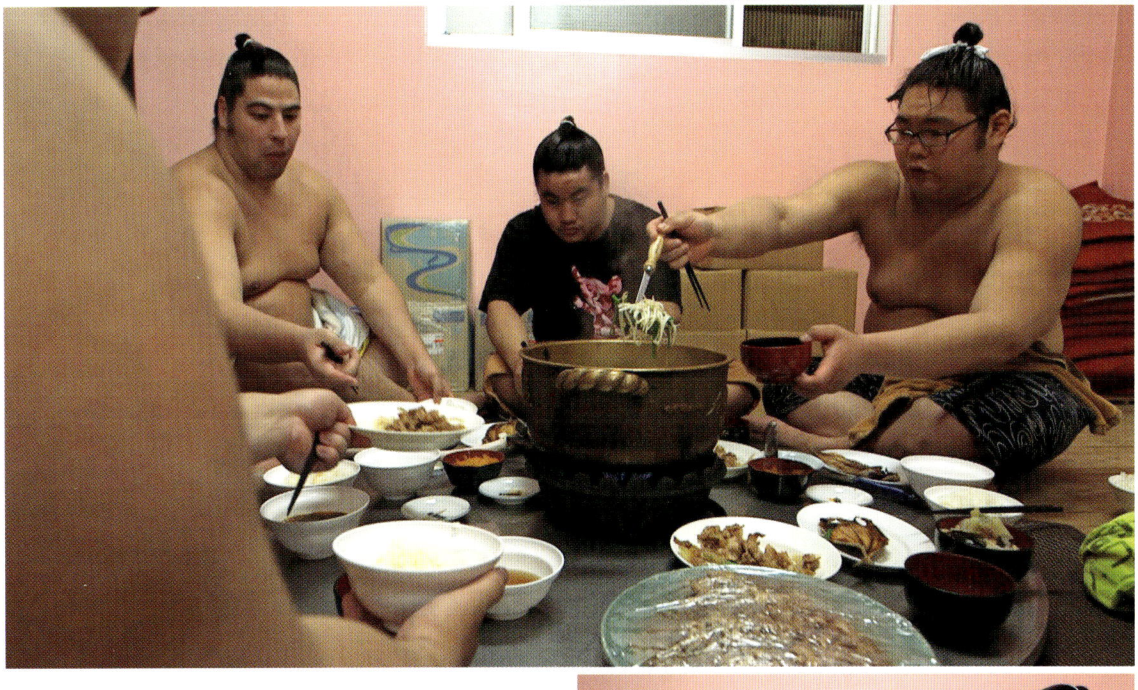

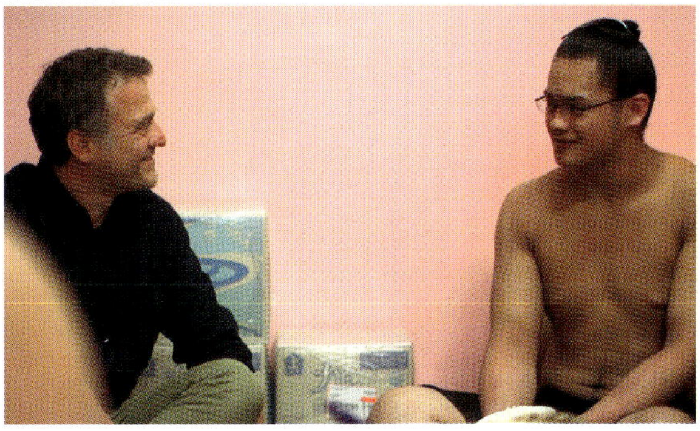

À la trentaine passée, il leur est difficile de reprendre des études qu'ils ont abandonnées depuis trop longtemps. Je sens qu'une grande tristesse émane de ces gros bébés. D'ailleurs, de moins en moins de jeunes Japonais embrassent la carrière de lutteur : rebutés par des exigences d'un autre âge, ils préfèrent désormais au sumo le base-ball, le football, le rugby. Les meilleurs lutteurs, aujourd'hui, sont mongols.

Lorsque je rencontre le soigneur, Inui Tomoyuki, je prends conscience de la place centrale qu'occupe cet homme dans la vie des *rikishi*. Il est pour eux une bouée de sauvetage, celui qui soigne les corps, apaise les esprits. La collaboration d'Inui avec la *beya* a commencé un peu par hasard : alors qu'il traversait une mauvaise passe, le soigneur a été recueilli par l'école de sumo, qui l'a logé gracieusement. Naturellement, il s'est mis à masser les lutteurs. Des années plus tard, il continue : il est désormais leur soigneur officiel. En raison du mode de vie qu'ils s'imposent, de nombreux lutteurs souffrent de diabète, de problèmes de tension artérielle, de maladies cardiovasculaires. Inui s'est fait une mission de s'occuper d'eux. Dans son petit cabinet, les corps taille XXL des lutteurs détonnent.

DANS CE MONDE FAIT DE VICTOIRES ET DE DÉFAITES, LE CORPS DES SUMOTORIS ACCUMULE DU STRESS, DE LA FATIGUE ET DE VIOLENTS CHOCS PHYSIQUES. CERTAINS LUTTEURS DISSIMULENT LEURS BLESSURES POUR POUVOIR CONTINUER À COMBATTRE.

UN SUMOTORI

Les lutteurs défient toutes les règles de bonne santé. Ils sont censés faire preuve d'un stoïcisme digne des samouraïs.

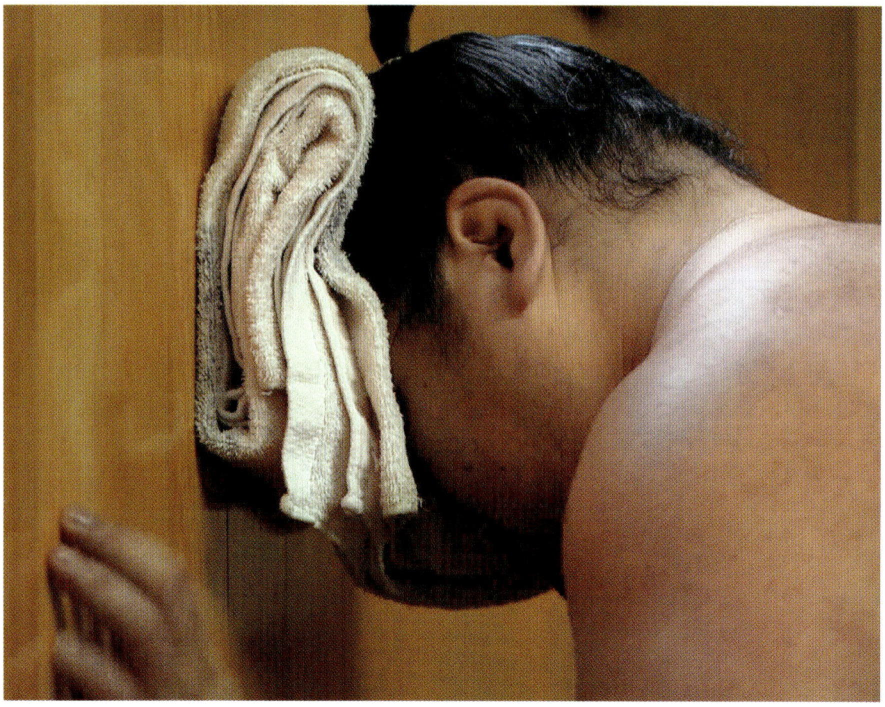

Le but du sumotori est d'accéder au grade ultime de *yokozuna*, pour être vénéré comme un demi-dieu.

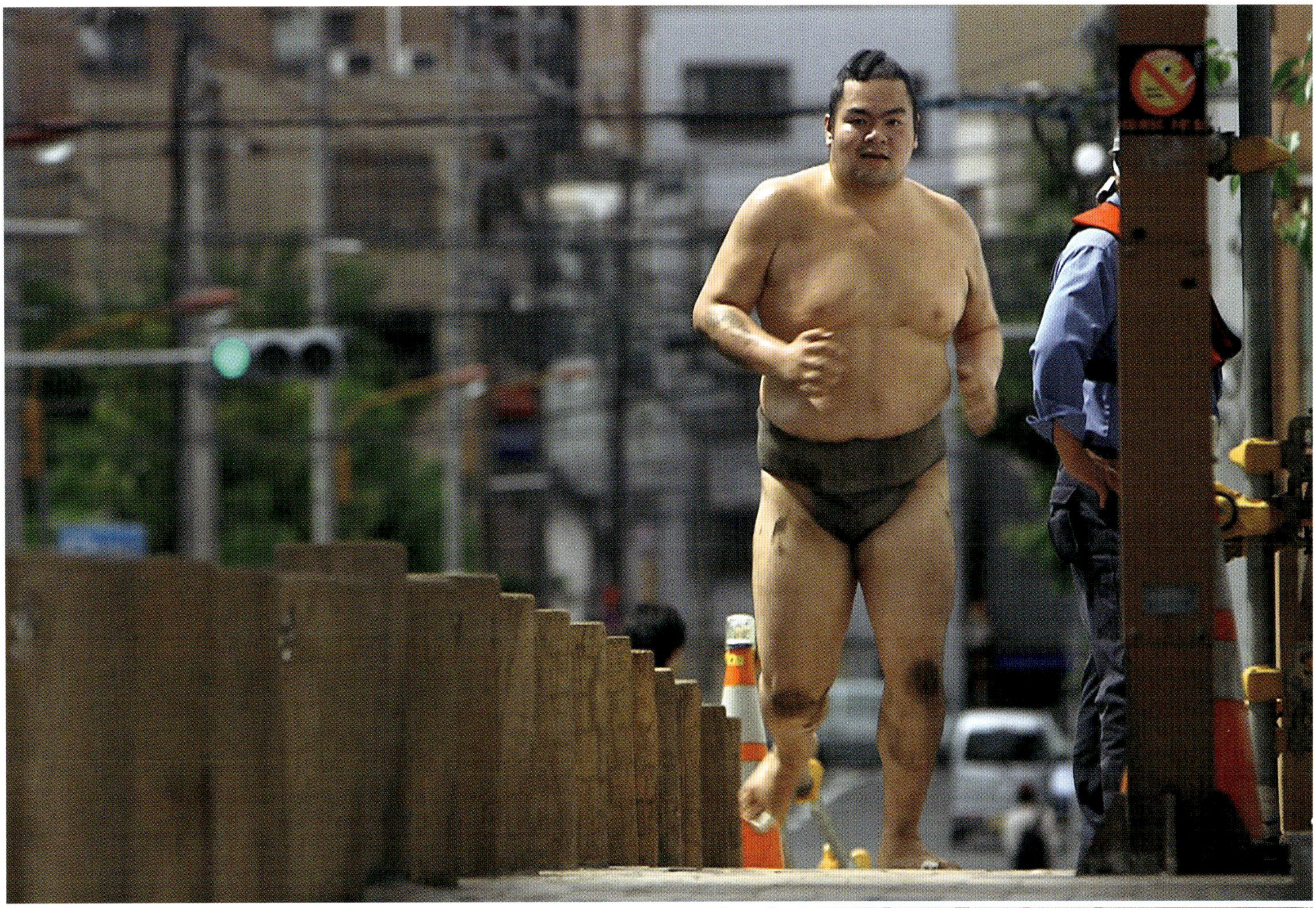

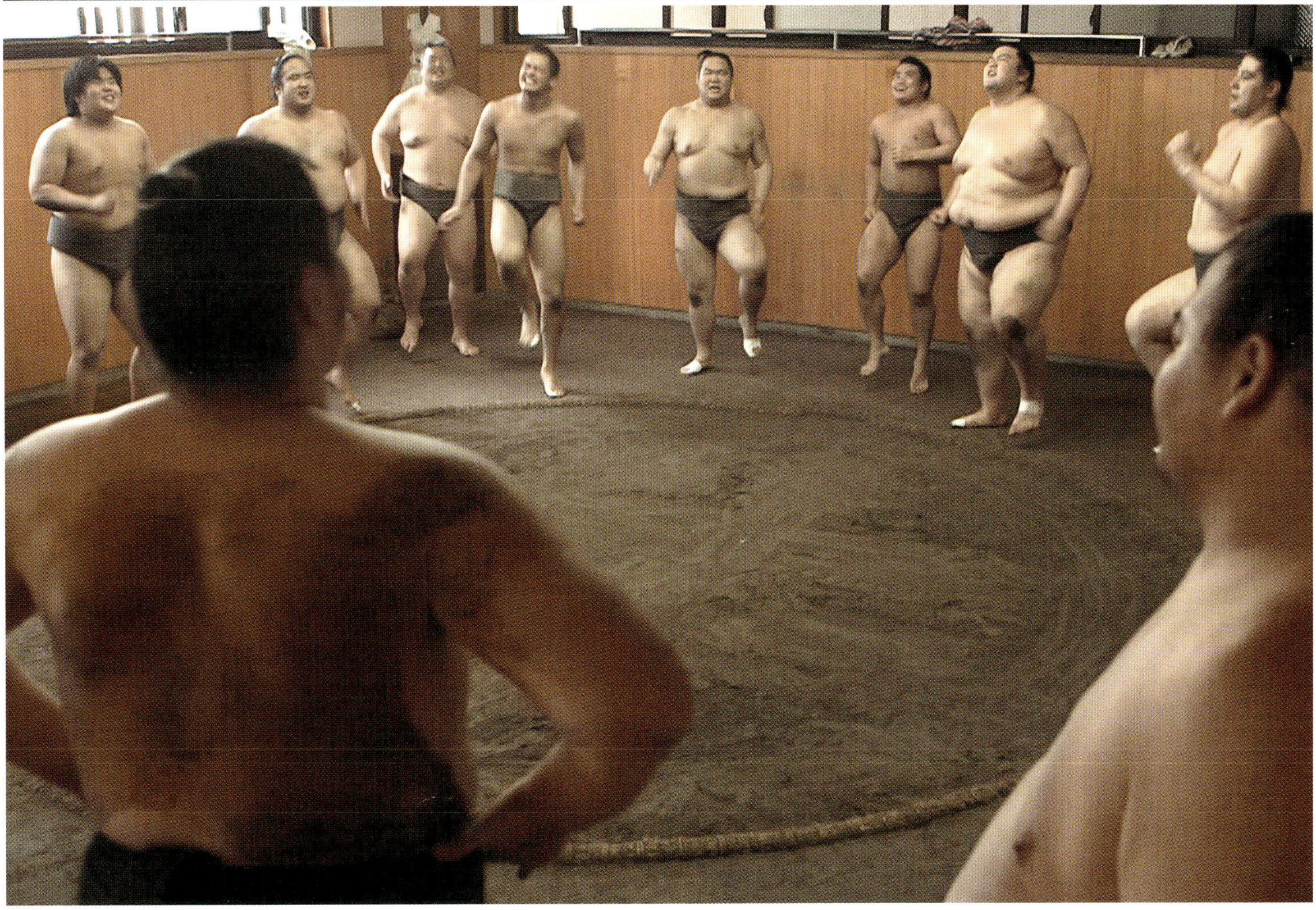

Quand il pose ses mains sur la peau de l'un d'eux, allongé sur la table de massage, je comprends qu'il a forcément dû adapter sa pratique. Car comment émettre un diagnostic quand les os, les muscles et les organes sont si profondément enfouis sous une épaisse couche de tissu adipeux? Comment les faire parler de leurs problèmes, eux qui sont si taiseux et préfèrent souvent cacher une blessure plutôt que de s'avouer affaibli devant les autres? Le traitement que le soigneur s'apprête à donner à son patient répond en partie à mes interrogations. Empoignant une lourde barre de fer à deux mains, il masse puissamment le corps du lutteur. Sous le rouleau métallique, les chairs se plient et se tendent. J'apprends qu'il n'est pas rare que des ecchymoses apparaissent après ce massage énergique. Mais pour le soigneur, l'important n'est pas là: grâce à cette technique, il parvient à activer la circulation sanguine dans le corps massif du jeune homme. Sur une autre table, un lutteur, allongé sur le ventre, bénéficie d'un traitement différent: le soigneur pratique sur lui une moxibustion. Cette technique au nom barbare permet de stimuler des points d'acupuncture par la chaleur. Des petites aiguilles sont plantées en des points précis des méridiens, dotés à leur sommet d'une boulette d'armoise que le soigneur enflamme avec un bâton d'encens incandescent. La chaleur dégagée va rapidement se diffuser dans les aiguilles et irradier dans les chairs. Une délicate fumée enveloppe le corps du lutteur, presque endormi. Un instant de répit, avant de replonger dans un monde douloureux de cris et de coups.

— QUAND ON DÉBUTE DANS CETTE PROFESSION, ON NE PEUT PAS SOIGNER TOUT DE SUITE. IL FAUT DONC SUIVRE LES ORDRES D'UN MAÎTRE, POLIR LES AIGUILLES, FAIRE DES MASSAGES... PUIS, À FORCE DE BIEN LES SOIGNER, J'AI ACQUIS LEUR CONFIANCE, ET UN JOUR, ILS M'ONT PROPOSÉ DE VENIR À TOKYO.

INUI TOMOYUKI

Si Inui n'est pas habilité à pratiquer certains examens médicaux, il est plus qualifié que la plupart des praticiens pour déterminer les tensions nerveuses et musculaires.

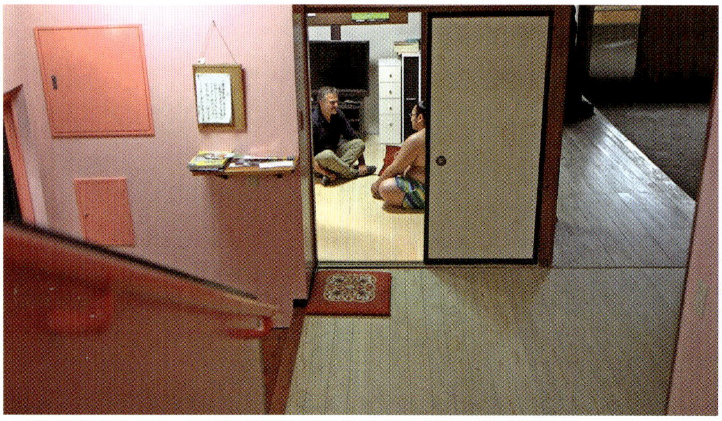

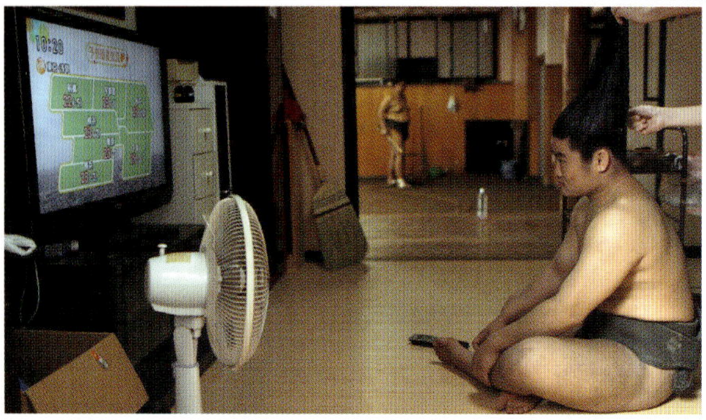

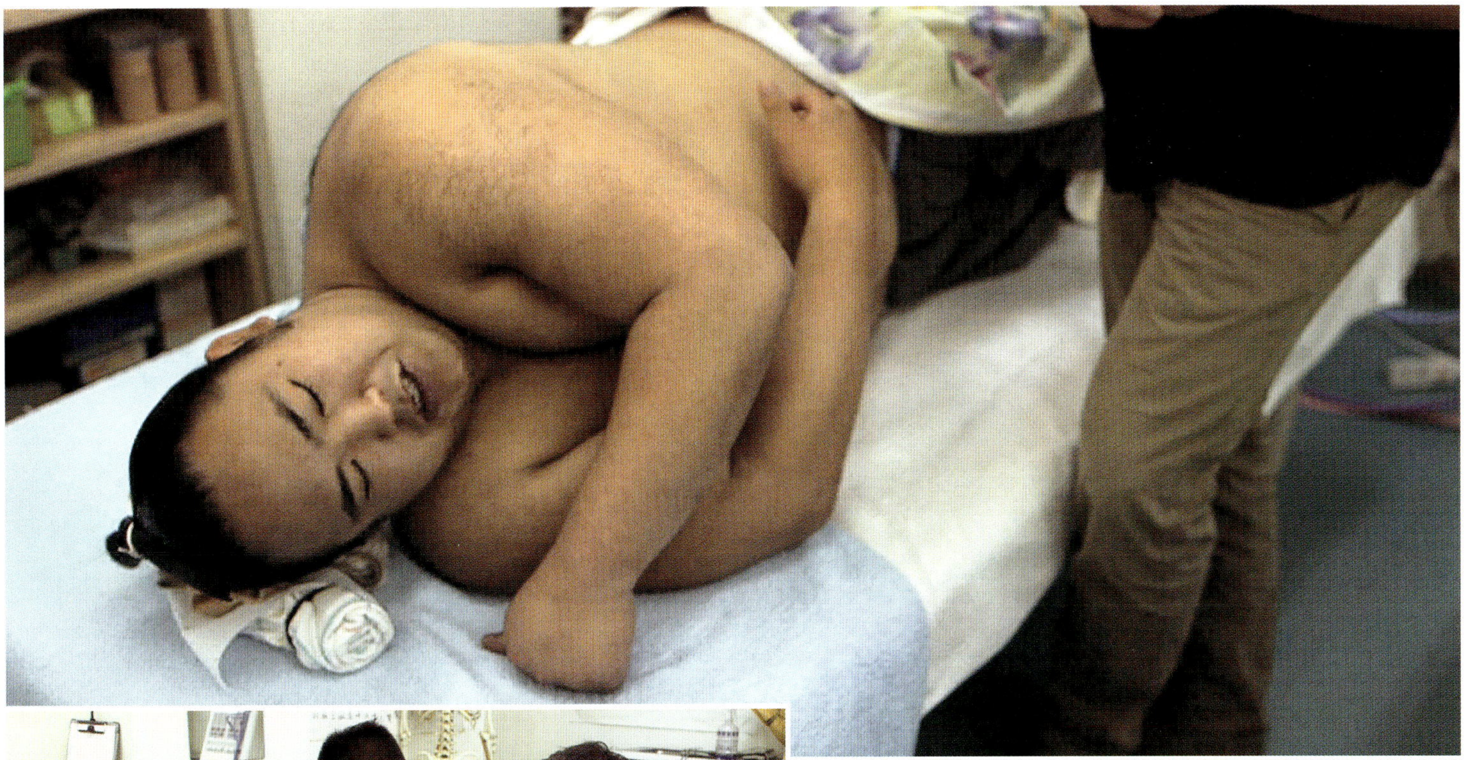
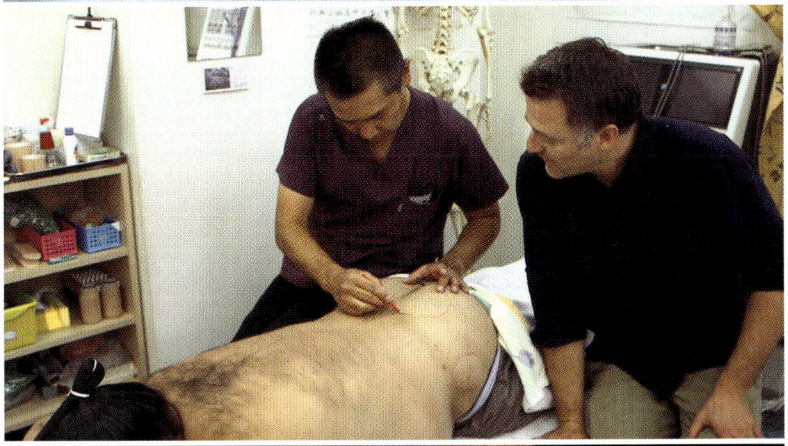
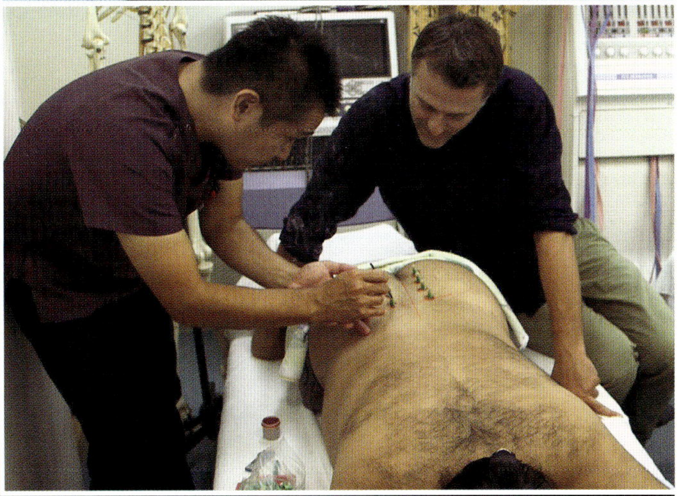
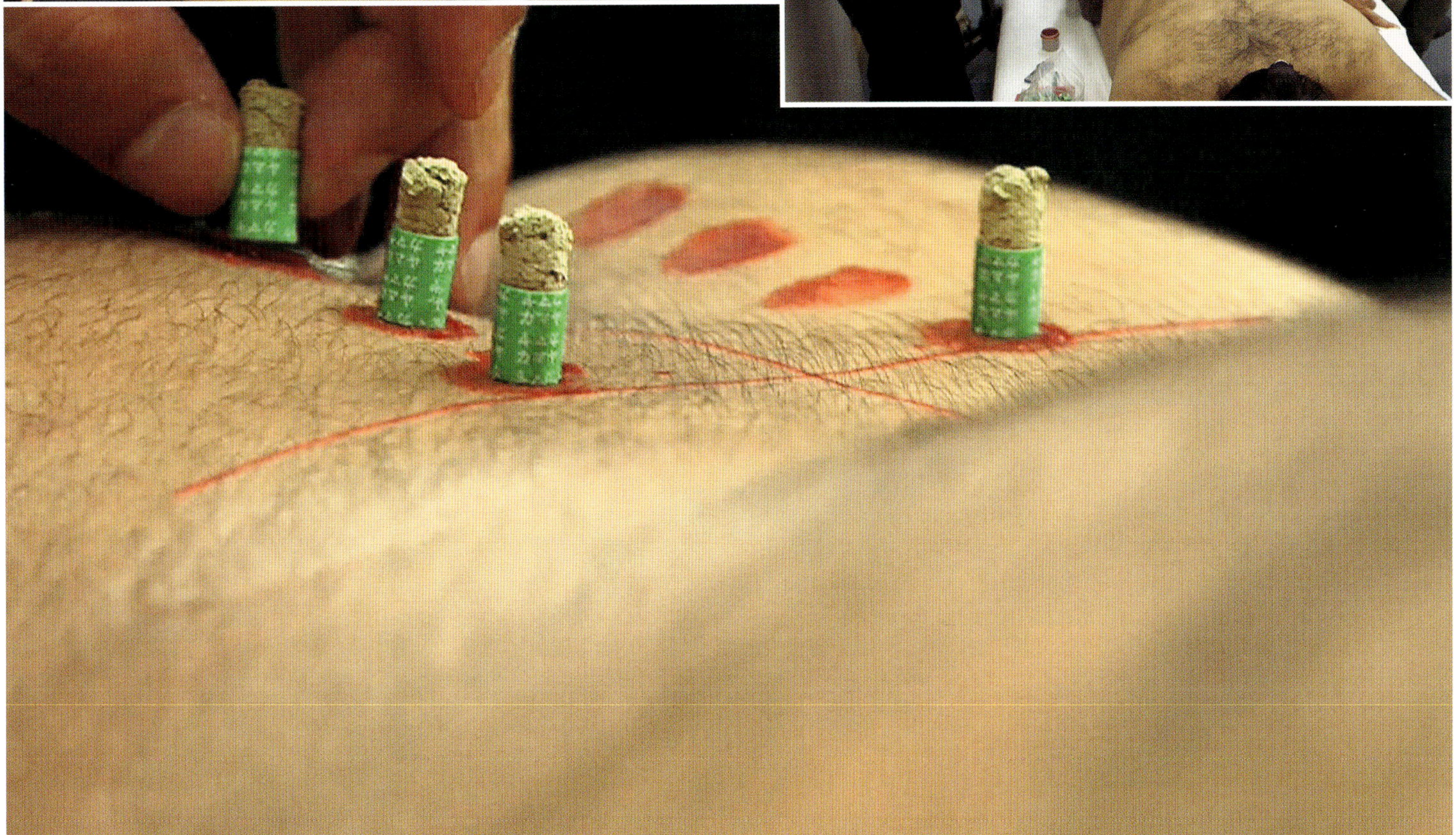

GRAND ENTRETIEN

AVEC Claudine Brelet,

anthropologue, ancien membre du personnel de l'OMS.

J'ai rencontré Claudine Brelet lors de la publication du premier tome de Médecines d'ailleurs. *Elle avait accepté avec enthousiasme d'être la marraine de cet ouvrage. Notre dialogue se poursuit et s'approfondit avec ce tome 2.*

D'OÙ VIENT ***votre passion pour l'anthropologie ?*** Une de mes premières visions du monde, ce sont les éléphants du parc zoologique et les grands totems du musée de la Porte dorée, à Paris. Mon père, autrefois grand voyageur, m'y a emmenée dès que j'ai su marcher. Puis je suis allée à l'école Decroly, située juste en face du bois de Vincennes. Sa méthode pédagogique, créée par le neuropsychiatre Ovide Decroly, repose sur le paradigme « apprendre, c'est être acteur de ses apprentissages » ; cette démarche m'a beaucoup marquée, car elle se fonde sur l'observation de la nature vivante pour stimuler la curiosité des enfants. Plus tard, lisant beaucoup, j'ai découvert l'anthropologie dans *Le Matin des magiciens. Introduction au réalisme fantastique* (1960) de Louis Pauwels et Jacques Bergier. J'ai lu le livre de Claude Lévi-Strauss, *Tristes Tropiques* (1955) et su alors que je deviendrai anthropologue. Le philosophe Gilbert Mury m'a encouragée à étudier à l'Institut d'ethnologie, et je me suis lancée. C'était une époque marquée par une grande effervescence intellectuelle.

Qu'est-ce que l'anthropologie ? Le terme est dérivé du grec : *anthropos* signifie « l'homme », et *logos,* « le discours qui organise ». L'anthropologie est donc la science de l'être humain sous toutes ces facettes ; comme l'écrivit si bien Lévi-Strauss : « l'anthropologue est l'astronome des sciences sociales » !

En quoi l'anthropologie diffère-t-elle de l'ethnologie ? Il faut distinguer trois degrés : l'ethnographie, qui est la transcription et la classification de ce que l'on a vu sur le terrain ; l'ethnologie, qui organise les données recueillies sur une ethnie et, enfin, l'anthropologie, qui fait la synthèse de l'étude de plusieurs ethnies. L'anthropologie donne donc une vision théorique et macroscopique de l'être humain dans toutes ses dimensions, à travers l'espace et le temps.

Vous parlez de l'organisation de données factuelles. Existe-t-il une méthode pour collecter ces données? Oui, en effet. Bronislaw Malinowski a inventé la méthodologie qui caractérise l'anthropologie : l'observation participante. Au cours des séjours qu'il a effectués en Nouvelle-Guinée, puis auprès des Aborigènes d'Australie et, pendant la Première Guerre mondiale, dans l'archipel des Trobriand, il a appris la langue des Mélanésiens et vécu en immersion, afin de comprendre « l'autre » par l'expérience. Pour prendre un exemple très différent mais éclairant, si vous vous rendez sous les tropiques, vous comprendrez rapidement que les populations qui vivent dans ces régions fassent une sieste aux heures chaudes, comportement que vous adopterez vous aussi. Bronislaw Malinowski a créé une grille de lecture fondée sur les besoins biologiques communs à toute l'espèce humaine : nourriture, eau, habitat, reproduction, éducation, transmission des connaissances... afin de comprendre comment les réponses à ces besoins s'organisent pour s'institutionnaliser autour de valeurs normatives et constituer une « culture ». Il a ensuite conçu sa *Théorie scientifique de la culture* (1944, posthume) pour « établir un équilibre entre les sciences de la nature et leurs applications, et l'essoufflement des sciences sociales » – alors très idéologiques. Ce « nouvel esprit scientifique », comme l'a nommé Gaston Bachelard, développé depuis la découverte de la radioactivité par Henri Becquerel (1896), s'appuie sur l'observation de la réalité vivante, en opposition à la vision mécaniste du monde de Descartes, toute théorique et désormais périmée. Aujourd'hui, la science « postmoderne » laisse une large place à l'observation et à l'expérimentation, partant du fait que tout phénomène vivant est toujours en interaction et interdépendance avec d'autres.

Qu'est-ce que l'anthropologie a apporté à l'humanité? L'anthropologie, en tant que science, est née entre les deux guerres et s'est développée à cause de la guerre. Dans les années 1920, des artistes tels que Picasso et les surréalistes se sont intéressés à l'art africain, mais les Occidentaux tenaient dans un profond mépris des populations qu'ils jugeaient « primitives » parce que sans écriture et donc sans culture, sans histoire. Confrontés au nazisme pendant la Seconde Guerre mondiale, de grands intellectuels ont vécu en exil à New York, notamment Lévi-Strauss, Malinowski, Norbert Wiener (le fondateur de la cybernétique)... Ils ont enseigné dans de grandes universités, et ont échangé entre eux leurs connaissances pour trouver les moyens de « gagner la guerre et construire la paix » : la transdisciplinarité était née ! De plus, c'est tout un modèle de société qui était alors en train de changer, à commencer par les règles de la balistique qu'il fallait adapter pour passer de la vitesse d'un cheval au galop à celles des V1 et V2. La bombe atomique, avec les bombardements de Hiroshima et de Nagasaki en 1945, a créé un choc et bouleversé notre manière de concevoir le monde. La théorie de Malinowski a inspiré la structure originelle du système onusien, qui est bâti sur les besoins humains essentiels, des universaux : l'UNICEF (les enfants), la FAO (l'alimentation, l'agriculture), l'UNESCO (l'éducation, la science, la culture), l'OMS (la santé), etc. Depuis, l'Organisation des Nations unies a évité bien des guerres et élaboré un système de valeurs (les droits humains), une conscience générale de l'interdépendance des nations et de leurs interactions.

Quel est le profil type de l'anthropologue? Pierre Bourdieu disait qu'on devient anthropologue parce qu'on vient d'une famille d'immigrés juifs, ou de parents divorcés, ou d'aristocrates déchus… L'anthropologue cherche donc une logique à des valeurs et des fonctionnements culturels différents – à leur donner du *sens*. Malinowski lui-même était multiculturel : né en Pologne (alors en Autriche-Hongrie), dans une famille d'aristocrates, de nationalité autrichienne, il est devenu britannique et a terminé sa vie aux États-Unis.

L'anthropologue serait-il un aventurier curieux? Oui, pourquoi pas? Une sorte d'Indiana Jones, sportif, poussé par sa curiosité et son amour de l'humanité, par son empathie : l'anthropologue est, souvent, à la fois très intuitif et très rigoureux. Certes, un paranoïaque égocentrique ne saurait vivre avec des personnes différentes! L'anthropologue se doit d'être polyglotte ou, à défaut, avoir l'oreille musicale afin d'apprendre au plus vite les rudiments d'une langue locale, car, bien souvent, la présence d'un interprète crée un filtre qui empêche d'appréhender pleinement une situation.

Comment l'anthropologie est-elle devenue « médicale »? L'anthropologie médicale puise sa méthode dans les travaux de Jean-Paul Lebeuf, qui, le premier et à la demande de l'OMS, a affirmé qu'une médecine ne peut sérieusement être étudiée qu'en tenant compte de son contexte : la dimension culturelle de la maladie ne doit donc pas être écartée. C'est pourquoi l'anthropologie médicale s'intéresse non seulement à la santé, à la « mal-santé » (la maladie), aux soins et à tout ce qui sert à préparer les remèdes, pansements et onguents, mais aussi à la fonction sociale du médecin et aux croyances liées à la maladie, au *sens* qui leur est donné. Elle s'efforce aussi de comprendre les modalités de la survenue de la maladie. Une diarrhée, par exemple, peut mettre en cause la faiblesse des ressources en eau potable, elle-même imputable au manque d'argent, à une maintenance défectueuse qui pourrait traduire un manque de compétences locales, voire la corruption, etc. Il faut rechercher toutes les dynamiques en œuvre autour de la maladie, en un mot : *contextualiser*. Et s'efforcer de comprendre l'ensemble des interdépendances entre une culture, un mode de vie dans un environnement spécifique et un système thérapeutique. Lorsque j'ai écrit *Les Médecines sacrées* (1975, 1991) – à l'âge de trente ans –, il était devenu évident pour moi, sur la base de mes travaux, d'abord en Bulgarie, puis au Mexique, que toute médecine repose sur un paradigme, une vision de l'univers qui est transmise par un mythe de la création, un mythe sur l'origine du monde, d'une nation, d'une religion ou d'une idéologie. Forte de mon travail à l'OMS et d'autres expériences sur le terrain, notamment en Afrique, j'ai développé cette méthode dans un livre d'un millier de pages, *Médecines du Monde* (2002), consacré à quinze médecines « sacrées ».

Je voudrais en venir à un personnage très particulier que je rencontre régulièrement lors de mes voyages : le chaman. D'où vient le mot « chaman », et que signifie-t-il? Le terme vient de Sibérie, il appartient à une langue toungouse. Sa racine altaïque signifie « bondir, sauter, s'agiter ». *Chaman* désigne donc une personne différente, même au sein de sa communauté, et, du point de vue de l'Occident, un soignant dont le comportement diffère de celui qu'adoptent les médecins et thérapeutes que nous connaissons habituellement. Le choix du terme « chaman » est d'ailleurs daté, cela mérite d'être souligné : il renvoie en effet à la première étude de Mircea Eliade sur les pratiques chamaniques en Sibérie (1950), même si, rapidement, d'autres formes de « chamanisme » ont été découvertes partout dans le monde. Aujourd'hui, on parle de chamanisme amérindien, australien, indonésien, africain, etc., car tous présentent des phénomènes communs, notamment la transe. Toutefois, parler avec les esprits n'est pas forcément du chamanisme, et il existe autant de chamanismes que de cultures qui les acceptent.

Le chaman est à la fois prêtre, médecin et magicien. Comment devient-on chaman?
Prêtre, médecin, magicien… Ce sont des mots-valises qui ne correspondent pas à la réalité chamanique. Oui, le chaman est un thérapeute, mais pas un prêtre, car le chamanisme n'existe pas dans des communautés ayant une religion organisée, hiérarchisée, mais chez des chasseurs-cueilleurs qui vivent dans un milieu naturel sensé être peuplé d'êtres surnaturels, d'esprits. C'est un chef spirituel qui aide sa tribu à survivre. Un magicien ? Peut-être, si l'on pense qu'il utilise des moyens surnaturels. Toutefois, ses pouvoirs supposés reposent sur une patiente observation de la nature, et le chaman possède une profonde connaissance des plantes, des animaux, des saisons – de ce que nous appelons la météo… Une personne peut devenir chaman par transmission familiale, ou par des qualités qui sont remarquées par un autre chaman qui l'initie à son propre savoir. Le chaman possède naturellement un grand charisme, une faculté à raconter des histoires, tel un acteur qui envoûte son public et a une mémoire prodigieuse. Enfin, le chaman a souvent fait l'expérience de sa propre mort (par exemple, avoir survécu après avoir été frappé par la foudre) ; après avoir ainsi vécu sa propre solitude, il peut mieux comprendre les souffrances et les angoisses des patients confrontés à la maladie et à la mort. Le chaman n'est pas divinisé, mais il est en quelque sorte passé dans un autre monde en vivant en contact avec les éléments naturels – et il retourne dans cet autre monde lorsqu'il entre en transe. Dans tous les cas, le chaman appréhende son environnement dans sa globalité. Il est différent des autres. Très intelligent et plus sensible, il vit souvent seul, en s'isolant dans la nature à la périphérie du campement. Parfois il s'habille en femme ; les homosexuels hommes ne sont pas rares chez les chamans.

Comment expliquer la transe? Selon un de mes professeurs, l'africaniste Viviana Pâques, « la transe, c'est une remise en ordre de l'homme total ». Entrer en transe n'est pas donné à tout le monde, car cela implique un rapport particulier à son corps. On parle de « voyage chamanique », lorsque le chaman en transe décrit les « esprits », maléfiques ou bénéfiques, qu'il rencontre pendant ses voyages, comme le long de l'arbre cosmique qui relie le ciel et la terre. Le chaman a souvent des expériences « extrasensorielles ». Chez les Kwakiutls de la Colombie-Britannique (Canada), il sait anticiper certains événements – où se trouve le gibier ou le poisson, ou encore le terrain favorable au prochain campement de sa tribu. Il est censé savoir communiquer psychiquement avec les animaux et les plantes.

Les chamans prennent parfois des psychotropes. On parle de « substances enthéogènes », qui les mettent en relation avec le monde des dieux, avec le sacré. Chez nous, l'industrie pharmaceutique utilise également certaines substances comme le LSD : on parle alors d'« hallucinogènes », de psychotropes qui agissent sur le système nerveux central. Certains chamans n'éprouvent pas le besoin de recourir à de telles substances car ils ont acquis, grâce à certaines pratiques de concentration, de respiration et/ou de méditation, une maîtrise de leur corps et de leur esprit – peut-être de leur système nerveux central. Rien de vraiment surprenant, car le corps humain produit lui-même toutes sortes de substances – la pratique sportive, par exemple, stimule la sécrétion d'endorphines. Le chaman n'est pas un toxicomane, il est juste différent. C'est pourquoi on ne trouve pas de chamanisme dans les sociétés comme la nôtre, où les thérapeutes s'intègrent dans un système économique qui les rémunère, mais uniquement au sein de communautés qui acceptent la différence. Le chaman casse les cloisons de notre logique commune.

On dit que les chamans sont épileptiques. C'était ce que l'on croyait dans les années 1960. Mais ce n'est pas ainsi que cela se passe. J'ai travaillé avec un psychiatre britannique spécialiste de l'épilepsie, le Dr Arthur Guirdham. Un jour, une patiente épileptique lui a raconté ses cauchemars. Étrangement, son récit comportait des mots et des noms occitans typiques du XIIIe siècle. Ce psychiatre a pris contact avec René Nelli, historien du catharisme, et tous deux ont découvert que les noms mentionnés par cette patiente coïncidaient avec ceux de cathares ayant vécu dans la région de Carcassonne. Les parfaits cathares que cette patiente décrivait portaient des vêtements de couleur bleu sombre. Or les registres de l'Inquisition n'étaient pas encore tous traduits et les historiens pensaient alors que les parfaits cathares étaient vêtus de noir, la couleur du mal. Guirdham a raconté ces faits dans un livre fascinant, *Les Cathares et la réincarnation* (1970, trad. fr. 1971, 2005). J'ai abordé ce sujet en traduisant aussi *Le Livre de la réincarnation* (1962, trad. fr. 1984) de Joseph Head et Sylvia L. Cranston, ce qui m'a beaucoup questionnée sur l'existence d'une mémoire génétique !

Les chamans que j'ai croisés m'ont souvent rapporté avoir débuté leur initiation dans la maladie… Tout cela dépasse le paradigme mécaniste, matérialiste. La maladie est source de souffrance et pour devenir chaman, il faut savoir dépasser sa propre souffrance. Les Tibétains ont une médecine très imprégnée de chamanisme, mais un chamanisme codifié au contact du bouddhisme (postures, récitation de mantras…). À force de pratiquer certaines techniques du corps et de l'esprit, les capacités cognitives de la personne se développent. On entre dans un domaine où l'anthropologie a son mot à dire, parce qu'elle fait partie des sciences cognitives. L'anthropologie a mis le doigt sur certaines capacités de l'être humain qui ne sont pas développées ici, qui ont été réfrénées par le système mécaniste propre du monde classique, rationaliste. On ne peut plus cloisonner les connaissances comme le préconisaient Descartes et Auguste Comte !

Que sait-on du rôle des chamans comme soignants? Par hypothèse, on admet que le chaman perçoit des événements et des énergies que les autres ne perçoivent pas. Il dira si une personne est ou non possédée par un « esprit ». Pour ma part, je ne vois pas de différence entre un esprit et un virus non identifié, par exemple ! Le chaman est un catalyseur; son pouvoir sur l'autre peut ressembler à celui d'un psychanalyste, mais il utilise un langage très différent, en quelque sorte des métaphores poétiques et, comme le font certains thérapeutes, il peut utiliser l'hypnose. Un chaman a souvent les yeux brillants, pétillants d'intelligence. Il est conscient de son charisme et sait que s'il fait le mal, il sera rejeté par sa communauté.

Comment expliquer l'efficacité d'un rituel chamanique? J'ai rencontré une jeune chaman en Mongolie. Comme je ne comprenais rien, j'avais conclu à un effet placebo. Pendant la transe ritualisée, la personne dite « possédée » a *le droit* d'exprimer ce qui la fait souffrir. Sa communauté reconnaissant alors son mal, il devient socialisé, intégré. C'est une composante de l'effet placebo, mais aussi tout le contraire du *sens* donné à la souffrance qui est une punition (infligée consécutivement au péché originel) dans le christianisme.

Le chaman est celui qui observe mieux que les autres, celui qui sait lire la nature et les gens… On trouve des chamans chez les chasseurs-cueilleurs, et non chez les agriculteurs-éleveurs. Ils ont longuement observé la nature et le comportement des animaux. Ils ont observé que tel animal utilisait telle plante quand il avait la diarrhée, puis testé sur eux-mêmes les résultats que donnaient certaines plantes. Le chaman est un grand curieux empirique.

Chaque chaman a-t-il ses secrets? Le chaman vit souvent isolé, à l'écart des petites affaires de la tribu. Il appartient au monde du sacré et, comme il a cette faculté de voir les choses cachées, il fait aussi un peu peur. Le chaman est donc environné de secrets. Cependant des recettes, procédés et pratiques peuvent être échangés avec d'autres chamans à la faveur de rencontres intertribales.

Peut-on dire que les chamans sont les premiers médecins? Ce sont les premiers soignants – le terme de « médecin » ne convenant pas, à mon sens. On ne peut pas appliquer les mots de notre société actuelle aux pratiques des chamans. Le chaman est un thérapeute parce qu'il soigne, mais il n'est pas médecin, parce que sa pratique, tout en étant empirique et pragmatique, doit comporter une part de mystère réservée aux initiés. Savez-vous que les mots « sacré » et « secret » ont la même racine ?

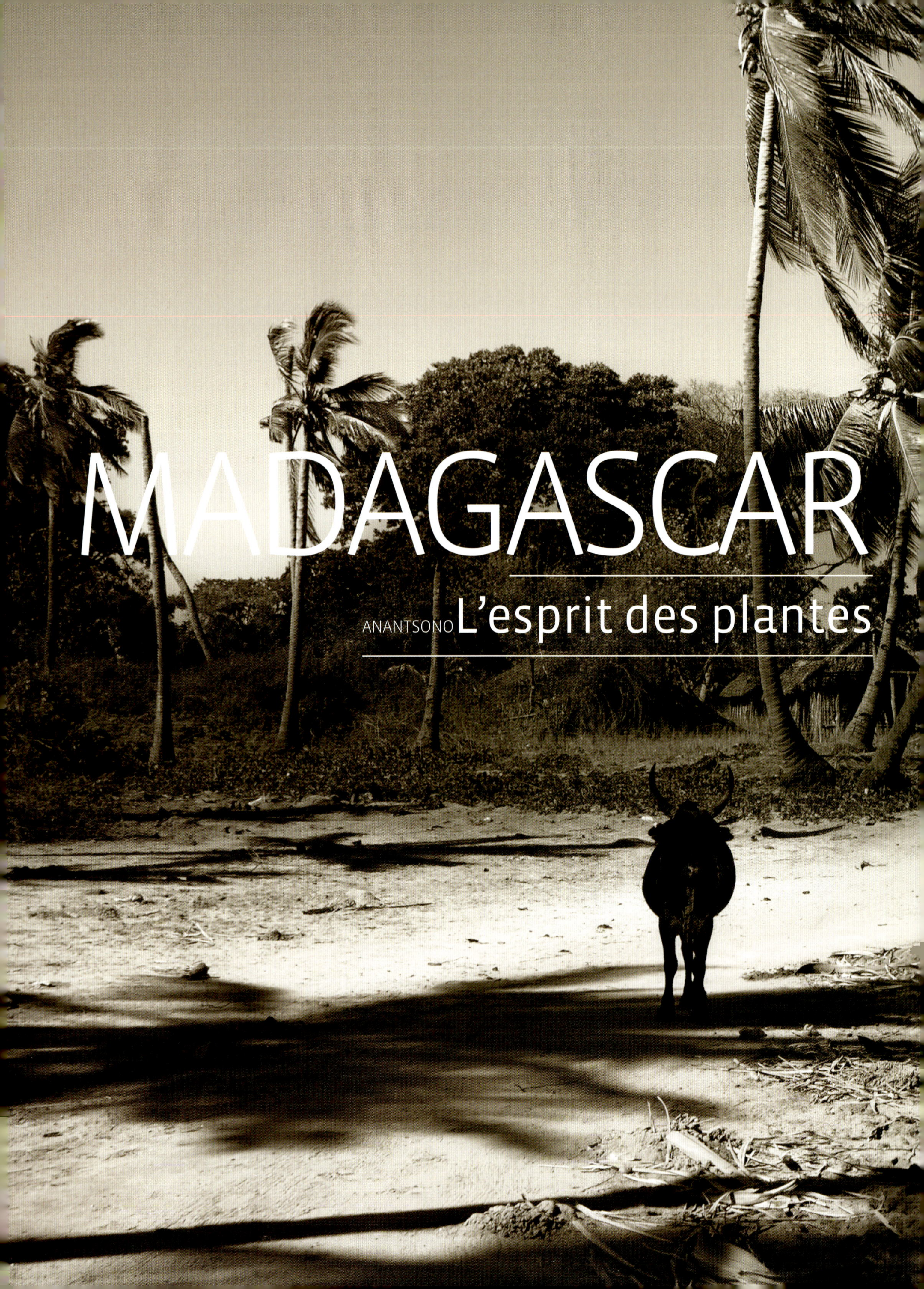

MADAGASCAR

ANANTSONO

L'esprit des plantes

120

POUR 1000 C'EST LA PROPORTION DE JEUNES FEMMES ÂGÉES DE 15 À 19 ANS DONNANT NAISSANCE À UN ENFANT[1].

52

POUR 1000 NAISSANCES VIVANTES : C'EST LE TAUX DE MORTALITÉ DES ENFANTS ÂGÉS DE MOINS DE 5 ANS[1].

4

FEMMES SUR 10 ÂGÉES DE 15 À 49 ANS UTILISENT UN CONTRACEPTIF[1].

3 %

DES FEMMES ENCEINTES ATTEINTES DU VIH ONT REÇU UN TRAITEMENT ANTIRÉTROVIRAL POUR EMPÊCHER LA RANSMISSION DU VIRUS À L'ENFANT EN 2013[1].

387 045

CAS DE MALARIA CONFIRMÉS EN 2013, CONTRE 5 272 EN 2002[5].

16 %

DES FOYERS EN MILIEU URBAIN SONT RACCORDÉS À L'EAU, CONTRE 22 % EN 1990[2].

2 %

DES FOYERS EN MILIEU RURAL SONT RACCORDÉS À L'EAU, COMME EN 1990[2].

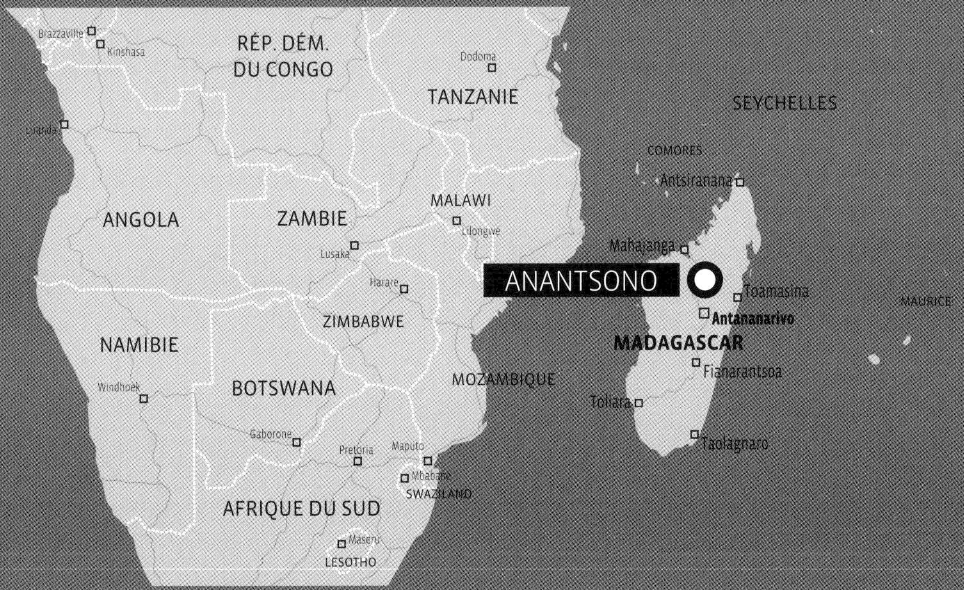

53 %

DES MALADIES ÉTAIENT DUES À LA MALNUTRITION EN 2003-2004[3].

49 %

DES ENFANTS DE MOINS DE 5 ANS SONT EN DESSOUS DU POIDS MINIMUM RECOMMANDÉ (EN 2009)[4].

1. Source : Banque mondiale - Données 2015. 2. Source : Programme commun OMS/UNICEF de surveillance de l'approvisionnement en eau et de l'assainissement, juin 2015. 3. Source : Organisation mondiale de la santé [OMS], Santé publique, environnement et déterminants sociaux de la santé, Country profile of Environmental Burden of Disease, 2009. 4. Source : Countdown to 2015: Maternal, Newborn & Child Survival, 2012. 5. Source : Organisation mondiale de la santé [OMS], données de l'Observatoire mondial de la santé.

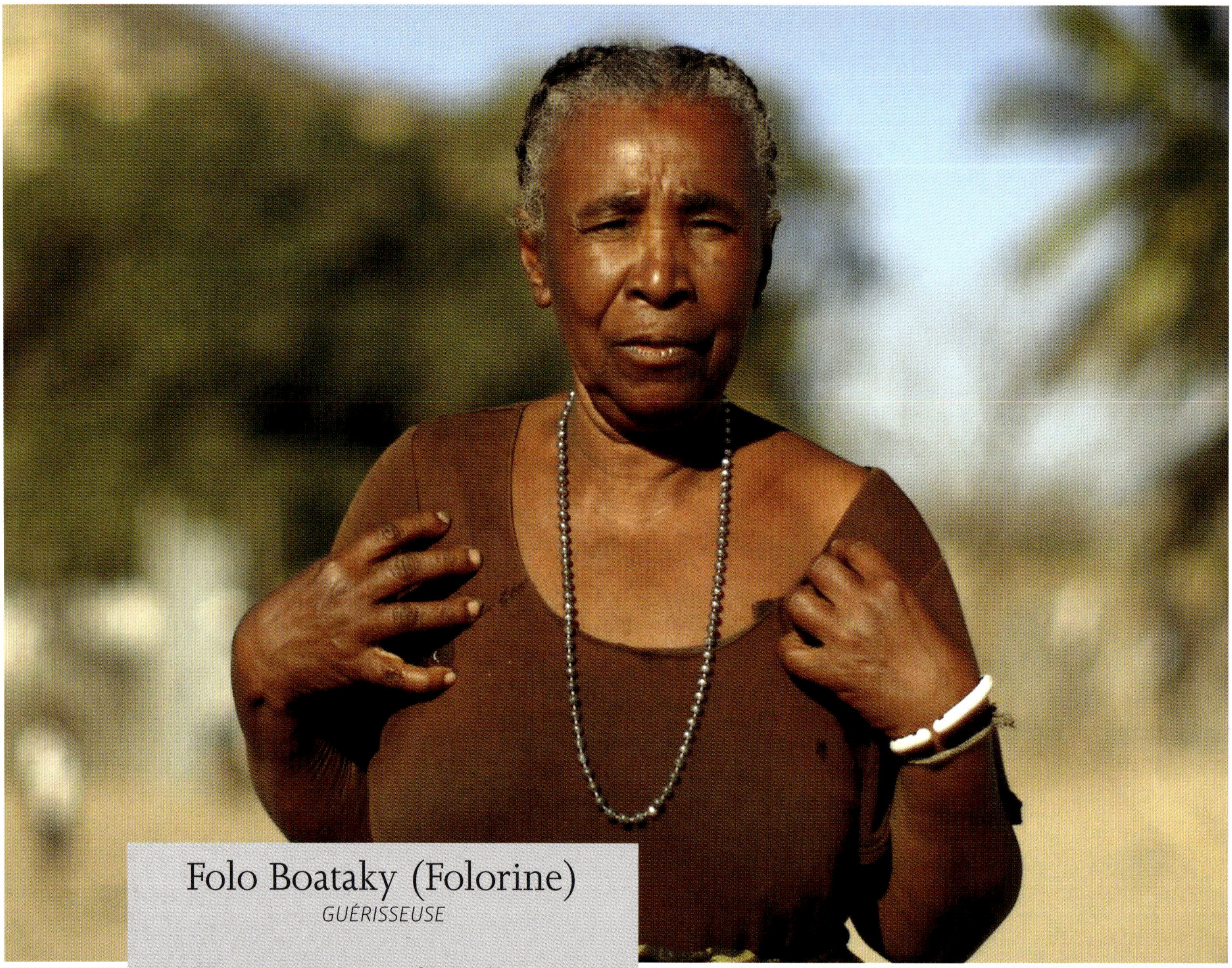

Folo Boataky (Folorine)

GUÉRISSEUSE

Folorine est guérisseuse. Sa fille Zeti l'aide à cueillir les plantes. Vivant parmi les Vezo, peuple de pêcheurs nomades aujourd'hui sédentarisés, elles entretiennent un lien avec les esprits de la forêt qui les rattache davantage aux Antandroy, le « peuple des épines ».

Couleur café, cheveux de cendres. Le verbe haut,
entre ciel et terre. Ses pieds, dans le sable brûlant,
martèlent le passé, danse des esprits.
Ses genoux épuisés supportent le poids des années
offertes à ses ancêtres. Antandroy et vezo,
sur un croissant de sable à l'union des eaux !

MADAGASCAR *L'esprit des plantes*

Folorine Boataky, guérisseuse et sage-femme dans le village d'Anantsono.

JE N'ÉTAIS JAMAIS ALLÉ À MADAGASCAR.

MAIS EN BOUCLANT MON SAC POUR CETTE GRANDE ÎLE AU LARGE DES CÔTES AFRICAINES, J'AVAIS L'IMPRESSION DE DÉJÀ LA CONNAÎTRE.

J'avais en tête quelques images. Celles de l'effervescence bruyante des marchés colorés de sa capitale Antananarivo. Celles des immenses falaises du massif Tsaranoro, ces monstres de granit gris hauts de plusieurs centaines de mètres que quelques-uns de mes amis grimpeurs avaient déjà affrontés. Celles de la végétation luxuriante en cette terre isolée, fourmillant de treize mille espèces de plantes différentes. Présentes dans les inextricables mangroves, abritées sous les larges parasols formés par les feuilles d'immenses baobabs, ou enfouies au cœur des forêts humides, près de neuf sur dix sont endémiques et uniques au monde. En parcourant le sud-ouest de l'« île rouge », j'ai pourtant découvert un spectacle auquel rien ne m'avait préparé. Nous avons déjà roulé plusieurs heures à travers d'immenses plaines de forêt sèche quand nous faisons enfin halte. Le ronronnement hypnotique des soupapes laisse place au silence. Seul le chant d'une brise légère dans les branches parvient à me tirer de ce rêve éveillé. Devant moi, l'ocre de la piste de latérite bordée de verdure semble s'arrêter net. J'ai besoin de faire quelques pas. Du sommet d'une immense falaise, j'aperçois Anantsono, le village où je m'apprête à passer les dix prochains jours. Je devine, posées sur un long ruban de sable, croissant de lune doré bordé par les eaux, des centaines de petites taches de couleur terre à peine distinctes : des huttes, faites de bois et de paille, sommaires. Au détour d'une ultime boucle de piste chaotique, Anantsono résonne d'une vie joyeuse. Des enfants s'amusent dans les ruelles. L'un d'eux passe à mes côtés sur une moto imaginaire, en faisant filer une vieille roue de vélo qui rebondit sur le chemin de terre. D'autres marchent, leur petit buste bien droit, portant sur leur tête des bidons trop lourds, remplis d'une eau précieuse. Leurs aînés, eux, me lancent des regards timides. Les villageois d'Anantsono vivent dans une grande précarité. L'électricité ou même un semblant de confort ne sont pas encore parvenus jusqu'ici.

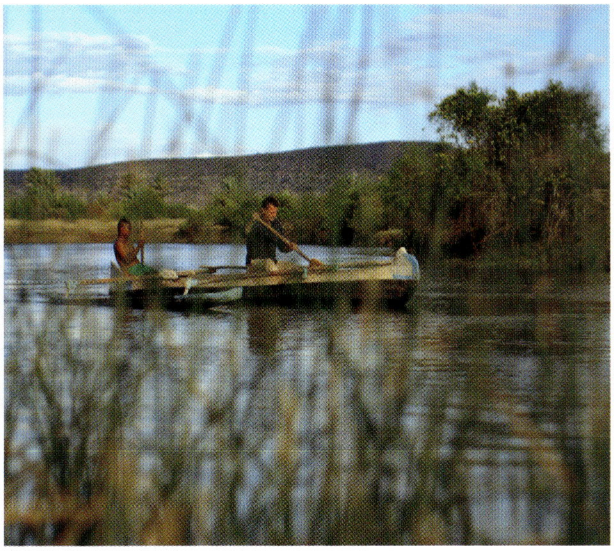

Je suis sur la terre des Vezo, un peuple de pêcheurs qu'on surnommait autrefois les « nomades de la mer », aujourd'hui

— MOI, JE N'AI PAS D'HORAIRE. JE TRAVAILLE SANS ARRÊT. QUE CE SOIT LE SOIR OU LE MIDI. LES GENS QUI VIENNENT POUR SE FAIRE MASSER ARRIVENT TRÈS TÔT, CAR ILS DOIVENT ENCORE ALLER AUX CHAMPS POUR CULTIVER ET CHERCHER DE L'EAU.
FOLORINE BOATAKY

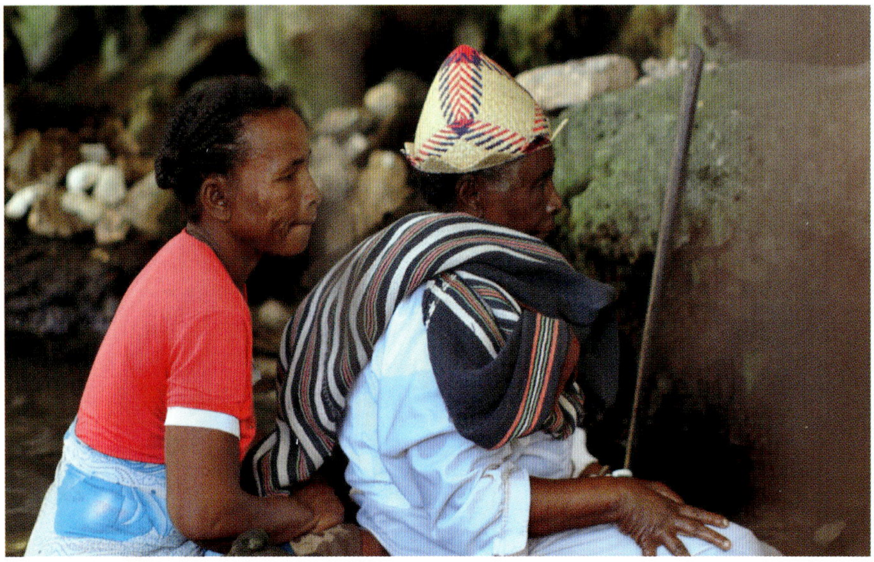

Zeti, la fille de Folorine Boataky, n'a pas souhaité devenir guérisseuse, bien qu'elle connaisse autant les plantes médicinales que sa mère, parce qu'elle refuse de se faire posséder par les ancêtres.

sédentarisés. Sur l'horizon, des voiles carrées, patchworks multicolores, sont hissées sur leurs pirogues. Plus de quinze mille personnes habitent aujourd'hui à Anantsono. Je viens y rencontrer Folorine Boataky, la guérisseuse du village. Si sa maison est à l'écart de la plage, au pied des falaises, c'est que Folorine n'est pas vezo. C'est une Antandroy: le « peuple des épines », semi-nomade, tire son nom des plateaux arides et couverts de ronces dont Folorine est originaire. À Madagascar, les dix-huit ethnies se sont toujours croisées, mélangées, et Folorine s'est retrouvée à vivre au bord de l'eau auprès des Vezo plutôt qu'au milieu des forêts d'épineux.

J'ai dans ma sacoche un paquet de café. On m'a mis en garde: sans café, Folorine peut être d'une humeur massacrante! Je n'ai aucun mal à la trouver: sa maison est grande ouverte, de jour comme de nuit. Tout le monde la connaît et la respecte. Au-dehors comme à l'intérieur, femmes et enfants attendent, assis à même le sol. Lorsque je découvre ce petit bout de femme affairée à recevoir ses patients chez elle, je me demande si le café était une bonne idée: Folorine, du haut de ses soixante-quinze ans, est une véritable tornade. Je l'observe. Sa coiffure, deux petits chignons encadrant son visage, lui donne un air de petite fille. Alors qu'elle palpe les ventres, qu'elle fait glisser ses mains sur les muscles, elle met autant de vigueur à houspiller ses patients qu'à se plaindre de ses propres articulations percluses d'arthrose. Quand elle m'aperçoit, elle ne fait pas de manières; elle me salue d'un: « Bienvenue à toi, le Blanc! » Mais je sens bien que ma couleur n'a aucune importance. Je me sens tout de suite à l'aise: je sais qu'en ma présence, elle continuera à être Folorine Boataky, sans se préoccuper de jouer un rôle pour se montrer sous un meilleur jour.

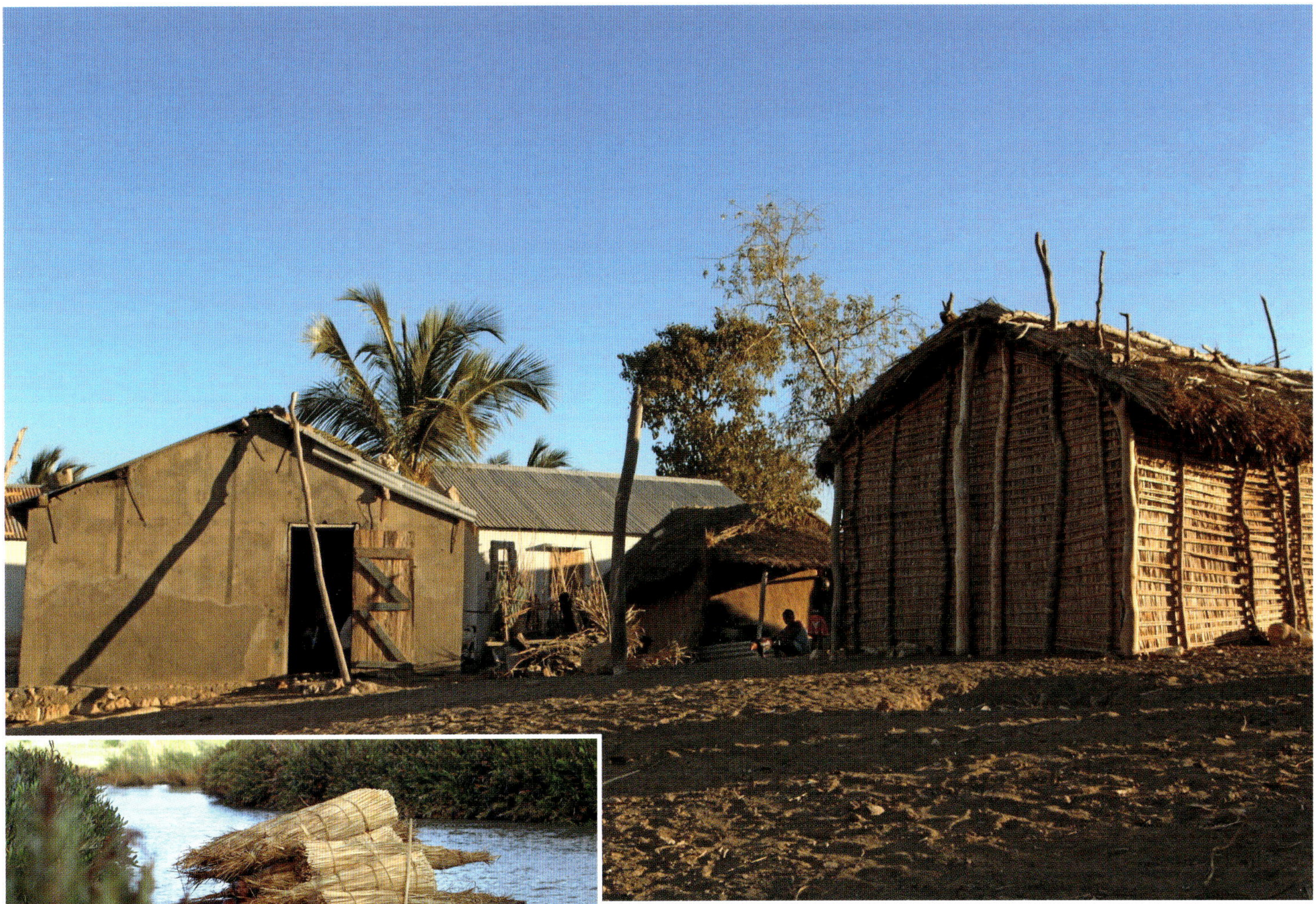
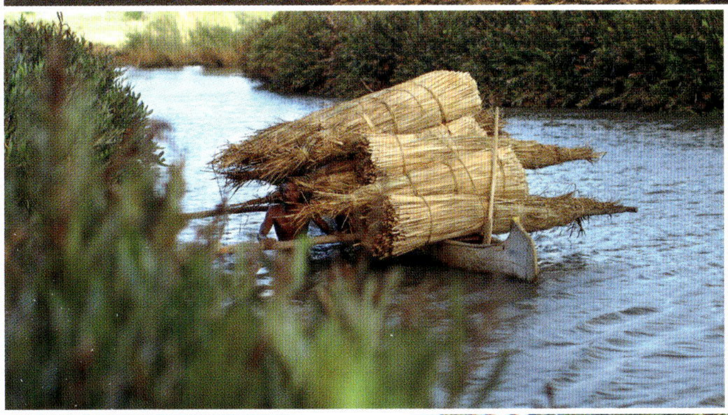
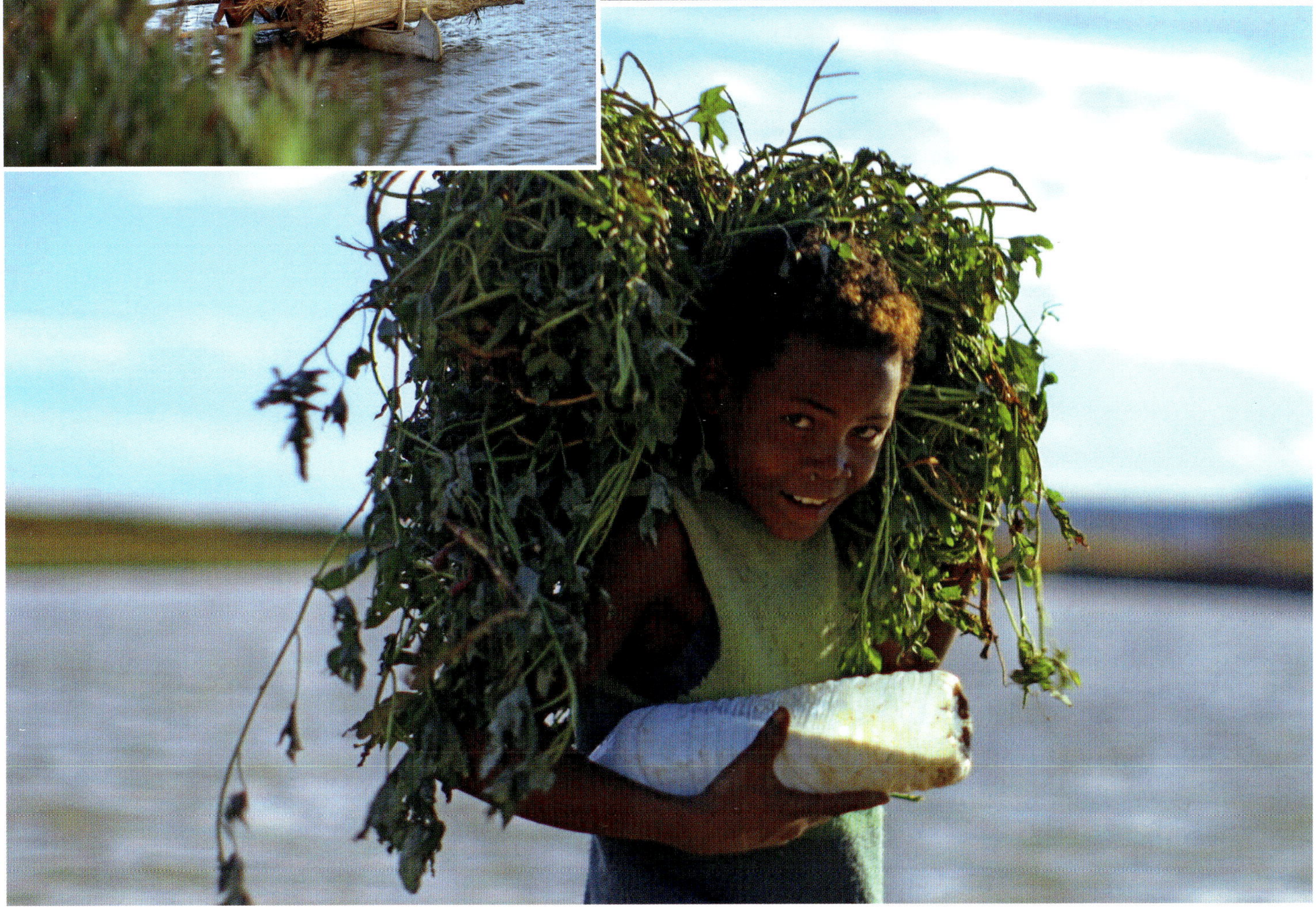

Mon intuition se confirme rapidement. Alors que nous buvons une tasse de café, la guérisseuse m'explique qu'elle va devoir demander aux ancêtres s'ils acceptent que je reste à ses côtés à l'observer pratiquer la médecine antandroy. Dans sa maison, Folorine dispose d'un petit espace dédié aux anciens : un simple recoin dans lequel s'entassent pêle-mêle des petits paniers emplis de ces plantes variées qui constituent la base de sa médecine. C'est aussi là qu'elle range un long bâton de bois au bout duquel est campé un chapeau au bord curieusement orné d'une succession de triangles rappelant l'emblème de son peuple, les épines. Je comprends que ces deux accessoires assureront la communication avec l'autre monde. Assise sur une chaise et tenant fermement son bâton à la verticale, tel un paratonnerre qui capterait la voix des ancêtres, elle m'offre une représentation inattendue. Folorine halète étrangement et agite son corps, comme soudainement habité par les esprits ! Le verdict tombe : les ancêtres sont d'accord. Je ne doute pas que la guérisseuse d'Anantsono soit capable d'entrer en de réelles transes. Mais celles-ci sont épuisantes et elle ne peut pas se permettre d'expérimenter un tel état dès qu'un visiteur comme moi arrive dans son village. Elle m'explique y avoir recours lorsqu'elle ne sait pas quel traitement proposer ou lorsqu'elle souhaite se faire guider dans la cueillette des plantes utiles à la préparation de ses remèdes. Alors que je la questionne sur la façon dont elle est devenue guérisseuse, Folorine, d'un air malicieux, m'affirme à plusieurs reprises qu'elle ne sait « rien », que chaque traitement qu'elle prodigue lui a été soufflé par ses ancêtres. Son rapport à la connaissance est bien différent du mien. Folorine voue un immense respect à ce que transmettent les anciens mais ne se l'approprie pas : la guérisseuse d'Anantsono préfère affirmer qu'elle a rêvé les paroles de ses ancêtres plutôt que de dire qu'elle possède et a assimilé une telle somme de connaissances. Une forme d'humilité qui la rend encore plus séduisante.

— J'AI ÉTÉ À L'HÔPITAL, MAIS ILS N'ONT PAS PU ME SOIGNER. J'AI PAYÉ CHER LE TRAITEMENT QUAND J'AI EU CETTE MALADIE EN 2012. ET LÀ, MAINTENANT, DEPUIS QUE LA DOULEUR EST REVENUE, JE PRÉFÈRE VENIR ME FAIRE MASSER CHEZ LA GUÉRISSEUSE.

UN PATIENT DE FOLORINE BOATAKY

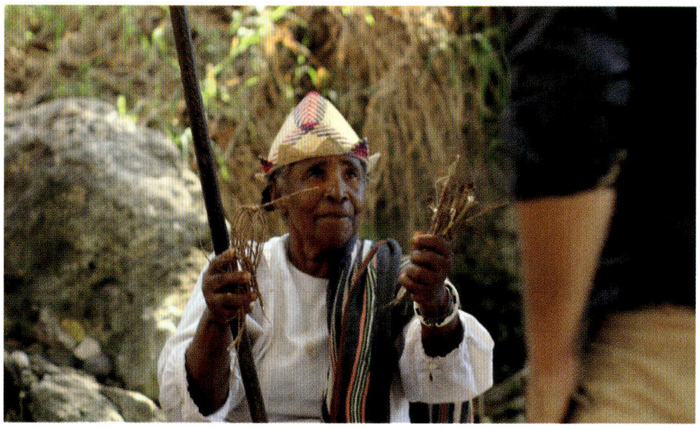

Folorine Boataky frictionne les muscles de ce malade avec du *kolokolika* écrasé pour faire circuler le sang.

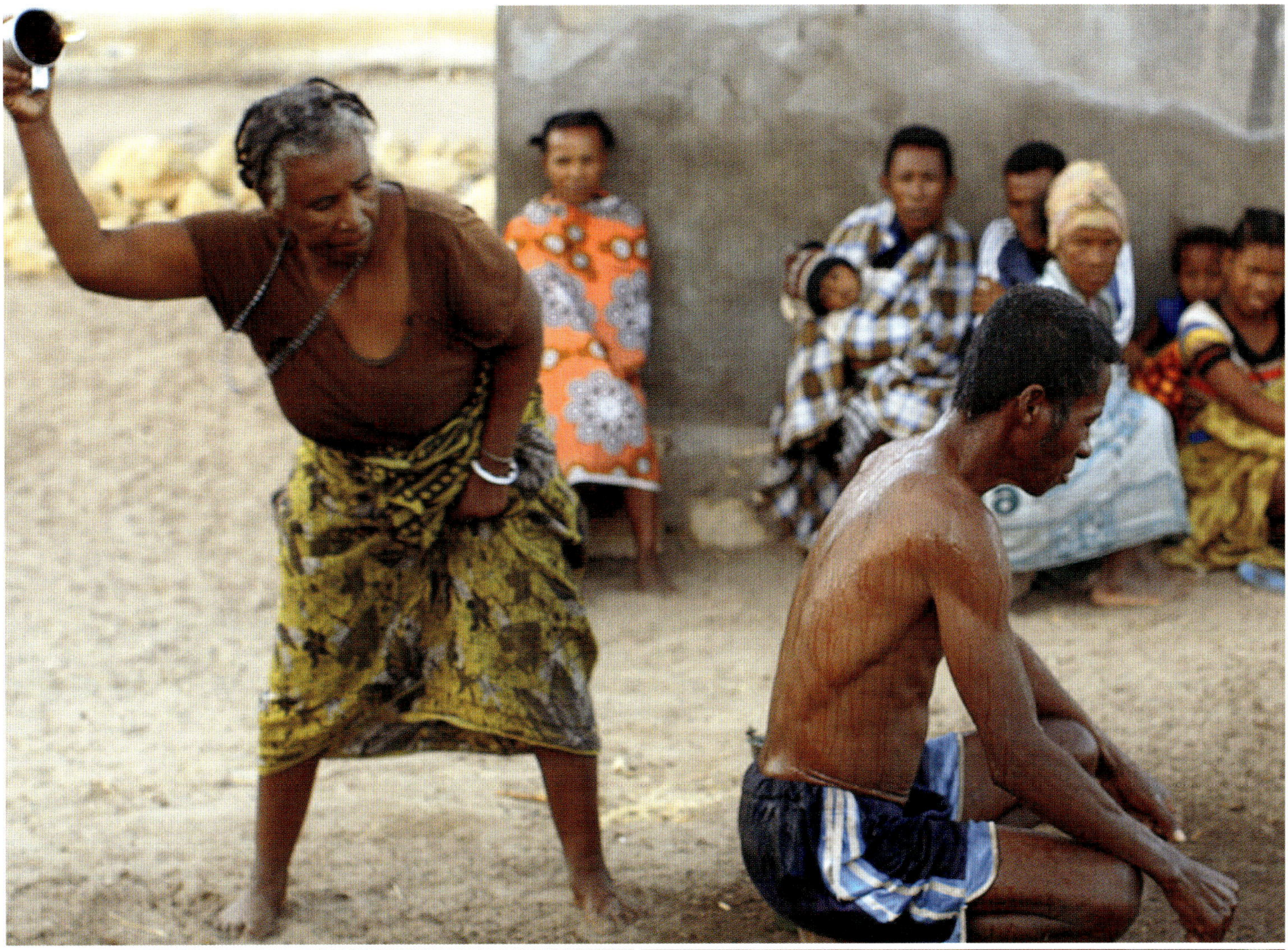
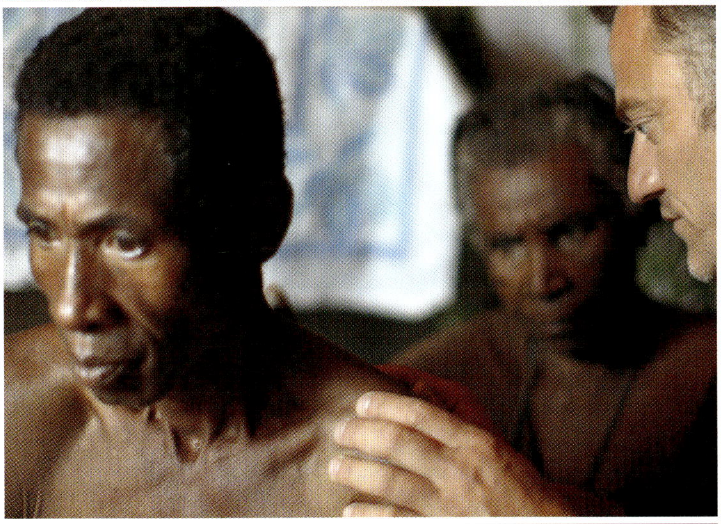
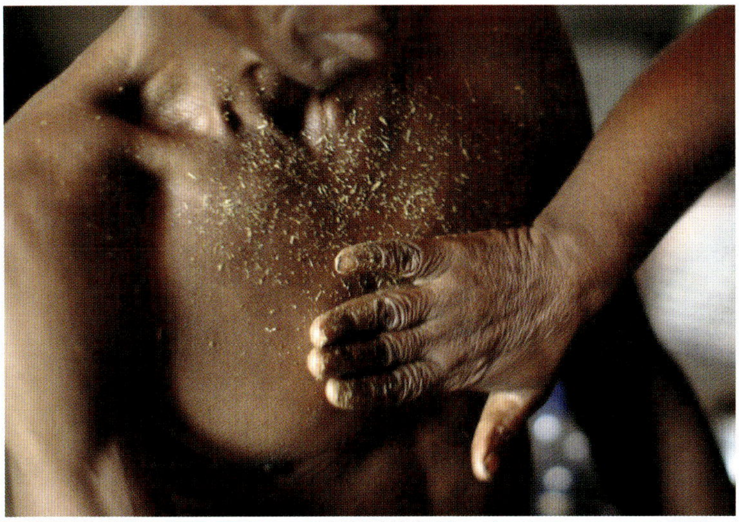
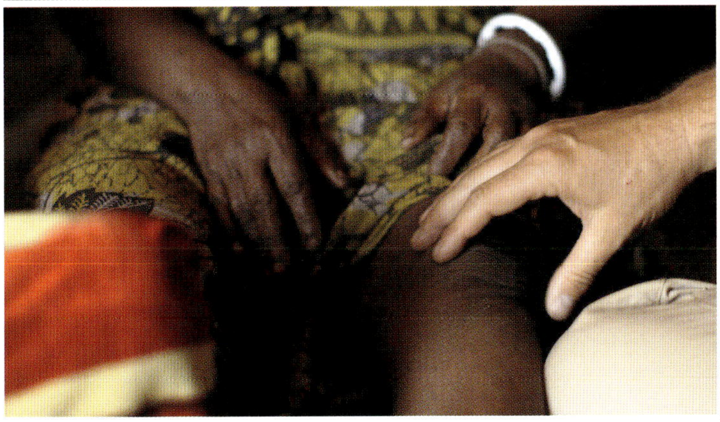
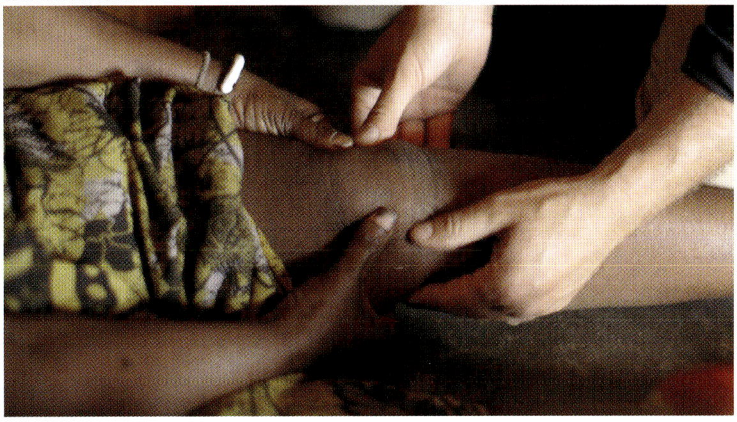

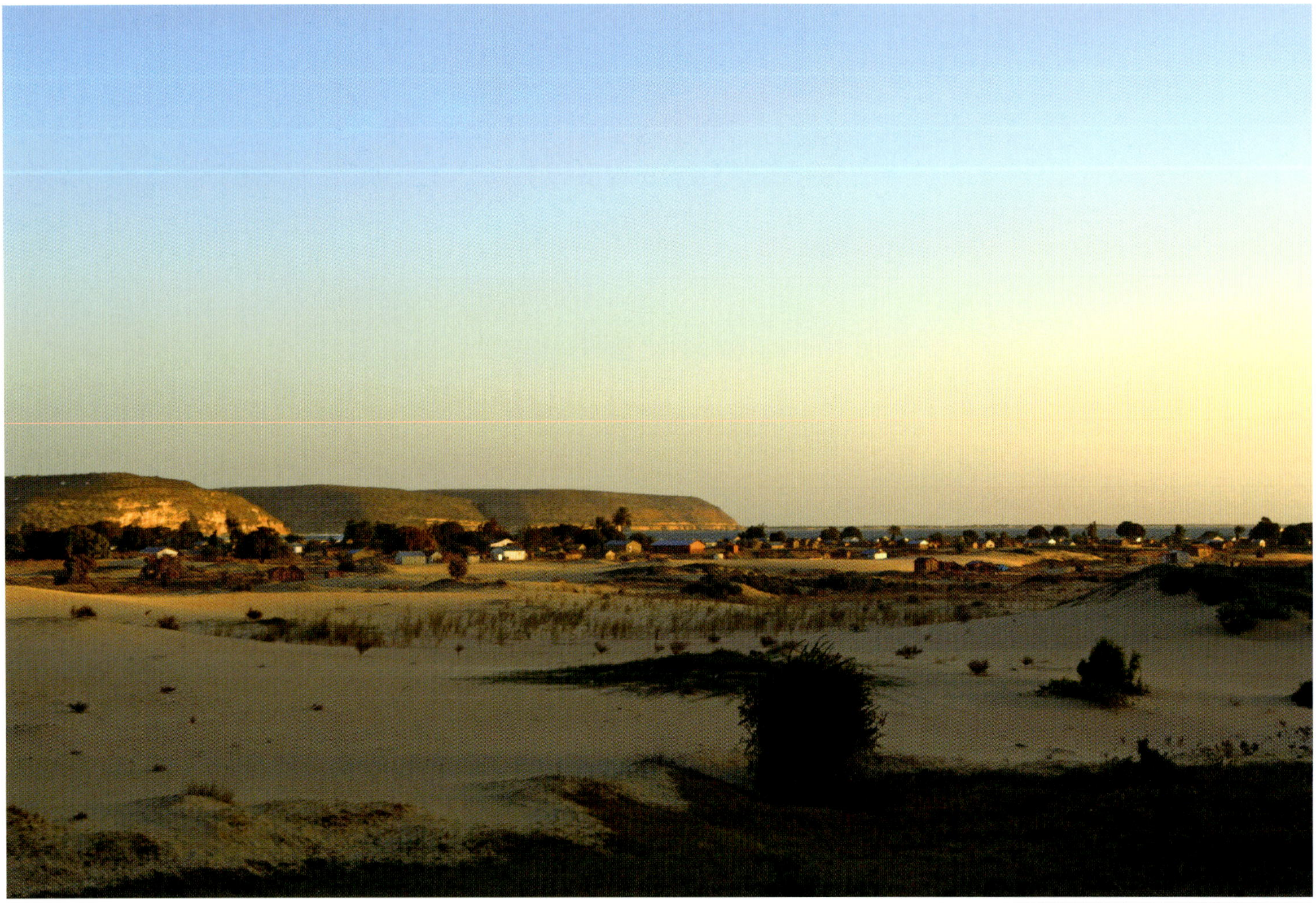
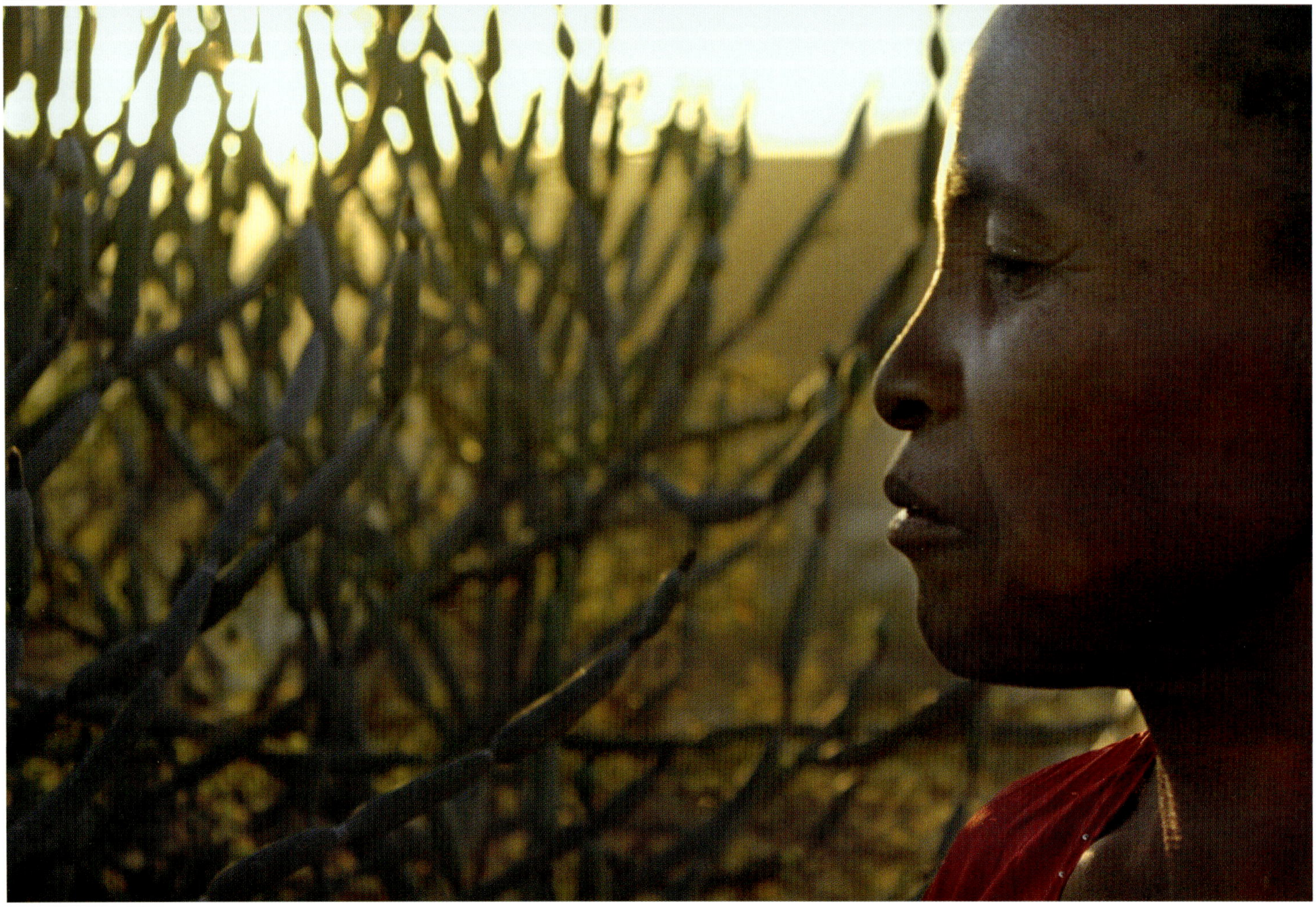

Zeti part souvent à la cueillette pour aider sa mère. Le *katrafay*, plante très utilisée par la guérisseuse, est un puissant cicatrisant, anti-inflammatoire, hypotenseur et antibactérien.

L'utilisation intensive des plantes endémiques épuise les ressources naturelles.

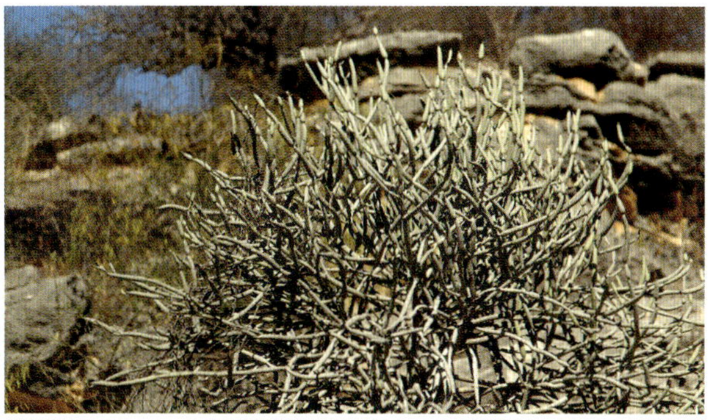

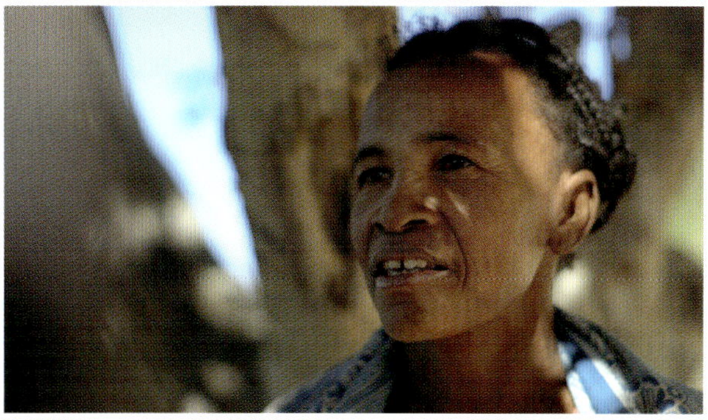

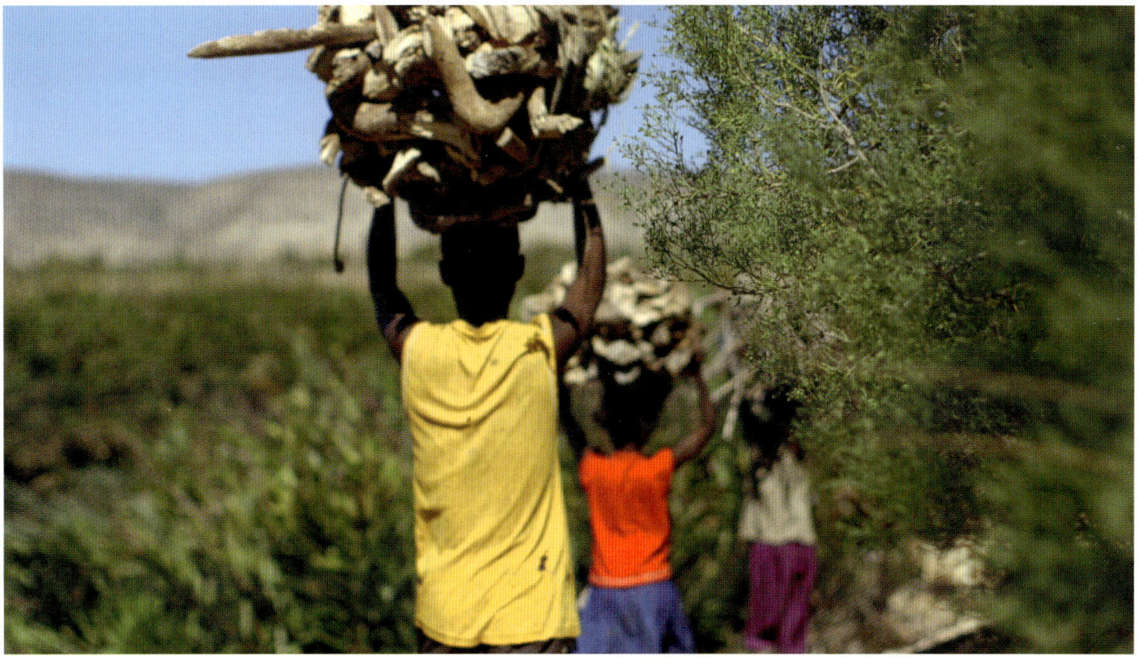

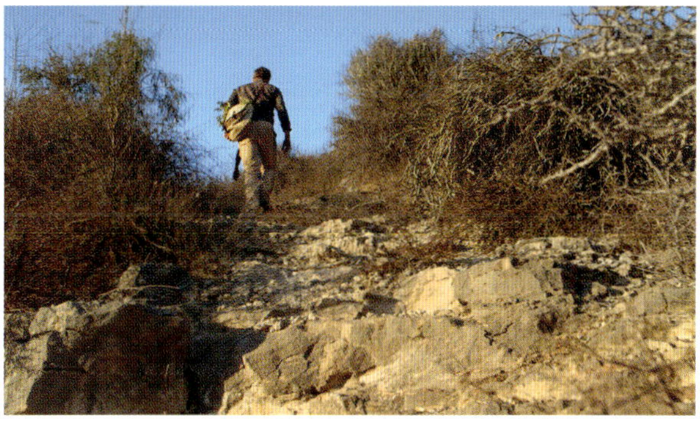

Des médicaments inspirés de la nature

Tout a commencé dans les années 1930 avec une courte plante herbacée aux tiges vertes terminées par des feuilles semblables à celles des nénuphars, si ce n'est qu'elles sont bien plus fines et petites et ne s'épanouissent pas dans l'eau. Cette plante a été nommée *Centella asiatica*. Quand des scientifiques ont découvert qu'elle était utilisée sur l'île de Madagascar par les tradipraticiens pour soigner les mutilations causées par la lèpre, une étonnante aventure a commencé. Quels sont donc les mystères que renferme cette minuscule plante? Le secret a été percé quelques années plus tard: *Centella asiatica* contient de l'asiaticoside, une molécule aux propriétés cicatrisantes, capable, d'une part, d'améliorer la formation de collagène, ciment des tissus de l'organisme, et, d'autre part, l'angiogenèse, le processus de croissance des vaisseaux sanguins. Le botaniste français Pierre Boiteau et le chercheur malgache Albert Rakoto Ratsimamanga mettent alors au point le Madécassol, un médicament cicatrisant concentrant les principes actifs de *Centella asiatica*. La crème est vite adoptée dans les hôpitaux du monde entier, c'est un succès! Quelques années plus tard, en 1958, ils fondent à Antananarivo, la capitale, l'Institut malgache de recherches appliquées (IMRA), récemment rebaptisé Fondation Albert et Suzanne Rakoto Ratsimamanga. Son but? Continuer d'explorer la flore de Madagascar et développer, comme avec la petite plante *Centella*, des médicaments à partir des richesses naturelles de l'île, sûrs et peu onéreux, pour en faire bénéficier le plus grand nombre. Depuis, les scientifiques de l'Institut malgache ont parcouru les moindres recoins de leur île, rencontré les guérisseurs et étudié les plantes endémiques. Pendant plus d'un demi-siècle, ils ont documenté l'utilisation ethnomédicale de plus de 6 000 plantes et ont produit plus de 40 médicaments et compléments alimentaires à base de plantes! Parmi eux, le Madeglucyl a une histoire surprenante. En 1965, le professeur Rakoto Ratsimamanga et sa femme découvrent que les guérisseurs ont une curieuse méthode pour dépister le diabète chez leurs patients: ils les font uriner sur une fourmilière et observent les réactions des petites bâtisseuses! L'idée est astucieuse: l'urine d'une personne diabétique étant riche en glucose, elle attire les fourmis. Les guérisseurs prescrivent aussi aux diabétiques un fruit ressemblant à une prune et tiré d'un arbre, le jamelonier *(Syzygium cumini)*. Grâce aux propriétés de ce fruit, ils développent un nouveau médicament, à Madagascar puis à l'étranger: le Madeglucyl. L'IMRA a réalisé son rêve: offrir aux Malgaches, une des populations parmi les plus pauvres au monde, des médicaments bon marché issus des ressources naturelles de l'île et des savoirs traditionnels, tout en nouant des partenariats avec des centres de recherche étrangers et en tirant des revenus de ses ventes internationales. L'Institut a également mis en place une politique de partage des bénéfices avec les habitants des villages voisins, afin de leur faire profiter du succès du petit laboratoire d'Antananarivo. Cette forme de solidarité a eu un autre effet positif: conscients de la valeur médicinale et économique des fruits de *Syzygium cumini*, les villageois protègent désormais cet arbre, alors qu'ils le coupaient sans hésiter il y a encore quelques années pour en vendre le bois.

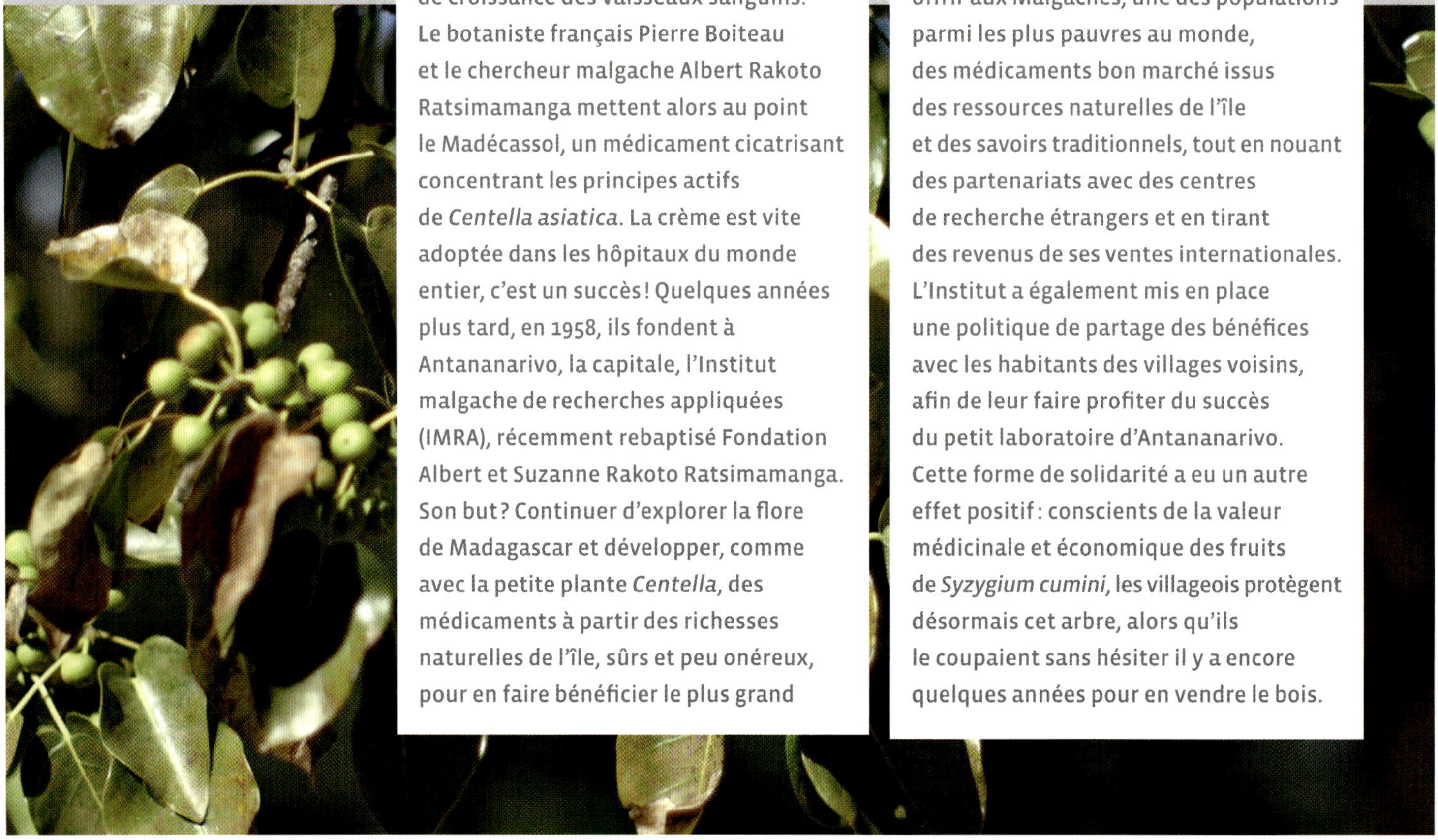

Sa pharmacie est un condensé de la richesse des écosystèmes du sud-ouest de Madagascar. En plongeant les mains dans les feuilles, les tiges et les racines que Folorine conserve précieusement chez elle, je me souviens de mes cours de médecine. Sur les bancs de la faculté de Grenoble, j'avais écouté un enseignant nous vanter les vertus d'une plante qui me semblait alors bien exotique, la pervenche de Madagascar : grâce à ses principes actifs empêchant la division cellulaire, elle est utilisée dans la fabrication de puissants anticancéreux. Je connaissais aussi *Centella asiatica*, une herbacée aux propriétés cicatrisantes. Rangés dans des petits paniers, les remèdes de Folorine, que sa propre fille va cueillir pour elle en forêt, me semblent d'une richesse infinie. Les femmes sont nombreuses à la consultation de Folorine. Drapées dans des tissus bigarrés,

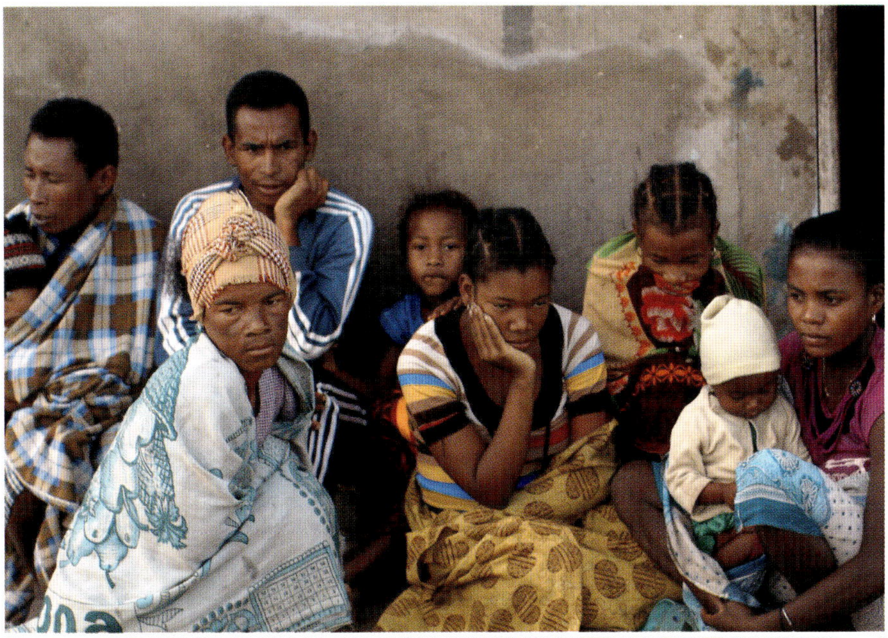

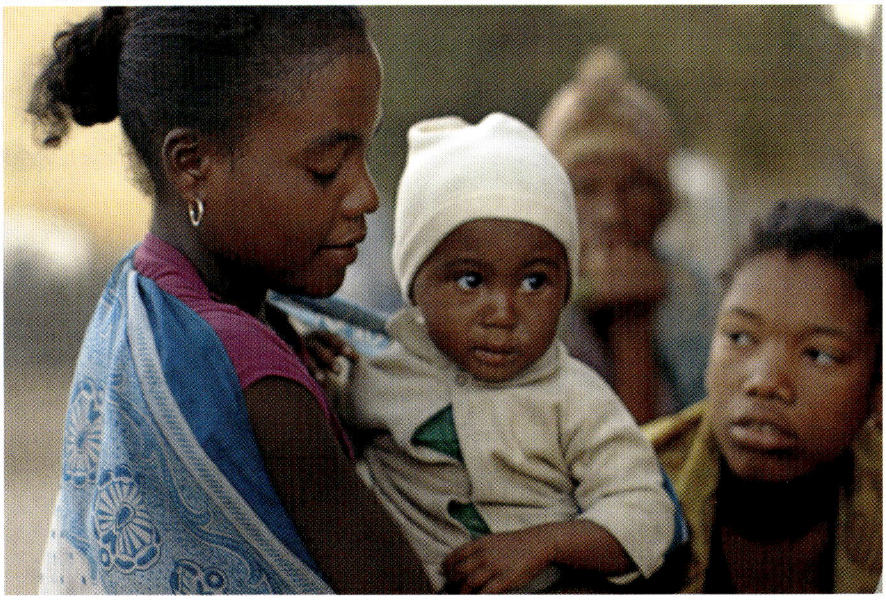

— JE SOIGNE LES GENS ET J'AIME BIEN LE FAIRE, MÊME SI CELA ME FATIGUE. J'ARRIVE À LES GUÉRIR, MÊME S'ILS SONT SUR LE POINT DE MOURIR. EN TANT QU'ÊTRE HUMAIN, ON VEUT SAUVER LA VIE DES GENS. ON VEUT QUE TOUT LE MONDE SOIT EN BONNE SANTÉ, MÊME SI ON NE TOUCHE PAS D'ARGENT.

FOLORINE BOATAKY

↑ Beaucoup de malades se pressent pour bénéficier des soins de Folorine Boataky. Si certains n'ont pas accès aux soins médicaux hospitaliers, d'autres se tournent vers elle par choix.

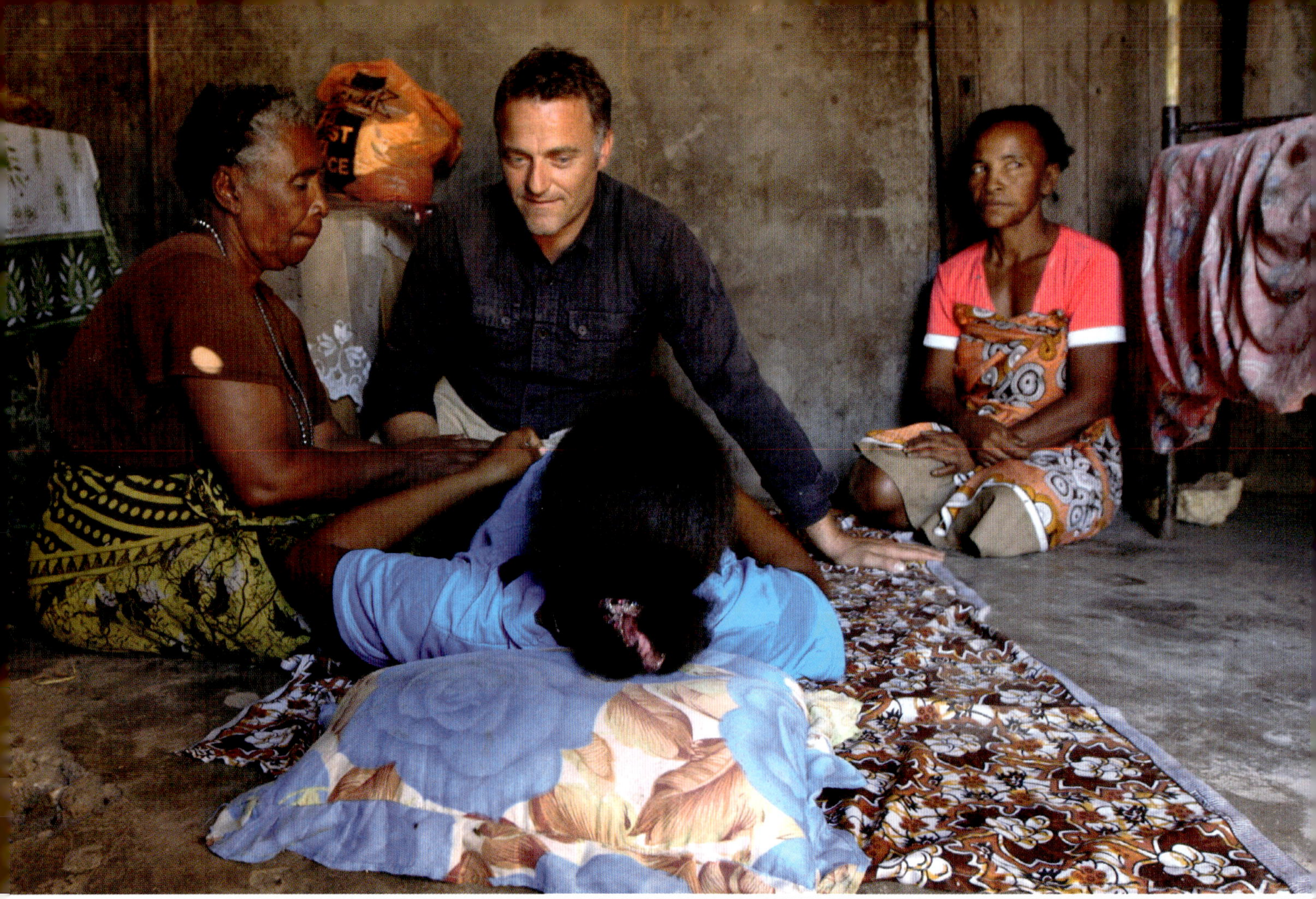

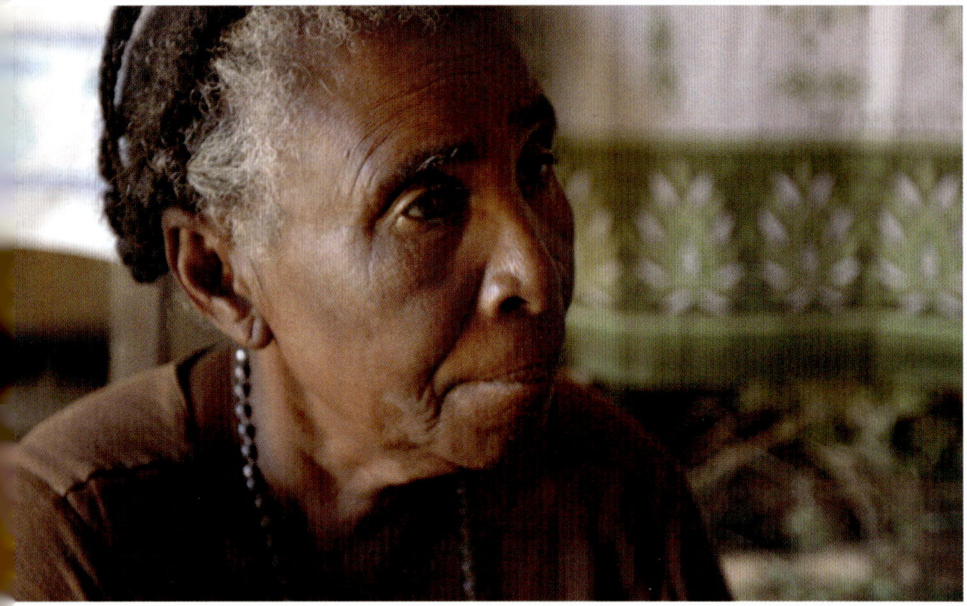

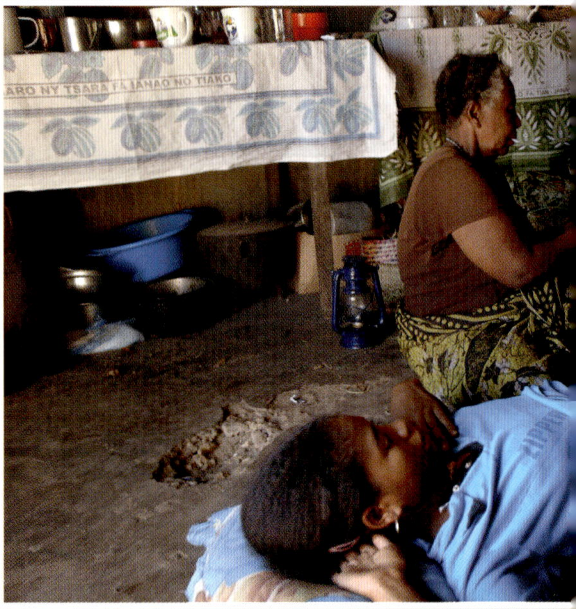

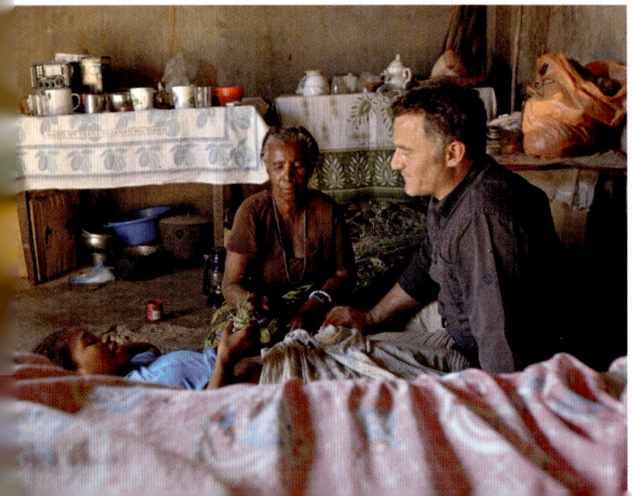

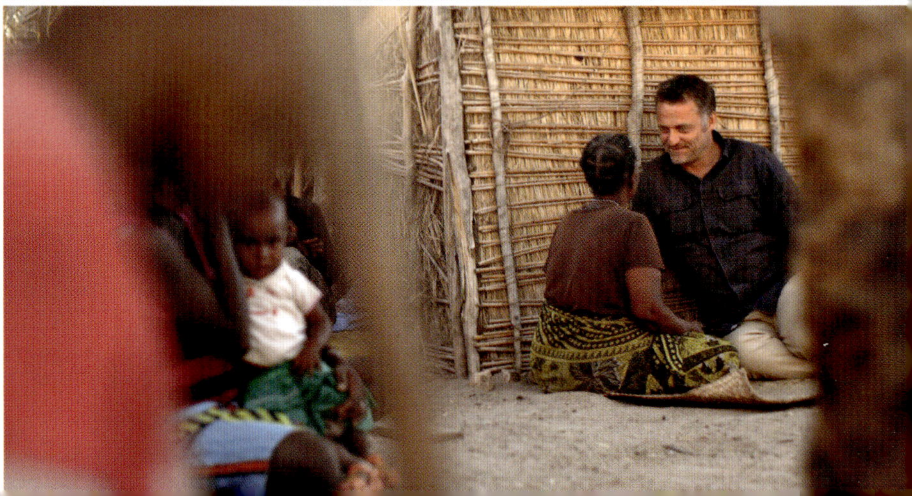

> **— J'AI ENTENDU QUE LA GUÉRISSEUSE POUVAIT SOIGNER. J'AI DÉJÀ EU UN ENFANT, MAIS JE N'AI PAS PU EN AVOIR APRÈS. C'EST POUR ÇA QUE JE SUIS VENUE ICI. ET LA GUÉRISSEUSE M'A MASSÉE PENDANT UN MOIS. GRÂCE À ÇA, LE MOIS SUIVANT, JE SUIS TOMBÉE ENCEINTE.**
>
> *UNE PATIENTE DE FOLORINE BOATAKY*

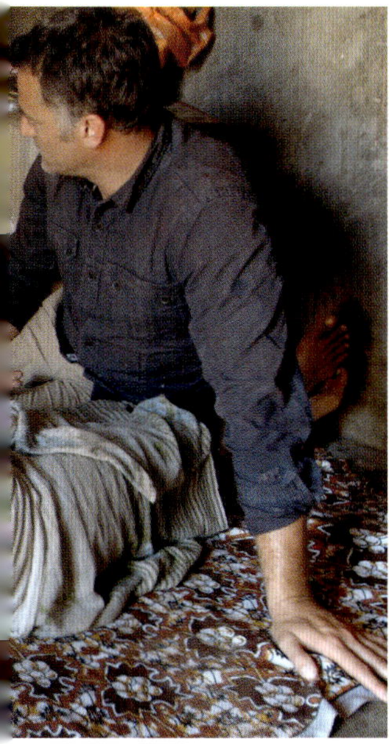

Cette jeune patiente, originaire d'un village voisin, résidera à Anantsono tout le temps de sa grossesse.

les futures mères viennent de loin passer auprès d'elle plusieurs mois et restent parfois après leur accouchement, afin de recevoir quotidiennement des soins consistant en massages et préparations à base de plantes. Dans la maison de la guérisseuse, allongées à tour de rôle sur un tapis à même le sol, toutes semblent avoir remis leur fécondité et leur grossesse entre les mains de Folorine qui, de ses doigts experts, sait sentir les petits grandir dans les ventres arrondis. Pour éviter les fausses couches, elle donne aux futures mamans deux plantes, les tiges de l'une étant fermement nouées autour de l'autre : au-delà des principes actifs de ce remède, sa portée symbolique pour permettre au fœtus de rester lié à la future mère me saute aux yeux.

Mais c'est le traitement que reçoit Christian qui va le plus me marquer. Christian a tout juste quatre ans. Souffrant d'une hernie inguinale, il a été massé tous les jours depuis plusieurs semaines par Folorine, avec un remède à base de cocons d'insectes brûlés puis réduits en poudre. L'orifice de la hernie, large de deux doigts il y a peu, a aujourd'hui largement diminué. Cela me semble incroyable : pour réduire une telle hernie, je n'aurais pas eu d'autre choix que la chirurgie, seul traitement auquel nous avons recours en France pour ce genre de problème ! Je réalise alors toute la portée du travail réalisé par Folorine dans le microcosme d'Anantsono : seule la guérisseuse antandroy est en mesure de dispenser des soins à ceux qui n'ont pas les moyens de se déplacer à l'hôpital ni de payer des frais médicaux. Dans cette enclave isolée et pauvre, une très large majorité des habitants viennent panser leurs plaies avec les massages et les préparations de plantes de Folorine. Certains viennent même de loin, comme le petit Christian, dont le village, Tuléar, est à plusieurs dizaines de kilomètres d'Anantsono. Peu importe, finalement, qu'elle parvienne ou non à guérir tous les maux : elle est tout simplement la seule, ici, à tenter de les soigner. Et ce, sans jamais rien en attendre en échange, ou parfois si, quelques grains de café.

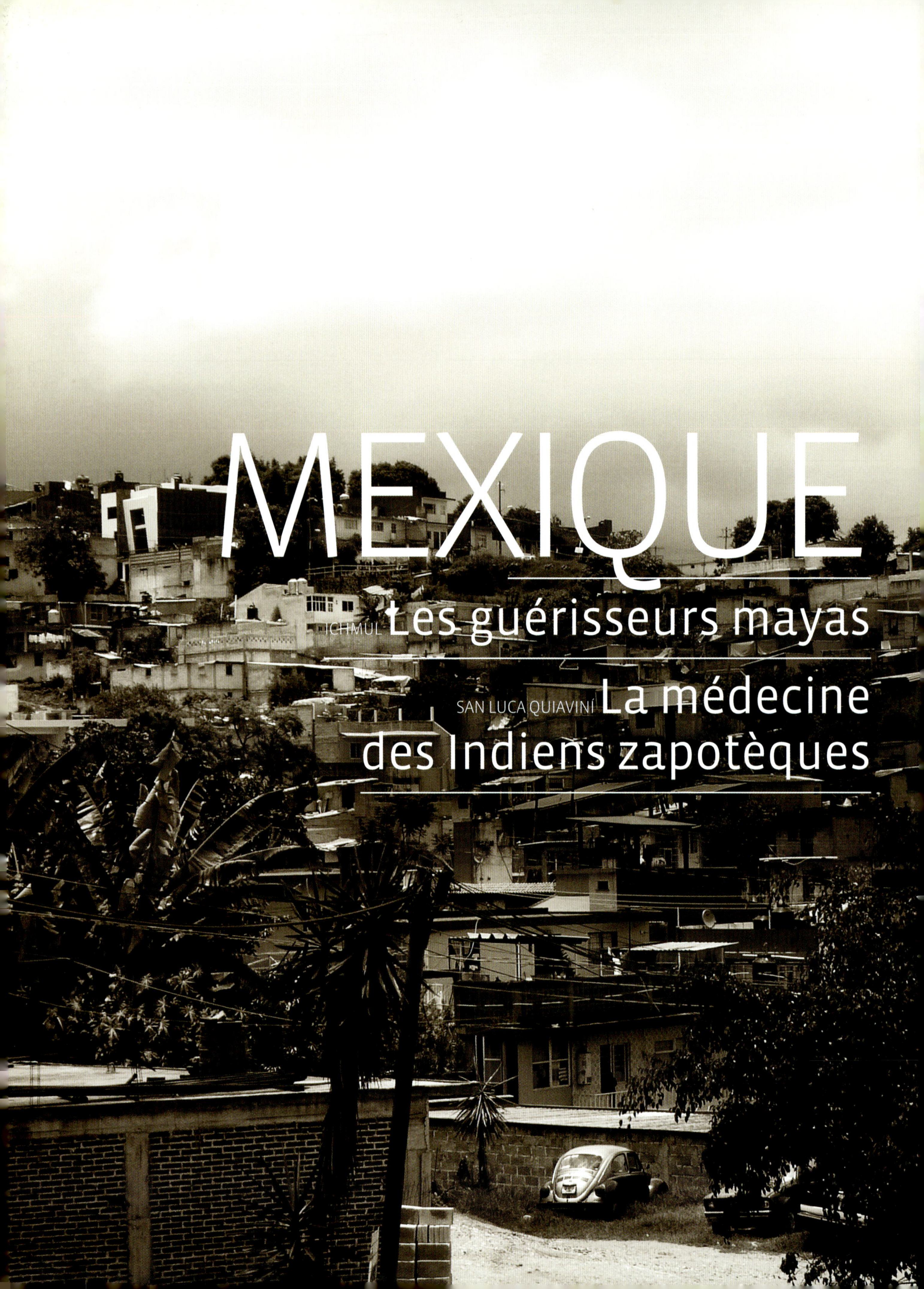

MEXIQUE

ICHMUL Les guérisseurs mayas

SAN LUCA QUIAVINÍ La médecine des Indiens zapotèques

16 %

DE LA POPULATION SOUFFRE DE MALNUTRITION[3].

1

PERSONNE SUR 10 VIVAIT AVEC MOINS DE 1,25 DOLLARS AMÉRICAINS PAR JOUR EN 2012[1].

96 %

DES NAISSANCES SONT ASSISTÉES PAR UN PERSONNEL DE SANTÉ QUALIFIÉ[1].

79 %

DES FOYERS EN MILIEU RURAL ÉTAIENT RACCORDÉS À L'EAU EN 1995, CONTRE 49 % EN 1990[2].

9 300

DÉCÈS SONT PROVOQUÉS CHAQUE ANNÉE PAR LA MAUVAISE QUALITÉ DE L'AIR EXTÉRIEUR[3].

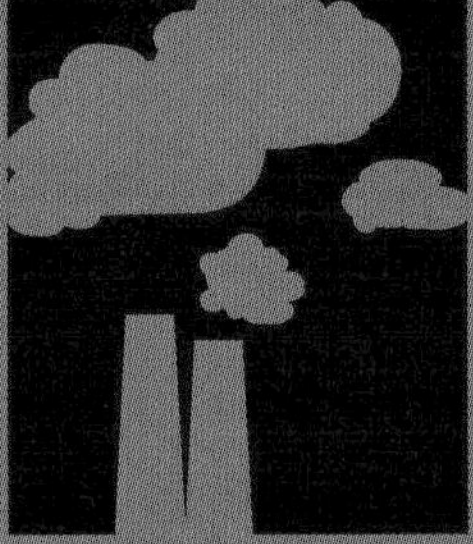

1,6

POUR 1 000 NAISSANCES VIVANTES : C'EST LE TAUX DE MORTALITÉ DES ENFANTS ÂGÉS DE MOINS DE 5 ANS EN 2012, CONTRE 4,9 POUR 1 000 EN 1990[4].

77 ANS

C'EST L'ESPÉRANCE DE VIE À LA NAISSANCE[1].

6,2 %

DES DÉPENSES D'UN FOYER SONT ALLOUÉES À LA SANTÉ[1].

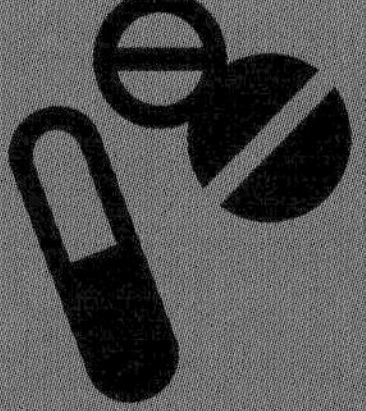

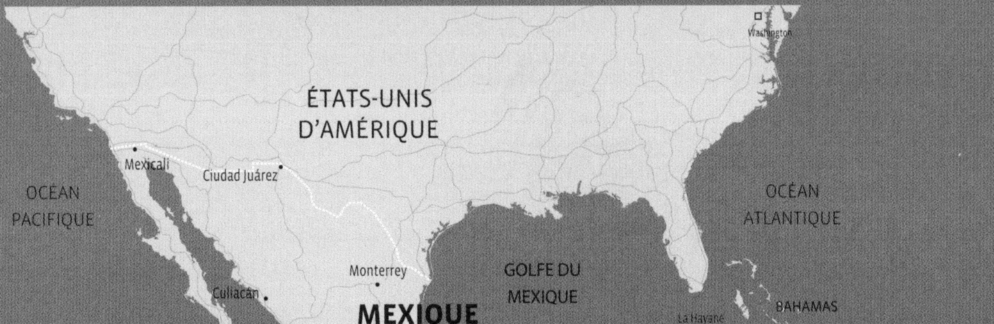

125

MILLIONS D'HABITANTS[1].

79 %

DE LA POPULATION VIVAIT EN MILIEU URBAIN EN 2011[2].

1. Source : Banque mondiale - Données 2015. 2. Source : Organisation mondiale de la santé [OMS], Statistiques sanitaires mondiales 2014. 3. Source : Organisation mondiale de la santé [OMS], Santé publique, environnement et déterminants sociaux de la santé, Country profile of Environmental Burden of Disease, 2009. 4. Source : Organisation des Nations unies [ONU], Groupe inter-agence pour l'estimation de la mortalité infantile [IGME], pour Countdown to 2015: Maternal, Newborn & Child Survival.

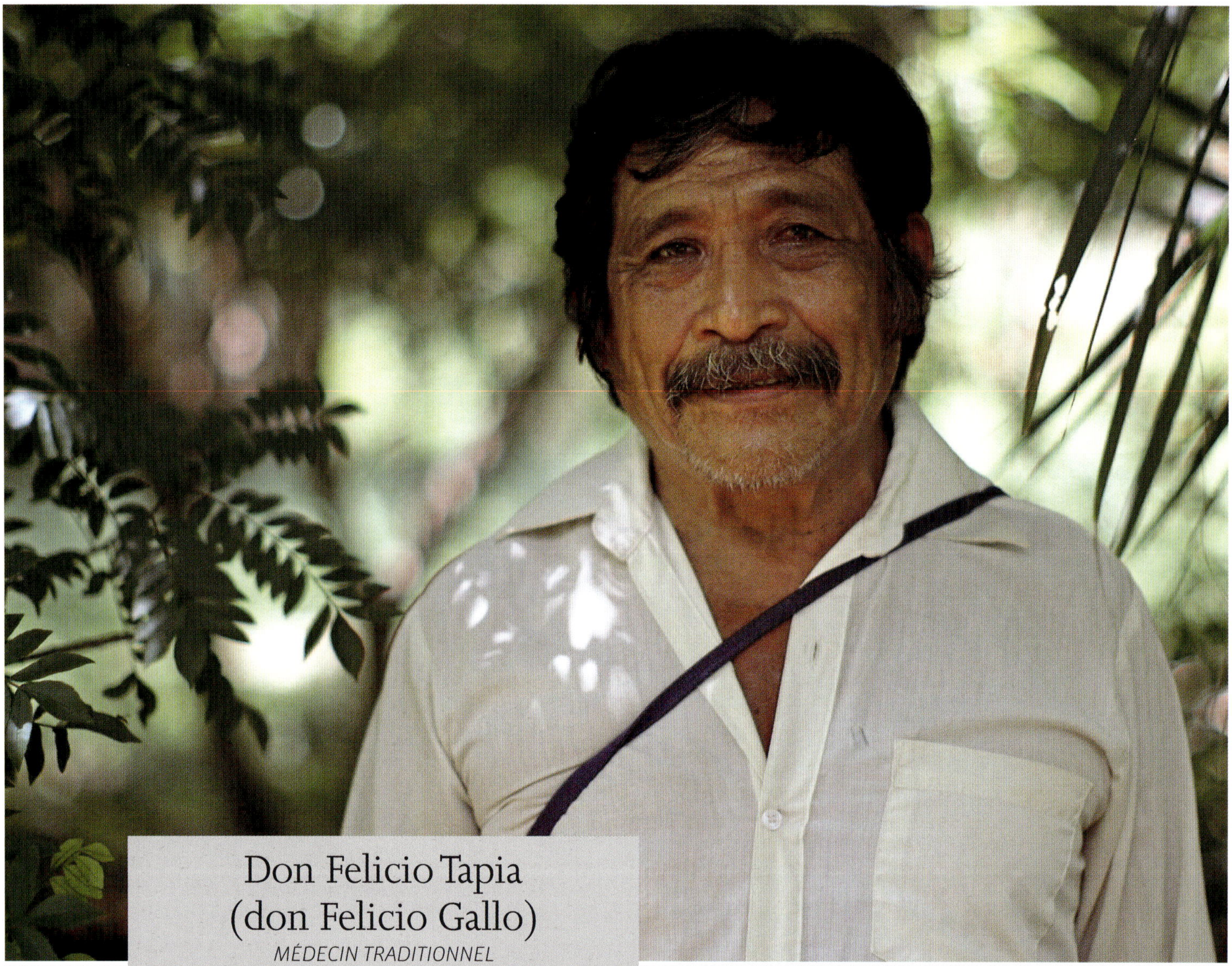

Don Felicio Tapia (don Felicio Gallo)

MÉDECIN TRADITIONNEL

Don Felicio Gallo est un médecin traditionnel.
Il appartient à la catégorie la plus élevée
des soignants : les *h-men*.

L'habit ne fait pas le moine, et encore moins le h-men*…
Telles étaient mes pensées en entrant dans la vie
de don Gallo. Bien loin de mes fantasmes,
la chemise satinée et la flanelle évasée
sur ses bottines usées ! Bien loin de mon univers, le* jup*,
le* tipté *! Mais, cachée derrière l'épaisseur
de sa moustache, enfouie sous ses cheveux gominés,
la belle âme de don Gallo ne m'a pas échappé.*

MEXIQUE *Les guérisseurs mayas*

Don Felicio Gallo, *h-men*.

Temple maya, dans la péninsule du Yucatán.

DANS L'ÉTAT DU YUCATÁN, **AU SUD-EST DU MEXIQUE, LOIN DES PLAGES DU *SPRING BREAK*, LA FORÊT TROPICALE SEMBLE RECOUVRIR LA TERRE DES MAYAS COMME POUR MIEUX LA PRÉSERVER. PLUS DE DOUZE SIÈCLES APRÈS LA FIN DE L'ÂGE D'OR DE LA CIVILISATION MAYA, LES VESTIGES DE LA RESPLENDISSANTE SOCIÉTÉ MÉSOAMÉRICAINE SOMMEILLENT ENCORE SOUS L'ÉPAIS FEUILLAGE PROTECTEUR DE LA VÉGÉTATION.**

Debout face à une immense pyramide aux angles arrondis, percée d'un escalier presque vertical, j'imagine le lien fort qui a dû unir les Mayas à leur environnement. Sous ces latitudes, le quotidien doit forcément se conjuguer avec les forces naturelles. Je me remémore le nom des divinités qu'ils vénéraient, la plupart associées à la nature : Chac, dieu de la Pluie et du Tonnerre ; Huracan, dieu du Vent et de la Tempête ; Itzamna, dieu du Ciel, de la Nuit et du Jour ; K'inich Ajaw, dieu du Soleil ; Ixchel, déesse des Inondations, de la Terre, de la Lune et des Orages. Depuis la colonisation du continent sud-américain, la culture maya a évolué. Il n'y a plus aujourd'hui que trois millions de descendants de cette civilisation. La religion catholique a progressivement supplanté les cultes anciens, mais la nature reste malgré tout une entité importante, qui continue d'influer sur la vie des hommes et leur santé. En arrivant à Ichmul, le petit village où je vais passer la prochaine semaine, je ne sais plus trop à quoi m'attendre. Que reste-t-il du peuple maya, de ses rites et de ses croyances ?
Lorsque je rencontre mon hôte, Felicio Gallo, mon enthousiasme s'effrite : le guérisseur de la petite commune de trois cents habitants est très différent de l'image que je m'étais forgée. Est-ce sa chemise digne de John Travolta ? Son pantalon à pattes d'éléphant recouvrant ses bottines à talons ? Je crains d'être arrivé trop tard dans un monde en réalité déjà évanoui. Je me trompais. Don Felicio Gallo est un *h-men*, c'est-à-dire, chez les Mayas du Yucatán, un intermédiaire entre les dieux et les hommes. Par ses prières et ses incantations, il s'en remet aux divinités en leur demandant de l'aider à soigner, à guérir, ou encore à faire tomber

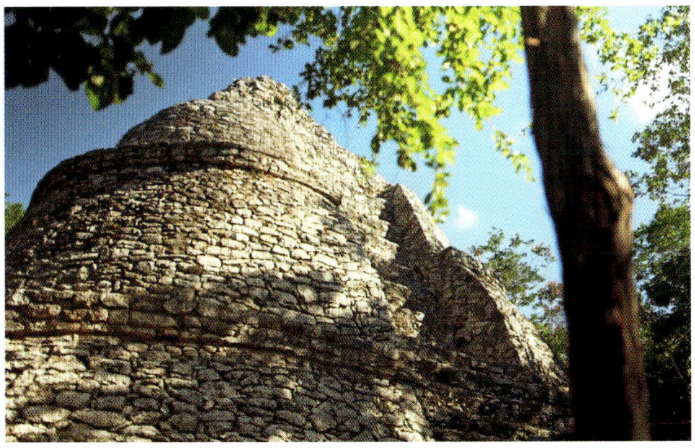

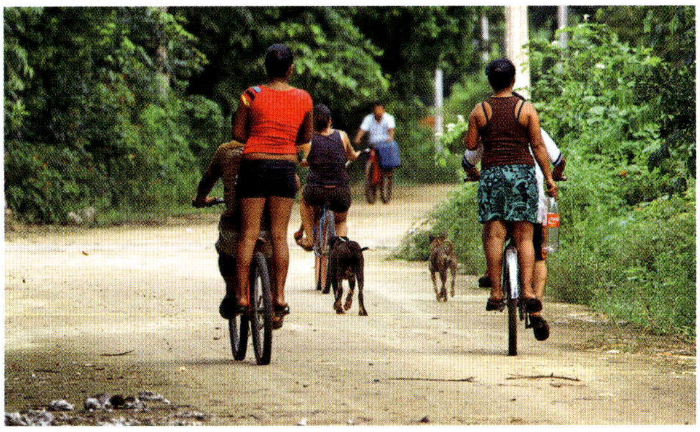

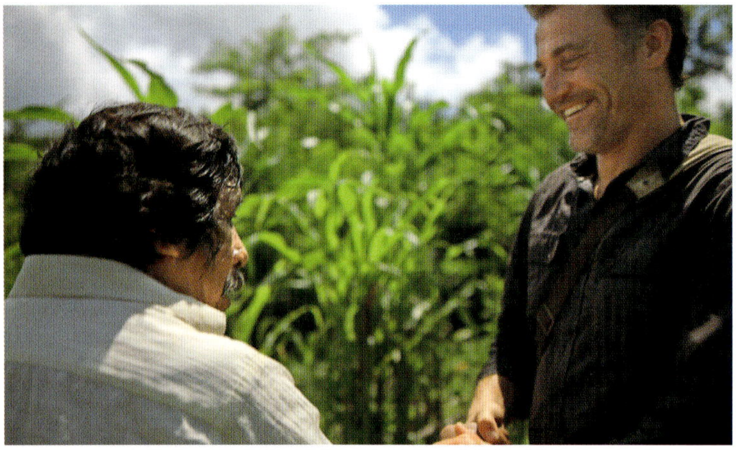
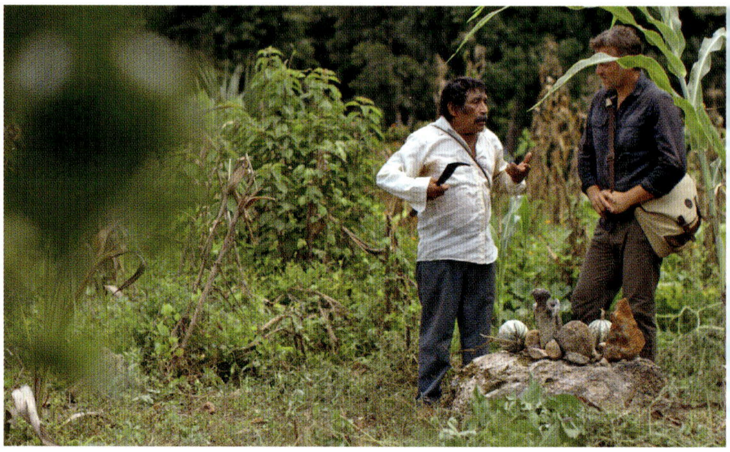
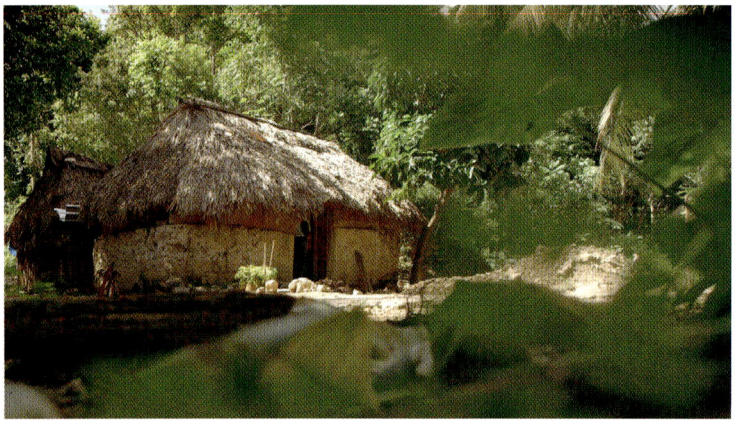
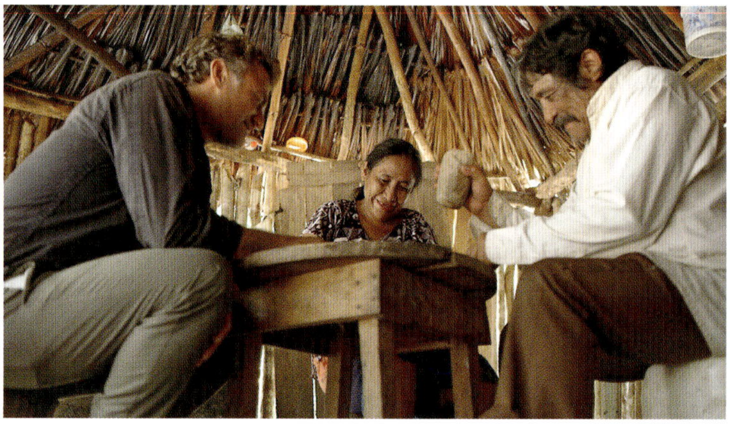
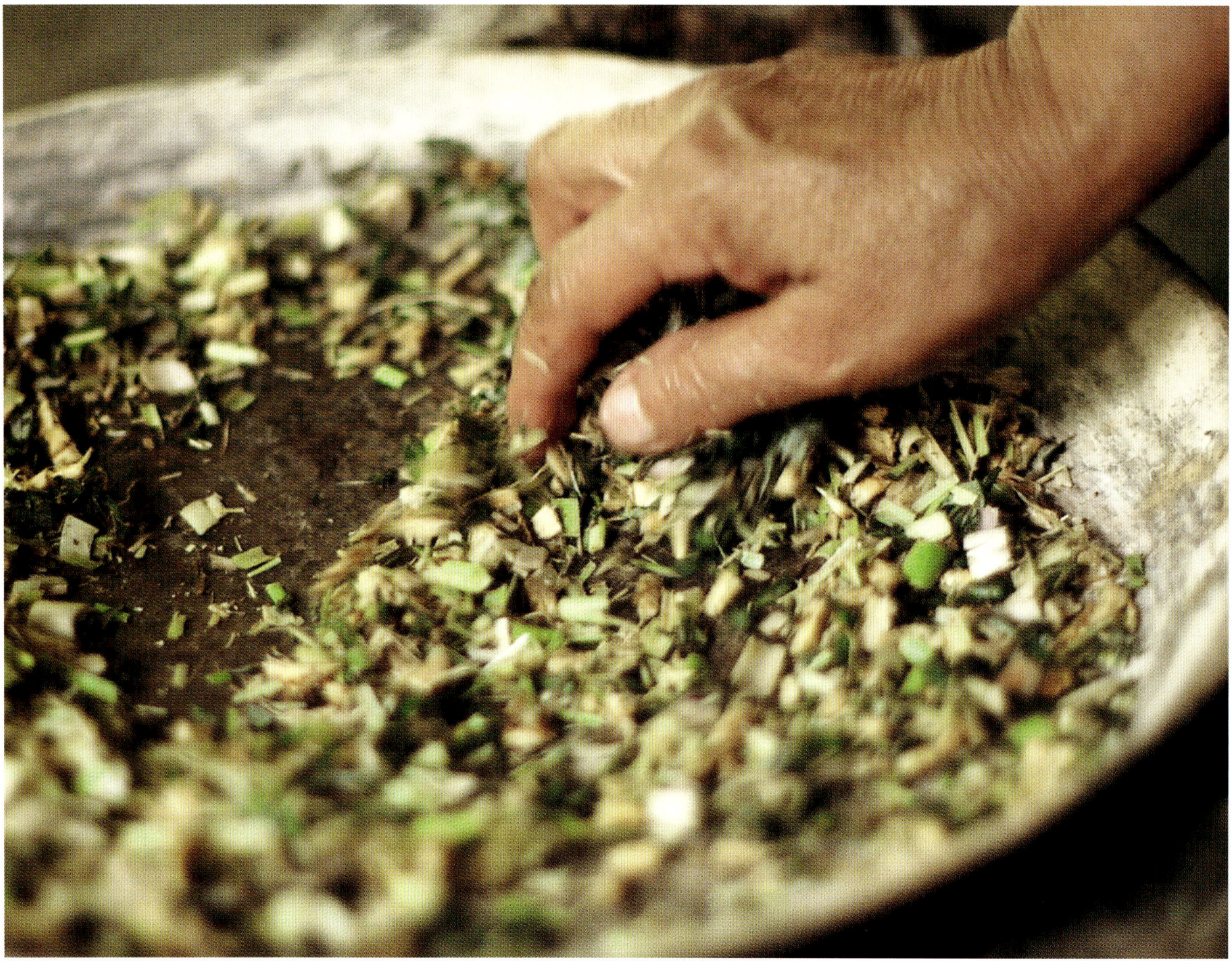

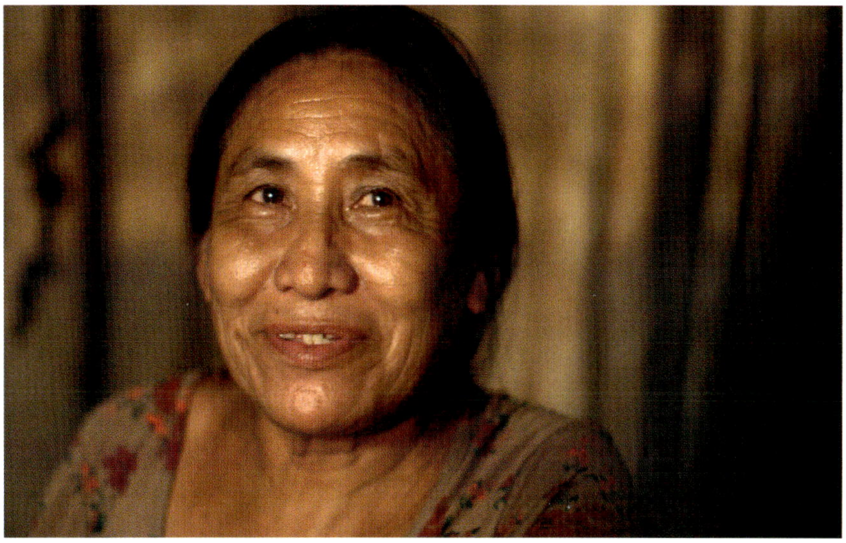

la pluie pour que les récoltes soient bonnes. Le guérisseur d'Ichmul a le visage buriné de ceux qui usent leurs mains aux champs. Son sourire franc, barré d'une épaisse moustache noire, lui donne un air jovial. Il me propose de l'accompagner chez lui, dans la maison où il consulte ses patients et demeure avec sa femme. Je comprends qu'il vit chichement : modeste, sa petite maison est faite de planches de bois tordues, protégées par un toit de chaume. Comme lui, sa femme est heureuse de m'accueillir et de m'aider à découvrir le riche savoir de son mari. Quand nous arrivons, elle est en train de préparer des petits sacs de plantes médicinales. Curieux, je m'approche et elle me tend une large feuille d'un vert profond. Elle m'explique que celle-ci, qu'on nomme ici la « reine de nuit », est utilisée contre les maux de tête ou comme anesthésiant. Ce nom résonne étrangement en moi. Mes pensées s'éclaircissent. J'ai sous les yeux une feuille de *Datura*. Cette plante contient de puissants alcaloïdes, aux propriétés fortement hallucinogènes capables de tuer si elle est mal dosée.

Lorsque je lui fais part de mes inquiétudes, la femme de don Felicio reconnaît la force de ce remède. Celui-ci permet d'endormir les patients qui, à leur réveil, parlent comme s'ils étaient en plein rêve, prononçant des paroles qu'ils ne devraient pas exprimer. Prisée pour ses vertus antispasmodiques et sédatives du système nerveux central, la plante révèle aussi des effets contre l'asthme et les névralgies. L'utilisation détournée de cigarettes antiasthmatiques à base de *Datura* par les toxicomanes a néanmoins engagé l'interdiction de leur commercialisation en France. Alors que je découvre l'incroyable pharmacopée maya en compagnie de don Felicio et de sa femme, une silhouette apparaît dans l'encadrement de la porte. Les patients les visitent ici comme les amis et la famille, à l'improviste. Aujourd'hui, un homme est venu pour des maux de tête récurrents. Non soulagé par les traitements proposés par son médecin habituel, il se dit prêt à tenter la médecine maya pour guérir de ses troubles. Dans ses yeux ternes, je lis la fatigue accumulée à force de douleurs omniprésentes.

— J'AI APPRIS LES ANCIENNES TECHNIQUES MAYAS PARCE QUE JE SUIS TOMBÉ MALADE. JE SUIS ALLÉ CHEZ UN VIEIL HOMME DE QUATRE-VINGTS ANS. MOI, J'AVAIS DIX-HUIT ANS. IL M'A FAIT UN *JUP* ET DES BAINS, ET JE ME SUIS SENTI MIEUX.

DON FELICIO GALLO

Agata, la femme de Felicio Gallo, explique la fabrication de la farine de maïs, combinée à de la chaux qui libère les vitamines.

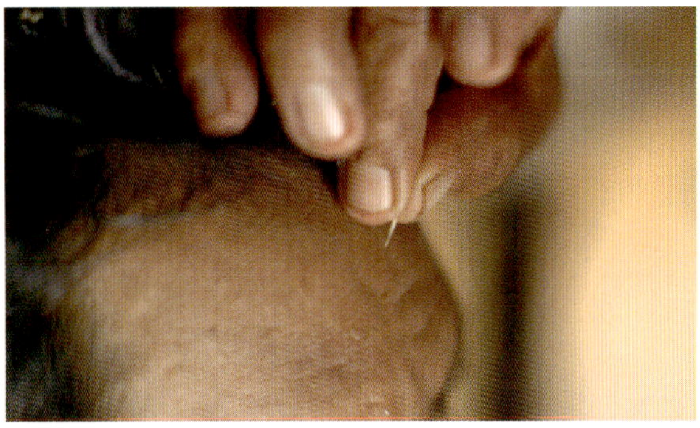

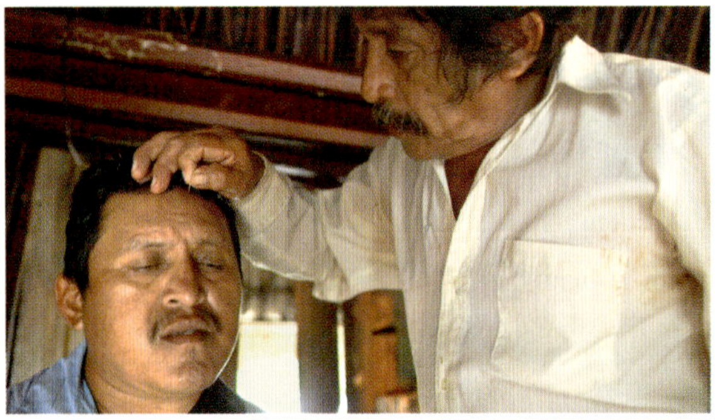

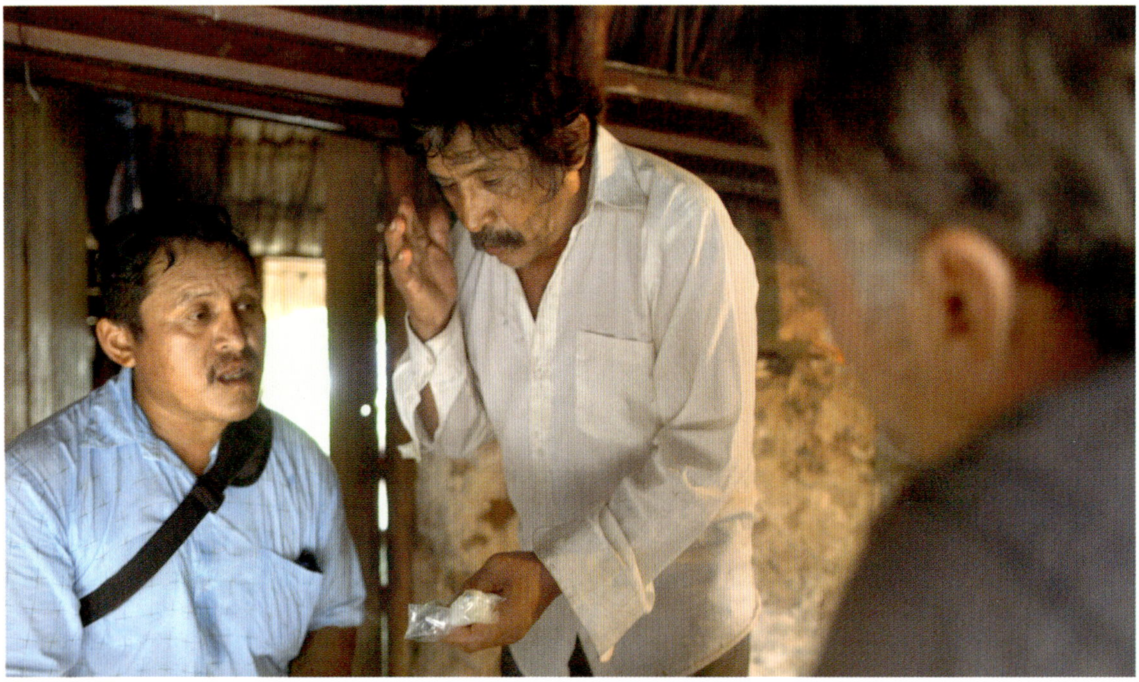

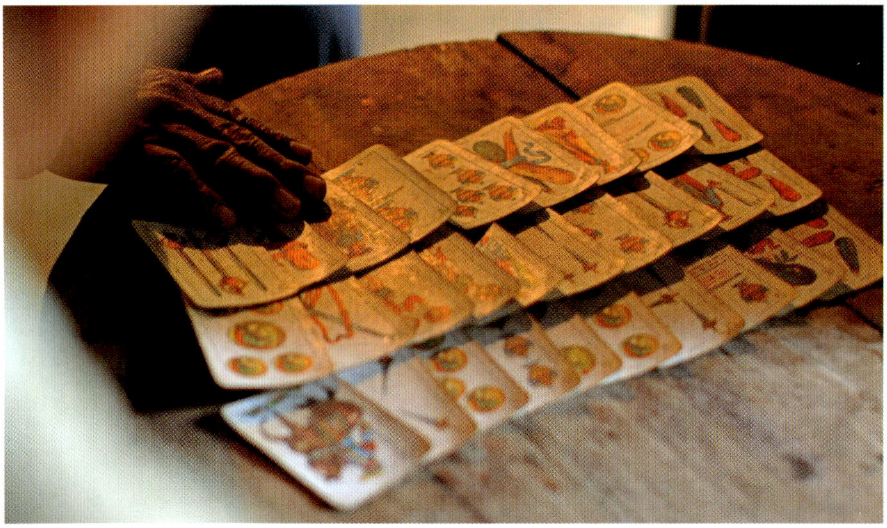

Comme dans toute consultation, je m'attends à voir le *h-men* ausculter son patient. À ma grande surprise, il sort… un jeu de cartes ! La divination est au cœur de la médecine maya et, pour poser un diagnostic, don Felicio va se fier à l'ordre des cartes et à leurs symboles. Les Mayas utilisaient dans le passé des grains de maïs, qui ont été remplacés par la *baraja*, jeu de cartes espagnol, depuis la conquête des Amériques. Dans les rangées de cartes soigneusement alignées, don Felicio lit rapidement quelque chose d'étrange : son patient serait sorti tôt un matin et aurait été saisi par les mauvais vents…

En l'écoutant expliquer sa découverte, je comprends que la médecine maya ne nie pas l'existence des maladies mais qu'elle leur trouve des raisons liées à des forces supérieures, comme l'influence de mauvais vents, à l'encontre de la médecine occidentale qui fait plus pragmatiquement référence aux dysfonctionnements d'organes. Pour soigner cette affection aux origines diaboliques, don Felicio propose à son patient un traitement tout aussi incongru à mes yeux. Il saisit entre ses doigts un petit croc de serpent. Je le regarde piquer le front, puis les mains et l'arrière de la tête du malade. Cette technique est appelée *jup*, m'explique-t-il. Elle est destinée à faire sortir les maléfices qui ont envahi le corps tourmenté. Je nage en pleine confusion culturelle : le *jup* ressemble beaucoup à l'acupuncture pratiquée en Asie depuis des millénaires. Et pourtant, aucune preuve concrète n'a jamais été apportée d'échanges de cet ordre entre ces civilisations éloignées, séparées par l'immensité des océans !

La séance de médecine maya à laquelle je viens d'assister me laisse perplexe. Don Felicio a-t-il raison de continuer à se fier aveuglément à la divination des cartes pour identifier les maux dont souffrent ses patients ? À Ichmul, les habitants peuvent facilement se rendre au dispensaire, à moins de deux heures de route. Pourquoi préférer confier leur santé à ces procédés empreints de magie ? Perdu dans mes pensées, je me rends compte qu'une fois encore, j'oppose la médecine occidentale et les médecines traditionnelles. Il me revient aussitôt à l'esprit une phrase que je n'ai eu de cesse de me répéter au cours de ces trois années de voyages : ce n'est pas parce que je ne comprends pas certaines pratiques qu'elles sont mauvaises.

Avec un croc de serpent, don Felicio Gallo pique des points très spécifiques sur le corps des patients, pour que le mal s'en échappe.

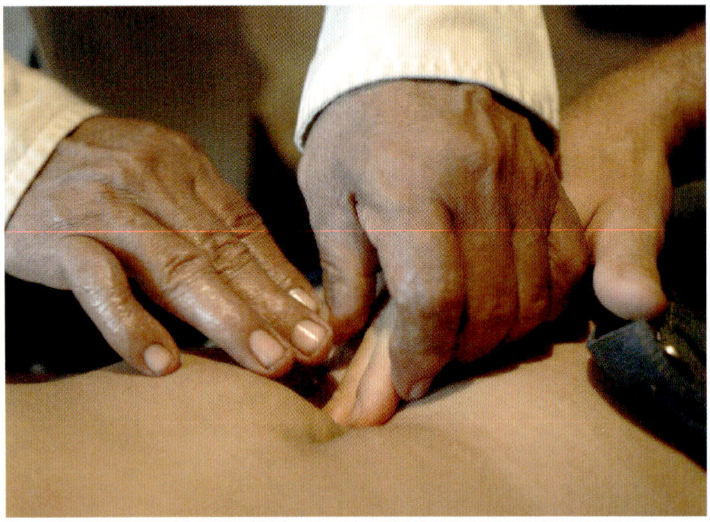

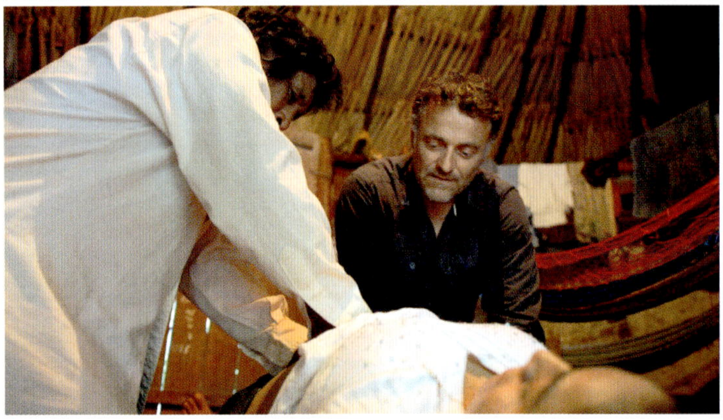

— APRÈS AVOIR TRAVAILLÉ DANS DIFFÉRENTS ENDROITS, JE SUIS DEVENU ECCLÉSIASTIQUE. ET QUAND JE VOYAIS LES GENS SOUFFRIR, ÇA ME RENDAIT TRISTE. ALORS J'AI CHERCHÉ DES MOYENS DE LES SOIGNER. MAIS QUAND J'AI COMMENCÉ À EXERCER AVEC LES HERBES MÉDICINALES, LES AUTORITÉS ÉPISCOPALES M'ONT REJETÉ.

DON FELICIO GALLO

Don Felicio Gallo diagnostique un décalage du centre du corps chez cette patiente. Il la masse pour que le centre retrouve sa place.

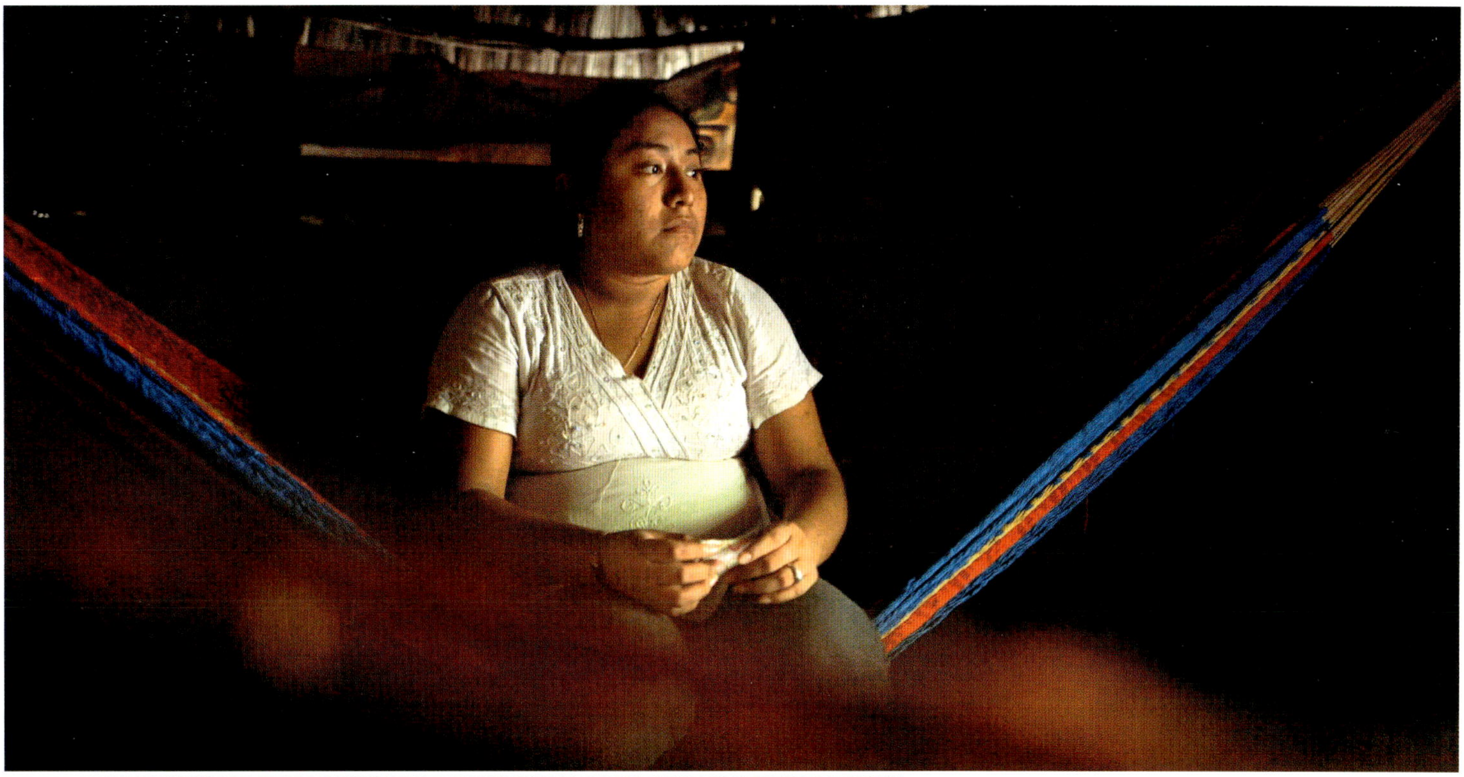

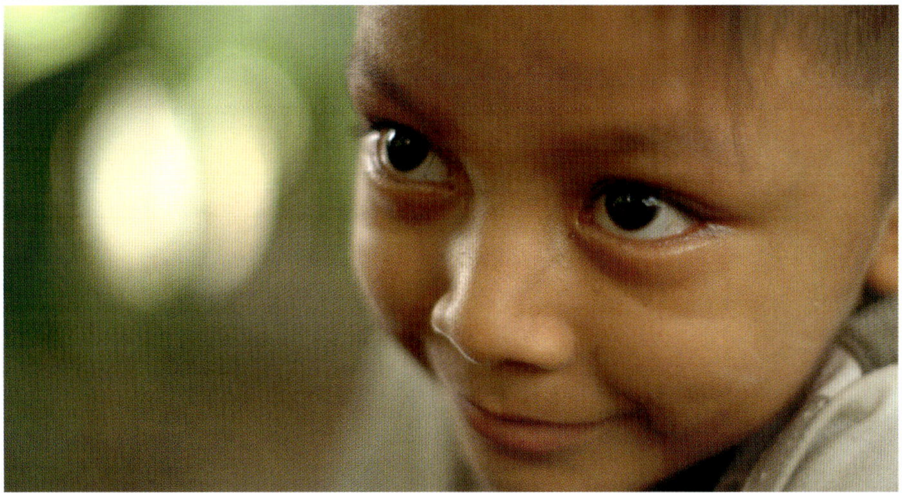

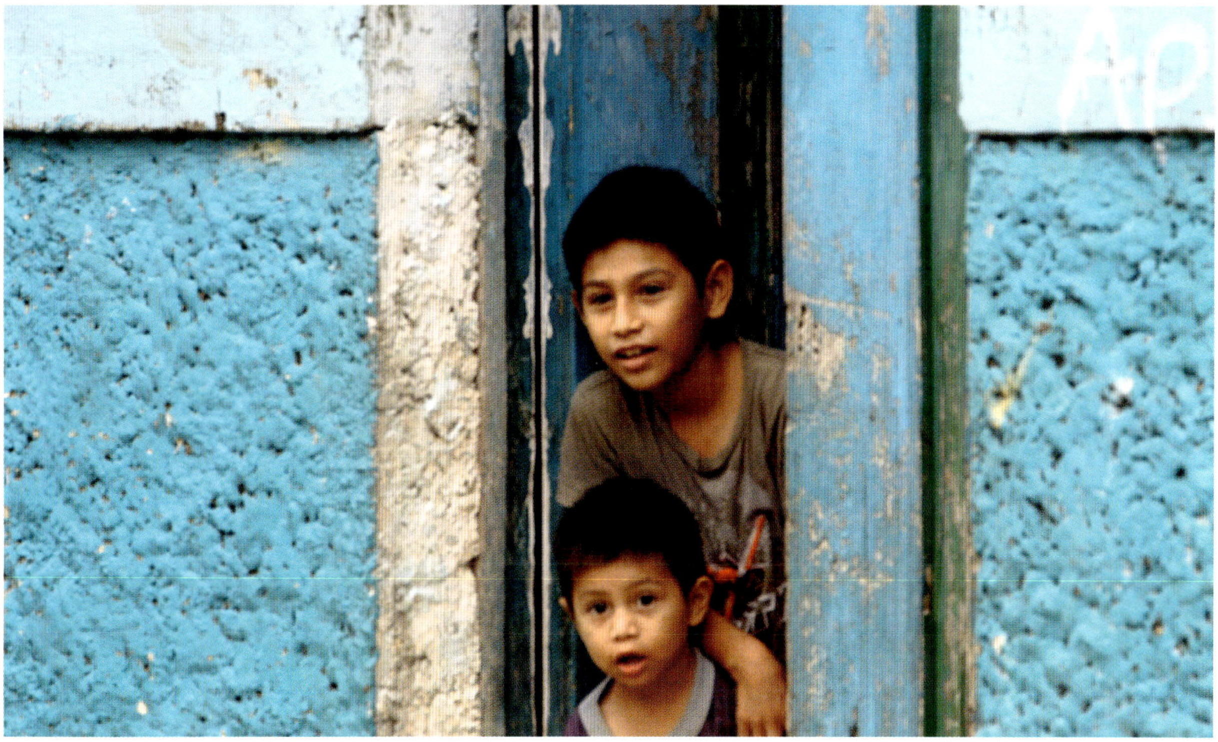

Le lendemain, don Felicio me convie à une cérémonie, autre facette de la médecine maya : en qualité de *h-men*, il doit présider un office en l'honneur de Chac, dieu de la Pluie, afin d'assurer de bonnes récoltes. Nous nous rendons dans un petit village à plusieurs heures de piste d'Ichmul. La chaleur est éreintante. Mais lorsque nous atteignons notre destination, nous comprenons que nous avons bien fait de ne pas renoncer. Nous découvrons une petite communauté souriante et enjouée, réunie, comme pour une fête de village, par cet événement si particulier précédant la saison des pluies. Des hommes s'affairent déjà, plantant des pieux dans le sol et dressant rapidement une petite structure en bois : c'est l'autel qui permettra de signaler au dieu Chac la présence des hommes venus ici solliciter ses faveurs. Plus loin, à l'abri du soleil sous de longues vérandas, des femmes malaxent des petites boules de pâte, puis les aplatissent pour en faire des petites crêpes épaisses qu'elles placent ensuite dans des papillotes de grandes feuilles vertes. À l'écart, d'autres hommes creusent une large fosse, de laquelle s'élève bientôt une épaisse fumée blanche. Les petits paquets de crêpes, protégées dans leur enveloppe végétale, sont placés sur les braises, puis recouverts d'épais feuillages. Cette technique de cuisson est directement héritée des traditions mayas, m'explique don Felicio.

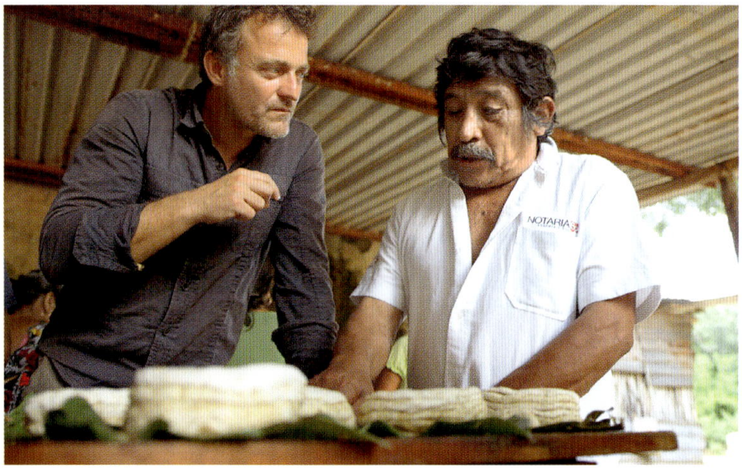

— LA CULTURE DES MAYAS EST BASÉE SUR LA VALEUR QU'ILS ACCORDAIENT À LEUR ENVIRONNEMENT : LA NATURE, LES DIEUX ET L'HOMME. LES MAYAS RECHERCHAIENT L'UNITÉ, ILS RECHERCHAIENT LA FRATERNITÉ, ET POUR CETTE RAISON, IL Y AVAIT LA PROSPÉRITÉ. ON ESSAIE, AVEC LES *H-MEN*, DE RETROUVER CES VALEURS.

UN VILLAGEOIS

Les galettes à la farine de courge sont préconisées non seulement chez les Mayas, mais également dans la médecine occidentale.

Les villageois effectuent des offrandes au dieu Chac, dieu de la Pluie et symbole de fertilité.

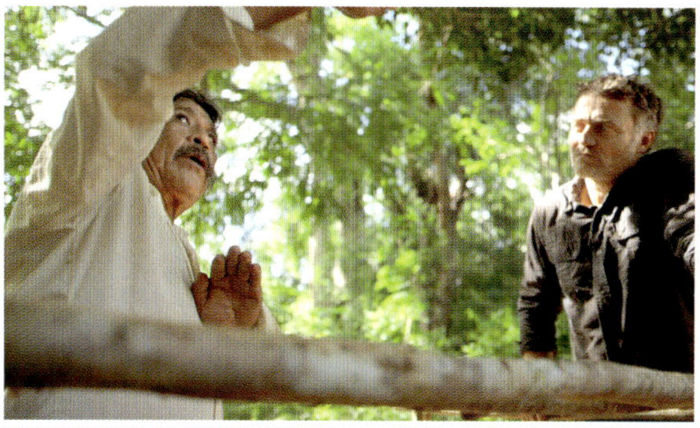

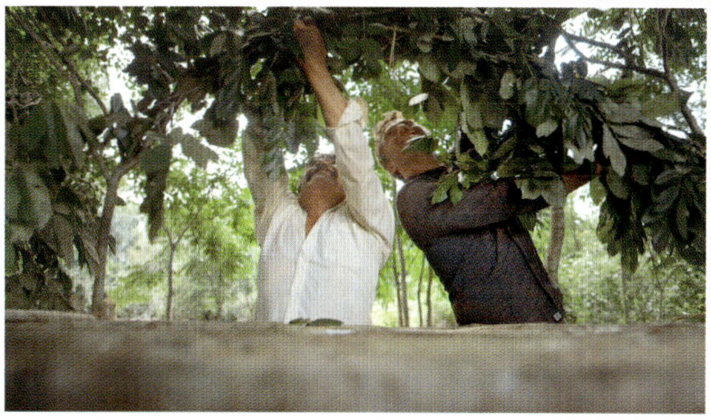

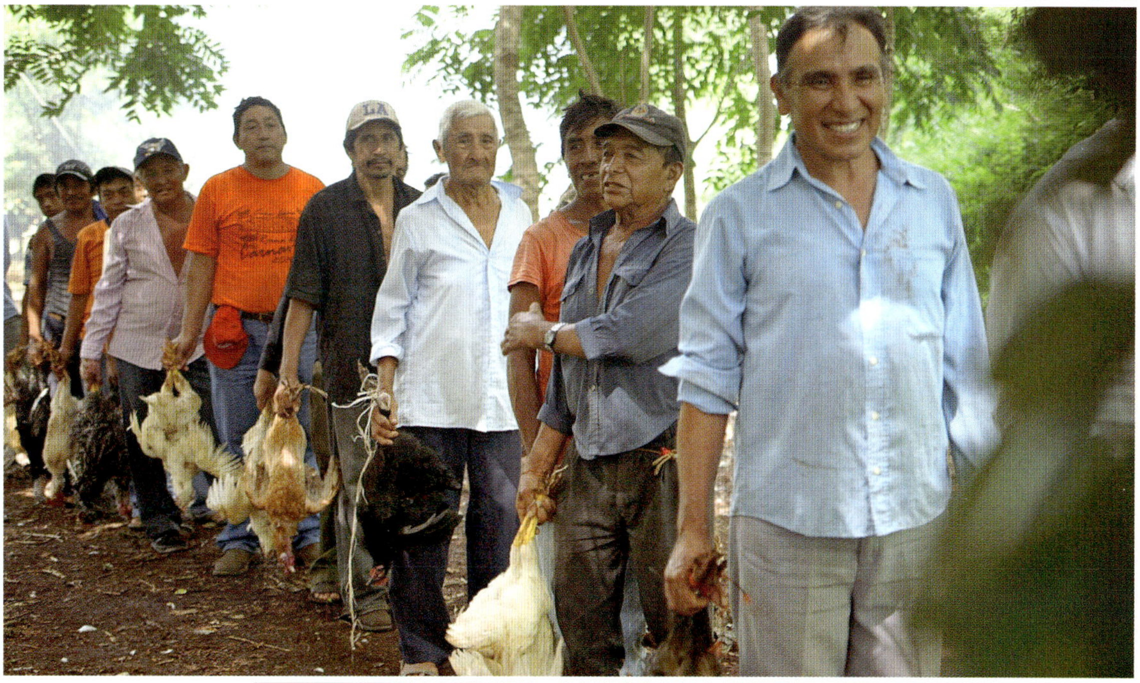

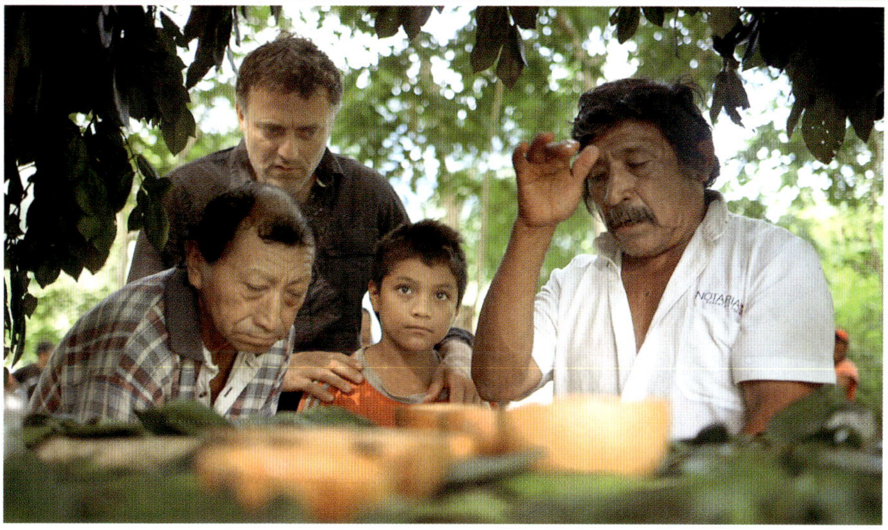

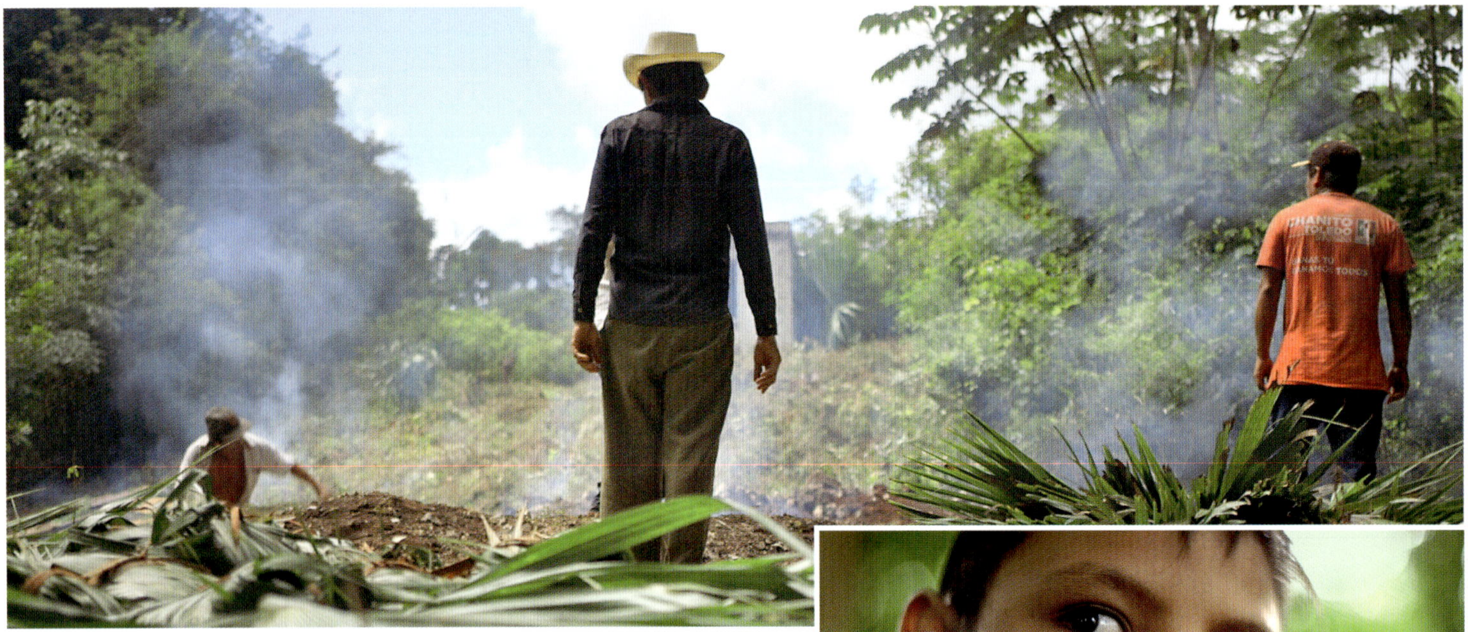
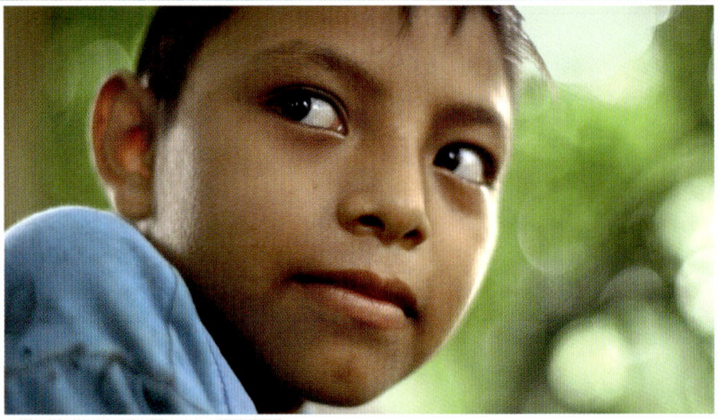
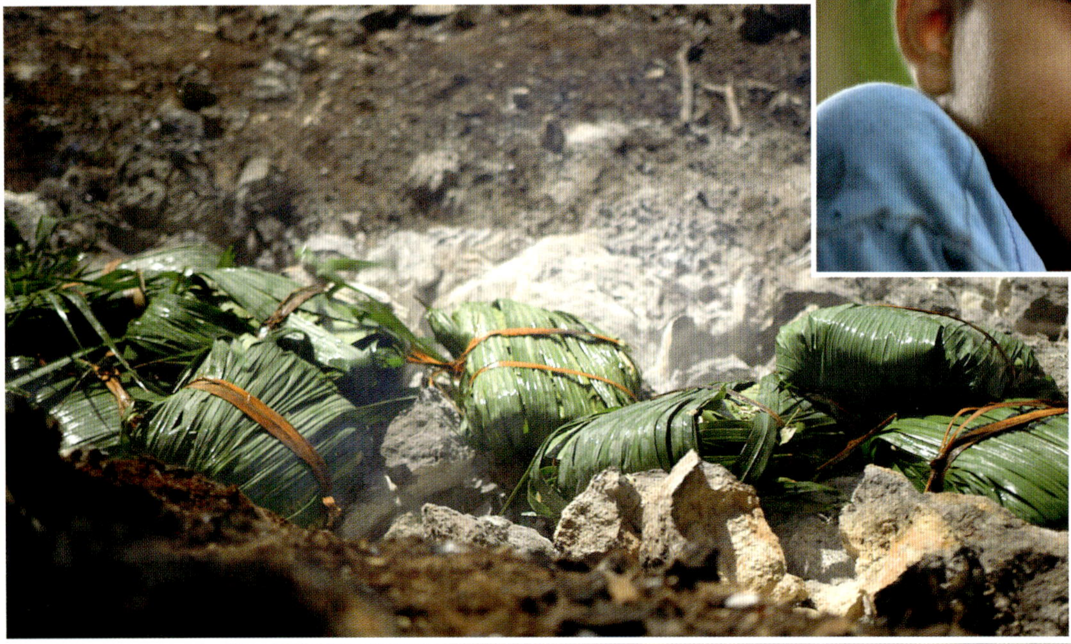
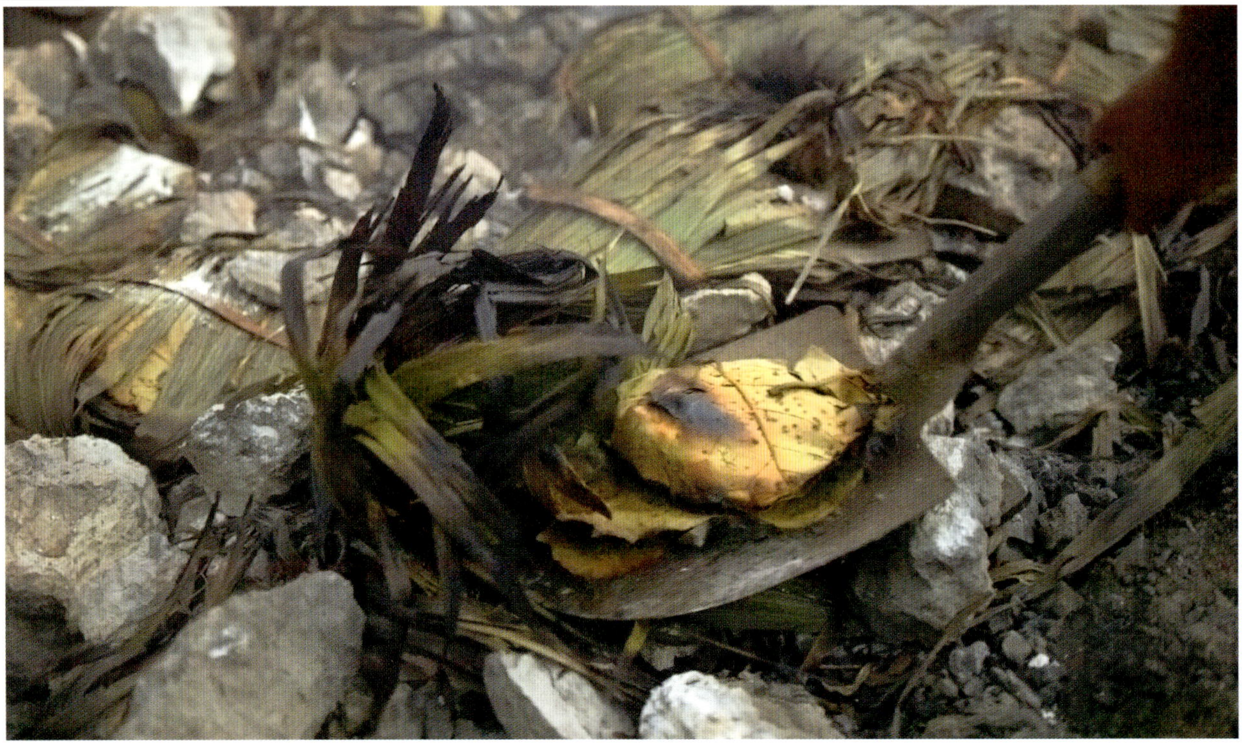

Tout autour de nous, les villageois discutent, sourient. Les enfants courent en riant. La joie de partager ce moment se lit sur les visages. Je pressens que cette cérémonie n'est pas seulement destinée à séduire le dieu Chac : elle permet aussi de tisser des liens profonds entre les membres de la petite communauté maya qui, comme de nombreux autres peuples indigènes dans le monde, se bat contre les appâts de la modernité en maintenant vivante sa culture ancestrale. Grisé par l'ambiance chaleureuse de cet après-midi, je ne réalise pas que les petites crêpes sont déjà prêtes. On me propose d'y goûter. À la première bouchée, je les trouve délicieuses. Mais je ne reconnais pas le goût de la farine qui a servi à les préparer. À mes côtés, le *h-men* d'Ichmul m'explique que ce sont des graines de courge qui ont été patiemment broyées en une fine farine. Mes cours de parasitologie me reviennent en tête. Les graines de courge, à la base d'un des rares traitements naturels dont j'avais entendu parler sur les bancs de la faculté, sont préconisées pour lutter contre les parasites, particulièrement chez les femmes enceintes, du fait de leur innocuité. Malgré les doutes que j'avais eus au début de mon séjour, je prends soudain conscience que les liens unissant les divinités, la nature, les hommes et leur santé n'ont pas disparu, mais continuent bel et bien de guider le petit peuple maya du Yucatán moderne.

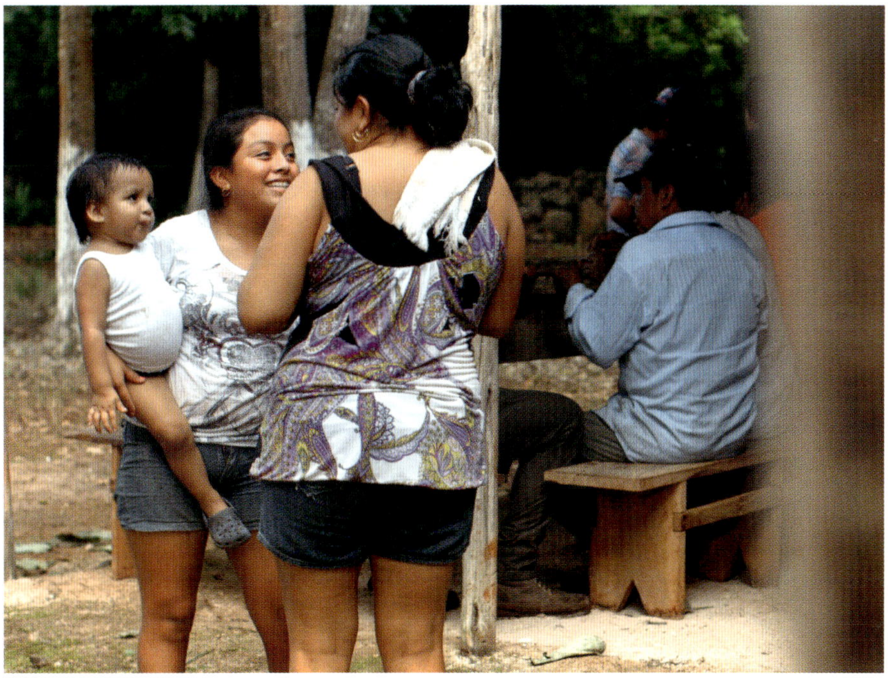

La cérémonie du repas symbolise l'équilibre entre les forces de l'univers, le maïs des galettes, les feuilles de l'arbre qui protège, le mélange du feu et de l'eau.

Les repas, en commun, sont préparés à la manière des anciens, sans four.

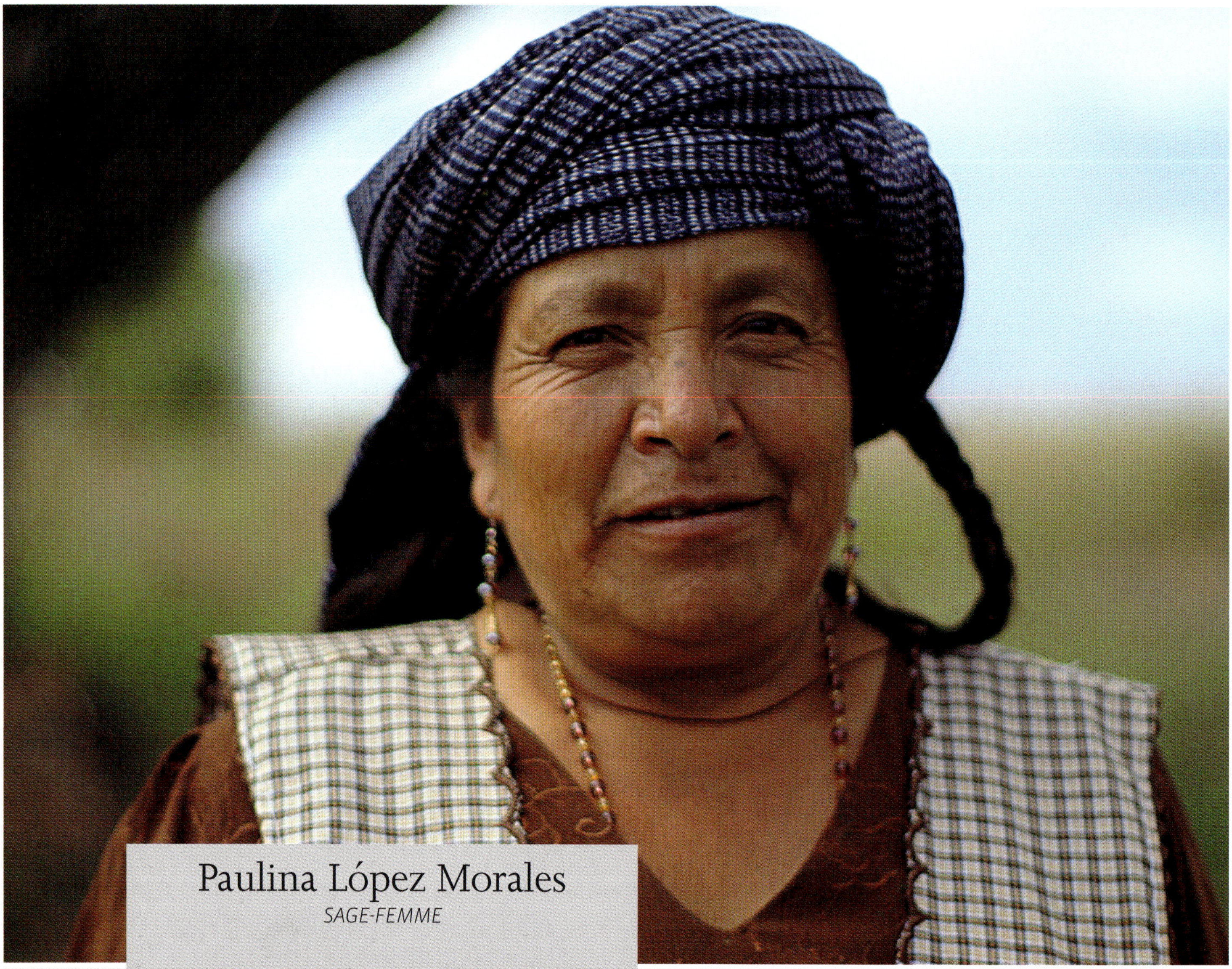

Paulina López Morales

SAGE-FEMME

Paulina est sage-femme traditionnelle depuis plus de quarante ans. C'est une *partera* («sage-femme» en espagnol), grade le plus respecté chez les médecins traditionnels. Elle est zapotèque, membre d'un des peuples indigènes les plus importants dans le pays.

Je la vois quand se ferment mes yeux. Partera,
curandera, *sage-femme, mi-ange, mi-sorcière.*
À la croisée de son envie d'apprendre, de mon besoin
de comprendre, je l'ai observée, je me suis senti si bien.
Dès les premiers regards, j'ai vu la mère,
la sœur, l'alliée.
Indiana, Zapoteca, *j'aurais dû te craindre,*
je sais que je t'ai aimée.

MEXIQUE La médecine des Indiens zapotèques

Paulina López Morales, guérisseuse et sage-femme zapotèque à San Luca Quiaviní d'Oaxaca.

JAMAIS JE N'AURAIS IMAGINÉ

UN TEL ACCUEIL... LORSQUE PAULINA ENTAME SA CÉRÉMONIE, JE SUIS LOIN DE PENSER QU'ELLE FINIRA PAR ME CRACHER À LA FIGURE ! C'EST POURTANT CE QUI S'EST PASSÉ DANS LE PETIT VILLAGE DE SAN LUCA QUIAVINÍ, AU SUD-OUEST DU MEXIQUE, DANS L'ÉTAT D'OAXACA.

Alors que je marche sur un des petits sentiers qui m'éloigne du village, à travers des terres cultivées, j'aperçois Paulina au loin, agenouillée sous le porche d'une petite église. Je réalise qu'elle a les yeux fermés, les mains jointes. Elle est en train de prier. Les mots qu'elle murmure voyagent jusqu'à moi, portés par le vent. Les rayons du soleil de cette fin d'après-midi baignent la scène d'une douceur tranquille, et j'hésite à lui signaler ma présence. L'autel face auquel elle se prosterne est simple, ouvert sur l'extérieur, décoré d'un mélange hétéroclite d'images chrétiennes et de de fleurs au pied desquelles brûlent des cierges bigarrés. Au son de mes pas, elle ouvre les yeux. Son visage doux, avenant et souriant, parcouru de rides joyeuses creusées par le soleil mexicain, et encadré par de longues tresses brunes, m'inspire tout de suite confiance. Paulina s'apprête à m'offrir une *limpia,* cérémonie traditionnelle destinée à chasser les mauvaises énergies. Je réponds à son invitation en fermant les yeux. La *limpia* peut commencer. Debout face à ma moi, Paulina agite lentement autour de mon visage une brassée de fleurs qui sent bon les prairies environnantes. Délicatement, elle frictionne mon torse et mes bras avec ce que je crois être une sorte de pierre bien ronde : c'est en fait un œuf très blanc ! Je ne suis pas au bout de mes surprises : de sa blouse, la maîtresse de cérémonie tire une petite bouteille en plastique remplie d'un liquide translucide. Du *mescal,* m'annonce-t-elle. Je reconnais bien les effluves suaves qui s'échappent du petit récipient : c'est une boisson alcoolisée qu'on tire de l'agave, cette rosette de feuilles épaisses et charnues, gorgées d'eau, qu'on utilise parfois chez nous pour l'ornementation. Mais ici,

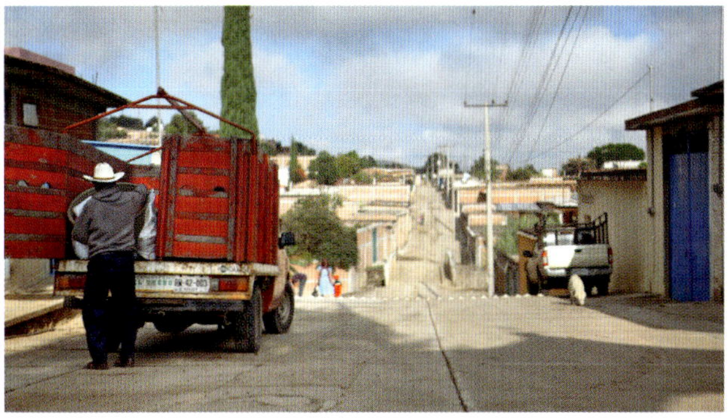

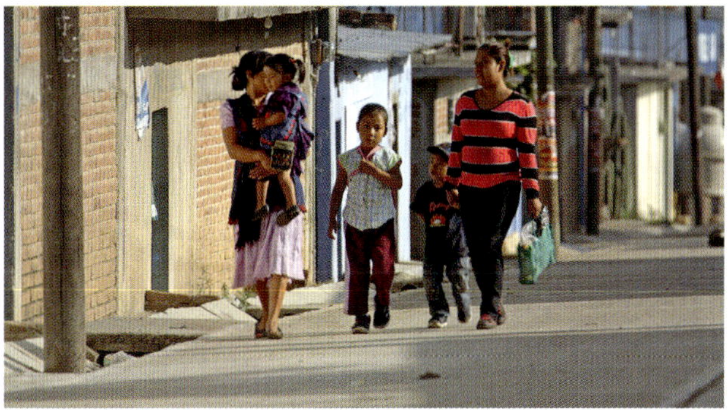

dans la région d'Oaxaca, les habitants lui ont affecté depuis plusieurs siècles une autre mission : le cœur de l'agave, la *piña,* est cuit à la vapeur dans de profondes fosses creusées dans le sol, avant d'être mis à fermenter pour produire l'eau-de-vie locale, le fameux *mescal*. J'ai rapidement l'occasion de sentir cet alcool de très près : sans que je m'y attende, Paulina me crache au visage une grande gorgée de *mescal* ! La voilà qui recommence, dans mon dos. Alors que je sens les fines gouttelettes d'alcool perler sur mes paupières, mes joues et ma nuque, je ne peux pas m'empêcher de réagir en médecin. Je pense tout de suite au risque de contamination et je me raidis instantanément. Submergé par des pensées contradictoires, entre inquiétude et émerveillement, j'essaie de me convaincre de me laisser aller. Mes efforts paient : quelques secondes plus tard, je ris même de ma réaction. Moi qui croyais participer à une cérémonie censée me purifier, me voilà couvert d'alcool mêlé à la salive d'une personne que je connais à peine ! Mais comme je vais bientôt le découvrir, les rites de San Luca Quiaviní n'ont pas fini de m'étonner.

Je suis ici au berceau de la civilisation zapotèque, dans la vallée d'Oaxaca, longue langue de terres arables adaptées aux cultures, dont celle de l'incontournable maïs, et cernée de chaînes de montagnes. Vieille de plus de deux mille cinq cents ans, cette civilisation amérindienne précolombienne a laissé des vestiges grandioses, notamment des tombeaux

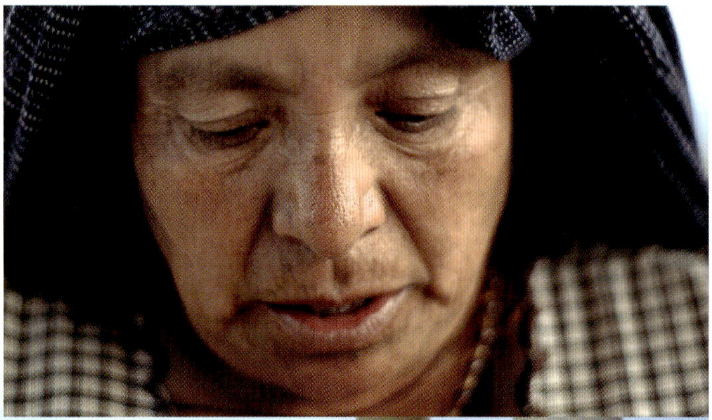

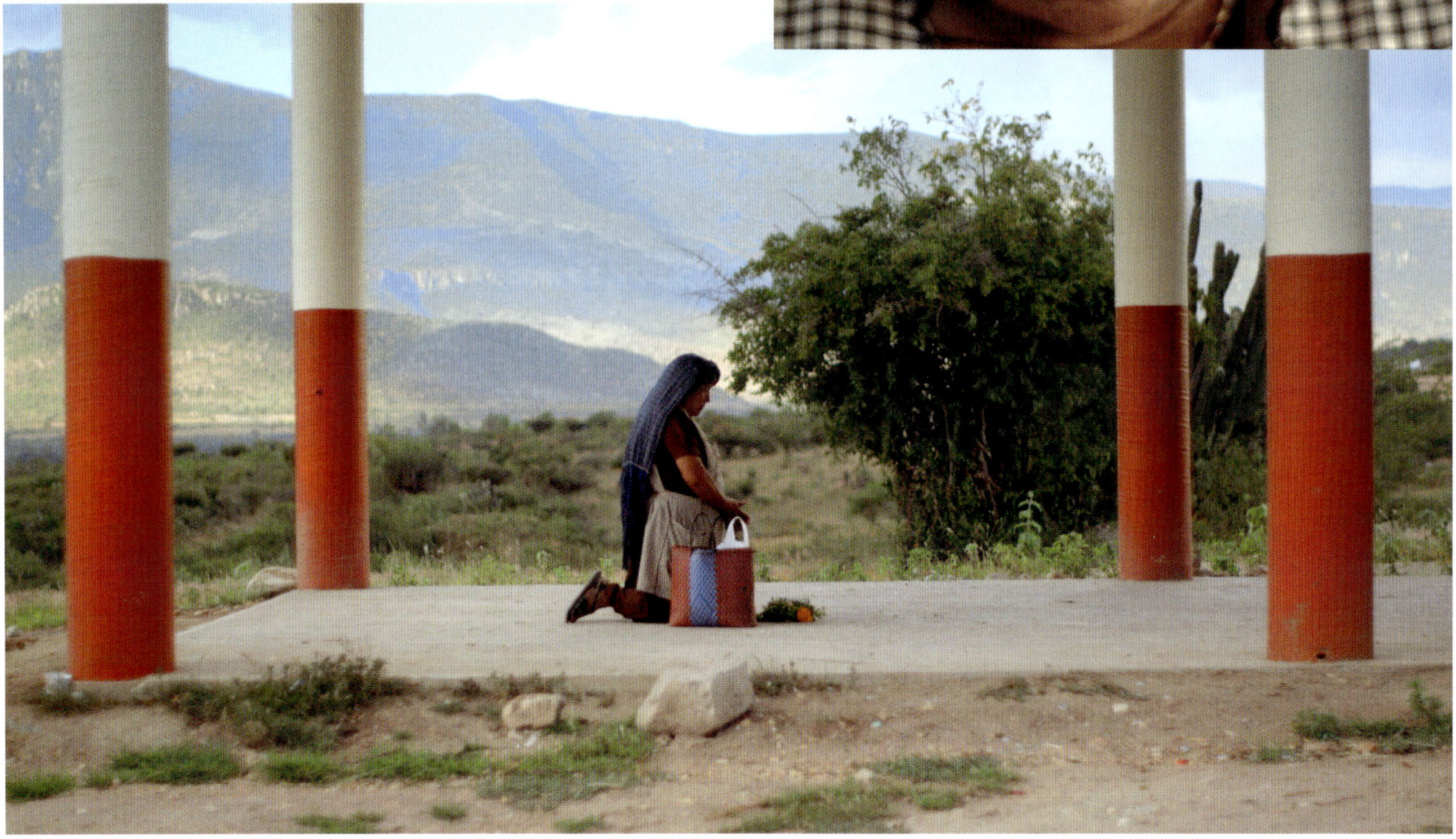

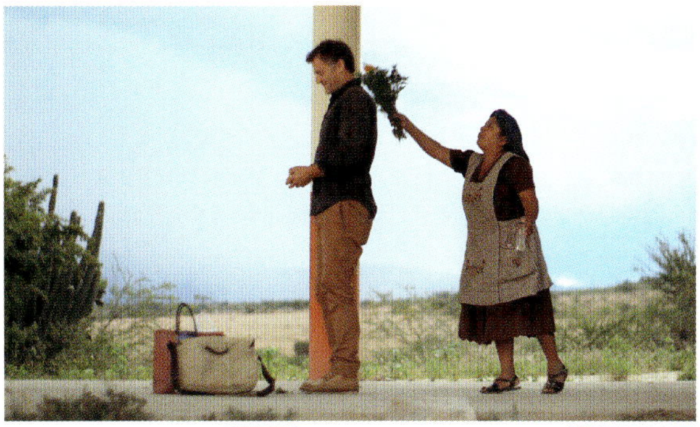

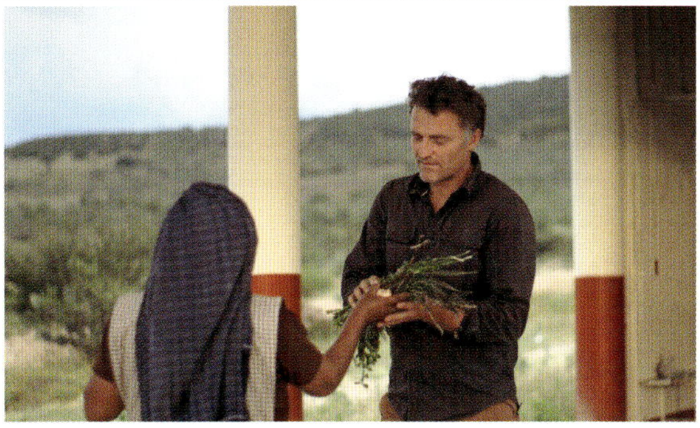

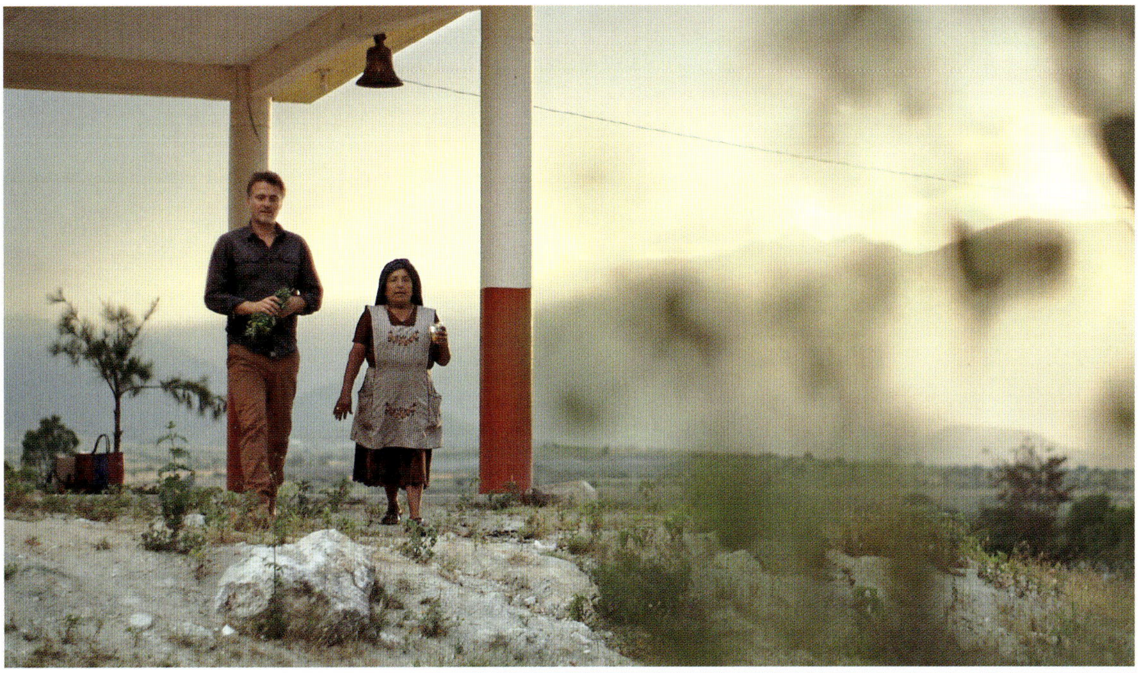

Paulina López Morales effectue la *limpia*, cérémonie destinée à détendre et à chasser les mauvaises énergies, en guise de bienvenue.

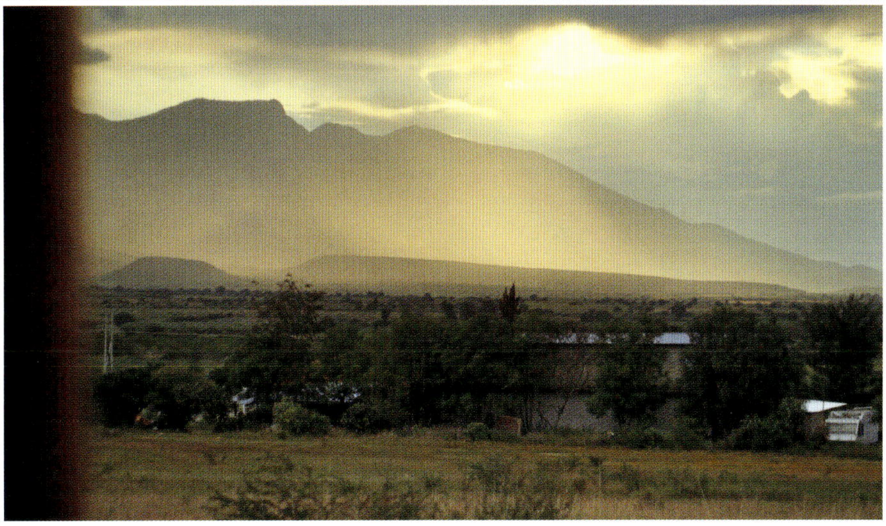

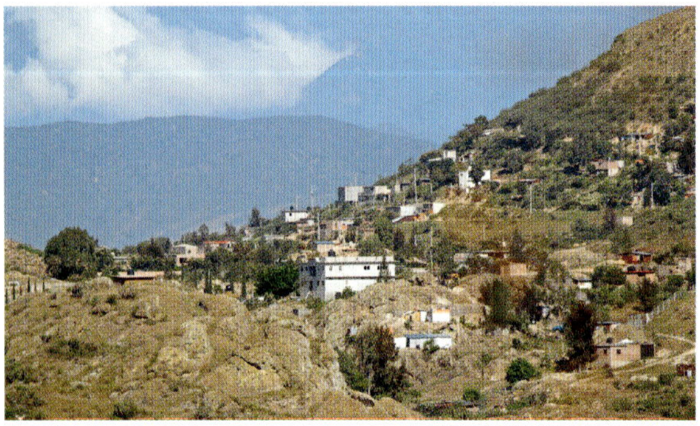

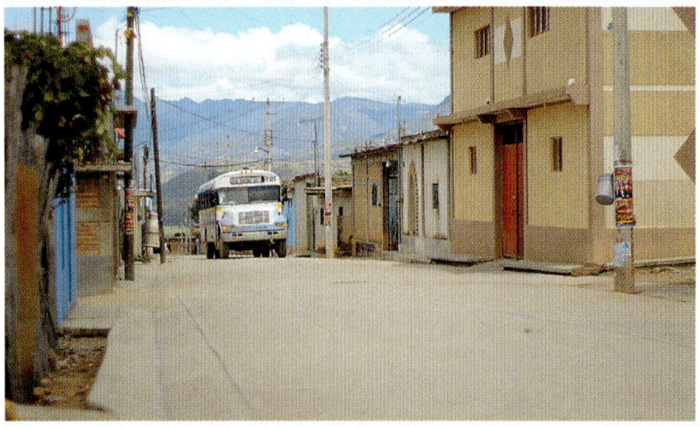

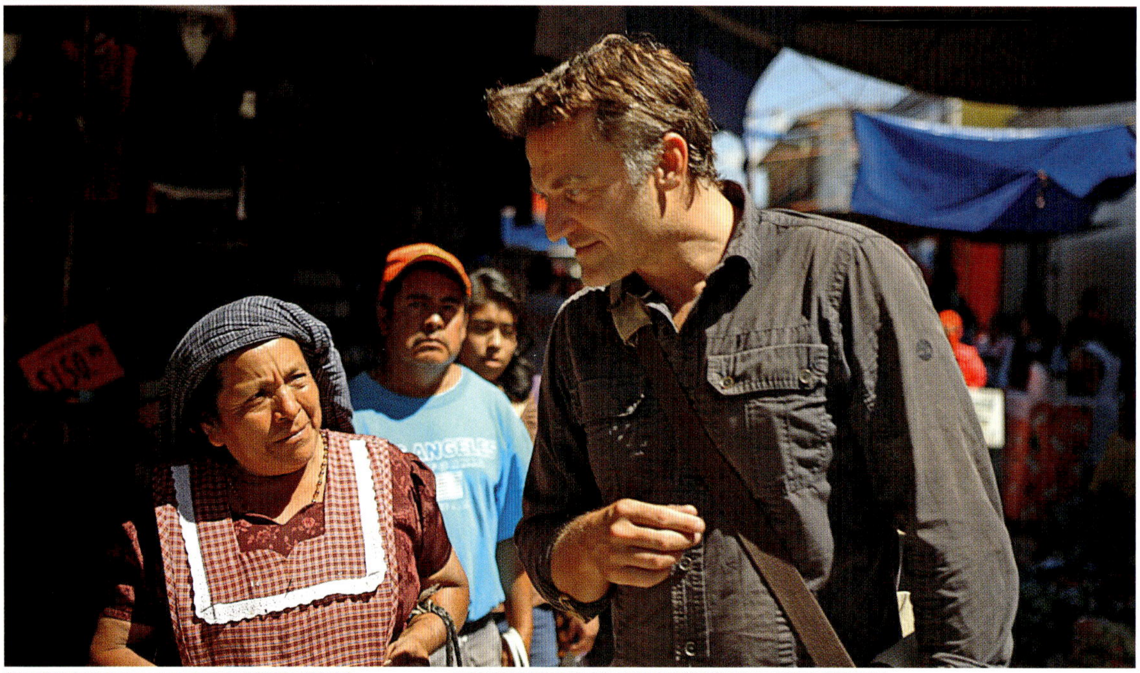
ANGELES

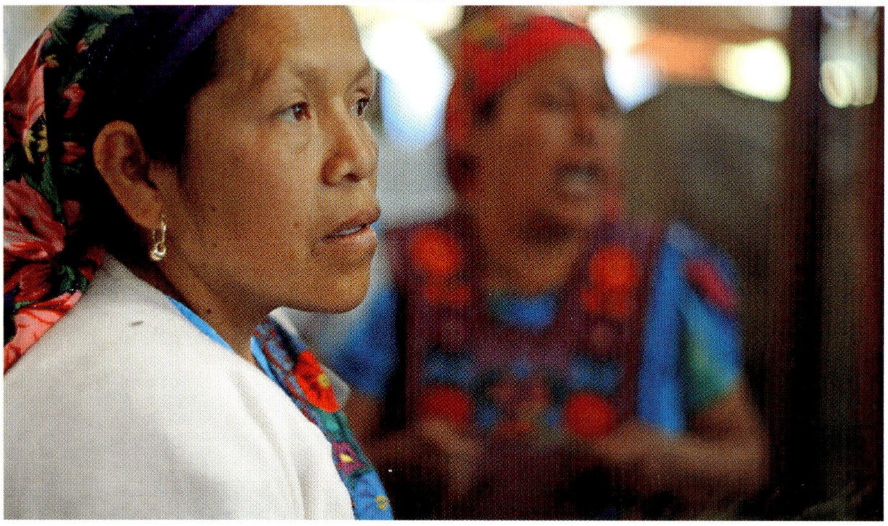

— J'AIMERAIS TRAVAILLER AU CENTRE DE SANTÉ POUR QU'IL Y AIT UNE COMMUNICATION ENTRE MÉDECIN ET SAGE-FEMME. NOUS POURRIONS NOUS ENTRAIDER ; SUR CE QU'IL NE SAIT PAS FAIRE, JE PEUX L'AIDER, ET SUR CE QUE JE NE SAIS PAS FAIRE, IL PEUT M'AIDER. *PAULINA LÓPEZ MORALES*

Le marché où Paulina López Morales peut trouver les ingrédients pour ses préparations médicinales est à plusieurs heures de bus.

prodigieusement sculptés et des bijoux en or finement travaillés. Affaiblis par des combats contre leurs ennemis aztèques, puis contre les colons espagnols, les Zapotèques ne constituent plus aujourd'hui qu'une ethnie dont les quatre cent mille membres occupent encore la vallée d'Oaxaca. À San Luca Quiaviní, les femmes et les hommes qui s'affairent entre des maisons sommaires aux murs de briques rouges et quelques demeures coloniales défraîchies portent souvent des vêtements aux formes et aux motifs colorés rappelant leurs origines zapotèques.

Paulina, sage-femme traditionnelle et guérisseuse du village, est l'incarnation parfaite de ce mélange des genres : sa pratique, bercée de traditions indiennes, s'est enrichie de son expérience d'infirmière, acquise dans un centre de santé d'une grande ville voisine où se pratique une médecine moderne. Dans la modeste maison où elle vit désormais seule depuis la mort de son mari, elle me révèle qu'elle s'est tout particulièrement spécialisée dans les accouchements afin de venir en aide aux femmes de sa communauté, laquelle est isolée non seulement géographiquement, mais aussi socialement et économiquement. Le racisme dont souffrent encore les Indiens du Mexique incite bien souvent les habitants de San Luca Quiaviní à s'en remettre aux seules mains de Paulina pour soigner leurs maux.

Aujourd'hui, c'est sa voisine Angelina qui lui rend visite. Âgée d'une soixantaine d'années, elle se plaint de douleurs lancinantes à l'abdomen. Sa démarche est pesante, elle s'allonge péniblement sur l'unique matelas de la maison. Tout en tâtant le ventre de sa patiente, Paulina m'explique qu'elle suspecte un problème rénal. Pour s'en assurer, elle recourt à une méthode de diagnostic résolument étonnante : comme lors de la cérémonie de la *limpia,* elle se met à frotter tout le corps de la malade avec un œuf. Une fois ce drôle de massage terminé, elle le casse dans un petit verre transparent. Après quelques minutes d'attente, le verdict tombe : c'est bien des reins que souffre Angelina.

Sages-femmes, une longue histoire

Le mot « sage », du latin *sapiens*, signifie « instruit », « celui qui détient le savoir ». La sage-femme maîtrise donc l'art de prendre en charge les parturientes, « femme » faisant référence ici non pas à une praticienne, mais bien à la patiente. Depuis l'Antiquité, la transmission orale des connaissances et les croyances qui ont influé sur les décisions des sages-femmes ont été à l'origine de nombreux drames. En France, la corporation a connu un tournant décisif sous l'impulsion d'une sage-femme au caractère très affirmé, Angélique Marguerite Le Boursier du Coudray (vers 1712-1794), qui a publié en 1759 un *Abrégé de l'art des accouchements*. Elle a également mis au point un mannequin grandeur nature, unique en son genre à l'époque, et a révolutionné la formation des sages-femmes avec ce mannequin d'un bassin de femme, complété de modèles d'un bébé avec son cordon ombilical, d'un fœtus en cours de gestation, de jumeaux... pour assurer des simulations au plus près de la réalité. En France, les sages-femmes ont aujourd'hui la responsabilité du déroulement de l'accouchement dit « normal », du diagnostic à la délivrance. Elles pratiquent en outre les échographies obstétricales. Depuis 2002, au même titre que les médecins, il leur faut valider le difficile concours de la première année de médecine. En 2009, une première année commune aux études de santé a été créée. Plus de 20 000 sages-femmes sont aujourd'hui en activité, dont plus de la moitié en milieu hospitalier. Elles accouchent plus de 800 000 nouveau-nés chaque année, bien davantage que dans les années 1990. Au Mexique, la profession de sage-femme est peu représentée. Les sages-femmes traditionnelles comme Paulina sont encore très nombreuses. Leurs connaissances sont dynamiques, elles évoluent et s'adaptent à leur époque. Ces *parteras* débutent habituellement leur apprentissage dans leur famille, parfois avant l'âge de dix ans ! Depuis que l'Organisation mondiale de la santé (OMS) a publié en 2002 sa Stratégie pour la médecine traditionnelle, elles ont pour obligation de suivre une formation dans les centres de santé locaux. Au moment où j'écris ces mots, Paulina doit avoir terminé cette formation dont elle souhaitait bénéficier depuis de nombreuses années. Je suis certain qu'elle aurait été très fière de me montrer son diplôme !

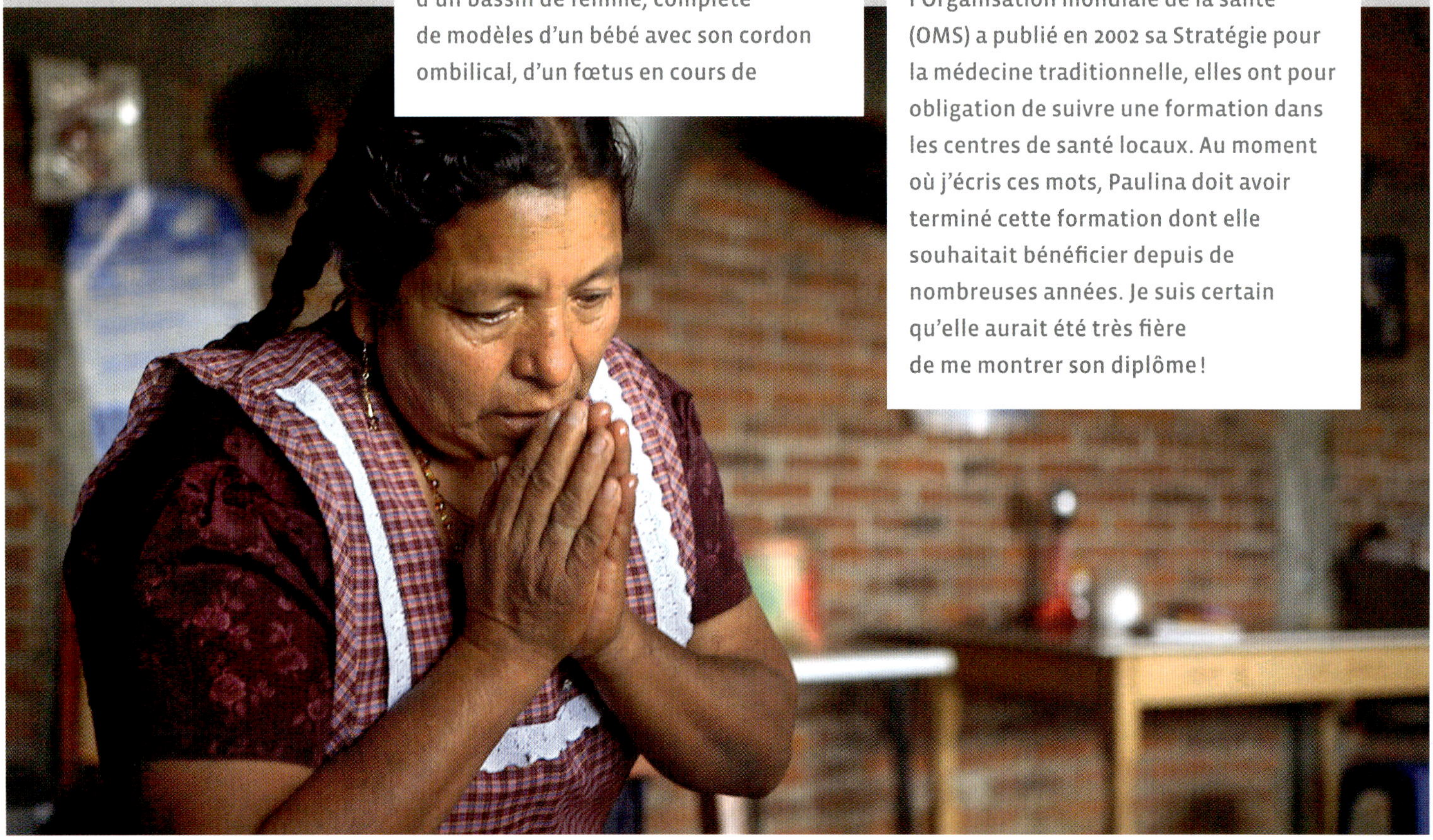

Penchée sur le verre et l'œuf, Paulina me décrit sa technique : le blanc de l'œuf, me montre-t-elle, dessine une forme étrange, semblable à celle du canal urinaire et du rein. Assurément, elle tient la preuve formelle que c'est cet organe qui fonctionne mal. Quant à moi, après avoir tourné le verre plusieurs fois pour mieux l'observer, je parviens à repérer une petite tache blanche coagulée. Sceptique, je lui avoue qu'il me faut tout de même une bonne dose d'imagination pour y voir un rein, et, qui plus est, imaginer qu'on puisse poser un diagnostic grâce à un simple œuf de poule. Tout sourire, elle semble n'avoir que faire de mes doutes de médecin occidental. Elle m'indique d'ailleurs une autre de ses trouvailles dans les volutes de l'œuf brisé : des petits grains blanchâtres tombant lentement au fond du verre. Cette découverte semble l'inquiéter bien davantage que le premier diagnostic : c'est le signe d'un « mauvais air », le *susto,* comme on l'appelle ici. Ce mal se caractérise par un sentiment d'angoisse qui étreint tout le corps et provoque une forme de dépression. Épuisé par cette lutte sans fin avec lui-même, l'organisme finit par se mourir, me raconte Paulina. À considérer Angelina, son regard triste, son corps lourd et dépourvu d'énergie, force est de constater que l'œuf, pour le coup, a peut-être bien parlé. Par quel miracle ? Cela reste un mystère.

Tous les examens obstétriques sont effectués à la main et à l'oreille.

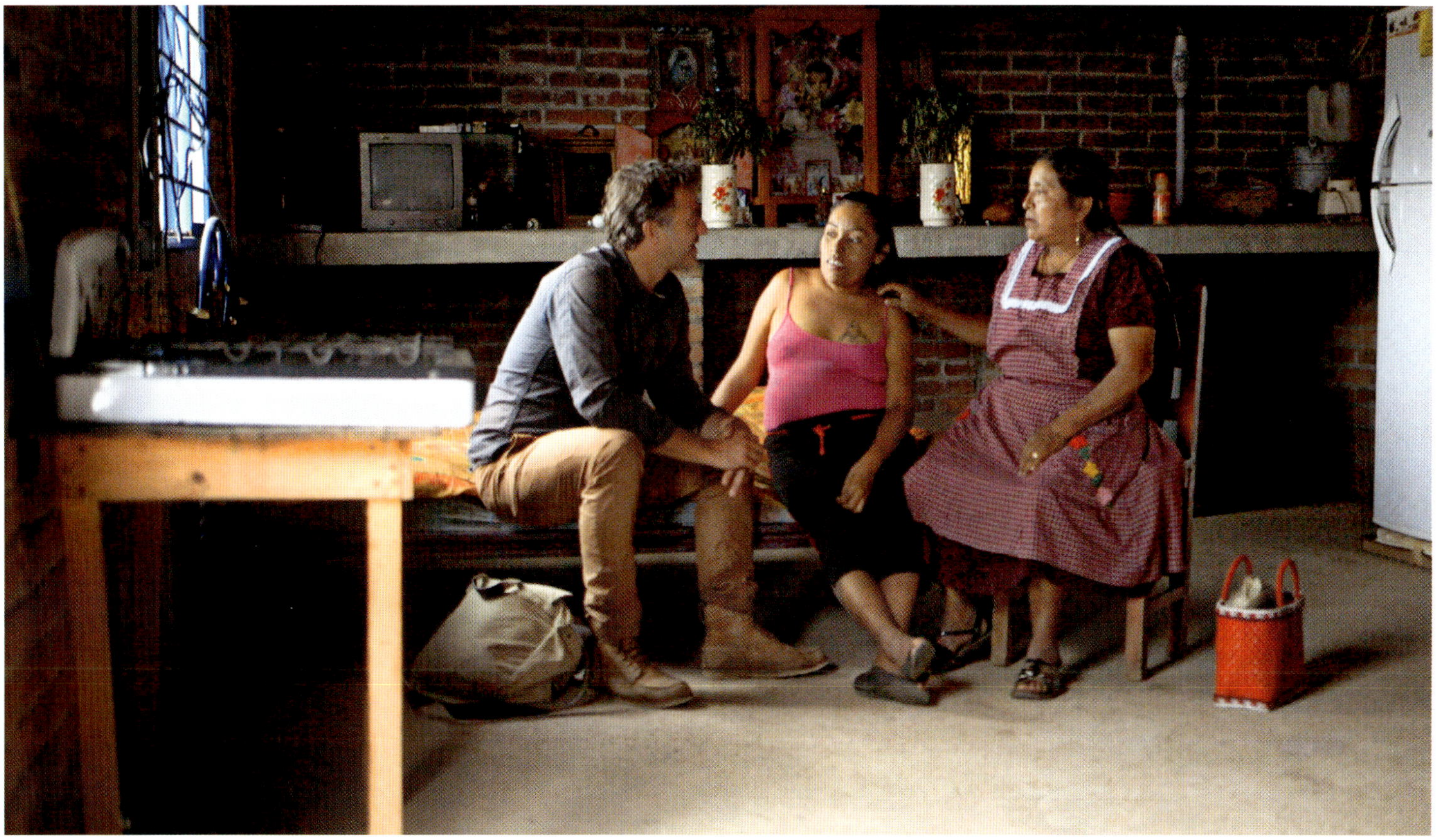

> **— J'ACHÈTE DES FLEURS POUR FAIRE MES SOINS, POUR LA *LIMPIA*, PAS POUR OFFRIR OU TROUVER UN FIANCÉ. ET AUSSI, JE LES UTILISE POUR GUÉRIR LE *SUSTO*. TOUTES LES PLANTES QUE J'ACHÈTE OU QUE JE RAMASSE ME SERVENT À PRODIGUER DES SOINS.**
>
> *PAULINA LÓPEZ MORALES*

Pour débarrasser sa patiente du « mauvais air », Paulina préconise une *limpia* adaptée à ses maux. Nous devons, pour qu'elle puisse accomplir le rite, marcher jusqu'à un lieu particulier, empreint de signification symbolique. Tout en cheminant entre les bosquets et les herbes hautes, je finis par comprendre : en levant les yeux, je découvre qu'une montagne ressemblant à une femme endormie se dresse devant nous. Nous nous rendons à son pied. Parvenus dans une petite clairière, nous nous arrêtons enfin. C'est là que se déroulera la cérémonie destinée à soigner les souffrances psychiques d'Angelina et à reconquérir son âme égarée. Dans une grande concentration et sous un soleil de plomb, les préparatifs commencent. Au sein de notre petit groupe, les paroles se sont progressivement taries, et un silence respectueux s'est établi. Je n'entends plus que les bruits de la nature qui nous entoure : le vent qui se faufile entre les herbes folles, des oiseaux qui chantent au loin. Des petites flammes se mettent bientôt à danser sur un foyer allumé par Paulina. La fumée qui s'en échappe en de longues arabesques blanches va permettre de faire fuir le mauvais air. Sur les braises, de la viande et des fruits seront aussi déposés, afin de les partager avec la *Madre Tierra,* la Terre Mère.

➲ En plus des effets secondaires dus à un surdosage de corticoïdes, Paulina López Morales diagnostique le *susto*, une maladie provoquée par l'angoisse liée à un événement traumatique.

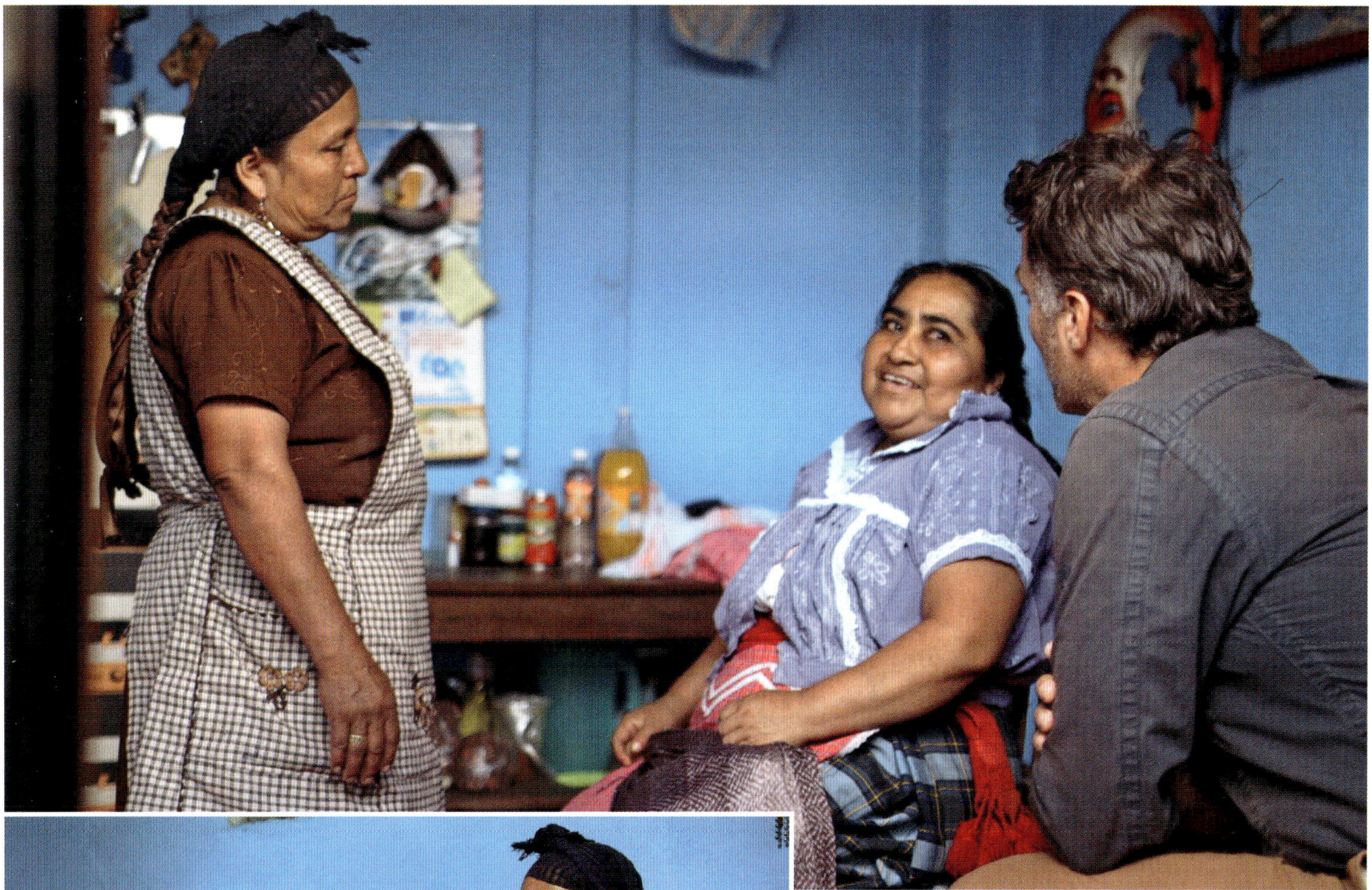
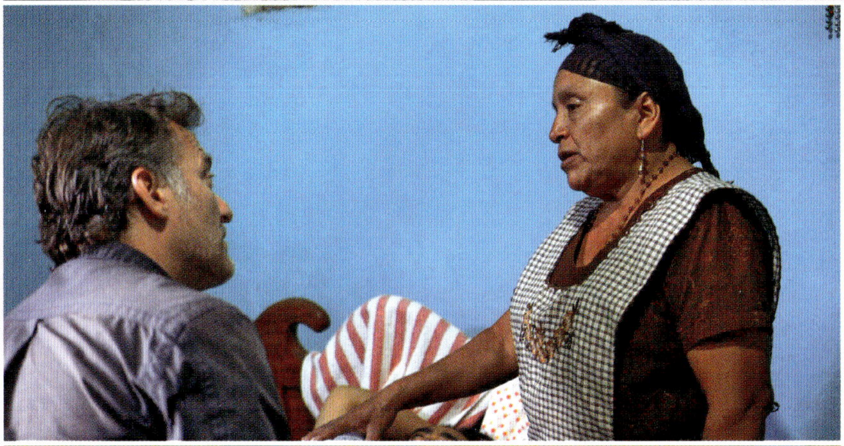
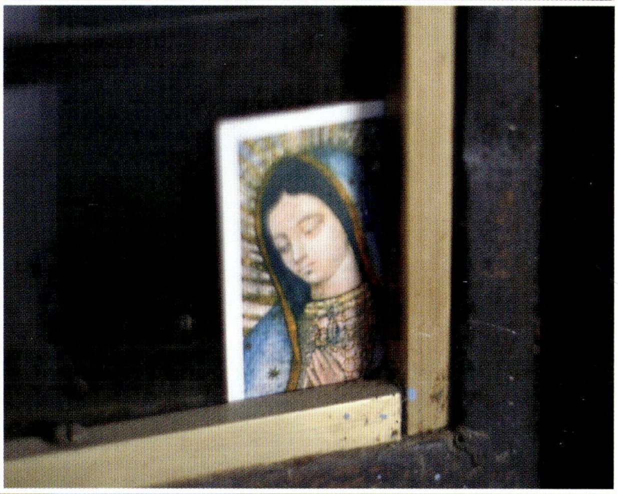
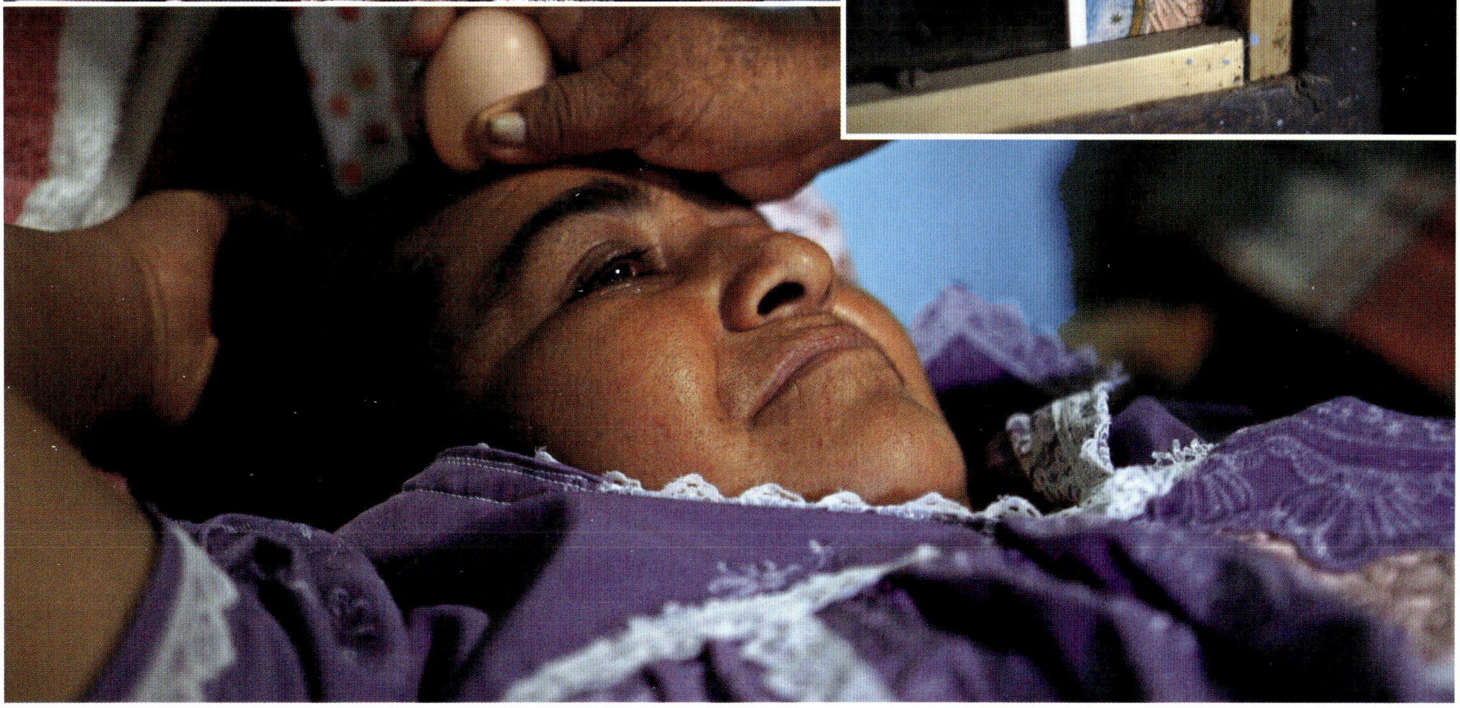

D'une voix attentive et maternelle, la femme-médecine s'adresse à Angelina. Ou plutôt l'écoute : la malade lui confie sa peine accumulée depuis la mort accidentelle de son frère et du fait de l'absence de son mari, disparu du jour au lendemain sans laisser de traces. Alors que le visage d'Angelina se tord de chagrin à l'évocation de ces souvenirs douloureux, son amie, voisine et médecin noircit sa poitrine, son visage et ses bras avec un peu de terre rapportée de l'endroit où le frère est décédé. L'objet de la *limpia* me semble désormais évident : il s'agit avant tout d'aider Angelina à évacuer toute la souffrance accumulée depuis des années. Des larmes commencent à rouler sur ses joues. En regardant les deux femmes échanger, je découvre une autre facette du métier de la guérisseuse de San Luca Quiaviní : elle est aussi celle qui sait offrir son oreille attentive aux autres et panser les plaies de la solitude et des tourments qui rongent de nombreux habitants de la petite communauté zapotèque confrontée à un avenir incertain. À côté du feu, je remarque alors le bouquet aux teintes orangées apporté par Paulina au pied de la montagne au profil de femme endormie : ces fleurs colorées n'ont pas été choisies pour leurs vertus médicinales, mais bel et bien pour leur portée symbolique et esthétique, et pour réchauffer le cœur meurtri d'Angelina .

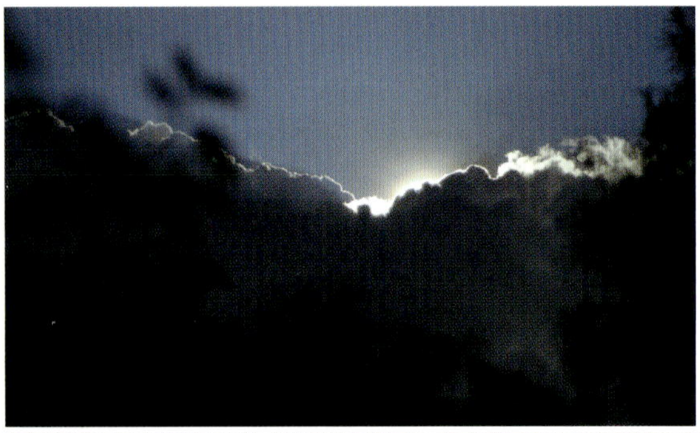

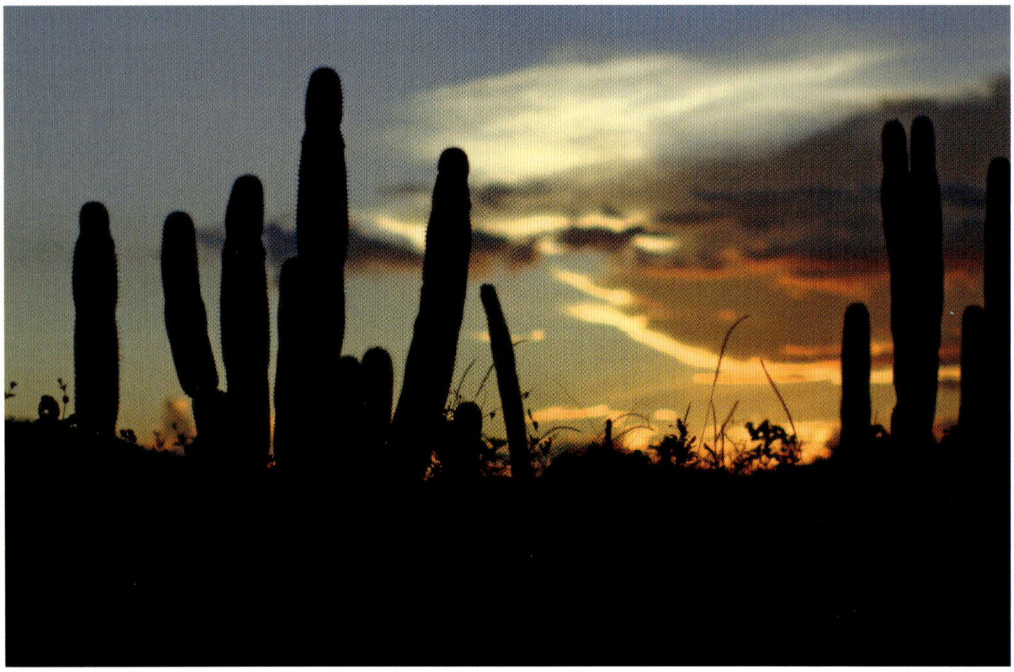

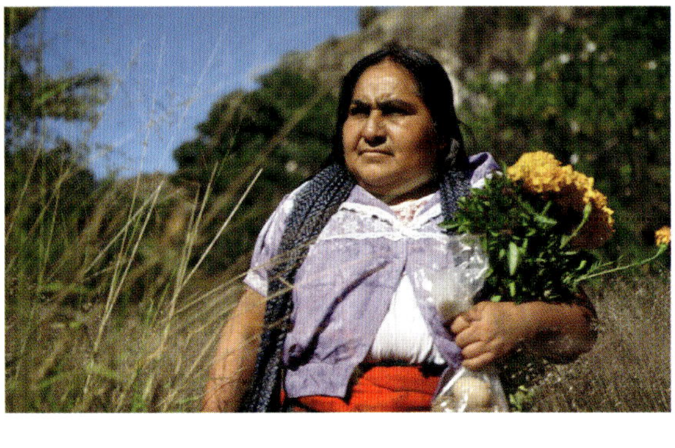

➊ Paulina López Morales a choisi un lieu où la géologie a une valeur symbolique, pour pratiquer la *limpia* : une montagne en forme de femme endormie.

➋ Lors de la *limpia,* la patiente raconte en détail les malheurs qui ont marqué son histoire, et Paulina López Morales tente de rapatrier l'âme égarée de sa patiente.

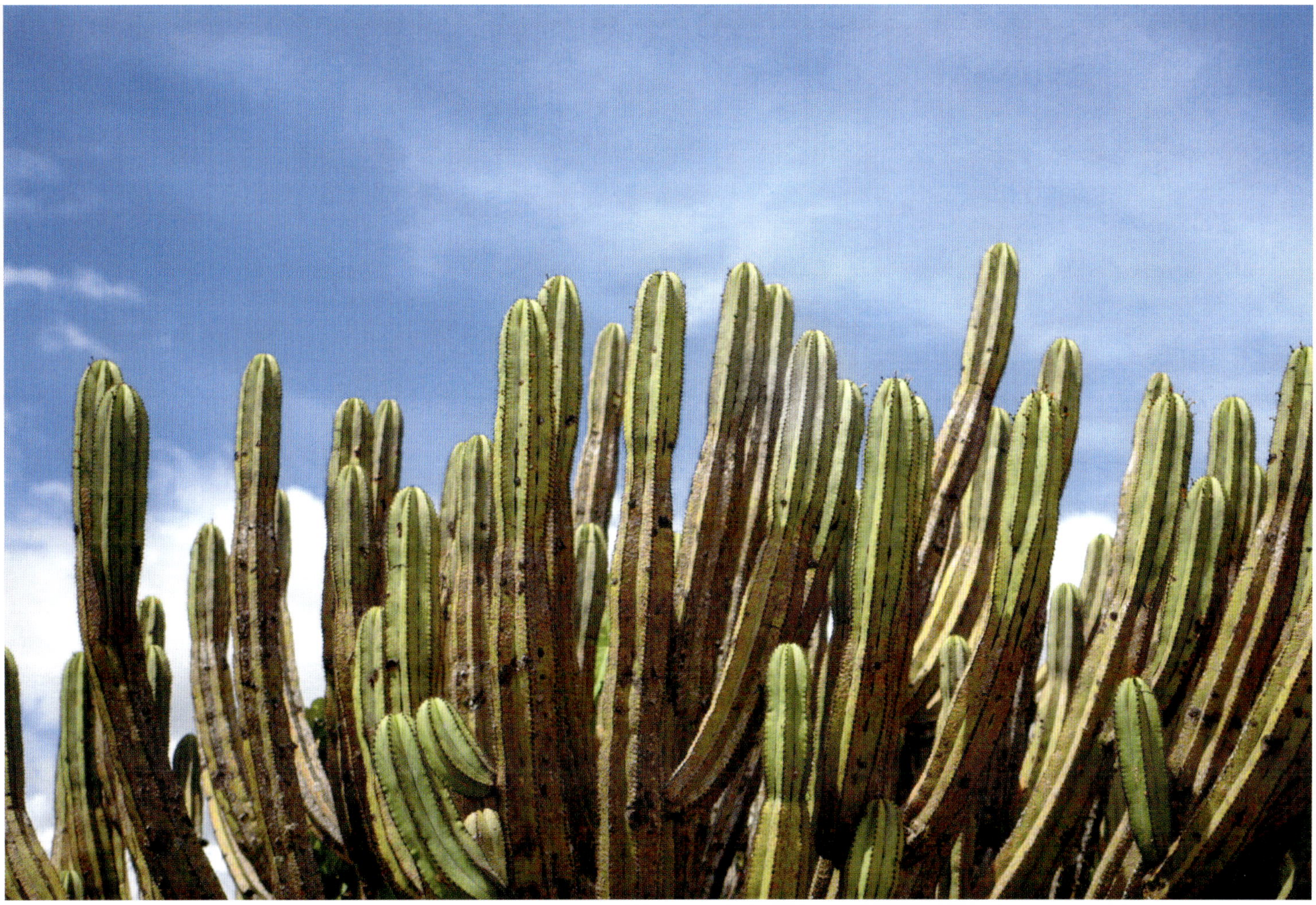

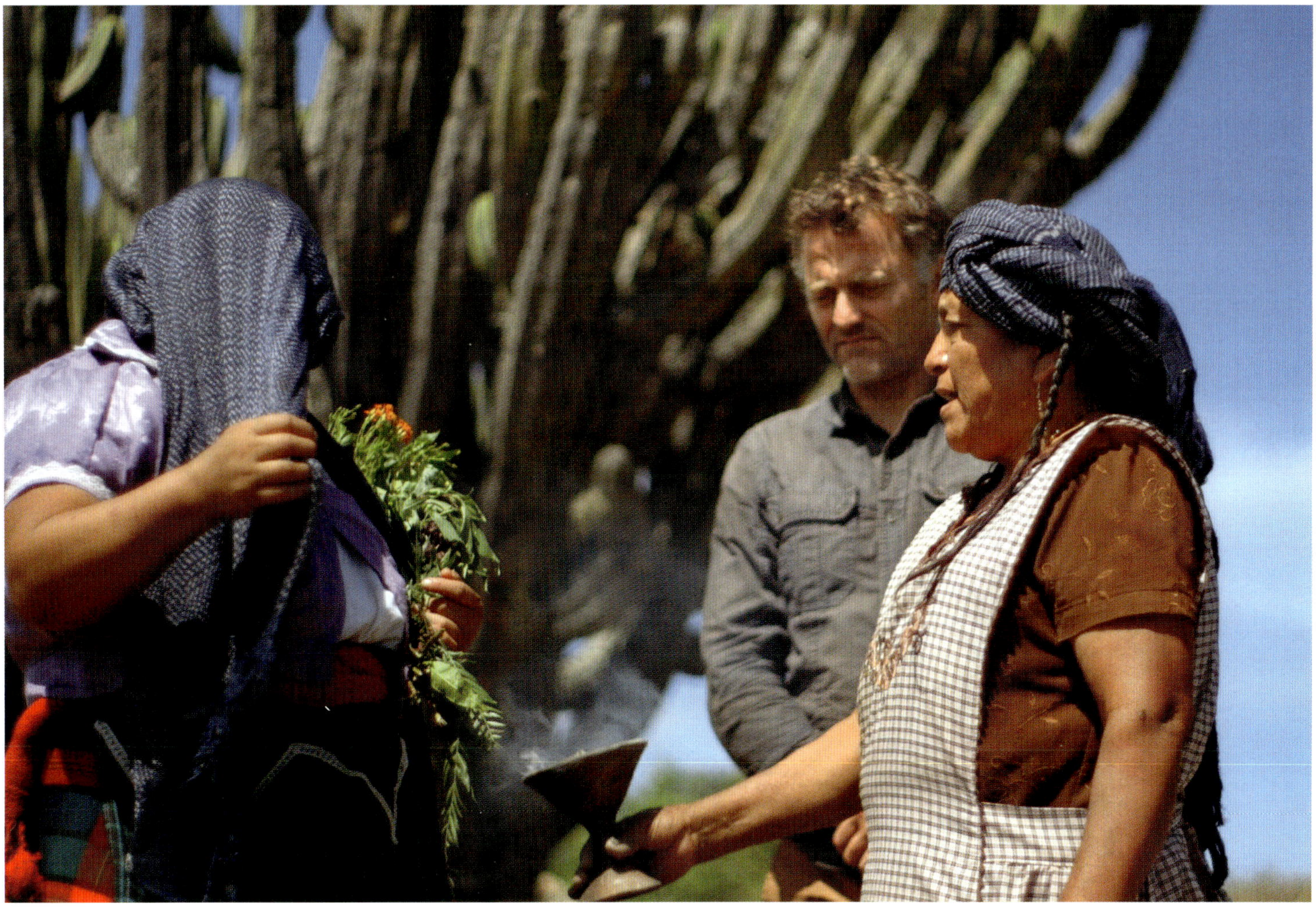

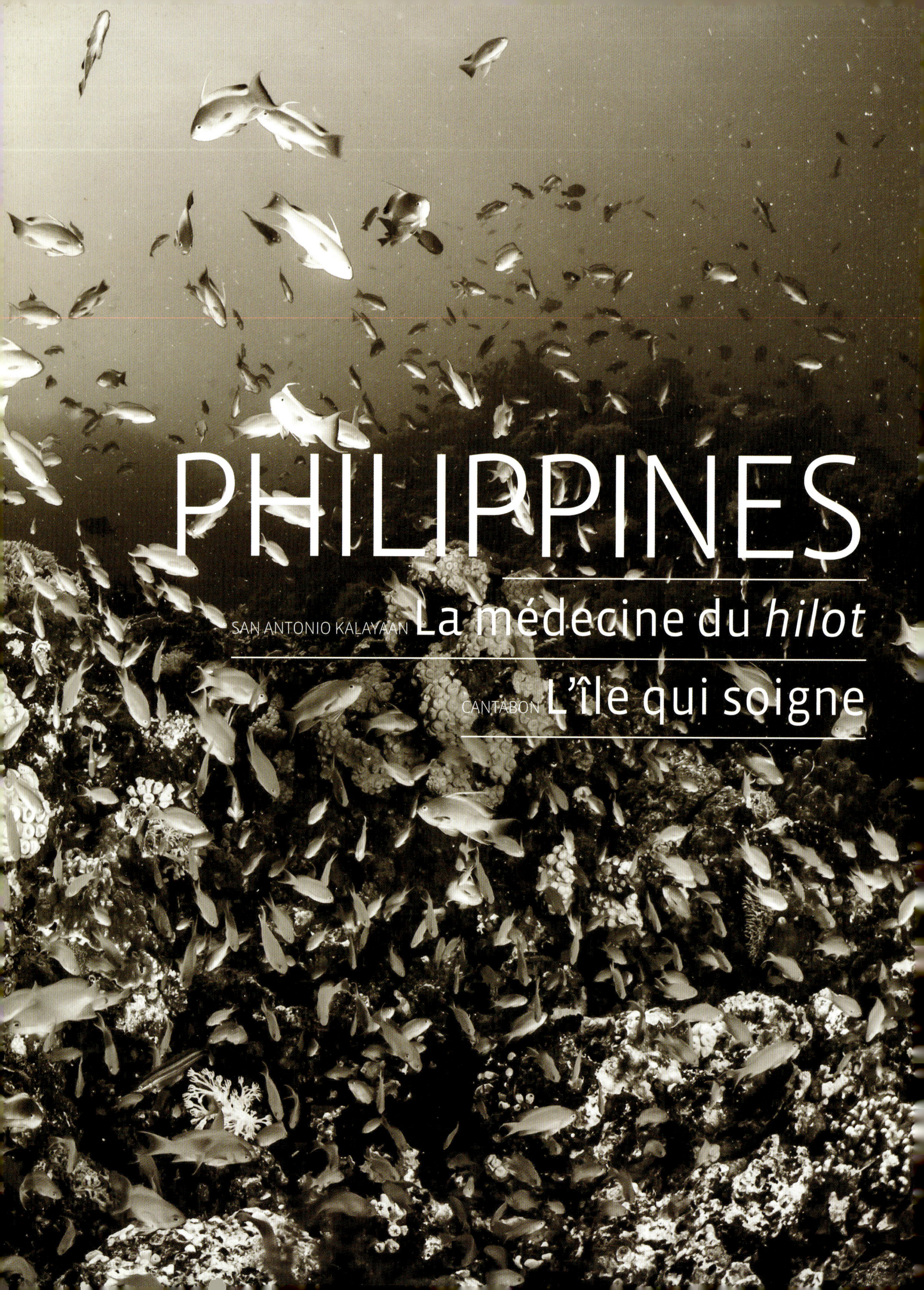

PHILIPPINES

SAN ANTONIO KALAYAAN La médecine du *hilot*

CANTABON L'île qui soigne

2 %

C'EST LE TAUX ANNUEL DE CROISSANCE DE LA POPULATION[1].

1/4

DE LA POPULATION VIT SOUS LE SEUIL DE PAUVRETÉ[1].

5 %

DU TERRITOIRE EST CONSTITUÉ D'AIRES MARINES OU TERRESTRES PROTÉGÉES[1].

9

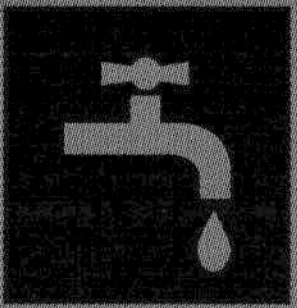

PERSONNES SUR 10 ONT ACCÈS À DES SOURCES D'APPROVISIONNEMENT EN EAU POTABLE AMÉLIORÉES[1].

7 107

ÎLES ET ILÔTS, DONT À PEINE 2 000 SONT HABITÉS.

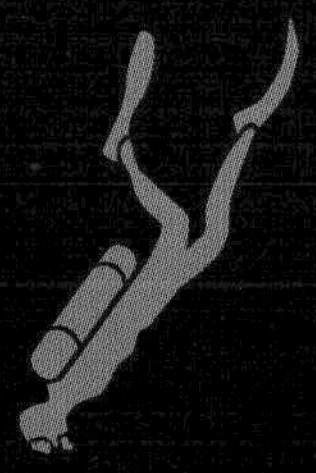

11 000

MÈTRES : C'EST LA PROFONDEUR DES FOSSES MARINES OBSERVÉE AU LARGE DE L'ÎLE DE MINDANAO.

85 %

DES PHILIPPINS SONT CATHOLIQUES.

99 138 690

HABITANTS[1].

25 %

DE L'ARCHIPEL EST COUVERT DE FORÊTS[1].

85 %

DES ENFANTS SUIVENT UN ENSEIGNEMENT SECONDAIRE[1].

47 %

DE LA POPULATION UTILISE INTERNET[1].

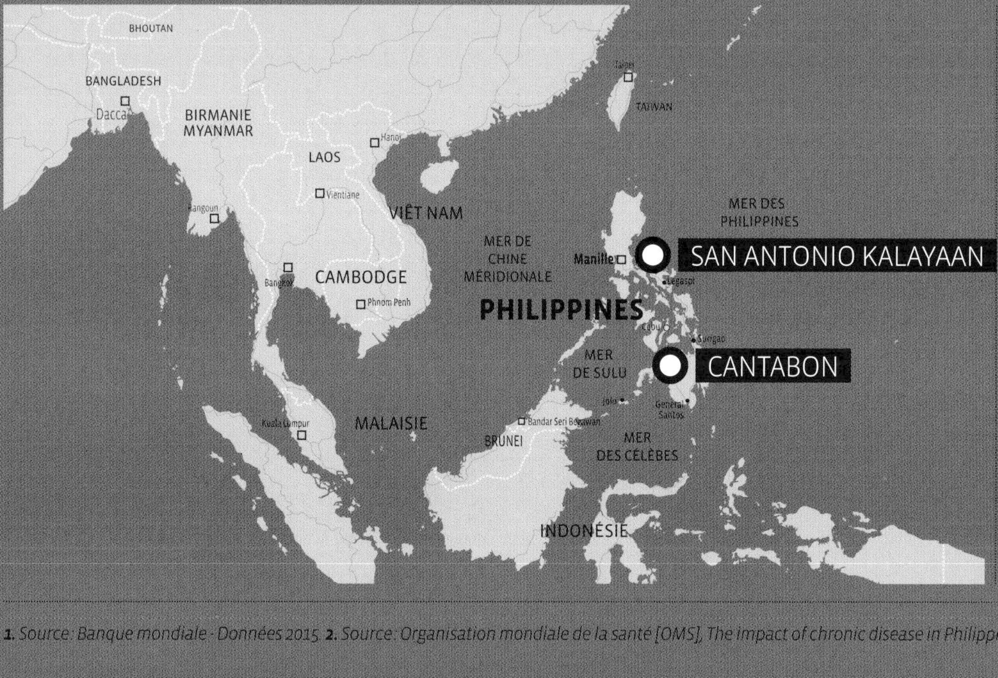

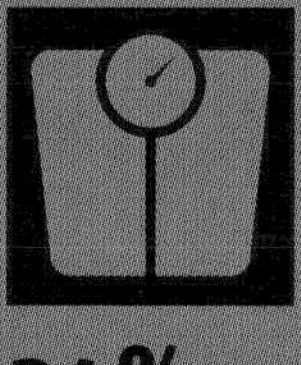

24 %

DES HOMMES ET **44 %** DES FEMMES SONT ATTEINTS D'OBÉSITÉ[2].

6 DÉCÈS SUR 10

SONT CAUSÉS PAR DES MALADIES CHRONIQUES[2].

1. Source: Banque mondiale - Données 2015. 2. Source: Organisation mondiale de la santé [OMS], The impact of chronic disease in Philippines, 2015.

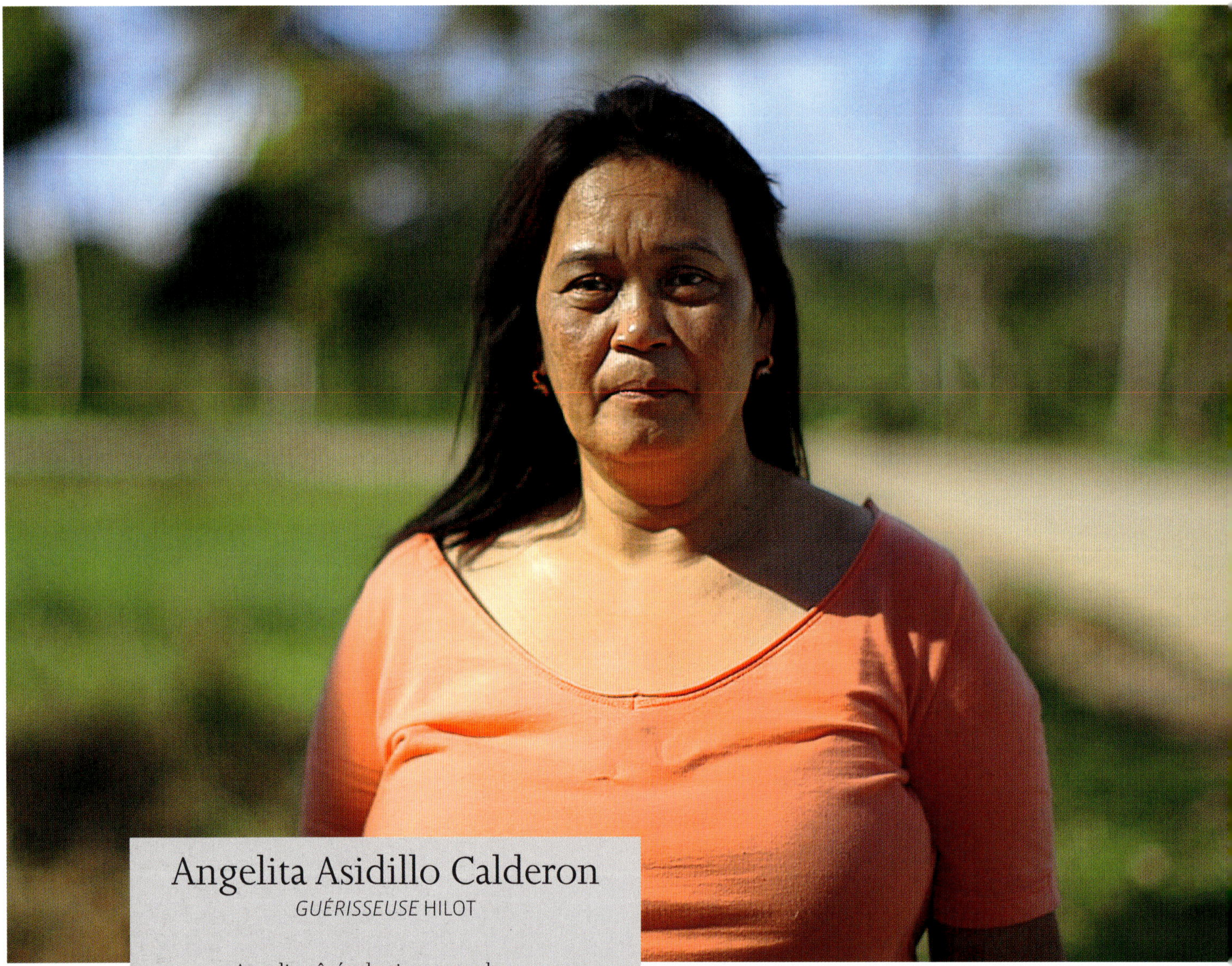

Angelita Asidillo Calderon

GUÉRISSEUSE HILOT

Angelita, âgée de cinquante-deux ans,
est une guérisseuse *hilot*. Elle vient d'une famille
de masseurs qui lui a transmis son savoir,
même si, dans un premier temps,
elle n'a pas souhaité le mettre en pratique.
Aujourd'hui, elle alterne son métier
de couturière et les massages.

*Elle ne ferme jamais. On entre chez elle sans frapper.
Certains ne connaissent que son surnom : Ka-Ineng !
Et elle est toujours là, sourire au lèvres, des mots doux
comme ses mains qui glissent sur vous
dans des vapeurs d'huile de coco. Tous les jours,
elle fait du bien, presque pour rien.*

PHILIPPINES *La médecine du* hilot

Angelita Asidillo Calderon, *mangihilot* dans le village de San Antonio Kalayaan.

EN DÉCOLLANT POUR LES PHILIPPINES,

J'AVAIS UNE IDÉE ASSEZ VAGUE DE CE QUE J'Y DÉCOUVRIRAIS. JE N'ÉTAIS JAMAIS ALLÉ LÀ-BAS, ET J'AVAIS DÉCIDÉ DE NE PAS REGARDER D'IMAGES DE CE PAYS, ENCORE VIERGE POUR MOI.

Des amis me l'avaient décrit comme paradisiaque, avec ses immenses plages de sable blanc, ses récifs coralliens fourmillant de vie et son patchwork harmonieux de rizières. J'ai voulu aborder les Philippines sans a priori, avec un regard neuf. Une réalité déroutante me saute aux yeux dès que je pose le pied à Manille, sa capitale. Tout, ici, est marqué de l'influence des puissances qui ont successivement colonisé cet archipel de plus de sept mille îles. Devenu espagnol en 1565, celui-ci doit son nom à l'infant de l'époque, le futur roi Philippe II. Près de trois siècles et demi plus tard, l'Espagne, peu soucieuse des velléités d'indépendance des habitants, vend sa possession aux États-Unis pour la somme de 20 millions de dollars. Puis c'est le Japon qui l'occupe pendant la Seconde Guerre mondiale. Les Philippines n'obtiendront finalement leur indépendance qu'en 1946. Aujourd'hui, le pays porte donc l'empreinte de ces différentes cultures. Entre les églises de style espagnol qui ponctuent régulièrement les paysages, je croise de nombreux jeunes vêtus d'amples vêtements à la mode américaine. Des terrains de basket-ball ont fleuri un peu partout et, sur ces espaces de jeux, des sportifs au physique très éloigné de celui de Michael Jordan, courant et voltigeant, s'escriment sous les paniers. Mais, tout au long de leur douloureuse histoire, les Philippins sont restés attachés à une composante locale fondamentale : le *hilot*, la médecine ancestrale, dont la pratique a pourtant été interdite jusque dans les années 1990 par ceux qui voulaient imposer la médecine moderne. Les habitants ont résisté, ils n'ont jamais abandonné cette tradition issue de leur passé précolonial. Je séjourne sur l'île de Luçon, où je dois me rendre à San Antonio Kalayaan, à 150 kilomètres de la capitale. C'est une petite commune située dans les montagnes de la plus grande chaîne du pays, la Sierra Madre, dont les sommets constituent une barrière naturelle contre les typhons, atténuant leur puissance avant que les pluies gagnent les terres centrales de l'île. Sur la route, quelques points de vue

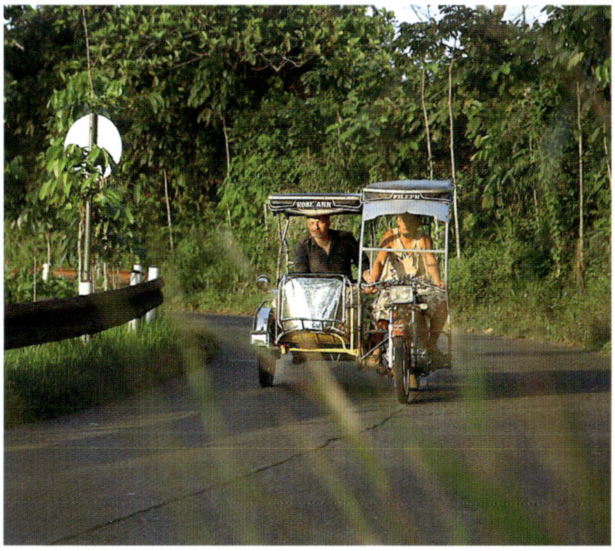

dégagés me permettent d'apercevoir les reliefs accidentés, enveloppés d'une épaisse couverture végétale. Cet environnement semble secret, presque hostile à ceux qui n'y sont pas familiers. Avec mon équipe, nous peinons d'ailleurs à trouver notre destination, dissimulée sur un lointain plateau. San Antonio Kalayaan s'avère un endroit banal, semblable à tant d'autres villages que j'ai déjà visités en Asie. Des petites maisons sans cachet, faites de bois et de tôles, sont alignées le long des ruelles. Quelques tuk-tuks sillonnent les allées. Angelita Asidillo Calderon, la guérisseuse qui m'accueille, vêtue d'un simple T-shirt et d'un bermuda, tranche avec le décor en apparence un peu terne. Son visage, lumineux, me fascine immédiatement : une éblouissante étincelle brille en permanence dans ses prunelles rieuses. Avec elle à nos côtés, c'est sûr, San Antonio Kalayaan va prendre une autre saveur.

Angelita, que tout le monde ici surnomme Ka-Ineng, pratique le *hilot*. C'est chez elle qu'elle m'invite à approcher les subtilités de ce savoir ancestral sur les massages. En pénétrant dans sa petite maison, je découvre que soigner n'est pas sa seule activité. Des tissus et des bobines de fil colorées encombrent une petite table. Devant mon regard interrogateur, elle saisit une aiguille et fait quelques points sur un sac de toile blanche qu'elle est en train de confectionner. La couture est son gagne-pain. Elle coud des vêtements pour les gens du village, des costumes pour les écoliers. Masser n'a, en effet, pas été sa vocation première. Ses grands-parents comme ses parents pratiquaient cet art traditionnel. Mais lorsque, enfant, elle a vu les mains de sa mère enflées par les rhumatismes, elle a décidé de laisser la tradition derrière elle. Le *hilot* l'a pourtant rattrapée. L'aîné de cette jeune mère souffrait de douleurs, vraisemblablement articulaires. Dans ce coin isolé des Philippines dépourvu de médecin, elle s'est mise à masser son fils pour le soigner. Cela s'est su, et ses voisins, puis le village tout entier sont venus la voir. Sa demeure, depuis, est devenue le cœur battant de San Antonio Kalayaan. La famille, les amis, les habitants plus ou moins proches défilent chez elle en permanence : elle a fait de sa maison un lieu ouvert à tous, de jour comme de nuit.

— JE SUIS DEVENUE MASSEUSE GRÂCE À MES ANCÊTRES : MES GRANDS-PARENTS, MA MÈRE, MON PÈRE, ILS ÉTAIENT TOUS MASSEURS. MA GRAND-MÈRE, JE ME SOUVIENS, MASSAIT TRÈS BIEN, C'EST D'ELLE QUE JE TIENS MON SURNOM KA-INENG.

ANGELITA ASIDILLO CALDERON

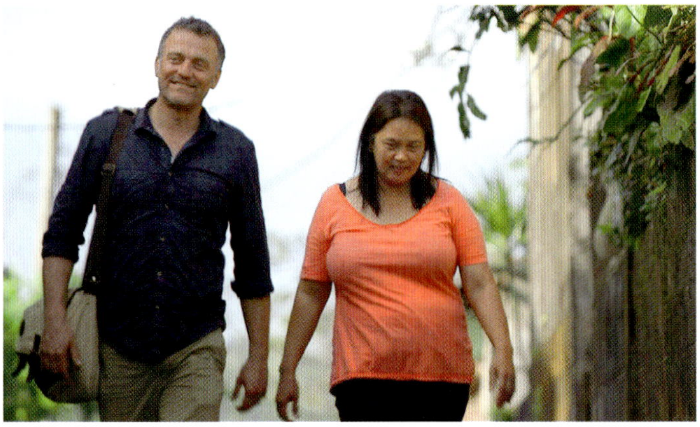

Cette patiente a une entorse à l'épaule après avoir porté de manière répétée un pulvérisateur agricole. Ici, tout le travail agricole est accompli à la force des bras.

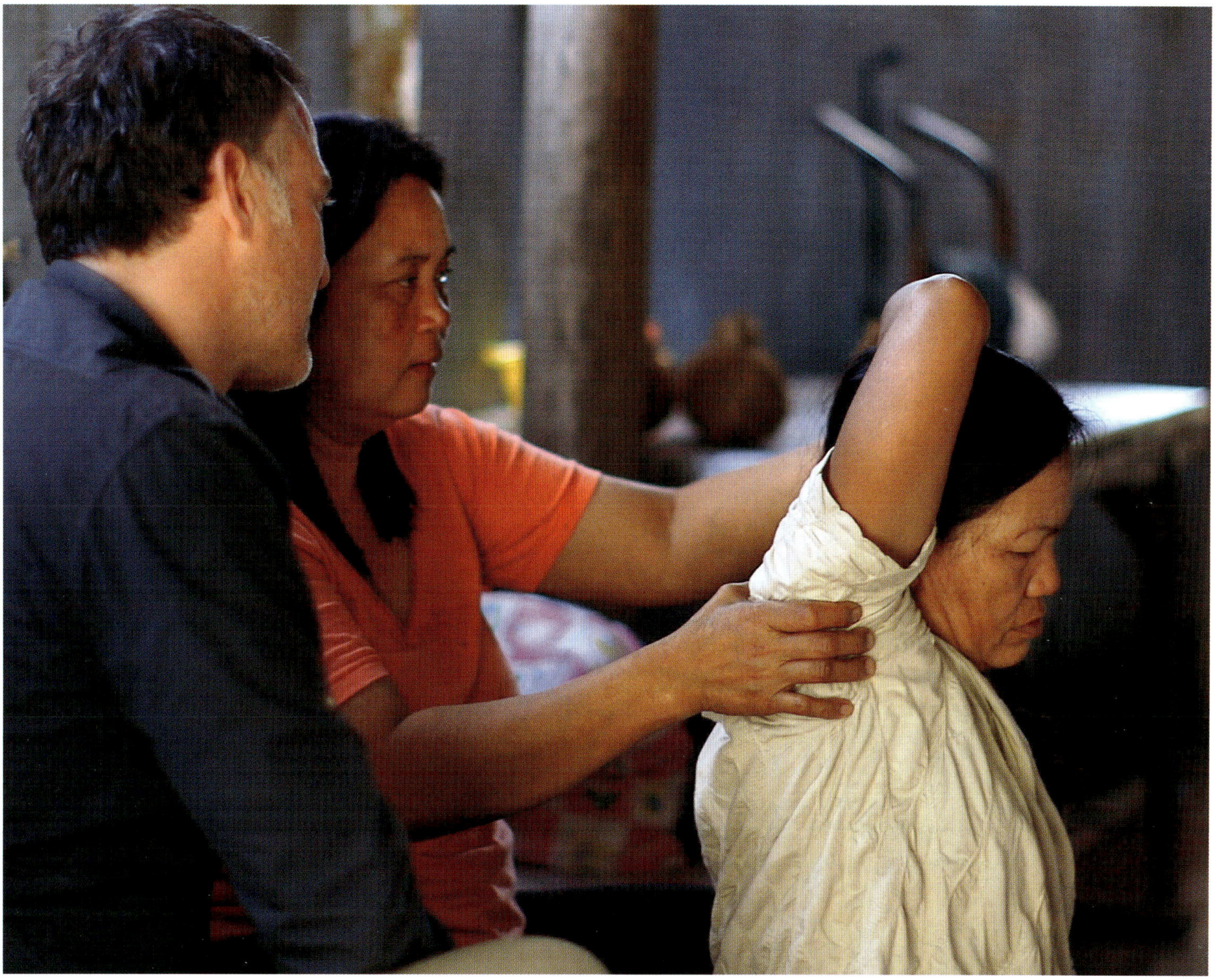
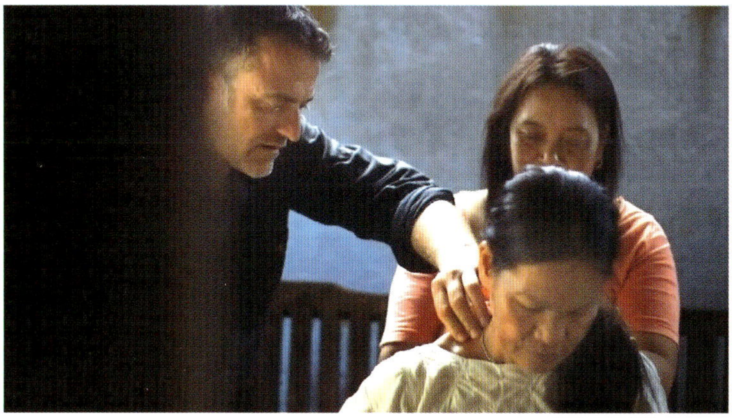
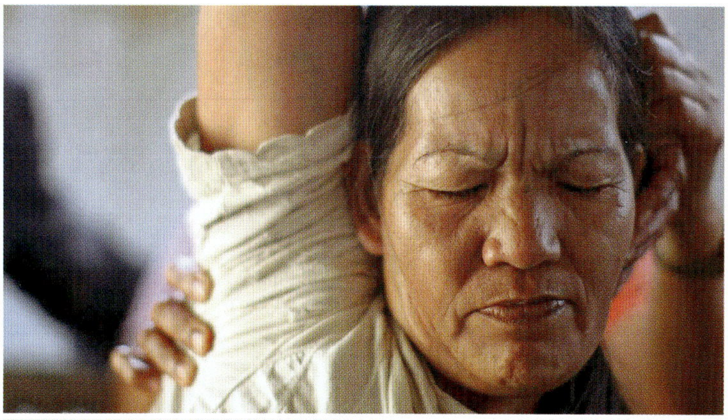
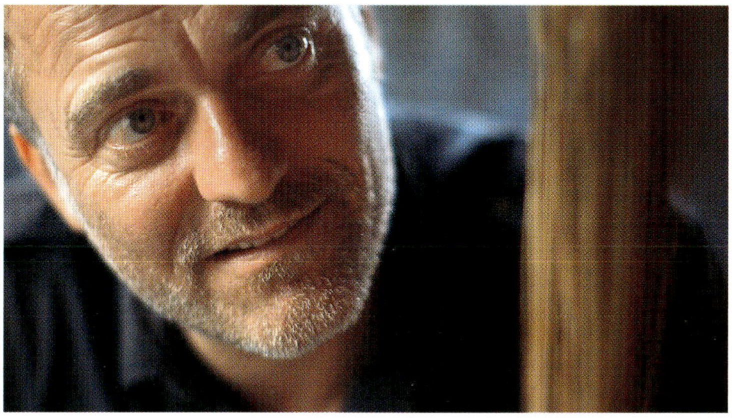
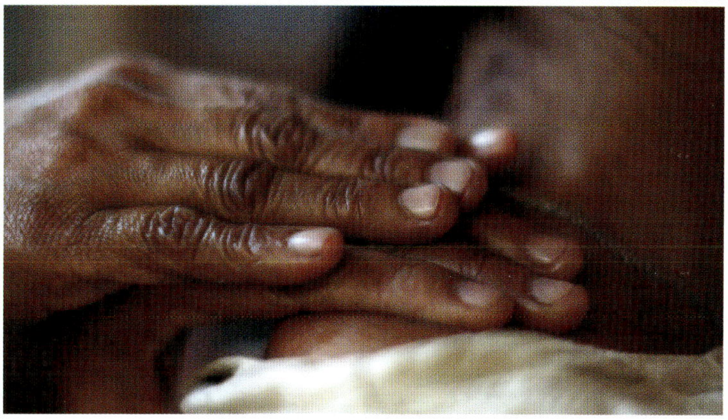

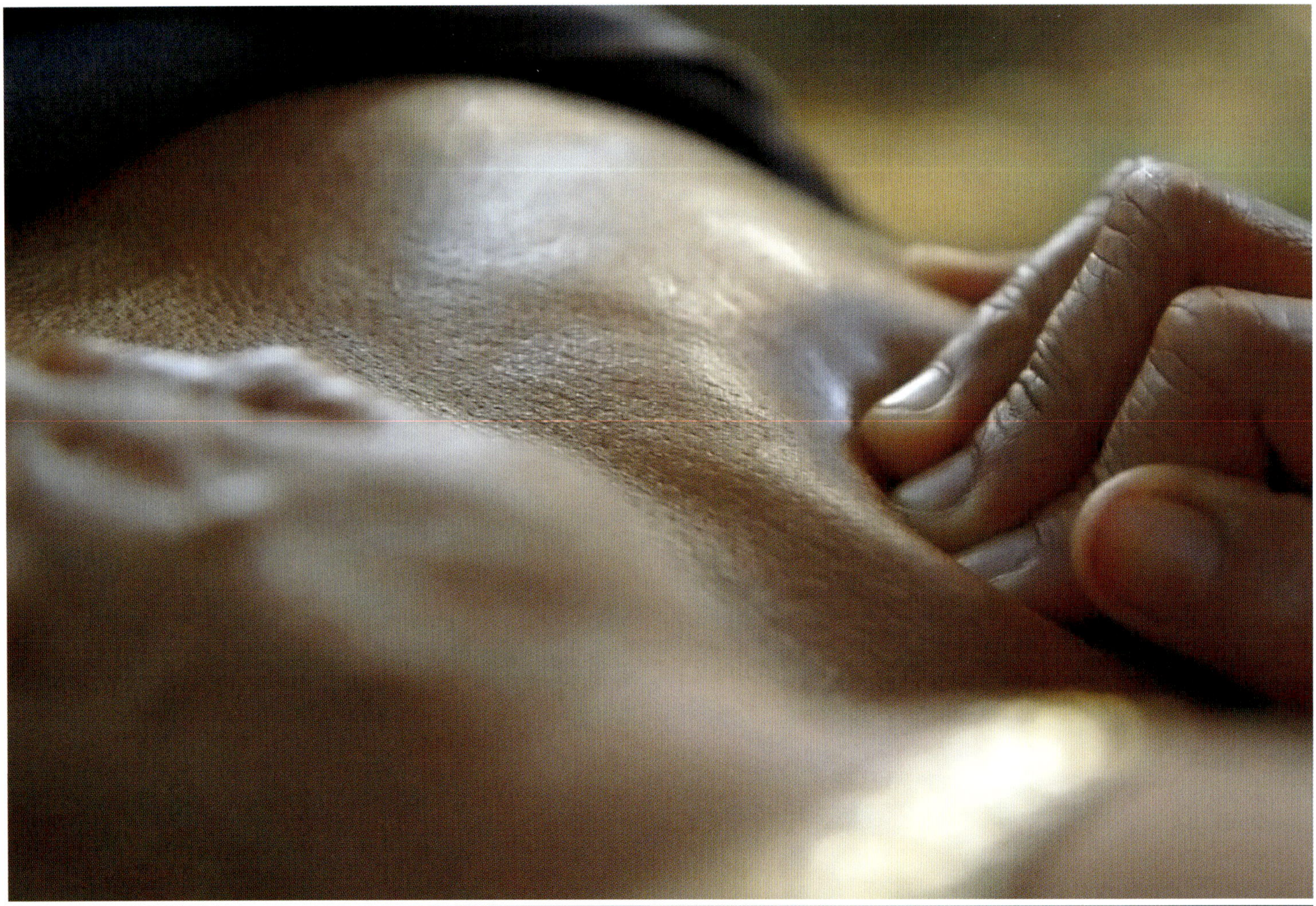

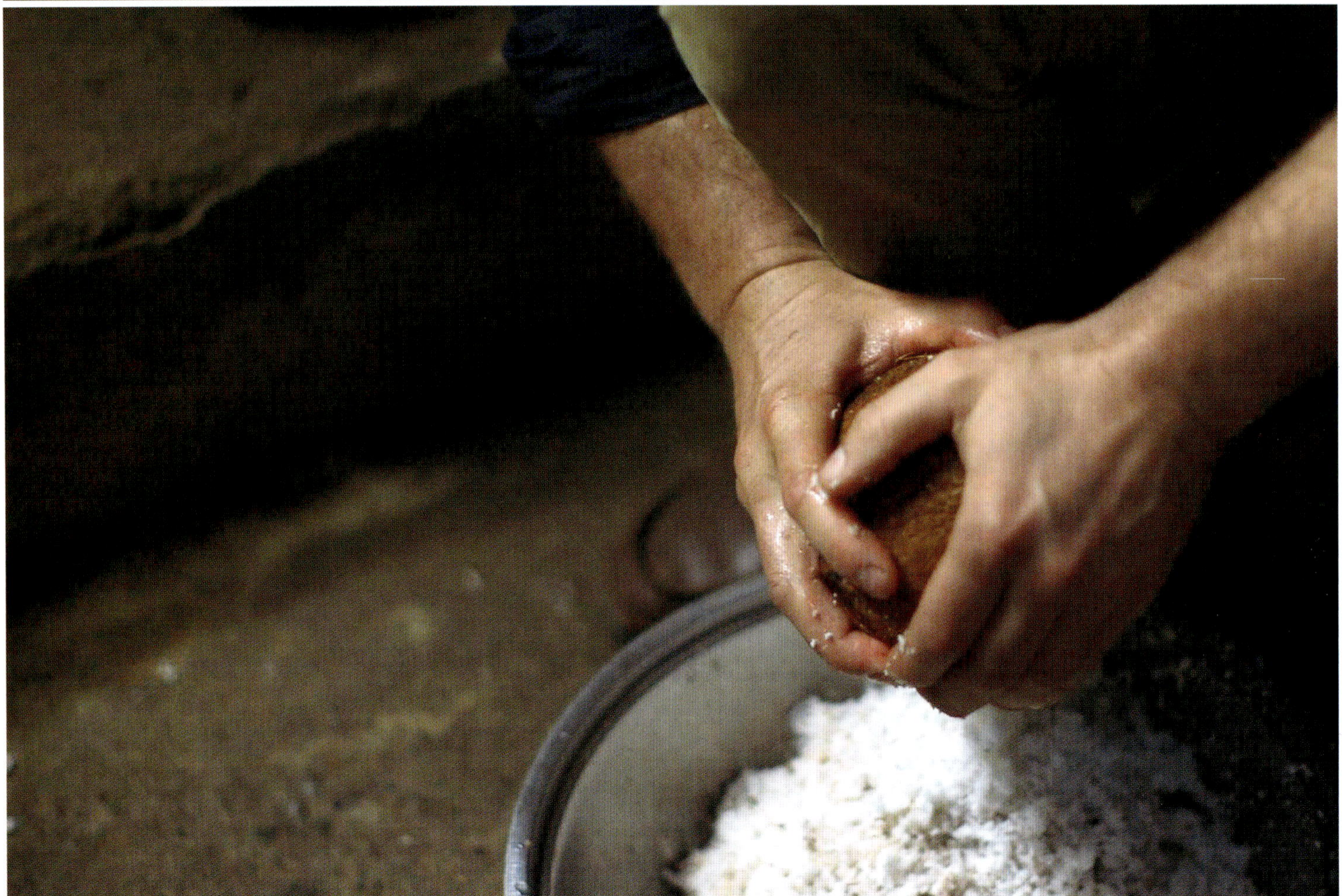

99

ÊTRE MASSEUR PROFESSIONNEL N'ENRICHIT PAS. ON PREND CE QUE LES PATIENTS PEUVENT DONNER EN ÉCHANGE, ET ON L'ACCEPTE. DES FOIS, ON NE REÇOIT RIEN, C'EST COMME ÇA. JUSTE UN MERCI APRÈS LE MASSAGE, ÇA SUFFIT.

ANGELITA ASIDILLO CALDERON

L'huile de coco, essentielle, entre autres, pour la préparation de remèdes *hilot*, est obtenue à partir de la chair de coco râpée.

Pour mon initiation à la médecine *hilot*, Angelita me propose de l'aider à préparer un de ses remèdes de base, l'huile de noix de coco, qu'elle applique à chaque massage. Si l'on a quasiment oublié, en Occident, les vertus de cette préparation, la guérisseuse, elle, n'en ignore rien. Elle l'utilise pour traiter de nombreux maux. Par le passé, à une époque où les antiseptiques n'avaient pas encore gagné les régions reculées de la Sierra Madre, l'huile de coco accompagnait même les accouchements, pour prévenir les risques d'infection. Les pouvoirs multiples qu'on lui attribue n'ont rien de magique : avec sa forte concentration en acide laurique, l'huile de coco est bel et bien antiseptique, bactéricide, fongicide. Elle inhibe par exemple le développement de certains staphylocoques ou de levures telles que *Candida albicans*, responsable d'infections des muqueuses digestives et gynécologiques. Si ses propriétés me sont bien connues, la fabriquer est une tout autre histoire.

Angelita vient d'ouvrir une noix devant moi d'un seul coup de machette. Avide de partager son savoir, elle me tend son outil et une énorme noix. Perplexe, je ne sais par où commencer, j'ignore tout de ces gestes si utiles ici mais devenus complètement obsolètes chez nous. Pédagogue, elle me livre le secret : il faut frapper sur les soudures de la coque. Après plusieurs coups hésitants, la noix se fend enfin et un liquide odorant coule sur mes mains : c'est gagné ! Angelita n'hésite pas à affirmer qu'elle pourrait prétendre au concours de meilleure râpeuse de noix. Et, de fait, alors qu'elle frotte énergiquement la pulpe sur une petite râpe, les copeaux s'amoncellent rapidement au fond d'un récipient. Je suis étonné par la force qu'elle dégage sans jamais se départir de son humour et de son sourire. Sur les braises, une épaisse crème blanche mijote désormais. La pièce s'emplit d'une odeur délicieuse. Ka-Ineng me raconte que cette ressource primordiale pour les Philippins est désormais menacée : il est de plus en plus difficile de se procurer de bonnes noix de coco. Les palmiers sont dorénavant convoités pour leur bois, et les invasions de termites n'arrangent rien à la situation : ces petits parasites se délectent des noix, qu'ils rongent de l'intérieur. La plantation qu'elle entretenait pour ses propres besoins a d'ailleurs disparu. Après de longues minutes de cuisson, l'huile, seule, surnage dans la large marmite.

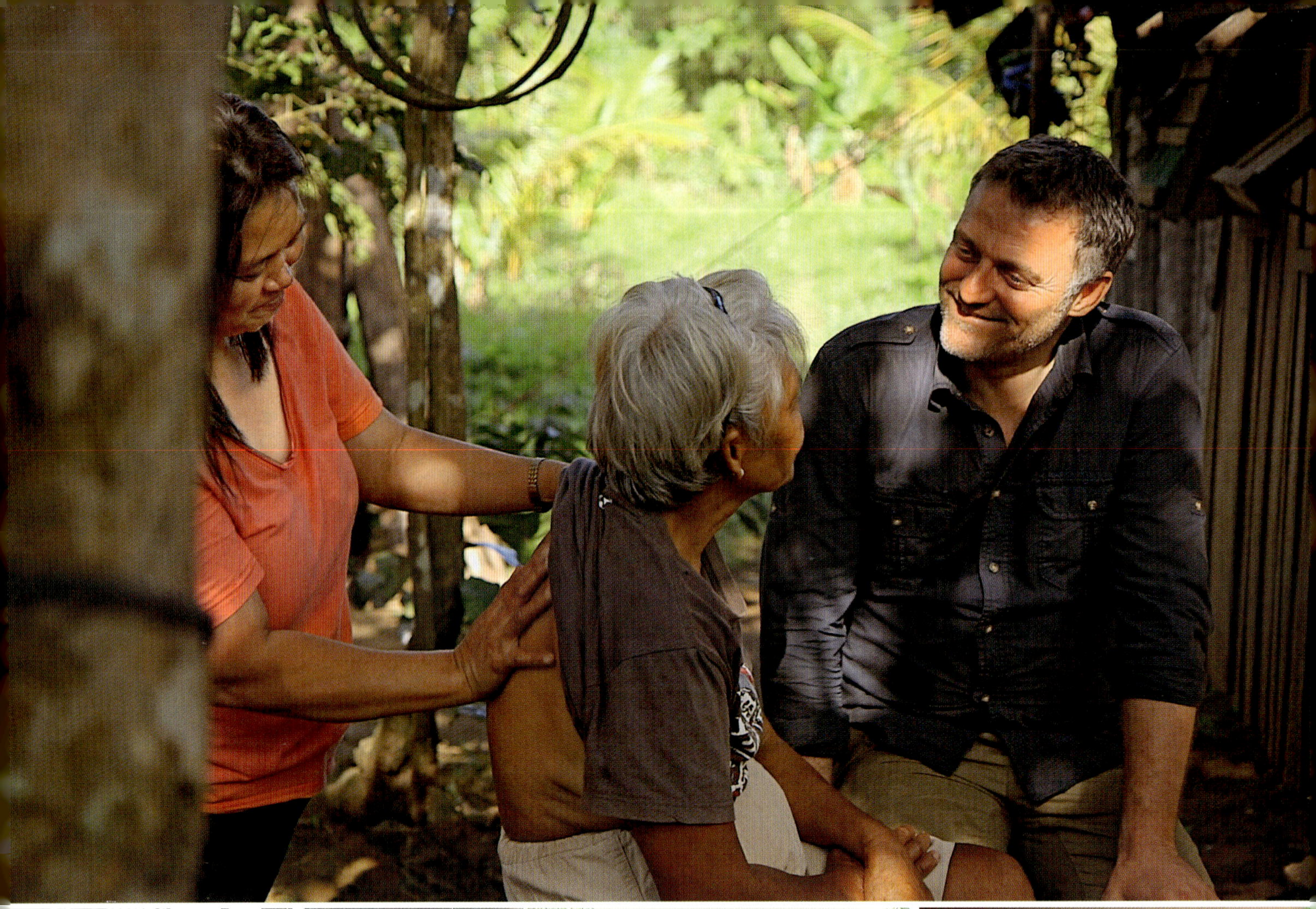
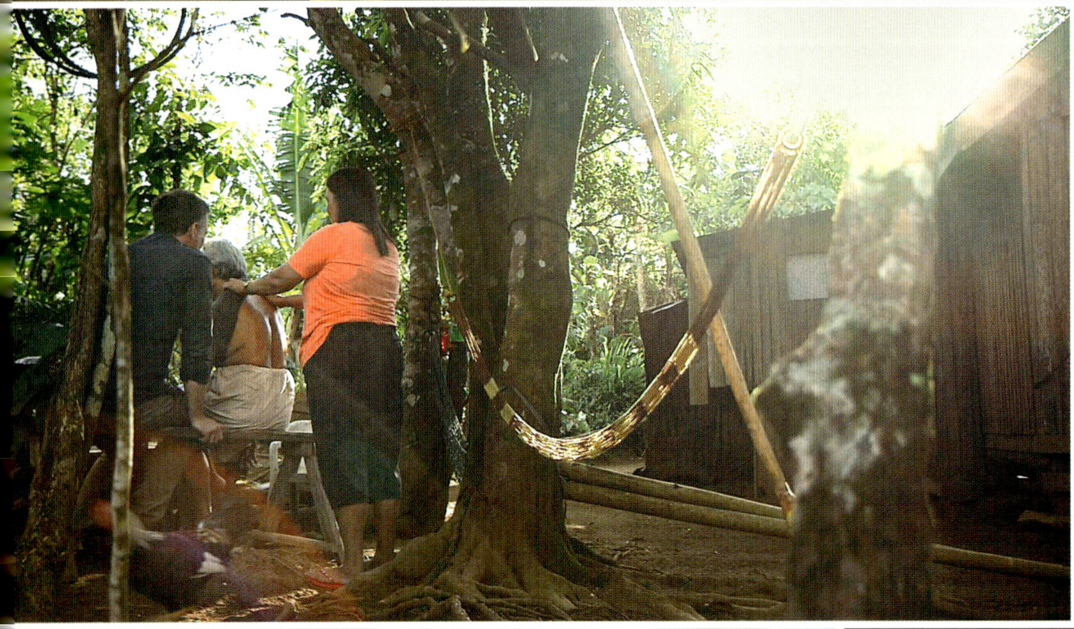
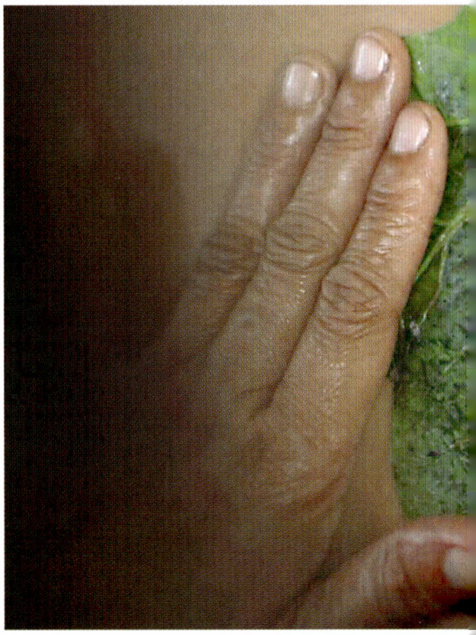
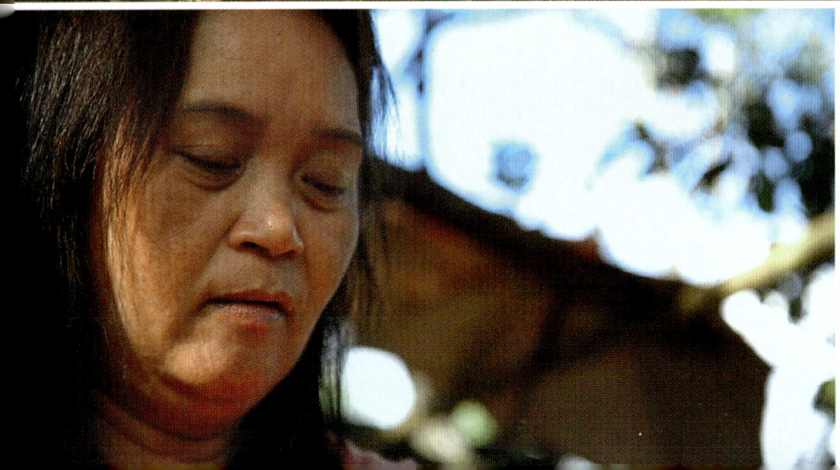
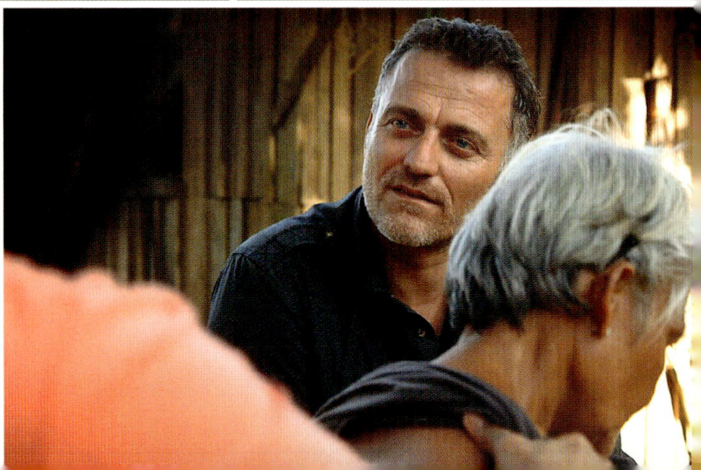

Cet après-midi, une de ses amies vient lui rendre visite, car son épaule la fait souffrir. Les douleurs articulaires et musculaires sont en effet très répandues chez les habitants du coin, et il ne m'est pas difficile de comprendre pourquoi : lorsque je suis arrivé ici, j'ai observé nombre d'hommes et de femmes le dos courbé dans les rizières humides, ou ployant sous des fardeaux de bois. Son amie, elle, ne supporte plus le lourd pulvérisateur dont elle doit se charger durant de longues heures dans les champs. D'après Angelita, l'os de son épaule, fatigué, se serait démis. Comme pour la couture, les mains souples et agiles de la masseuse tâtent l'articulation de sa patiente. Elle appuie sur différents points, à la recherche de la zone à traiter. L'huile de coco luit désormais sur tout le haut du dos de la patiente. Ses mains malaxent la peau, assouplissant petit à petit les muscles endoloris. Angelita me tend alors une grande feuille. Sa forme ne me rappelle aucune plante familière. Celle-ci provient du *tubang-bakod,* aussi baptisé *Jatropha*. C'est une haute plante verte commune, assimilée à une mauvaise herbe, qui se couvre de vives fleurs rouges au moment de la floraison. À l'aide d'un balai aux poils très rigides, Angelita se met à écraser la feuille afin de libérer les principes actifs qu'elle contient. Délicatement, elle l'applique sur l'épaule de sa patiente. Lorsque la feuille sera sèche, m'explique-t-elle, ce sera le signe qu'elle aura absorbé tout le mal. J'y vois une autre explication : à l'instar des dispositifs transdermiques auxquels nous recourons chez nous, la feuille va diffuser ses principes actifs à travers le derme et relaxer les muscles. Une technique astucieuse, qui m'avait déjà beaucoup impressionné en Bolivie chez les Kallawaya. Pendant tout le temps passé en compagnie d'Angelita, je l'ai vue prendre soin sans compter des habitants de San Antonio Kalayaan. Ce dévouement me fait réfléchir à ce que représente la médecine pour moi : une profession, avant tout. Mais pour elle, le *hilot* s'apparente à un sacerdoce, une raison d'être, sans doute. Son rôle social dans le village est frappant. Même fatiguée, Angelita accourt auprès de ceux qui ont besoin d'elle, les soigne et les enveloppe de sa douceur, sans contrepartie, sans intérêt. Ses mains rassurent, apaisent. Si je tombais malade, j'aimerais avoir un médecin comme elle.

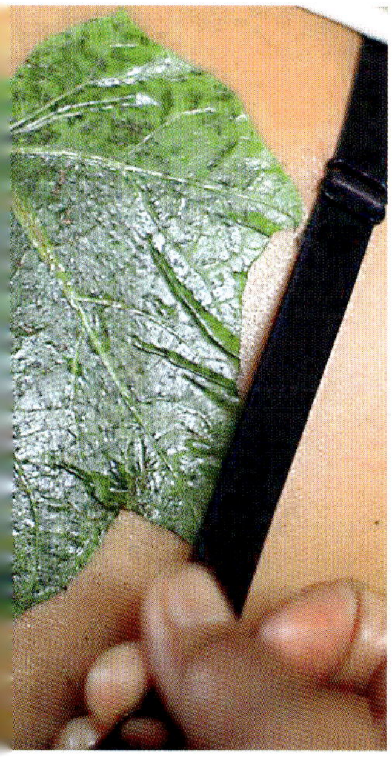

»

— LES GENS VIENNENT SANS CESSE, ET TU NE PEUX PAS LEUR DIRE QUE TU ES À LA RETRAITE. MA MÈRE N'A JAMAIS CESSÉ DE MASSER. MA RETRAITE SERA MA MORT.
MA MISSION DANS LA VIE, C'EST LE MASSAGE.
ANGELITA ASIDILLO CALDERON

La feuille de *toubang-bakod* est utilisée comme anti-inflammatoire. Pour Angelita Asidillo Calderon, son action est plus symbolique : elle absorbe le mal.

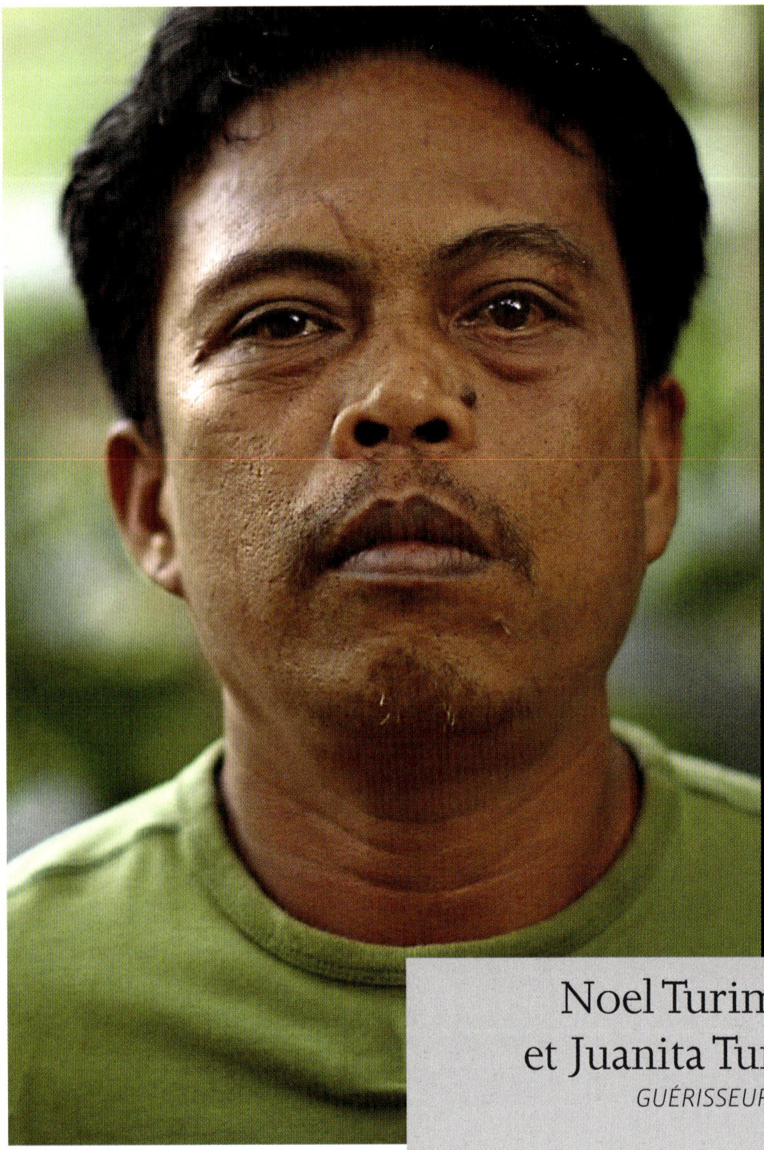

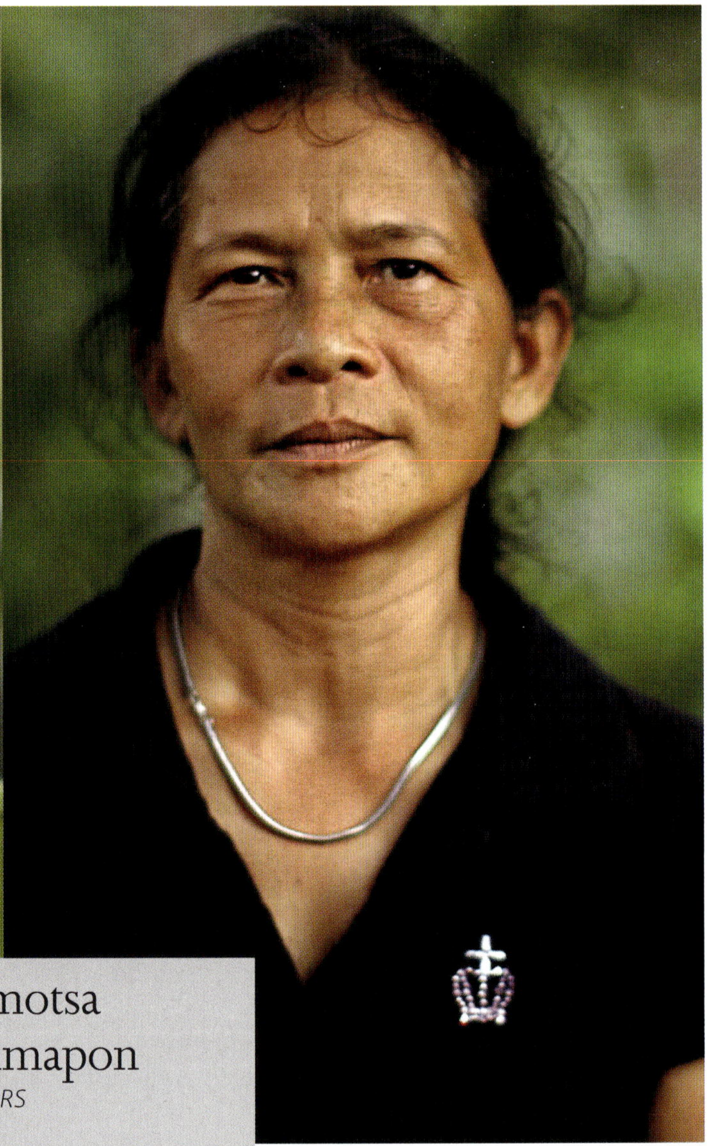

Noel Turimotsa et Juanita Tumapon

GUÉRISSEURS

Noel est un *mananambal* reconnu.
Président du groupe de guérisseurs de son village, il est aussi en charge de la préservation des ressources forestières de l'île. Le *mananambal* soigne de nombreuses maladies courantes et traite également quelques pathologies délicates (insuffisances rénales et hépatiques précoces).

Juanita assiste son époux, Noel. Pour lui, elle cueille les plantes et prépare les décoctions.

« Je ne les imaginais pas comme ça, je les craignais, je crois. La réputation de Siquijor leur colle à la peau. Elle est douce, il est discret. Elle est accueillante, il a commencé par me fuir. Ils sont timides, je crois. Les sorciers de Siquijor sont plus gentils qu'on ne me l'avait dit. On m'aurait donc menti ? »

PHILIPPINES *L'île qui soigne*

Noel Turimotsa, guérisseur à Cantabon, et Juanita Tumapon, sa femme.

JE ME TIENS À L'ENTRÉE D'UN GOUFFRE.

LE PEU DE LUMIÈRE QUI FILTRE À TRAVERS L'ÉPAISSE FORÊT N'ÉCLAIRE QUE FAIBLEMENT LE PREMIER MÈTRE DE CETTE BOUCHE BÉANTE, OUVERTE À MÊME LE SOL.

Avec ma lampe frontale, j'aperçois un dédale de rochers qui s'enfonce presque verticalement, donnant accès aux profondeurs de la grotte. Il faut descendre. J'hésite. Je n'aime pas la spéléologie. Noel Turimotsa m'ouvre la voie. Noel est un sorcier, un vrai. Après quelques pas peu assurés, je parviens tout en bas. Lorsque je relève la tête pour éclairer la galerie qui me surplombe, je ne peux retenir un cri d'admiration. Noel, lui, reste stoïque : chaque semaine ou presque, il se rend ici, dans les entrailles de la terre, à la recherche des ingrédients utiles à ses remèdes. Émerveillé, je regarde avec des yeux d'enfant des centaines de cônes de couleur crème, luisants sous une fine pellicule d'eau, suspendus au plafond de la cavité. D'autres semblent s'extraire du sol et pointent vers un ciel invisible. Stalactites et stalagmites, patiemment façonnées par les dépôts de minéraux contenus dans les eaux calcaires qui ruissellent sur les parois des cavités souterraines, se rejoignent parfois pour former des colonnes qui, comme dans une cathédrale, semblent soutenir la voûte. Des bruits de cailloux qu'on déplace me tirent de ma contemplation. Noel, le dos courbé, est en train de fouiller parmi des morceaux de concrétions brisées au sol. Il en choisit un d'un diamètre conséquent et le range dans son sac à dos. Ça y est, notre mission est terminée, nous pouvons remonter à l'air libre, celui de Siquijor, l'île aux sorciers. Siquijor est l'une des sept mille îles de l'archipel des Philippines. Elle est la seule à avoir un sol calcaire, formé à partir de récifs coralliens. Tout autour, les autres îles sont nées de la furie des volcans. La légende dit d'ailleurs de Siquijor qu'elle aurait surgi en une nuit, alors qu'une tempête et un tremblement de terre secouaient la région. J'ai débarqué ici quelques jours plus tôt en bateau. Au cours de la traversée, nous avons sillonné des eaux diaphanes et longé des plages de sable blanc, avant de nous enfoncer au cœur de l'île, dans ses forêts, plus mystérieuses. L'île de Siquijor fait peu parler d'elle : réputée être un haut lieu de la magie noire autrefois, elle continue d'inquiéter. Il faut dire que, tout comme ses habitants, elle entretient bien son

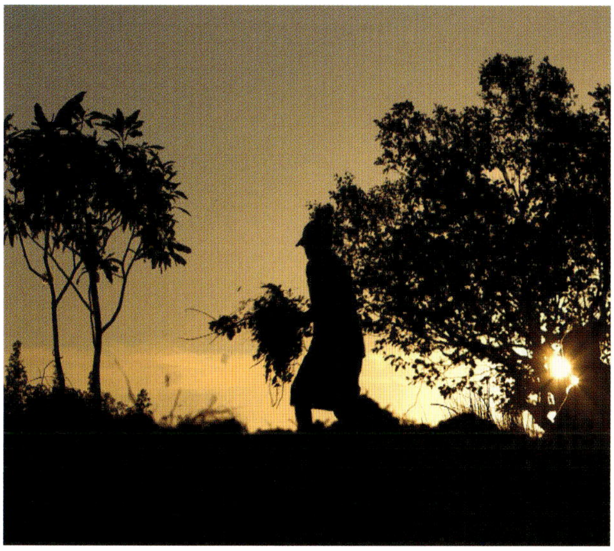

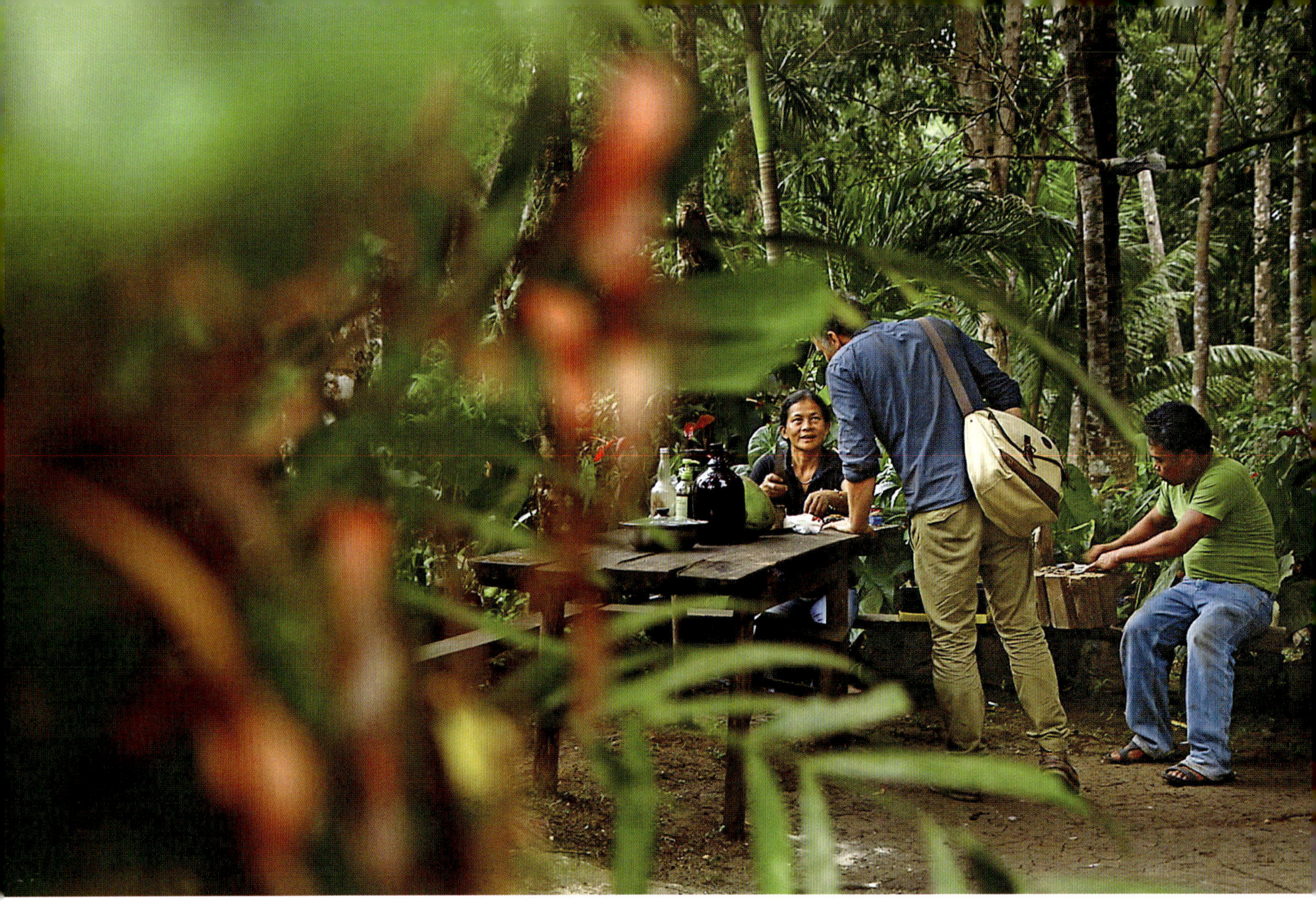

mystère. Lorsque j'arrive à Cantabon, un petit village abrité sous une végétation luxuriante, je me rends tout de suite chez Noel Turimotsa, l'homme-médecine qui a promis de me faire découvrir l'île et ses traditions. En me voyant, il grimpe sur sa moto… et part. Sans même un bonjour. Je ne le reverrai pas avant plusieurs heures. Cet accueil glacial ne me rassure pas. Jamais encore je ne m'étais senti si malvenu dans l'univers des guérisseurs rencontrés en divers points de notre planète.

Mes relations avec Noel resteront froides pratiquement tout au long de mon séjour. Mais, à la fin de la journée, il est enfin assis avec moi sur la terrasse de sa maison. Son visage peine à sourire, tout au plus est-il parfois traversé de quelques rictus, de timides plissements d'yeux amicaux. Juanita, sa femme, est, elle aussi, assez réservée. Mais, peu à peu, ses mots se délient, ouvrant une porte que j'imaginais définitivement fermée sur le savoir des guérisseurs de Siquijor. Le couple, fin connaisseur des plantes médicinales locales, m'entraîne à l'arrière de la maison où s'épanouit un immense jardin. Il y règne un climat propice aux cultures : chaud, humide. De fines gouttes de rosée perlent sur les longues feuilles qui emplissent cette serre à ciel ouvert. Là, Noel se sent enfin dans son élément. Au milieu de dizaines de pots dans lesquels poussent de petits arbrisseaux, il me raconte comment, arrivé sur l'île pour se marier, il a été initié par le père de sa femme, un des sorciers de Siquijor. De cette éducation, le couple a tiré un immense respect pour les ressources de la forêt. Si Noel et Juanita ont reproduit dans leur jardin le microcosme des forêts de leur île, ce n'est pas seulement pour avoir à portée de main tous les médicaments naturels dont ils ont besoin : c'est aussi pour éviter que, à force de cueillettes, les plantes ne finissent par s'épuiser et disparaître. Dans quelques semaines, la mousson abattra bientôt ses pluies torrentielles sur les flancs des montagnes de Siquijor. En prévision du déluge, les deux guérisseurs passent du temps à ramasser des plantes et du bois, puis à les sécher et les réduire en poudre. Pendant que nous discutons, ils taillent et râpent des petits carrés de bois. « Ce sont des contre-poisons, des amulettes », m'explique Juanita. Sous la peau du biceps de Noel, je remarque soudain quelques petites boules saillantes. Cela m'intrigue. Ce sont en fait des billes de bois qu'il s'est lui-même implantées pour se protéger des esprits maléfiques. Le passé de Siquijor, où l'on disait les sorciers capables de tuer des hommes à distance, n'a peut-être, finalement, pas tout à fait disparu. Magie noire et magie blanche semblent y mener un combat encore bien vivant. Depuis que nous parlons, une ombre se déplace lentement à l'intérieur de la maison. Elle se décide enfin à sortir. Une jeune femme très maigre, perdue dans un pyjama rose trop grand pour elle, nous rejoint. Une casquette rouge à ample visière, profondément enfoncée sur sa tête, ne parvient pas à cacher les traits tirés et fatigués de son visage.

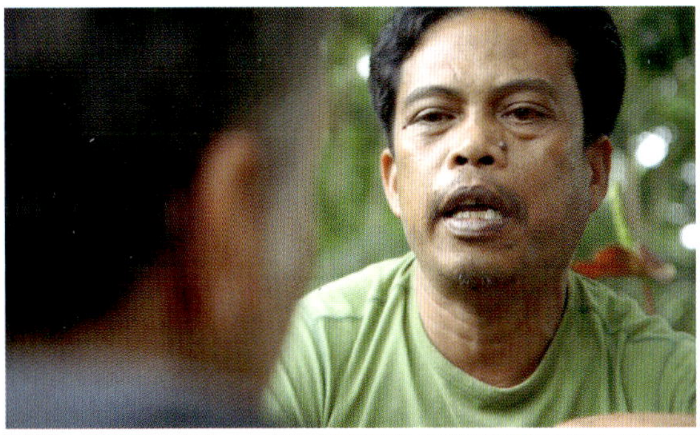

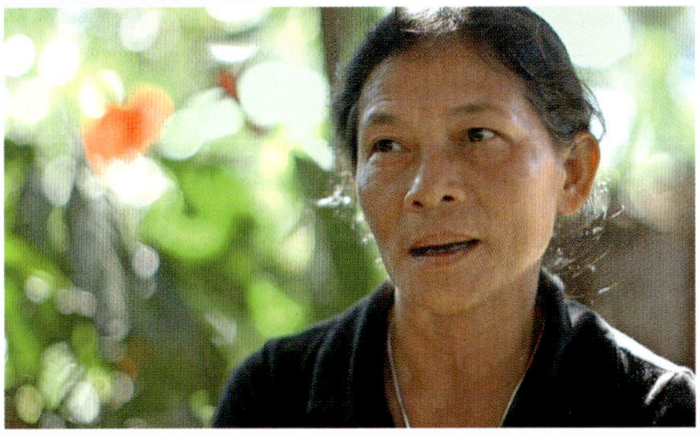

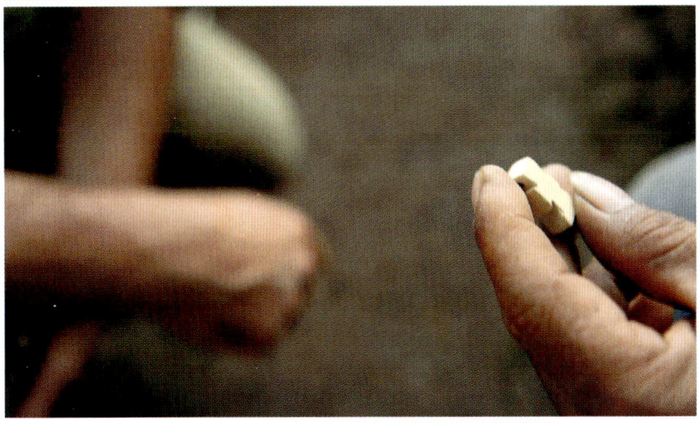

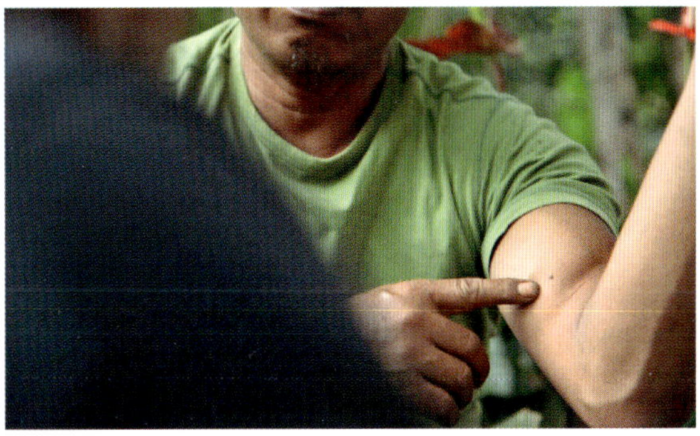

Juanita Tumapon et Noel Turimotsa fabriquent des amulettes antipoison et des croix en bois de *tagnipas* contre les mauvais esprits.

Sous sa peau, Noel Turimotsa s'est logé un morceau de bois de *tagnipas* pour être protégé quand il soigne ; les mauvais sorts retournent ainsi à la personne qui les a jetés.

Elle dégage une forte impression de souffrance, qui me met presque mal à l'aise. J'essaie tout de même d'engager la conversation. Elle m'explique venir de Cebu, une autre île de l'archipel. Elle a dû voyager vingt-quatre heures pour venir ici. À l'hôpital, aucun traitement n'est parvenu à la guérir du mal qui la ronge depuis longtemps déjà. Alors, chez elle, à plus de 200 kilomètres, un guérisseur lui a conseillé de rencontrer celui qu'elle appelle Monsieur Noel. Je suis impressionné par la renommée du guérisseur de Siquijor. Cette image contraste avec celle que je me suis faite de lui, avec son jean, sa cigarette aux lèvres, et sa distance immuable. Si peu d'empathie et d'intérêt pour les autres peuvent-ils vraiment faire de lui un bon soignant? Quand je vois sa patiente au regard si désespéré, venue de si loin pour quérir un dernier espoir de guérison, je me dis que je me suis peut-être trompé.

À Siquijor, les remèdes préparés par Juanita et Noel concentrent tout ce qui fait l'île: ses plantes, sa terre, sa mer, ses hommes. Outre le bois et la poussière de stalactite déjà récoltés, il va falloir réunir des produits issus des fonds marins. Car ici, chacun a sa spécialité. Noel, maître en sa forêt, ne se risquerait pour rien au monde en mer. Il confie la tâche à son ami Pedro, pêcheur hors pair. Avec lui, je découvre une autre facette de Siquijor. Une rame à la main, je suis installé à l'avant de sa pirogue à balancier. En rythme, nous pagayons vers le large, là où les eaux plus profondes renferment de précieuses espèces. Moi qui viens de la montagne, je suis toujours étonné de voir avec quelle précision les gens de la mer se repèrent dans cet univers sans relief. Instinctivement, ils savent s'arrêter au bon endroit, celui où la pêche sera bonne. Pedro, équipé de petites lunettes de plongée taillées dans des noix de coco, m'attribue une mission: remonter des étoiles de mer bleues. Pas très rassuré, je m'élance dans les eaux turquoise. Sur les fonds coralliens, je vois se faufiler un serpent rayé de blanc et de noir. Après quelques plongées en apnée, je suis plus à l'aise. Je m'aventure plus longtemps sous l'eau, plus profondément aussi. Je repère ma première étoile de mer. Elle est effectivement toute bleue! Jamais je n'en avais vu de cette couleur.

Cette patiente a fait un voyage de vingt-quatre heures pour rencontrer Noel Turimotsa, parce que la médecine n'a pas réussi à soigner la dengue qui a été diagnostiquée.

Pedro, un ami pêcheur de Noel Turimotsa, ramasse des fruits de mer et des algues spécifiques pour les donner au sorcier. Noel les réduira en poudre avant de les intégrer à ses préparations.

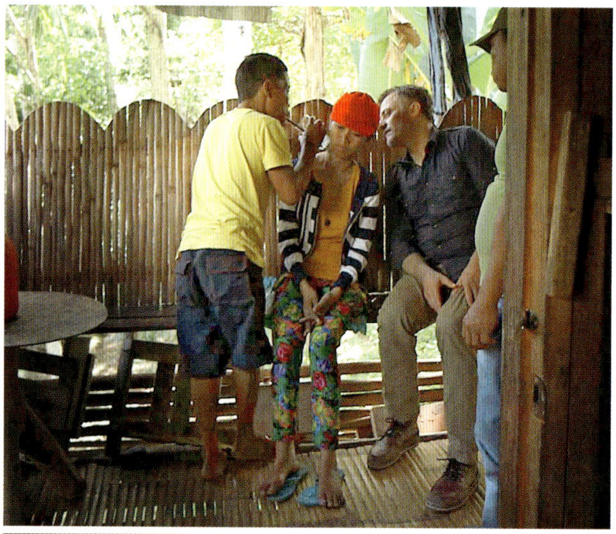

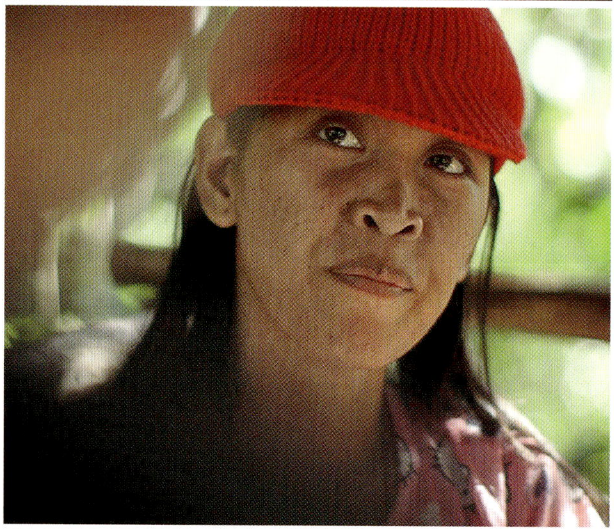

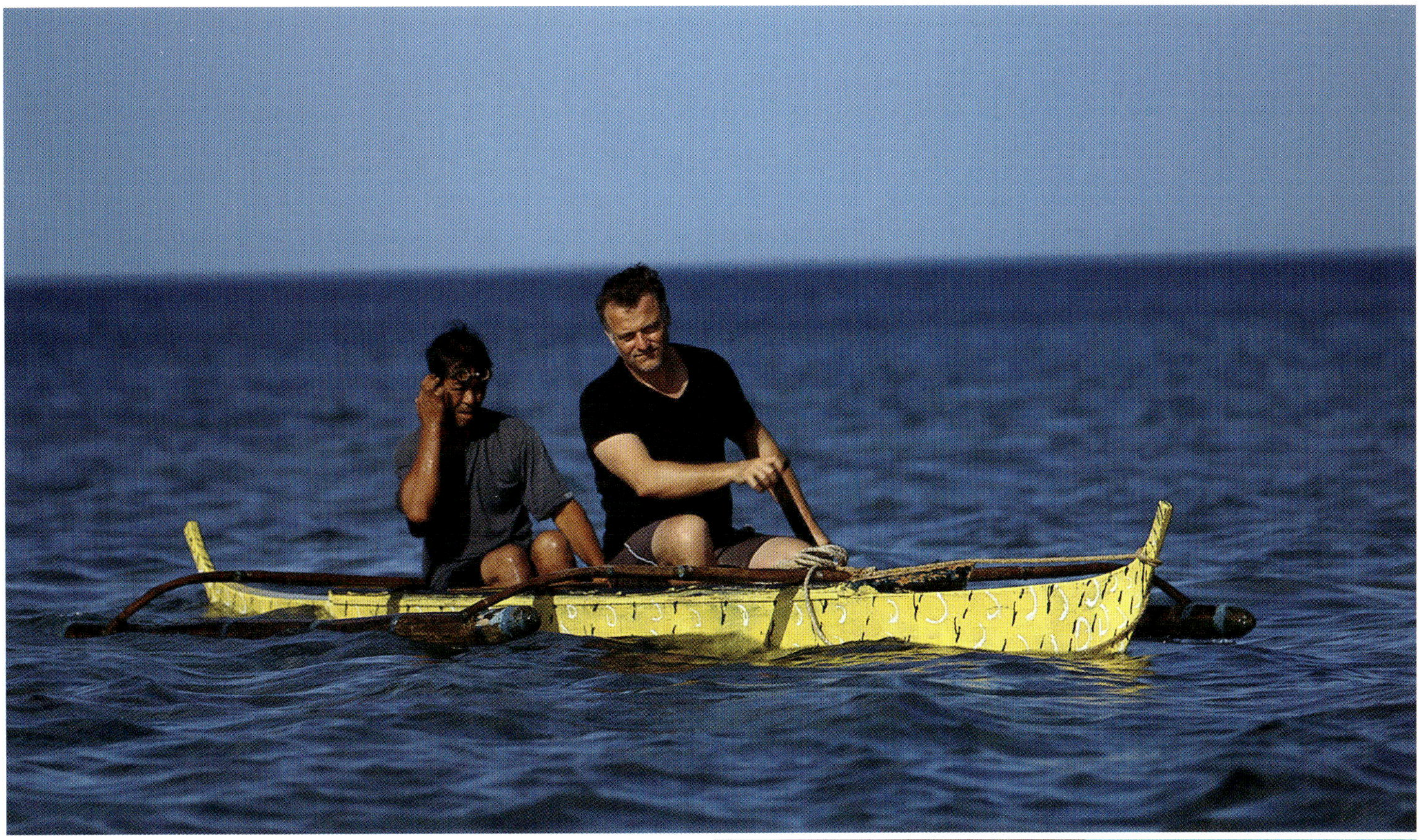
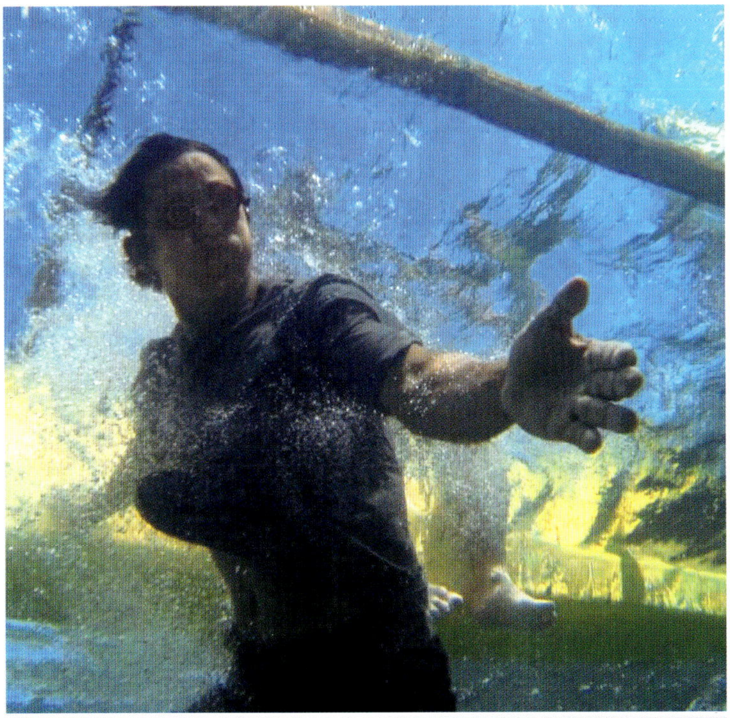
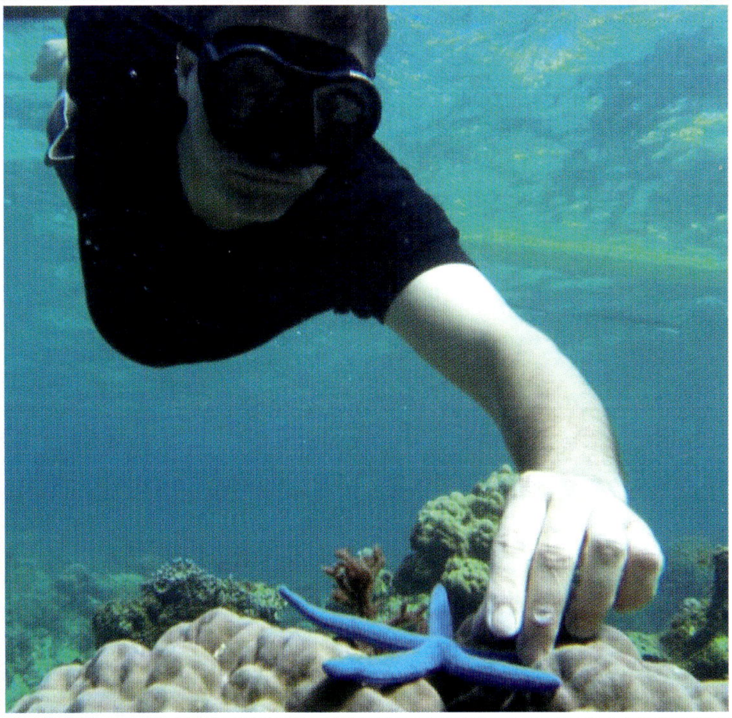
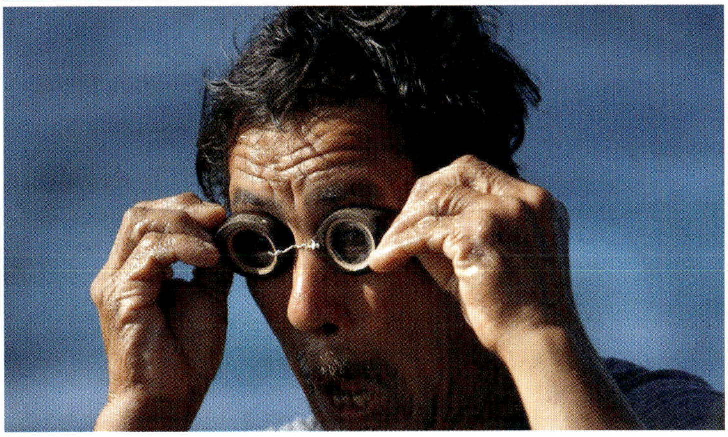
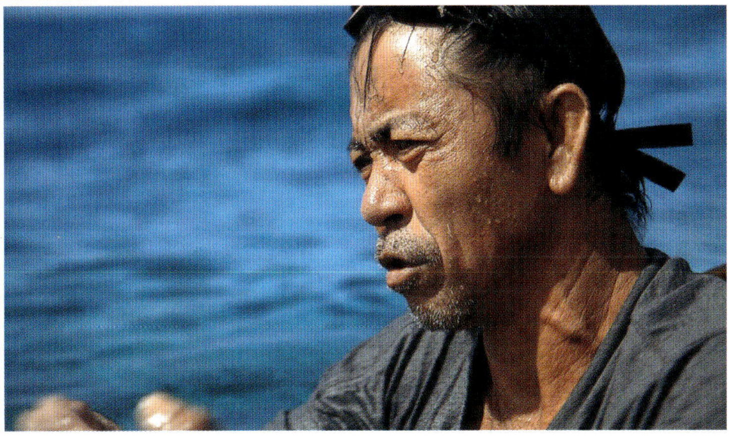

Les cicatrices sont traitées avec de la graisse de cobra.

Le rituel du *bolo-bolo* est une technique de purification. Le guérisseur souffle avec une paille dans un verre d'eau, au fond duquel est plongée une pierre censée absorber le mal.

— CE SERPENT, DONT ON A PRÉLEVÉ LA GRAISSE, SERA LA DERNIÈRE PRISE DE NOEL, PARCE QUE C'EST DANGEREUX, ET PARCE QU'ON N'A PLUS LE DROIT DE TUER LES ANIMAUX DANS LA FORÊT. JE SUIS D'ACCORD POUR PRÉSERVER L'ENVIRONNEMENT, MAIS IL EST ENCORE PLUS IMPORTANT DE SOIGNER LES GENS.

JUANITA TUMAPON

Lorsque je remonte à bord, à bout de souffle, j'analyse notre récolte. Des étoiles de mer, des oursins, d'autres espèces aux formes étranges. D'après Pedro, toutes sont toxiques, urticantes ou venimeuses. Je ne suis pas vraiment surpris : les connaissances empiriques sur l'intérêt de telles espèces ont été plusieurs fois confirmées par la science. Les toxines des cônes, par exemple, communs dans la mer des Philippines, ont récemment servi à l'élaboration d'une toute nouvelle classe d'antidouleurs.

Sur la frêle embarcation qui me ramène au village, je suis impatient de voir à quoi les guérisseurs vont employer notre pêche. J'arrive à leur maison, plutôt fier de rapporter de si belles prises. Lorsque je pose le sac sur la table, Juanita a un mouvement de recul. « Ça sent vraiment mauvais ! » s'exclame-t-elle. Elle n'a pas tort. Une forte odeur s'échappe de notre besace. Il va falloir préparer ces fruits de mer rapidement. Séchés pendant plusieurs jours, ils sont ensuite émincés, puis réduits en poudre. Je suis admiratif de la quête laborieuse que Juanita et Noel doivent entreprendre dans tous les écosystèmes de l'île pour préparer chacun de leurs remèdes. Plus d'une semaine s'est écoulée. Quand je vois un large wok mis à chauffer sur les braises, je comprends que tout est enfin prêt. Des poudres d'un noir profond, d'autres blanches ou brunes mijotent ensemble. Noel y ajoute un ultime ingrédient. Dans ses mains, je reconnais immédiatement l'os blanc qu'il est en train de râper : un crâne humain… Je suis stupéfait ! Où peut-on bien se procurer un tel os ? « Au cimetière, me répond-il. Il suffit de demander aux morts s'ils sont d'accord. » Bien évidemment. J'avais fini par oublier que j'étais à Siquijor. Il ne manque plus que Harry Potter…

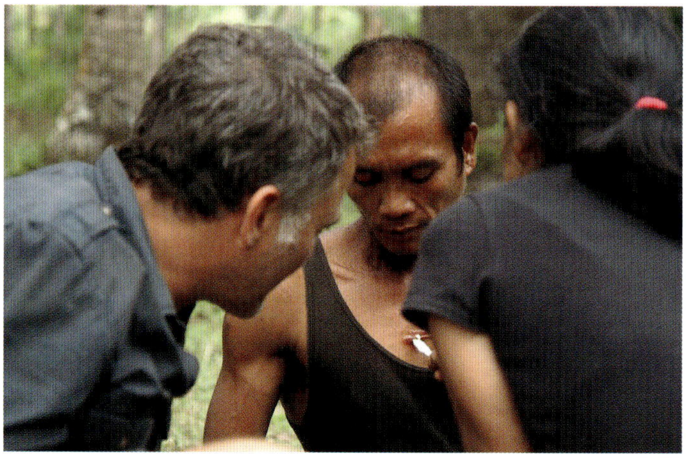

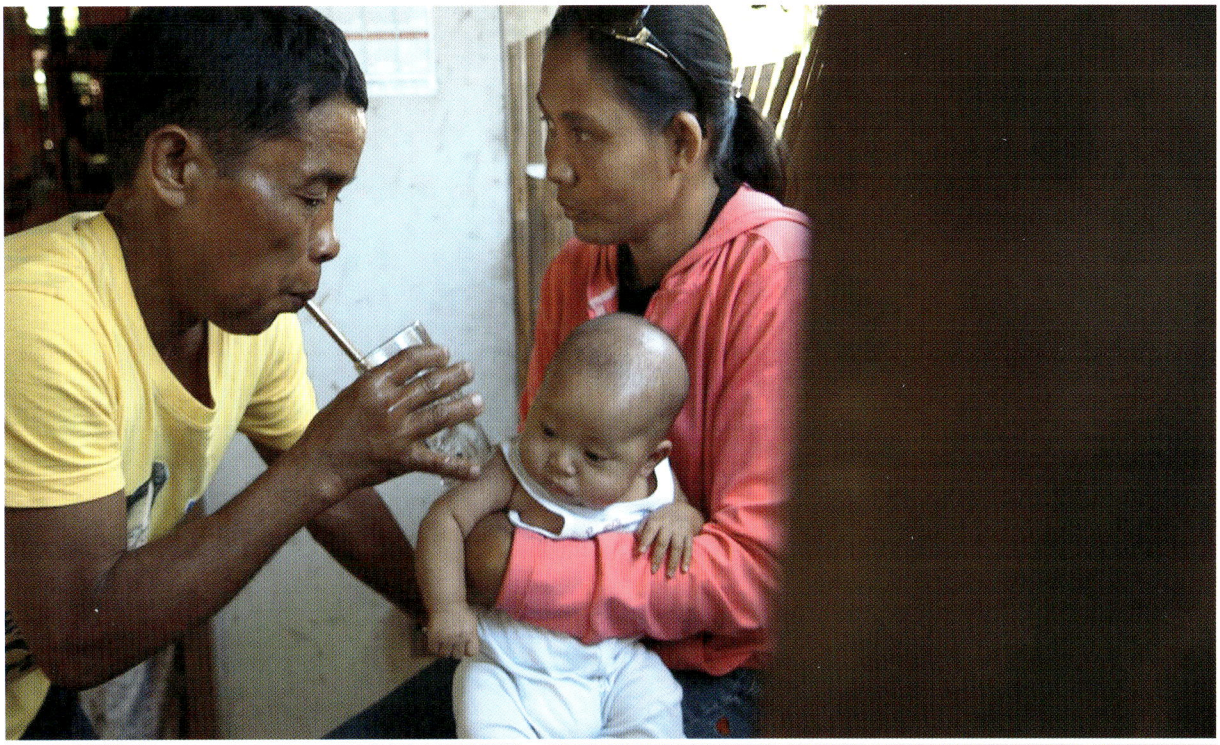

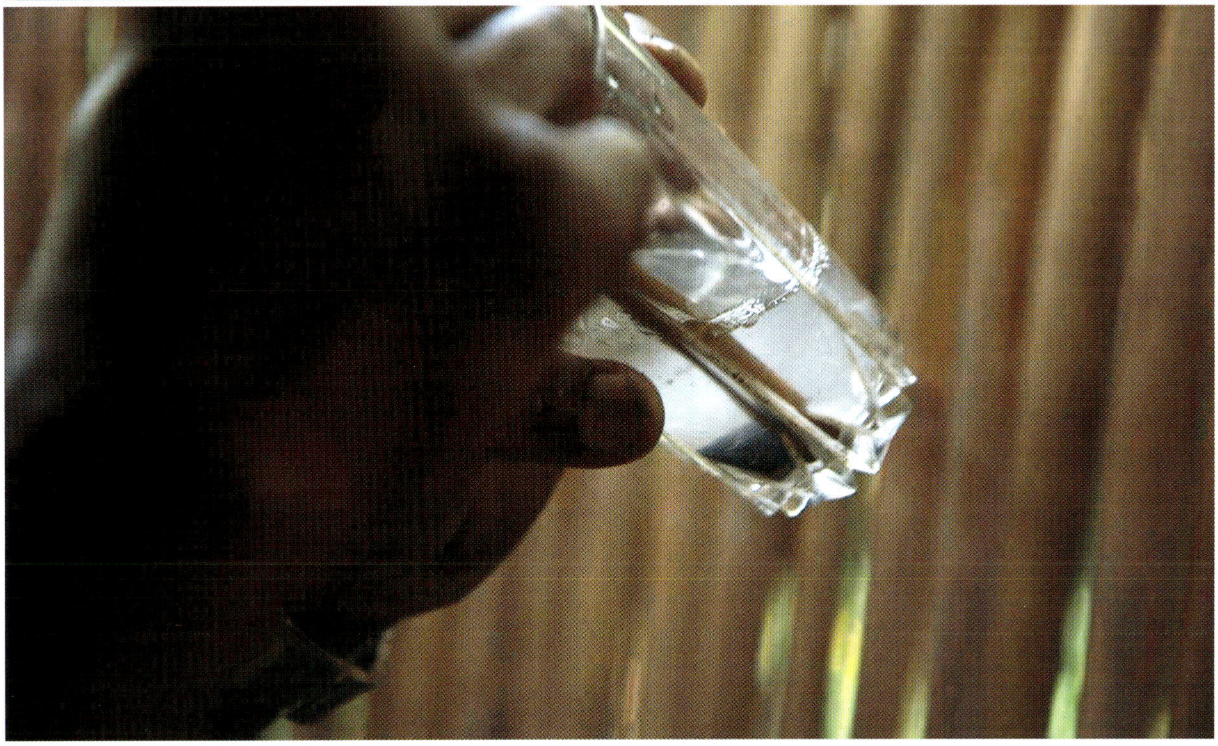

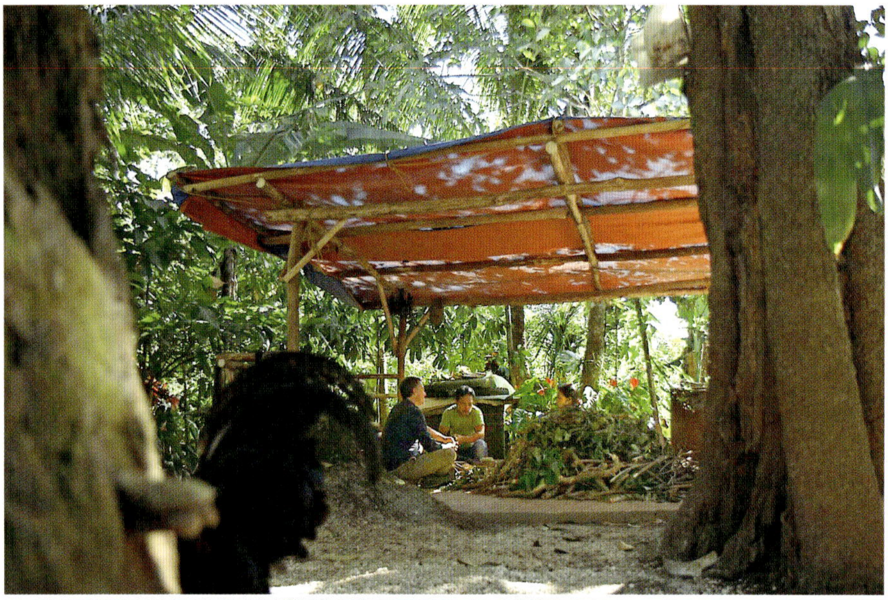

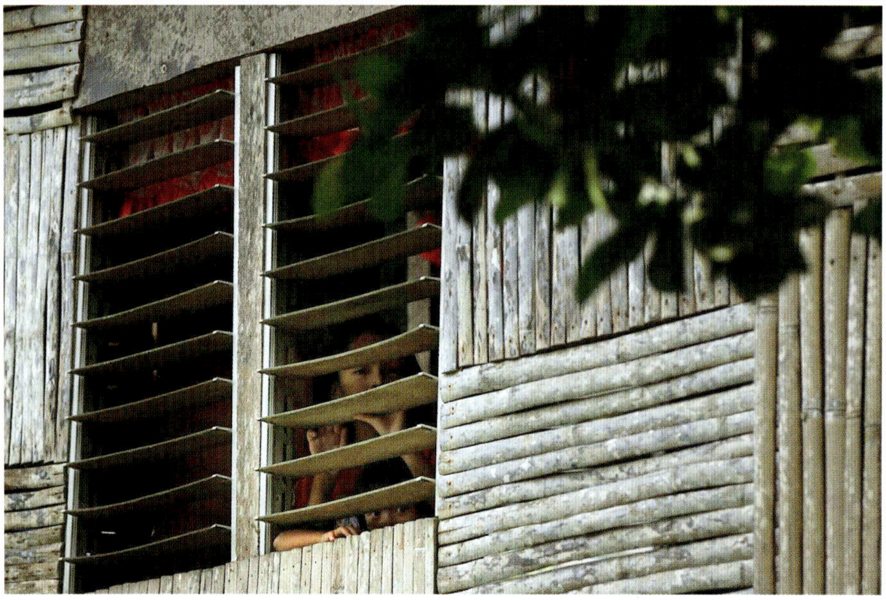

> **— J'AI DIT À NOEL DE NE PAS QUITTER MON PÈRE D'UNE SEMELLE POUR QU'IL APPRENNE COMMENT IL GUÉRISSAIT LES GENS AVEC LES PLANTES. DIEU MERCI, NOUS AVONS REÇU CE SAVOIR.**
>
> *JUANITA TUMAPON*

➔ Un morceau de crâne humain est râpé et ajouté au remède ancestral.

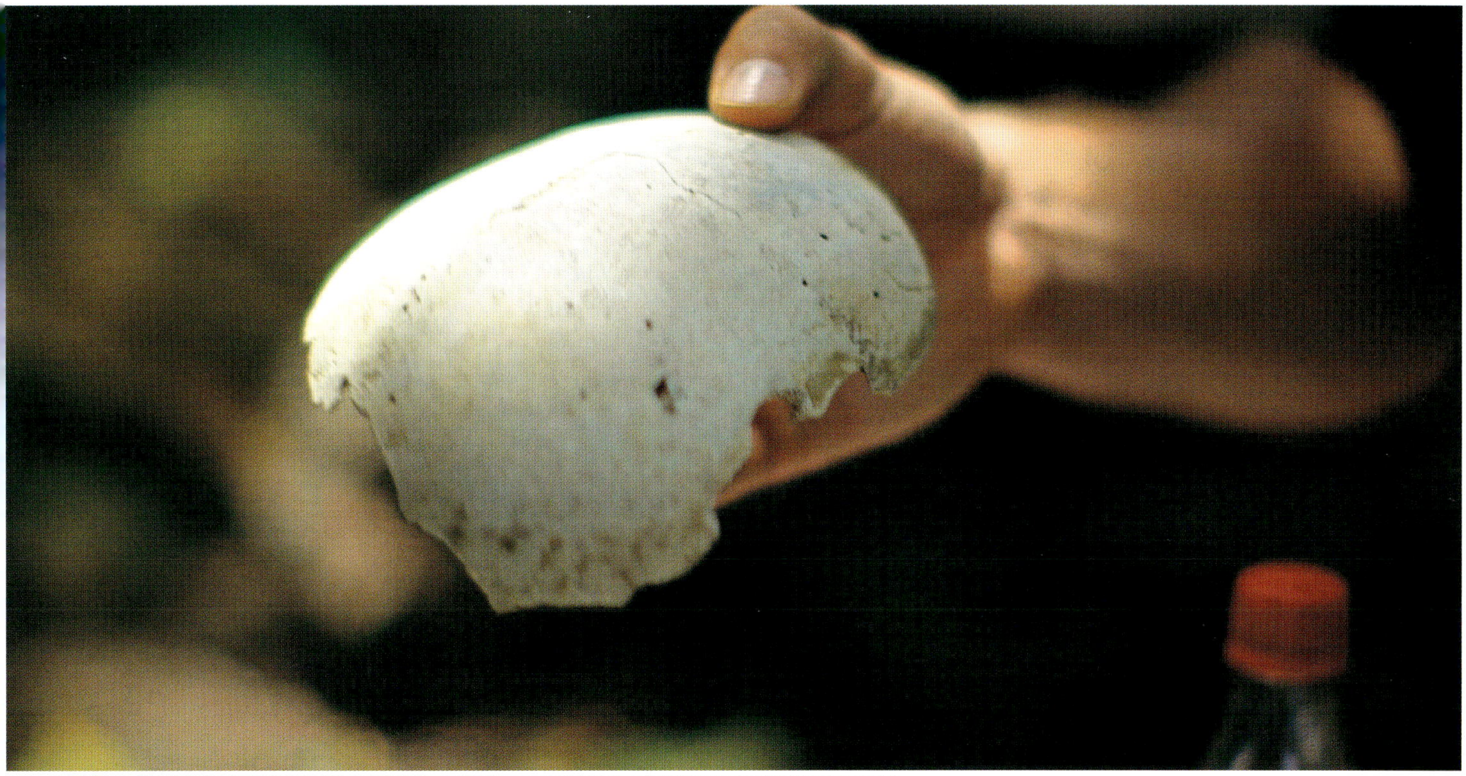
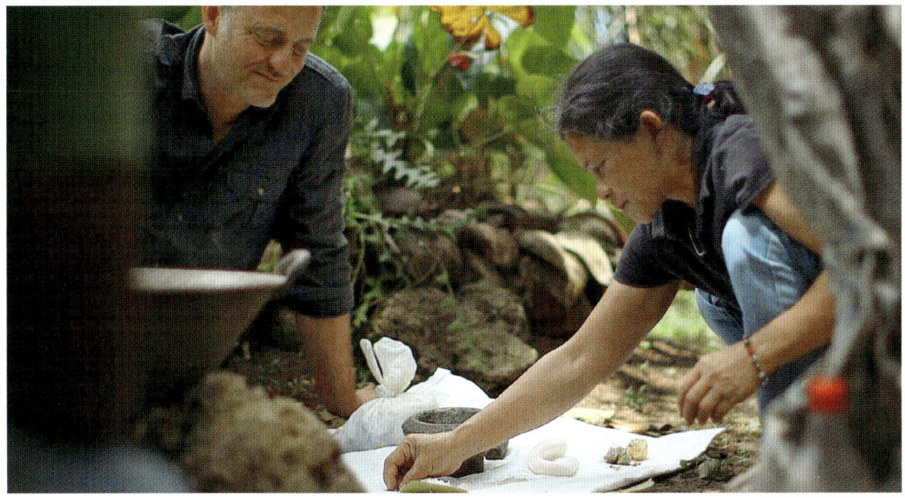
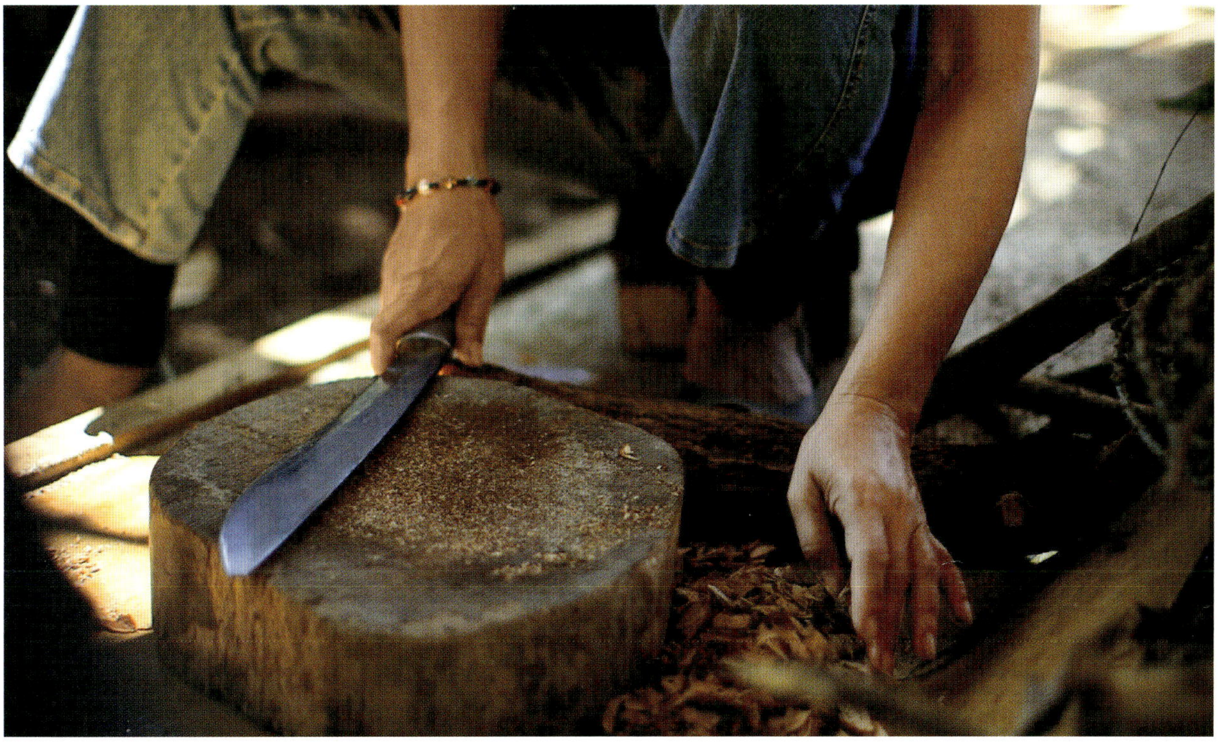

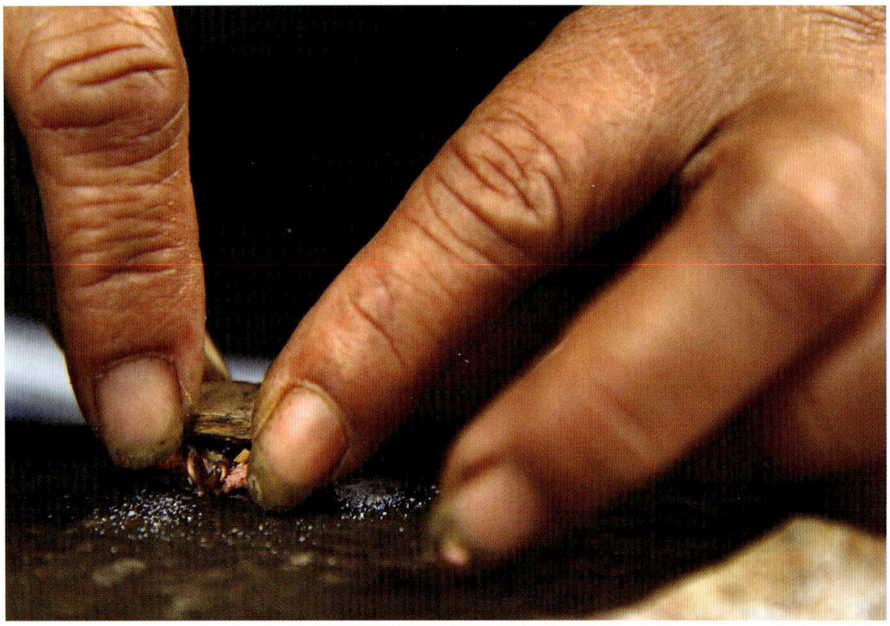

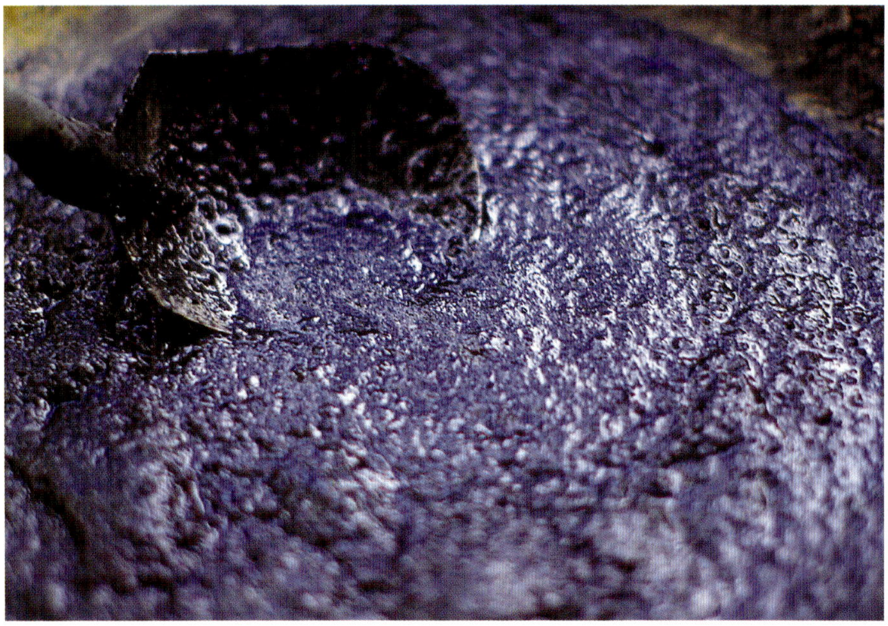

Songeur, je fixe le wok où il ne reste maintenant plus qu'une pâte très noire. Juanita la dépose dans une petite assiette. Avec quelques braises, elle y met le feu. Des volutes blanches s'en échappent rapidement. J'avais pensé que ce remède, dont l'élaboration avait requis tant de temps et d'efforts, serait consommé ou appliqué en pommade, peut-être ingéré au cours d'une longue et spectaculaire cérémonie. Le voilà qui part en fumée. L'assiette est placée sous la chaise où se repose la malade originaire de Cebu. Son corps chétif est rapidement enveloppé par les arabesques de fumée. C'est donc cela, la magie blanche de Siquijor… Je ne suis pas vraiment convaincu. Mais quand Noel m'offre, pour mon départ, deux petites fioles remplies d'une potion censée me protéger, je les range délicatement à l'abri dans ma poche. On ne sait jamais…

"

— IL EST IMPORTANT D'UTILISER LE CRÂNE DE CETTE PERSONNE PARCE QUE CE REMÈDE DOIT RASSEMBLER TOUT CE QUI SE TROUVE ICI. D'UNE CERTAINE MANIÈRE, ON SE SOIGNE AUSSI NOUS-MÊMES. C'EST L'ESSENCE DE CETTE MÉDECINE.

NOEL TURIMOTSA

Médecines magiques

À l'abri de l'épais couvert de feuillus qui pare les montagnes de Siquijor, Noel Turimotsa, le sorcier de Cantabon, et sa femme Juanita cultivent leurs secrets. Ils n'ont pourtant de sorciers, à mes yeux, que leurs rites. Car leur médecine mêle aux rituels magiques et croyances séculaires de savants remèdes, produits de leur riche pharmacopée insulaire. Étymologiquement, le sorcier est le « diseur de sorts », du latin populaire *sortiarius*. Quant au rite, il associe la parole au geste, soit, en termes de sorcellerie, la formule magique et le soin prodigué. En Occident, l'instauration d'une médecine rationnelle par Hippocrate (460-vers 377 avant J.-C.), qui privilégie l'observation et l'interrogatoire du malade, a marqué une première rupture entre magie et religion. Un millénaire plus tard, la bulle papale *Super illius specula*, publiée par Jean XXII en 1326, assimilait la sorcellerie à une hérésie.
La pratique de la magie est attestée dans l'Égypte ancienne pour l'époque pharaonique. Mieux encore, des papyrus iatromagiques, ou médico-magiques – au carrefour des savoirs médicaux et des savoirs magiques –, rédigés essentiellement en langue grecque et datés du Ier siècle avant J.-C. au VIIe siècle, montrent la place accordée à la magie thérapeutique dans l'Égypte antique gréco-romaine. Ces papyrus consignent des formulaires, c'est-à-dire des recueils de formules, ainsi que des formules d'amulettes destinées à être portées par le patient à des fins curatives ou propitiatoires. Ils comportent, par exemple, des descriptions détaillées pour traiter des fièvres, particulièrement le paludisme. De la même manière, le grand papyrus magique d'Oslo, daté du IVe siècle, consigne une formule contraceptive.
Pour les praticiens de ces médecines pré-hippocratiques, le choix des ingrédients qui entrent dans la composition d'une formule médico-magique semble surtout dicté par la valeur symbolique, plus que par l'efficacité de la substance. En outre, le langage dans lequel sont édictées ces pratiques occulte la réalité physiologique de la maladie au profit d'une représentation globale du monde vivant, de la communauté et des hommes qui la constituent.
C'est sur la base de cette « cosmovision » partagée que sont ritualisées les relations des hommes entre eux et avec leur environnement. La maladie, émanant d'un dérèglement physiologique ou mental, est en quelque sorte assimilée à un dérèglement social, voire à une transgression. Le guérisseur, par le pouvoir que lui confère cette croyance acceptée au sein de sa communauté, tente d'engager un processus de cure, de guérison. Bertrand Hell évoque « la capacité des chamans à construire un monde signifiant ». La médecine magique est un langage qui donne sens à l'aléatoire, à l'idiopathique, et rend pensables, donc supportables, le malheur, la maladie.

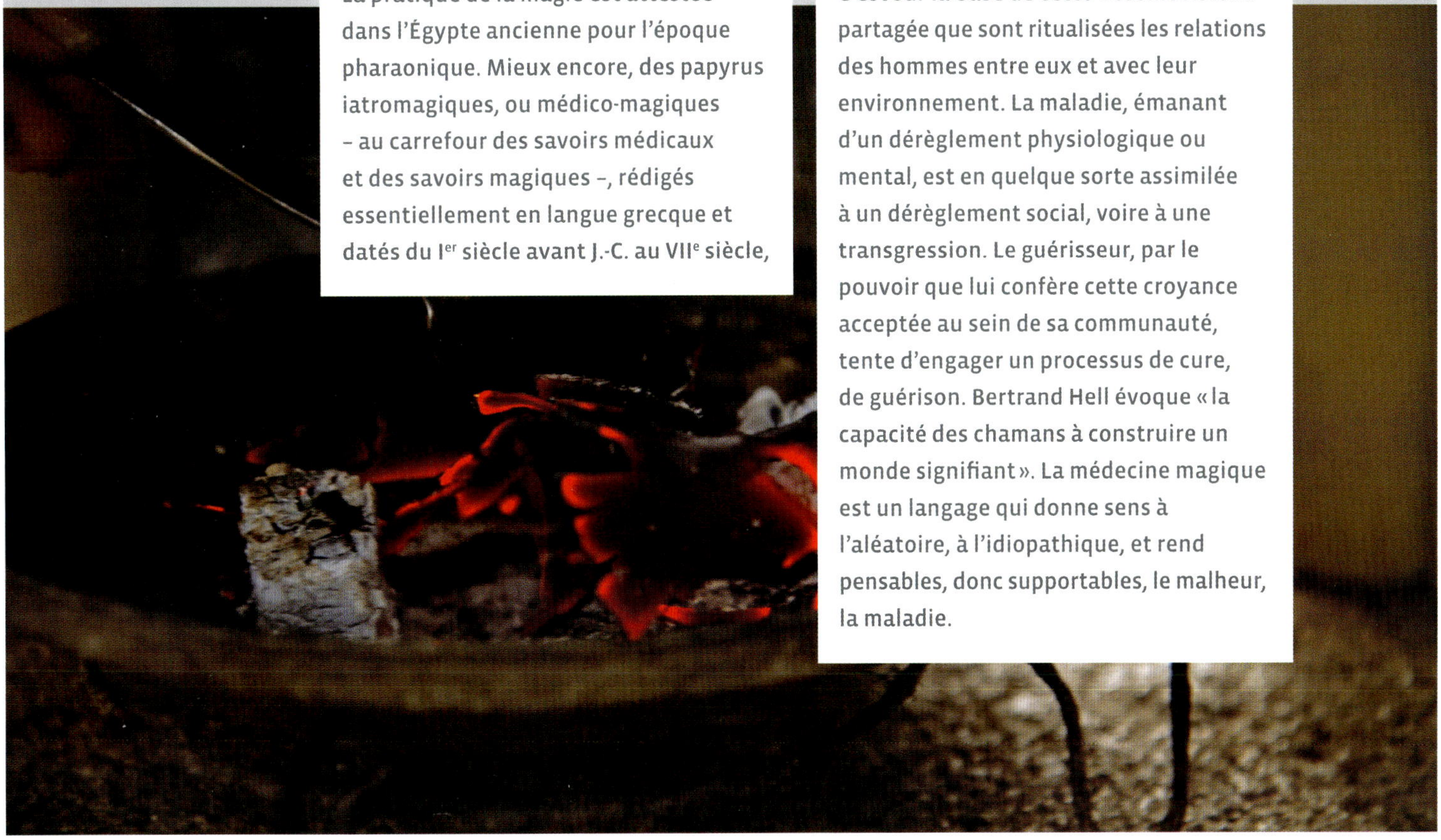

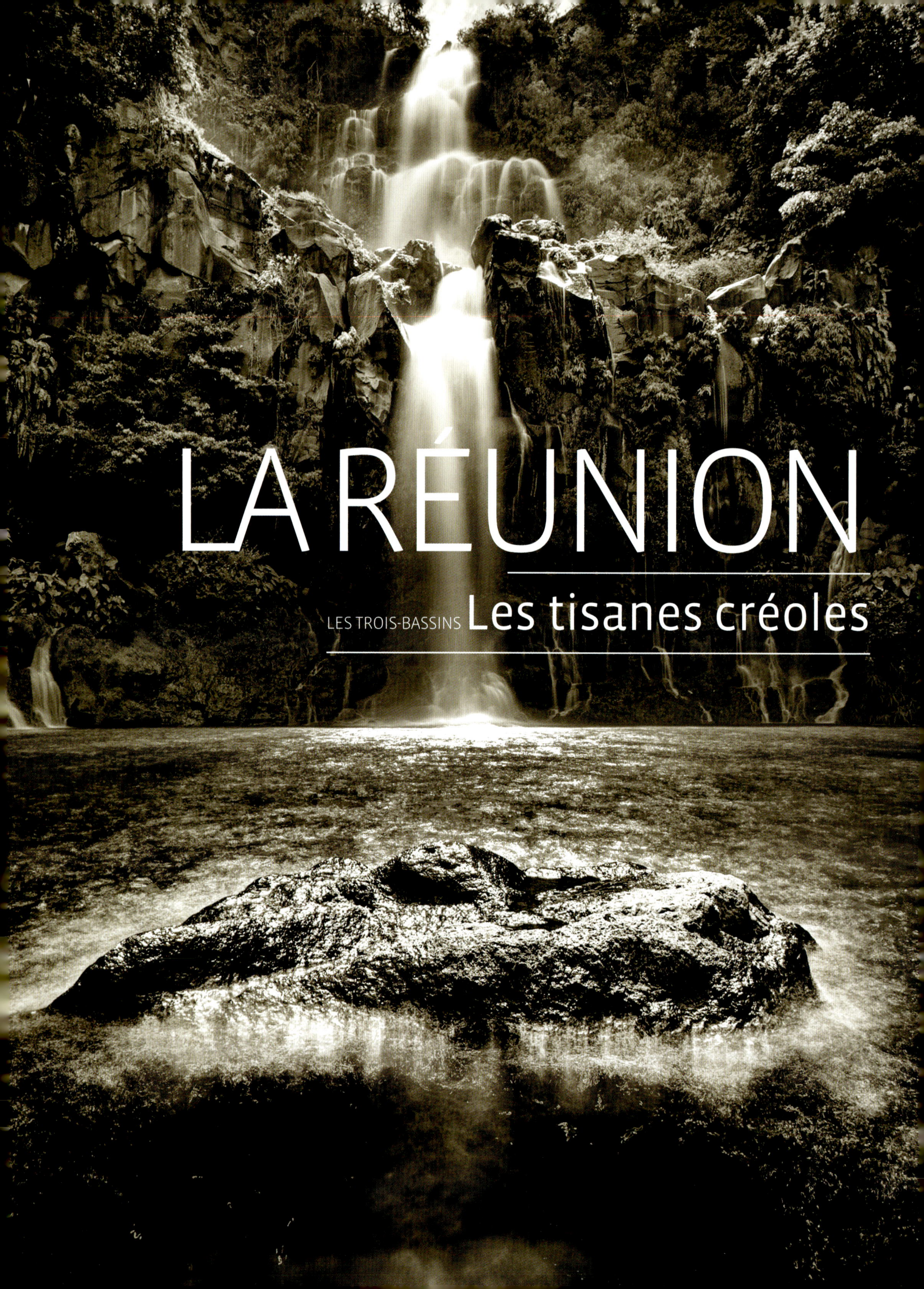

LA RÉUNION

LES TROIS-BASSINS **Les tisanes créoles**

811

C'EST LE NOMBRE DE MÉDECINS GÉNÉRALISTES PRÉSENTS SUR L'ÎLE, SOIT 98 PROFESSIONNELS POUR 100 000 HABITANTS[2].

11 %

DES SÉJOURS À L'HÔPITAL SONT CAUSÉS PAR DES MALADIES CARDIOVASCULAIRES[2].

1/3

DE LA POPULATION RÉUNIONNAISE EST ÂGÉE DE MOINS DE 20 ANS, ET **13 %** EST ÂGÉE DE PLUS DE 60 ANS (EN 2011)[2].

116 000

ALLOCATAIRES D'AU MOINS UN MINIMUM SOCIAL AU 31 DÉCEMBRE 2013, SOIT PLUS DE

39 %

DES MÉNAGES RÉUNIONNAIS[2].

1 771

LITS D'HOSPITALISATION AU CENTRE HOSPITALIER UNIVERSITAIRE DE LA RÉUNION

843 617

HABITANTS[1].

76,6 ANS

C'EST L'ESPÉRANCE DE VIE À LA NAISSANCE POUR LES HOMMES, ET 83,2 ANS POUR LES FEMMES, CHIFFRES PLUS BAS QU'EN MÉTROPOLE[2].

16 %

DE LA POPULATION BÉNÉFICIE DE LA COUVERTURE MALADIE UNIVERSELLE (CMU)[2].

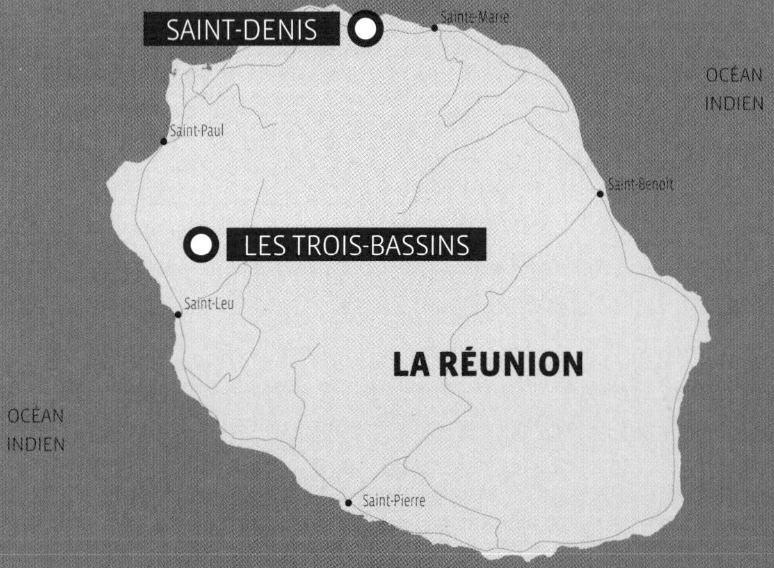

100 000 Ha

C'EST LA SUPERFICIE DU PARC NATIONAL DE LA RÉUNION, INSCRIT AU PATRIMOINE MONDIAL DE L'UNESCO.

7 000 Ha

C'EST LA SUPERFICIE DE LA RÉSERVE NATURELLE MARINE DE LA RÉUNION PROTÉGEANT LES LAGONS[1].

1. Source : Institut national de la statistique et des études économiques [INSEE], 2015. 2. Source : Observatoire régional de la santé de La Réunion, 2014.

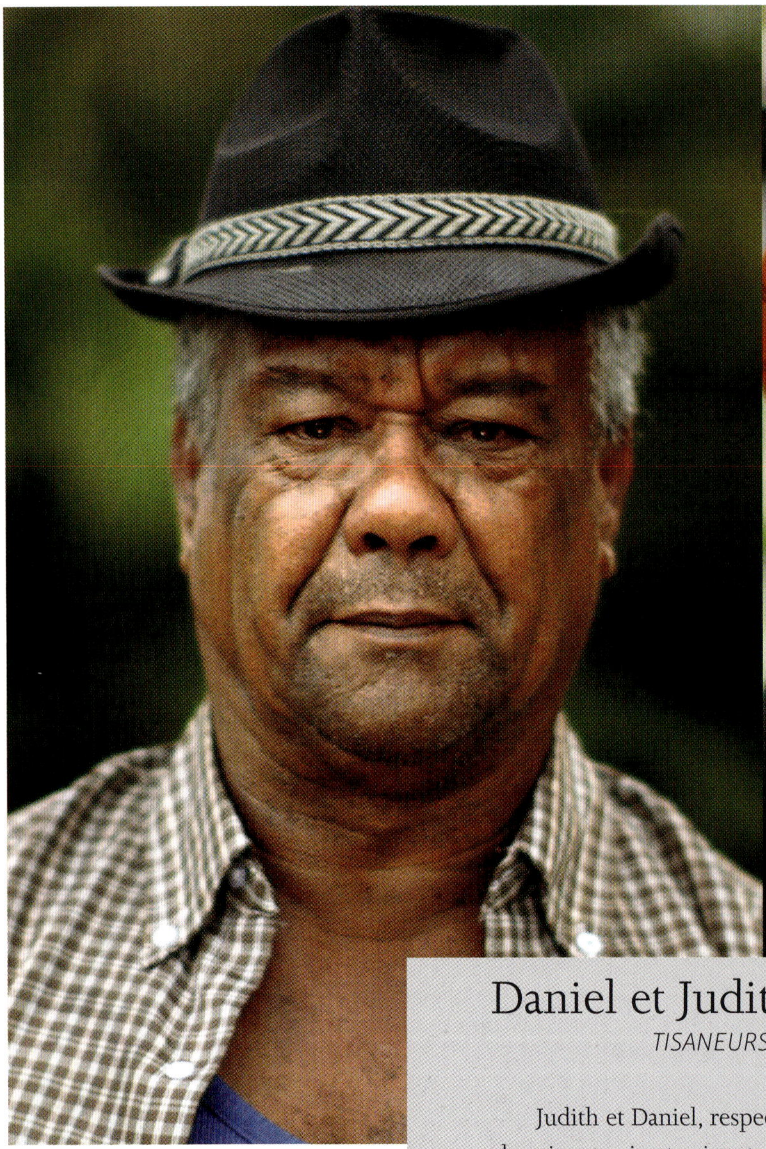

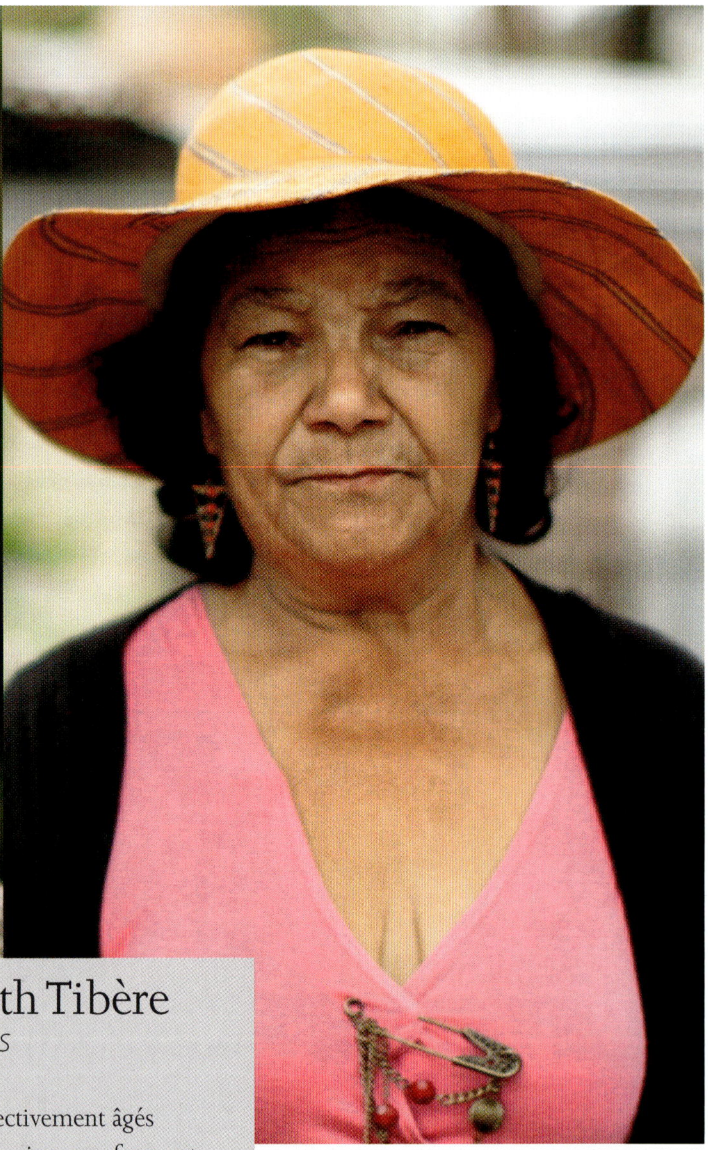

Daniel et Judith Tibère

TISANEURS

Judith et Daniel, respectivement âgés de soixante-six et soixante-cinq ans, forment un couple de tisaneurs. Judith, qui est spécialisée dans l'accompagnement des femmes enceintes depuis trente-huit ans, tient son savoir de sa grand-mère et de sa belle-mère. Daniel, lui, s'est formé auprès de son grand-père et de ses parents.

Ils sont si proches, comme inséparables.
Ils vont ensemble, ils soignent ensemble, indissociables.
Tourterelle et tourtereau, terre d'Afrique et souffle d'Asie réunis. Réunion. Pour la vie.

LA RÉUNION *Les tisanes créoles*

Daniel et Judith Tibère, tisaneurs.

J'AVAIS DE LA RÉUNION UNE IMAGE ASSEZ PRÉCISE. SANS Y ÊTRE JAMAIS ALLÉ, JE VOYAIS NETTEMENT SES PENTES VERTES ESCARPÉES ÉMERGER DU BLEU PROFOND DE L'OCÉAN INDIEN, COMME TOUT LE CHAPELET DE L'ARCHIPEL DES MASCAREIGNES.

Ou bien le piton des Neiges, qui domine l'île du haut de ses 3 071 mètres. Ou encore les explosions de lave rouge déchirant la nuit, quand le piton de la Fournaise se réveille d'un sommeil agité. Ma Réunion était celle des cartes postales reçues d'amis partis la découvrir. Étudiant, j'avais manqué les voyages d'échanges entre mes futurs collègues de l'hôpital de Chamonix et ceux pratiquant sur l'île. Pas question de rater une nouvelle occasion : cette fois, c'était bel et bien mon tour, et je me réjouissais de fouler enfin ce décor idyllique. À peine débarqué, je file vers ma destination, Les Trois-Bassins, tout à l'ouest. Sur une carte, j'avais remarqué les limites étonnantes de cette commune : son territoire s'étend depuis le front de mer jusqu'aux pics montagneux, suivant la forme d'une part de tarte qu'on aurait découpée dans ce bout de terre presque circulaire. Ici, on décrit la géographie des Trois-Bassins en termes poétiques, « du battant des lames aux sommets des montagnes », expression qui servait autrefois à définir l'extension des concessions territoriales octroyées par la Compagnie des Indes orientales aux colons de l'île, alors encore appelée île Bourbon. Sur la route qui longe la côte, je vois défiler des noms bien connus : Saint-Denis, le chef-lieu du département, Saint-Paul, considéré comme l'une des villes les plus chaudes de La Réunion, Boucan Canot et sa plage, longue langue de sable blanc battue par les vagues et spot de surf réputé. Mais en arrivant aux Trois-Bassins, je suis déçu. Je viens de quitter l'univers des cartes postales et je me retrouve à marcher parmi un ensemble chaotique de cases accrochées aux pentes de la montagne. Le chemin est long, tourne beaucoup et monte abruptement entre les habitations. Seules les couleurs pastel des murs de tôle ondulée apportent un peu de gaieté. Perdu dans mes pensées, je finis par prendre du recul : peut-être vais-je finalement découvrir une île inédite, celle qui ne s'ouvre jamais aux touristes, celle que les Réunionnais se réservent. J'ai, après tout, une porte d'accès privilégiée à ce monde absent des dépliants touristiques :

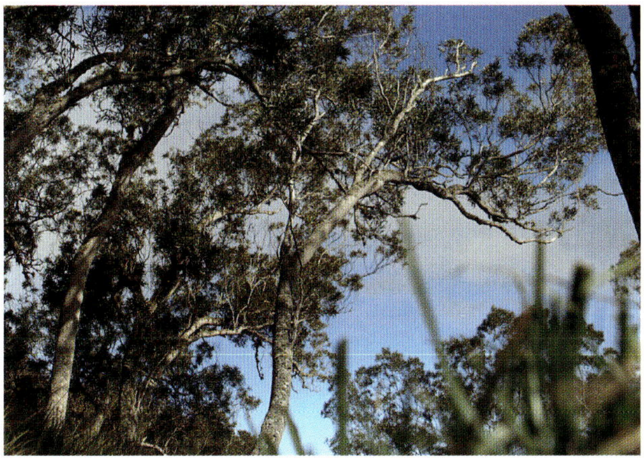

➲ Les Trois-Bassins ou La Réunion loin des clichés.

je m'apprête à rencontrer Daniel et Judith Tibère, un couple de tisaneurs réputés. À La Réunion, les tisaneurs sont ceux qui soignent uniquement avec des plantes. En 2006, alors que l'île combattait une épidémie de chikungunya, un virus transmis par le moustique tigre et qui provoque de fortes fièvres et d'intenables douleurs articulaires, les herboristes réunionnais ont défrayé la chronique locale : certains affirmaient avoir mis au point une tisane permettant de limiter les symptômes de la maladie. Comme les traitements classiques préconisés, notamment des anti-inflammatoires et des antalgiques, plusieurs plantes médicinales locales possèdent ces indications. J'avais hâte de découvrir comment, grâce à leurs savoirs hérités d'une longue tradition ancestrale, les tisaneurs manient les principes actifs des plantes de leur île.

Lorsque j'arrive chez eux, Daniel et Judith sont en plein travail. Tous deux âgés d'une soixantaine d'années, ils sont assis à une table sur laquelle s'amoncellent des plantes d'une grande diversité. Il y a là de longues tiges feuillues, des fleurs jaunes, violettes, aux formes toutes différentes. Alors qu'elle sélectionne les parties des plantes essentielles à sa médecine, Judith me cite quelques-uns de leurs noms : il y a là du « joli cœur », de la « patte de lézard » dont les feuilles dentelées font effectivement penser aux membres de petits reptiles. Lorsque je prends le « bois de pomme » et le frotte entre mes mains, une forte odeur de pomme m'emplit instantanément les narines. La petite cour, à l'arrière de la maison, semble presque gagnée par la nature : une végétation luxuriante la cerne d'un apaisant dégradé de verts, et des pots de plantes cultivées ont investi le moindre espace disponible. Les piaillements continus d'oiseaux s'ébattant dans les arbres alentour tentent de rythmer le temps qui s'étire lentement dans ce petit coin isolé, bien loin de la frénésie de l'île. Je suis curieux de savoir d'où Daniel et Judith tiennent leurs connaissances de tisaneurs. Comme partout sur l'île, m'expliquent-ils, ce savoir se transmet de génération en génération. Lui l'a appris de sa mère et de son père, qui eux-mêmes le tenaient de leurs propres parents. Elle a suivi sa grand-mère dans ses cueillettes, avant de la remplacer quand, trop âgée, elle n'a plus pu gambader sur les chemins accidentés et sauvages. J'ai parfois du mal à suivre la conversation, car le couple parle créole. Les deux tisaneurs sont représentatifs de la complexité réunionnaise, héritage de l'esclavage passé et des migrations plus récentes. Le grand-père de Judith est ainsi originaire de Chine, tandis que les aïeuls de Daniel sont des Cafres venus de l'est de l'Afrique continentale, et des malbars du Tamil Nadu, au sud de l'Inde. Je comprends, du coup, que restreindre le savoir des tisaneurs à leur terroir d'attache est une erreur : tout comme la population, il émane au contraire du métissage des nombreuses cultures qui ont laissé leur empreinte dans l'île. Soudain, mon regard est attiré par la chemise de Daniel, qui se met à remuer de façon étrange… Devant mon air éberlué, il repousse le tissu : une petite perruche jaune a élu domicile dans sa

”

— QUAND J'AI EU TREIZE OU QUATORZE ANS, MON PÈRE M'A EMMENÉ EN FORÊT POUR QUE J'APPRENNE. APRÈS, AVEC LE TEMPS, J'AI TRAVAILLÉ. MON PÈRE M'A ENCOURAGÉ, ET MOI J'ENCOURAGERAI MON FILS QUI VEUT APPRENDRE. C'EST POUR ÇA QUE QUAND JE PARLE DE MON PÈRE, ÇA ME REND TRISTE, PARCE QU'IL M'A DONNÉ QUELQUE CHOSE, ET APRÈS, IL EST PARTI.

DANIEL TIBÈRE

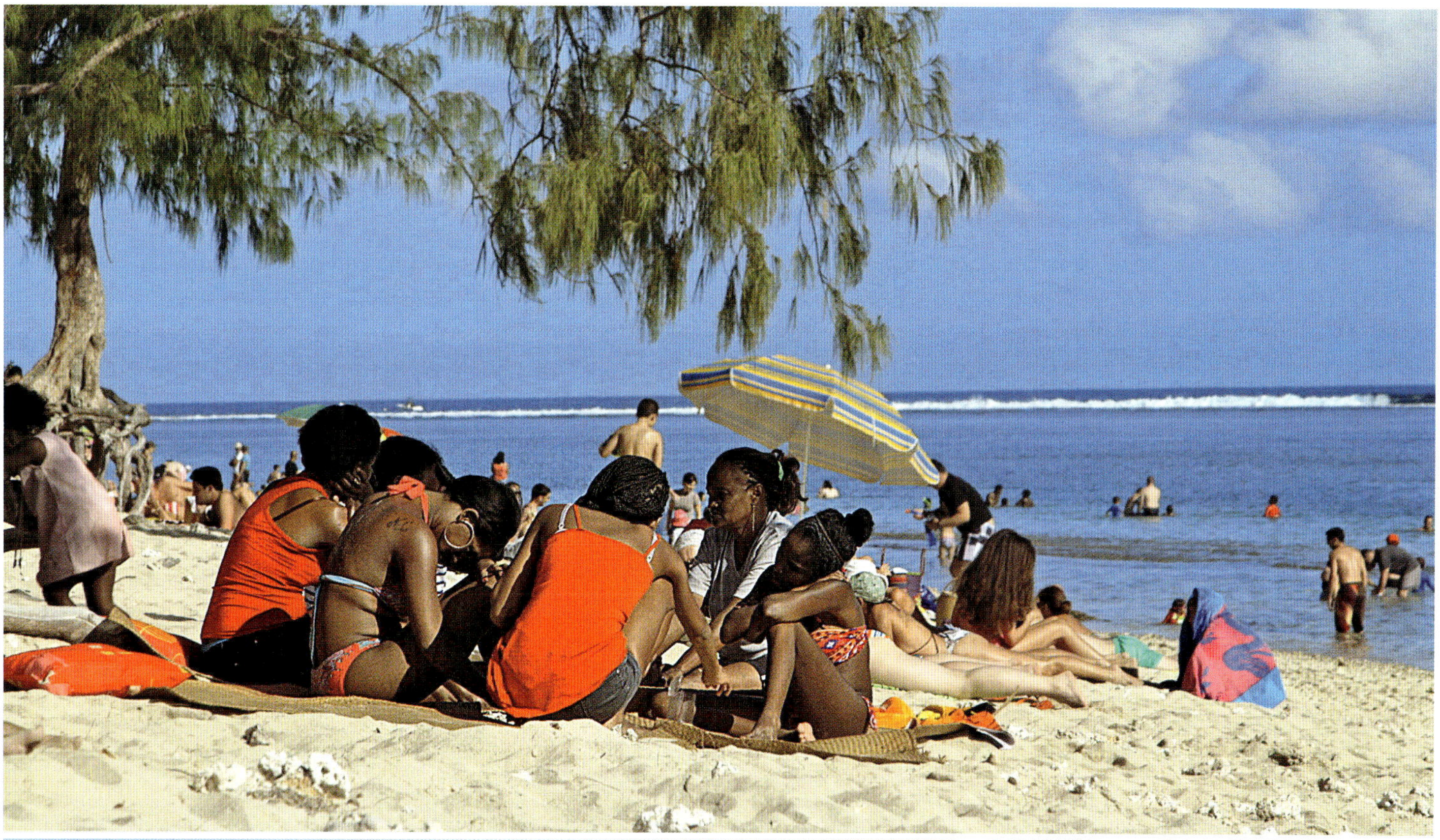
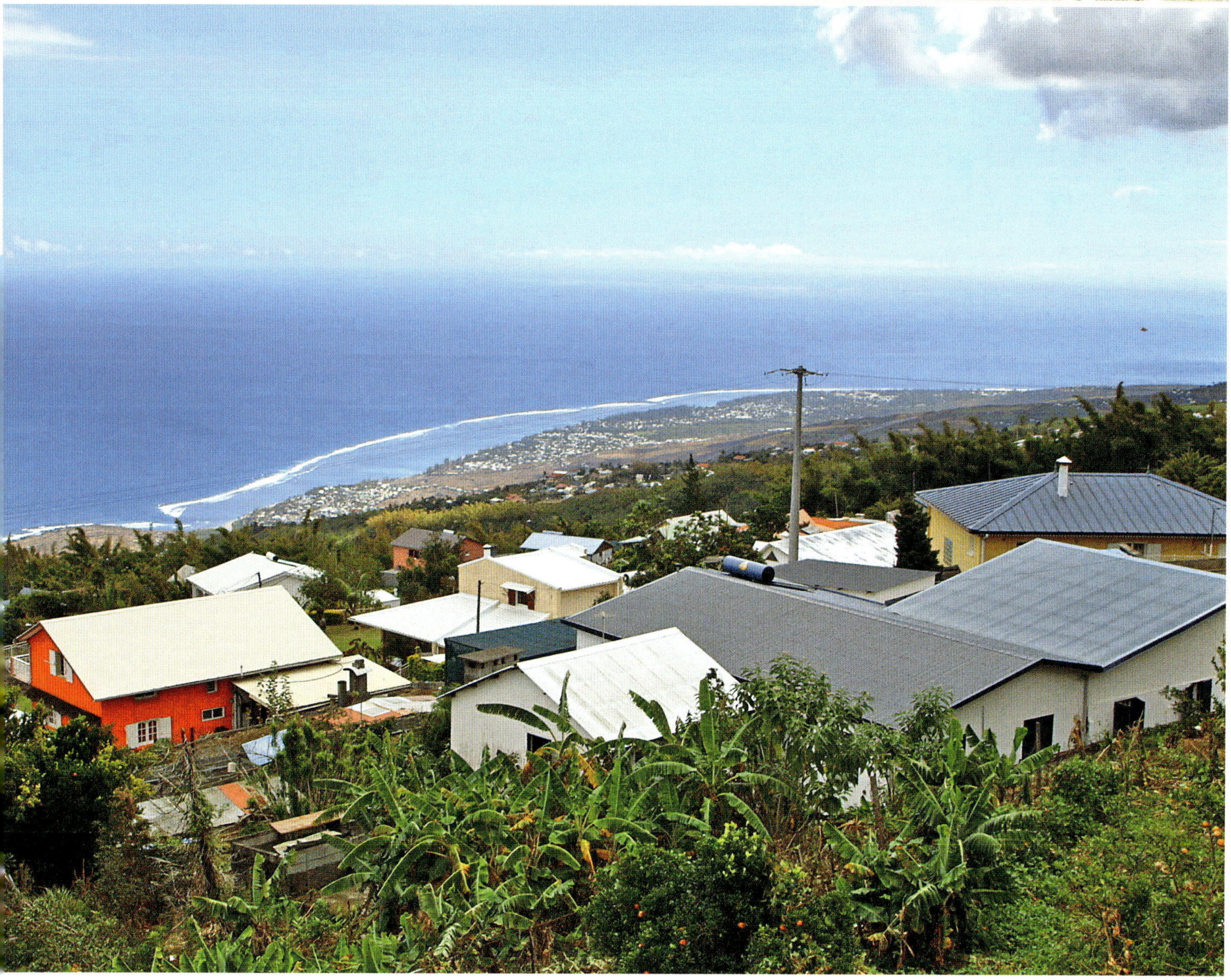

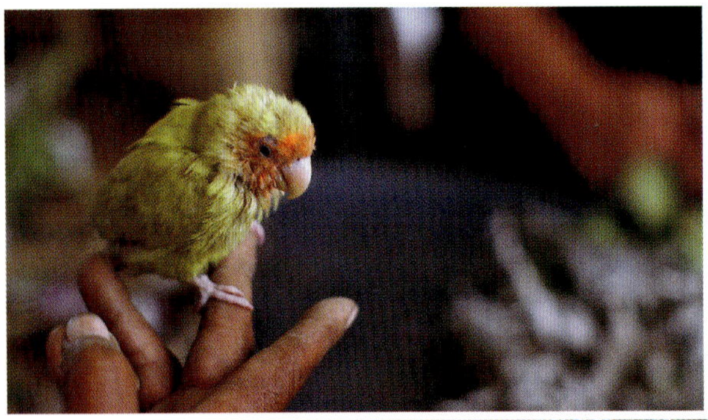

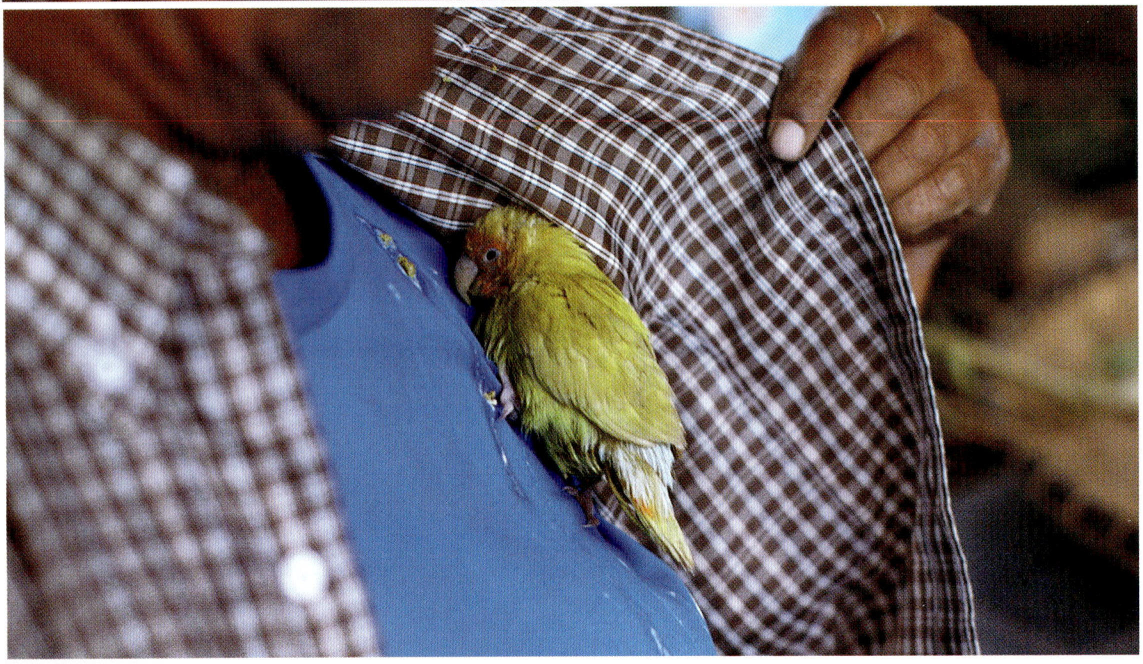

Cette petite perruche tombée du nid a été abandonnée. Daniel Tibère l'a recueillie.

— JE RESSENS LES CHOSES DANS MON CORPS. PAR EXEMPLE, SI DANS MON VENTRE, ÇA BRÛLE, JE RECONNAIS TEL MAL, OU SI JE SENS TEL TREMBLEMENT, JE SAIS QUE C'EST SON CŒUR QUI NE VA PAS BIEN. QUAND ELLE A PARLÉ DE BOURDONNEMENTS D'OREILLE, JE L'AI SENTI.

JUDITH TIBÈRE

poche ! Il l'a recueillie toute jeune, alors qu'elle avait été abandonnée par sa mère. Cette attention portée aux autres, qu'il s'agisse d'un petit oiseau ou des hommes, est un des traits les plus marquants de Daniel.

Cet après-midi, les tisaneurs des Trois-Bassins reçoivent une femme en consultation. À peine commence-t-elle à raconter ses troubles, ses brûlures d'estomac, ses migraines épuisantes pendant son sommeil, son anxiété, que je sens qu'il se passe quelque chose entre elle et le tisaneur. Doucement, il lui prend la main. Des larmes se mettent immédiatement à couler sur le visage de la patiente. « S'il y a un souci chez une personne, je le ressens toujours très fort, m'explique Daniel. Il faut que je la fasse pleurer, que je lui arrache ses problèmes. » Cette sensibilité extrême, il la partage aussi avec sa femme, Judith, qui, sait par exemple instinctivement que leur patiente du jour souffre aussi de bourdonnements d'oreille : elle a elle-même senti le sang affluer au niveau de ses tympans dès son arrivée. Je dois avouer que ces facultés me laissent dubitatif. Je sais bien que l'empathie, cette capacité à ressentir ce qu'éprouvent les autres, est plus ou moins exacerbée suivant les personnes. J'ai moi-même, au cours de mes années de pratique de la médecine, acquis une meilleure compréhension des maux de mes patients, plus intuitive, et qui se nourrit désormais de signaux complémentaires à ceux que décrivent les ouvrages chers à ma profession. Mais est-il vraiment possible de développer ce sens au point que me décrivent Daniel et Judith ? J'hésite entre fascination et incrédulité. Le comportement de Judith à mon égard n'arrange rien. Autant elle est prévenante et attentive avec les hommes, les femmes et les enfants que je vois défiler dans sa petite cour, autant elle reste froide avec moi. Elle sait bien que je suis impatient d'assister à la préparation des tisanes, à la bases de leurs pratiques. Elle m'autorise à l'accompagner dans son jardin où elle et son mari maintiennent des dizaines d'espèces de plantes médicinales différentes. Mais, une fois le ramassage terminé, elle me ferme toutes les portes : pas question que je vienne avec elle préparer la décoction. Elle invoque le secret qui entoure son savoir, le fait qu'elle n'autorise même pas son mari ou son fils à la seconder lors de cette étape. Face à ses paroles sèches, je suis abattu : j'ai parcouru plus de 9 000 kilomètres

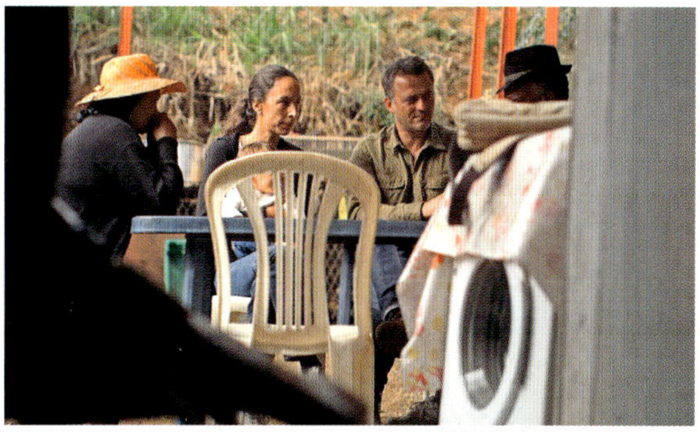

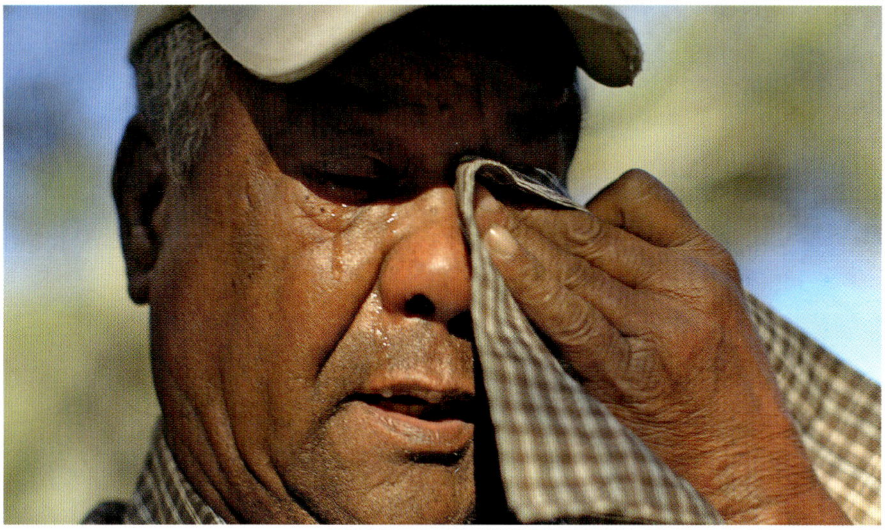

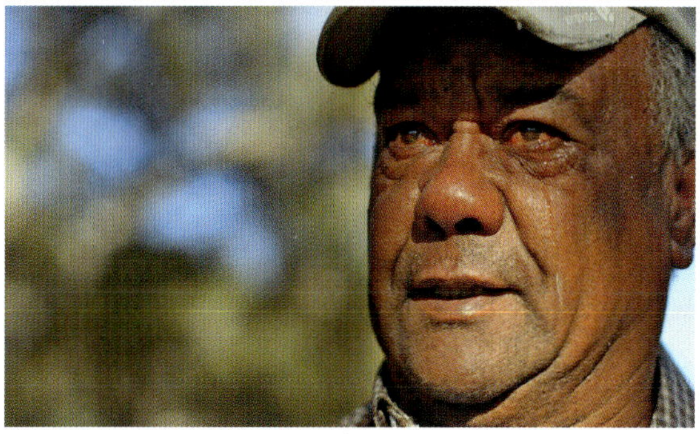

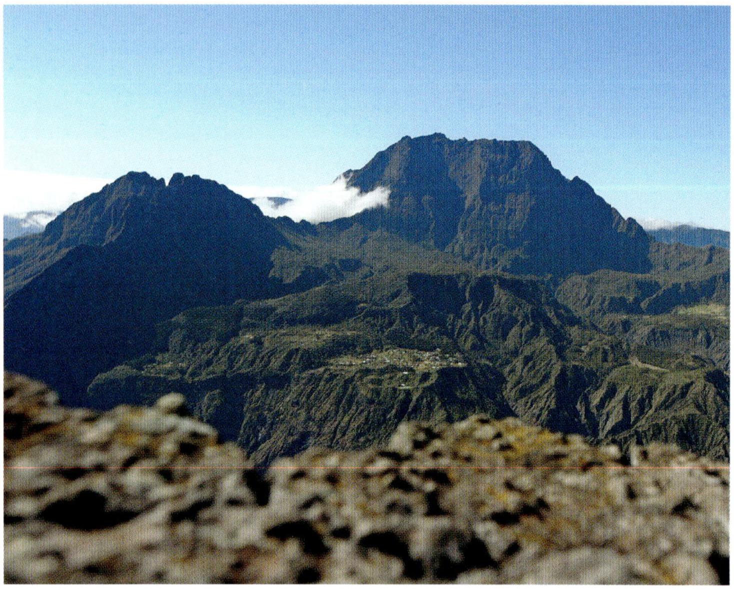
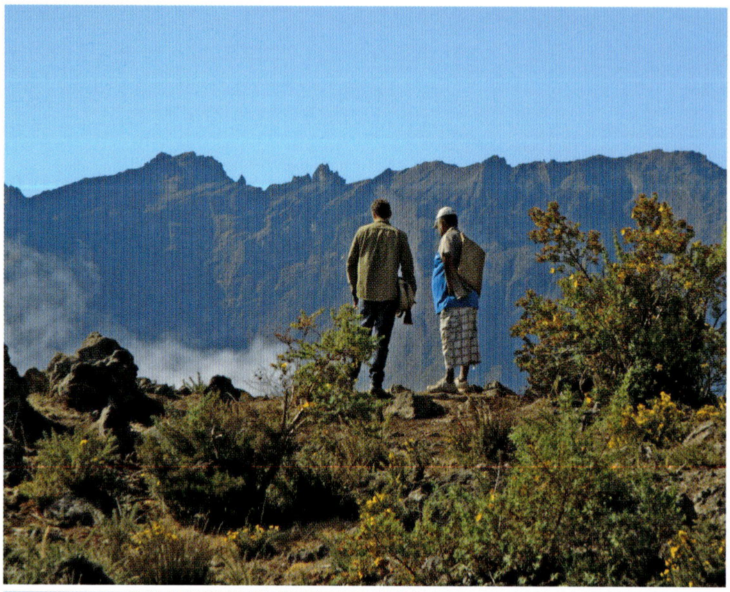
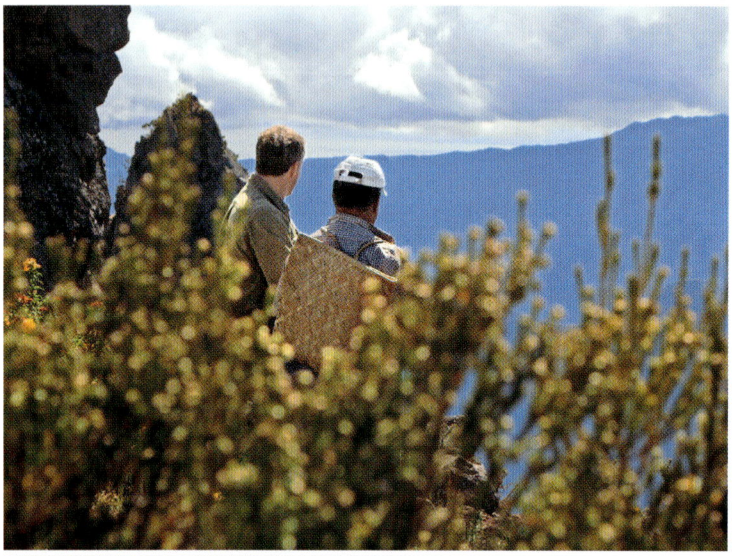
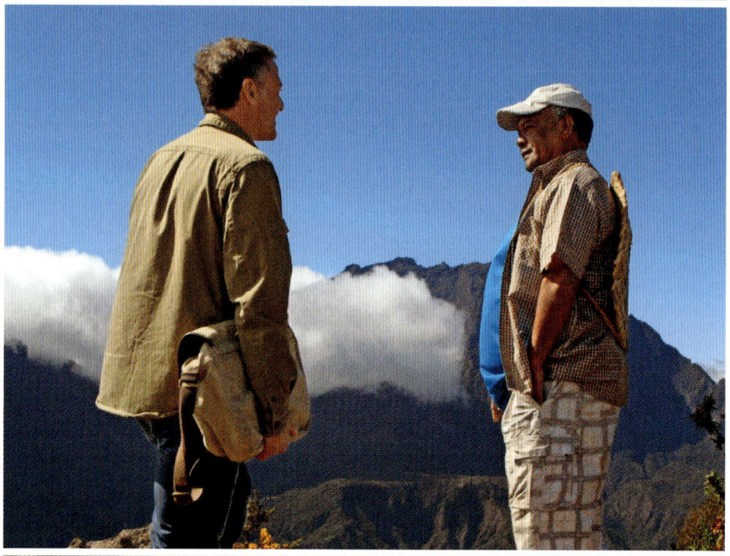
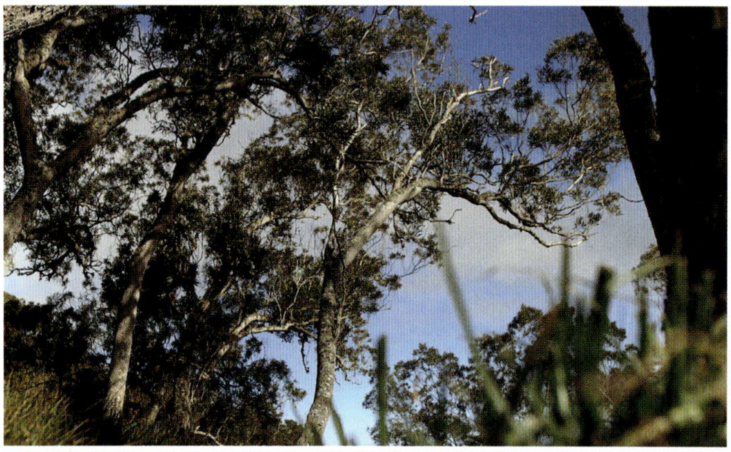
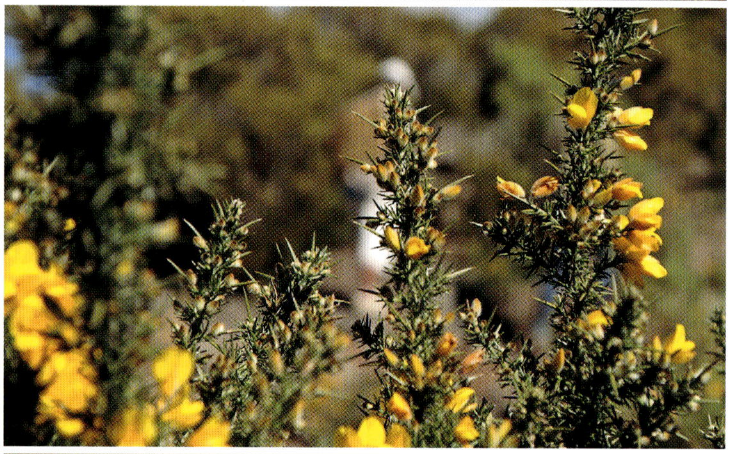
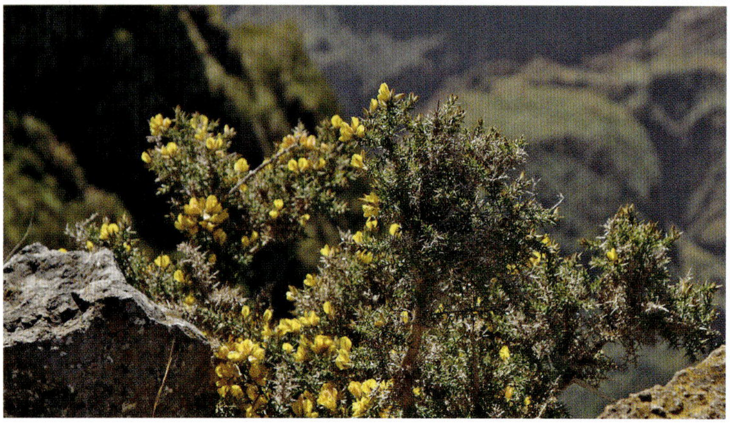
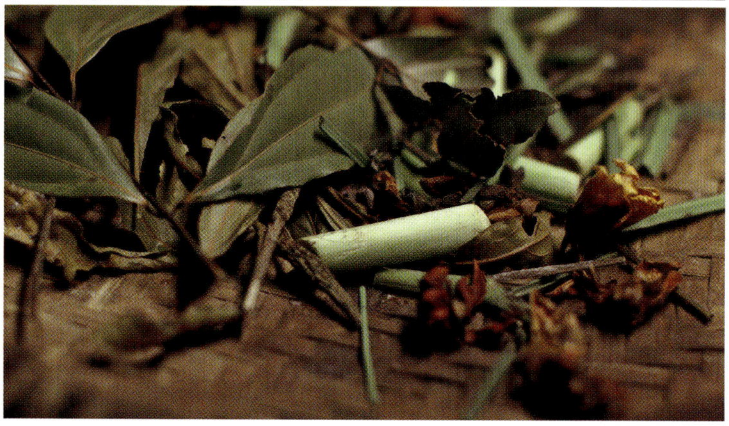

pour me voir refuser ce moment de partage que je suis venu chercher. Je ne peux pas laisser les choses se passer comme ça. Après de longues négociations, je parviens à lui faire accepter ma présence à ses côtés dans son petit atelier. Elle pose une condition : je regarderai seulement de loin et elle ne me révélera rien du cocktail de plantes utilisées ni de la façon dont elle en fait ressortir les principes actifs. Du fond de la pièce sombre, je vois à peine les branches s'enflammer dans le petit brasier qu'elle a allumé et des feuilles aux noms inconnus voler vers le petit récipient dans lequel elle prépare son remède. Le résultat tient dans une grande bouteille en plastique remplie d'un liquide très jaune, que sa patiente viendra chercher dans quelques heures et consommera suivant une posologie bien précise. Daniel a peut-être senti mon désarroi. Il me propose de l'accompagner dans la montagne, à la recherche de plantes médicinales. Nous marchons en pleine nature, entre des buissons aux fleurs odorantes et des arbres aux hautes branches que je n'ai jamais rencontrés auparavant. Équipé d'une longue tige en bambou terminée par un crochet, le tisaneur m'apprend à cueillir une plante haut perchée, ressemblant au gui et servant à rafraîchir les humeurs. Ce terme d'un autre âge me fait sourire. Nous ramenons aussi de la « souris chaude », qu'il utilise contre les rhumatismes. Récemment, seize plantes de La Réunion dont les tisaneurs tirent parti depuis des générations ont été inscrites à la pharmacopée française, procédure qui assure la reconnaissance officielle des savoir-faire traditionnels de l'île. Parmi ces plantes, le « café marron », réputé pour ses vertus diurétiques et utilisé dans les lotions oculaires ; *Ayapana*, cicatrisant et préconisé dans les troubles de la digestion ; la « fleur jaune », anti-inflammatoire et active sur la circulation sanguine. Nous poussons notre promenade jusqu'à un point de vue d'une rare beauté : du sommet du Maïdo, nous dominons le cirque majestueux de Mafate. C'est là, dans ces reliefs impossibles, que venaient se cacher les esclaves en fuite. Sur ses pentes et à ses pieds s'accrochent quelques terres cultivées. En contrebas, des petits villages de quelques cases seulement semblent comme échoués, ici et là. Devant ce spectacle grandiose, je repense à mes attentes au début du voyage : ça y est, je la tiens enfin, ma Réunion des cartes postales !

”

— JE RESSENS LES PLANTES, JE RESSENS LA NATURE. LES GENS ME DEMANDENT COMMENT ON FAIT POUR RESSENTIR ÇA. JE NE PEUX PAS L'EXPLIQUER. ILS ME DISENT QUE CE N'EST PAS POSSIBLE. JE LEUR DIS QUE CE N'EST PAS POSSIBLE POUR EUX, MAIS QUE ÇA L'EST POUR MOI.

DANIEL TIBÈRE

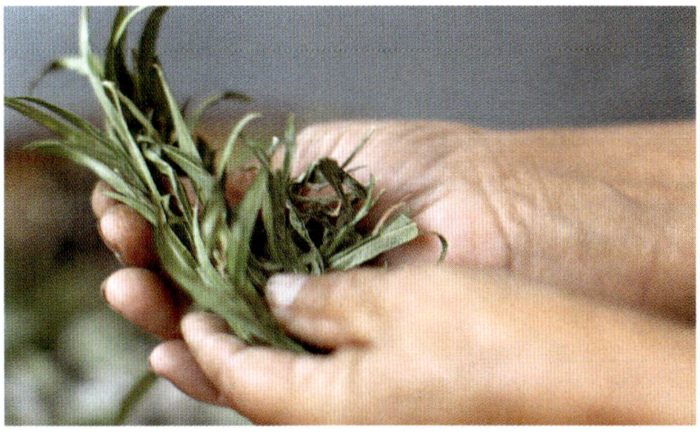

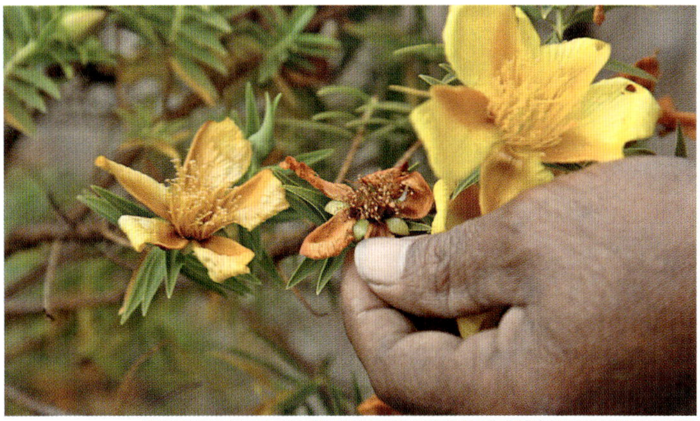

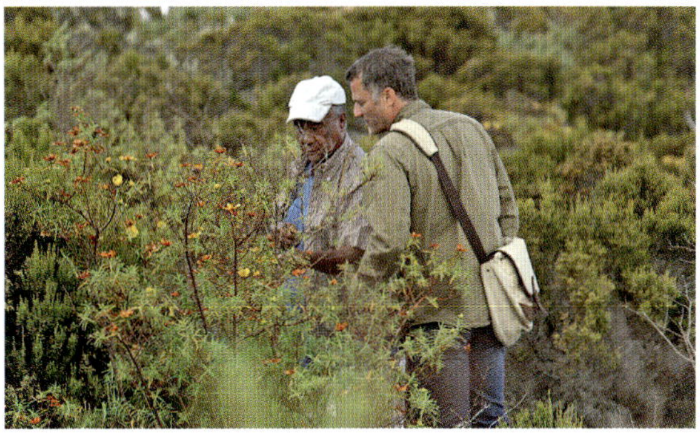

Cet amas d'herbes est appelé « bois de pomme », parce que, frotté énergiquement, il dégage une odeur de pomme verte.

Cette fleur jaune est un antioxydant et un anti-inflammatoire. Elle est entrée dans la pharmacopée française.

GRAND ENTRETIEN

AVEC Laurent Denizeau,

docteur en anthropologie, enseignant-chercheur au Centre interdisciplinaire d'éthique de l'université catholique de Lyon.

J'ai été très touché des félicitations de Laurent Denizeau à la suite de la diffusion de la première saison de Médecines d'ailleurs. *Il est le premier à m'avoir fait prendre conscience de la dimension anthropologique de la série.*

— **LA MÉDECINE** ***que je pratique est une science. La plupart des médecines que j'ai été amené à croiser dans le monde me sont apparues comme forgées sur des croyances. Qu'en penses-tu?*** Je vais commencer par dire que tu as aussi des croyances et que les thérapeutes que tu rencontres ont des connaissances. Il faut éviter d'avoir une grille de lecture trop dualiste : les médecines traditionnelles ne seraient que de l'ordre du croire, lorsque la médecine occidentale que tu pratiques, parce que scientifique, aurait la légitimité du savoir. En anthropologie, on parlera davantage de représentations culturelles. Les thérapeutes que tu rencontres ont des représentations du corps, de son fonctionnement, de l'humain, de sa place dans le monde au même titre que toi, mais ce ne sont pas les mêmes.

Mais, alors, quelle place occupe la croyance dans les pratiques traditionnelles? J'aimerais rappeler un processus historique à l'œuvre dans notre société : les progrès de la médecine sont indissociables de l'évolution de notre rapport au corps. Autrefois, le corps était considéré comme « sujet ». On pourrait dire que l'homme était un corps. À ce moment-là, l'intervention sur le corps n'était pas anodine, et la dissection, par exemple, se pratiquait en secret. À la Renaissance, un processus d'individualisation s'est amorcé, qui a petit à petit changé nos représentations du corps : d'une vision du corps-sujet, nous sommes passés à une conception du corps-objet. Avec l'humanisme, puis les Lumières, le discours sur l'homme s'est progressivement affranchi du religieux, il n'a plus été l'apanage des seules philosophie et théologie. On a pu commencer à porter un regard scientifique sur l'homme, qui devenait objet de recherche pour l'homme. C'est d'ailleurs dans ce contexte qu'est née l'anthropologie. Aujourd'hui, nous avons un corps, et le corps est perçu comme ce lieu habité par l'esprit. Cette représentation de l'humain, comme assemblage d'un corps et d'un esprit, porte les progrès de la science, jusque dans les fantasmes d'un « homme augmenté » où la technologie viendrait pallier l'insuffisance du corps.

Certaines de ces croyances ne sont pas religieuses… Oui, comme tout savoir n'est pas forcément scientifique. Notre manière de penser la diversité culturelle est encore aujourd'hui très marquée par l'évolutionnisme culturel du XIXe siècle, qui voyait une échelle commune d'évolution pour toute l'humanité, partant de celui qu'on appelait le « primitif » (le premier) pour finir au civilisé. Les civilisés, c'étaient nous, bien sûr. La diversité culturelle était interprétée comme une diversité d'évolution sur cette échelle. James George Frazer, dans son ouvrage *Le Rameau d'or (The Golden Bough, A Study in Magic and Religion*, 1890), propose une échelle d'évolution partant de la période de la magie pour finir à la science, en passant par la religion. Magie, religion, science. Ce système d'explication de la diversité culturelle est profondément ethnocentrique, car tout part de nos propres valeurs de « civilisé ». Or, toute l'anthropologie ira à l'encontre de ce système de pensée, notamment avec Claude Lévi-Strauss qui, dans *Race et histoire* (1952), s'attaque à cette interprétation en montrant que la diversité culturelle est une diversité de manières de voir le monde. C'est ce que l'on appelle le relativisme culturel. Suivant cette approche, le discours du médecin urgentiste que tu es n'a pas plus de valeur anthropologique que le discours du chaman, et l'on distinguera deux façons d'appréhender le monde, deux rationalités différentes. Tout savoir est d'abord une croyance en la validité d'un système de représentation du monde.

Ce qui implique que les connaissances des tradipraticiens sont elles aussi dynamiques : les représentations changent… On a longtemps pensé que les sociétés traditionnelles étaient des sociétés ahistoriques, figées dans un perpétuel présent. Lévi-Strauss lui-même parlait de sociétés « froides », proches « du zéro de température historique », ce qui désigne chez lui non pas tant des sociétés statiques que des sociétés ne valorisant pas le changement, contrairement à nos sociétés où la notion de progrès occupe une place déterminante dans notre conception de l'histoire. Nous nous sommes laissés prendre à un piège grotesque : parce que nous ne connaissions rien de leur histoire, nous avons pensé que ces sociétés dites « traditionnelles » étaient sans histoire. Il est d'ailleurs curieux qu'on qualifie ces sociétés de « traditionnelles », quand nos propres sociétés apparaissent comme beaucoup plus conservatrices : nous valorisons notre patrimoine historique, nous avons une discipline dont l'objet est le passé – l'histoire –, et nous sommes des sociétés de l'écrit, tandis que les sociétés traditionnelles reposent davantage sur une transmission orale. Lorsqu'un conteur africain raconte un mythe, il s'autorise à y faire figurer des éléments du contexte dans lequel il le raconte. Le récit mythique n'est pas un récit gravé dans le marbre. L'enjeu de la tradition est sa capacité à signifier dans des contextes différents. La transmission suppose la traduction.

Parmi les praticiens que j'ai rencontrés, certains se montraient assurés de pouvoir me soigner, mais d'autres requéraient que j'adhère à leur système de croyances. En réalité, la question que tu poses est : faut-il y croire pour guérir ? Derrière cette question des effets de croyance dans le processus de guérison se pose implicitement la question de l'effet placebo. Quand on emploie le mot « placebo », on reporte l'efficacité thérapeutique sur le plan des représentations à l'œuvre chez le patient et le médecin. Cette notion prend souvent l'allure d'un joker pour expliquer ce qui est inexplicable. Anthropologiquement, cette notion d'effet placebo est la reformulation médicale d'une question infinie qui est celle de l'efficacité symbolique. Entendons-nous bien, lorsqu'un anthropologue parle d'efficacité symbolique, il parle d'efficacité concrète. Lévi-Strauss a décrit, à partir de travaux d'ethnographes menés chez les Kunas, peuple amérindien du Panamá, ce qui se jouait dans une cure chamanique menée sur une parturiente qui ne parvenait pas à accoucher. Les troubles, les douleurs que ressent la parturiente sont inexplicables. C'est pourquoi elle s'adresse au chaman : elle lui demande d'apporter une réponse, de réinscrire cet événement dans l'ordre du monde, de le signifier. Selon cette compréhension du monde, l'âme de la parturiente a été enlevée par Muu, entité responsable de la formation du fœtus. Le chaman va donc emprunter symboliquement les chemins de Muu pour la rappeler à ses devoirs. Après la cure, l'accouchement a lieu, à la grande stupéfaction des ethnographes, alors que rien n'a été administré à la parturiente. Lévi-Strauss ira jusqu'à dire que la cure psychanalytique est l'équivalent dans nos sociétés de la cure chamanique. La cure chamanique comme la cure psychanalytique visent à provoquer une expérience, en reconstituant un mythe que le malade doit vivre ou revivre – mythe individuel construit dans le cas de la psychanalyse, mythe social reçu dans le cas du chamanisme. Ce qui est important, c'est de mesurer à quel point le symbolique trame notre expérience du monde, y compris dans ce qu'elle peut sembler avoir de plus « naturel ».

Cette interprétation de Claude Lévi-Strauss a-t-elle fait l'unanimité? Non. David Le Breton, par exemple, critique cette approche : pour lui, quelque chose de plus subtil se joue, au-delà des effets de la croyance. Lévi-Strauss appréhende l'efficacité de la cure chamanique sur le plan d'une action psychologique : le chaman manipule des images sur un plan mental, qui vont avoir un effet au plan physique – dû à l'homologie symbolique de ces deux niveaux de réalité. Son interprétation reste inscrite dans ses propres représentations de l'humain comme assemblage d'un corps et d'un esprit. Mais cette distinction n'est pas universelle. Parler d'action psychologique, c'est conclure un peu rapidement à une efficacité d'ordre psychosomatique. David Le Breton nous invite à penser que le corps n'est pas un lieu neutre sur lequel l'esprit projetterait du sens. Nous sommes corporellement au monde, notre mode d'existence est incarné, nous ne sommes pas de purs esprits qui habitons un corps. Dans la continuité de la phénoménologie de Maurice Merleau-Ponty, on pourrait dire que le corps est une intelligence du monde. Il n'y a pas de nature objective du corps qui soit atteignable, parce que le corps est toujours regardé, et que ce regard est tramé de représentations. En ce sens, le corps est une construction sociale et culturelle. Et le récit mythique est une théorie du corps au même titre que le savoir biomédical.

Les croyances ne sont-elles pas néfastes quand elles s'appuient, par exemple, sur des théories scientifiques erronées? Je pense notamment à la théorie des humeurs, que je retrouve fréquemment évoquée au cours de ces rencontres. La théorie des humeurs est un bon exemple pour montrer que ce qui se pose à un moment donné comme un savoir n'est jamais absolu, mais est toujours lié à un contexte. Même dans notre société, cette théorie a traversé les siècles depuis Hippocrate. Cette permanence aurait pu être un gage de vérité. Or, ce qui avait valeur de vérité autrefois n'a plus valeur de vérité aujourd'hui. On s'estime toujours à l'apogée de la science, en portant un regard amusé sur nos prédécesseurs et en se demandant comment ils ont pu croire à de telles choses, mais la médecine d'aujourd'hui fera sûrement sourire les médecins de demain… Et le crédit absolu que l'on accorde au discours scientifique a quand même été légèrement entamé par le principe d'incertitude – que le physicien allemand Werner Karl Heisenberg a énoncé durant la première moitié du XXe siècle. Heisenberg s'est rendu compte que pour observer des électrons, il créait une situation qui modifiait le comportement des électrons. Tout était alors remis en question. Les travaux d'Einstein ont renforcé la conviction de Heisenberg. Georges Devereux, fondateur de l'ethnopsychiatrie, reprenant ce principe d'incertitude dans les sciences du comportement et les sciences humaines, montre la différence entre une conception newtonienne et une conception relativiste de la science : le modèle newtonien place l'observateur de l'interaction entre deux corps sur un corps fixe – l'objectivité est liée à un processus d'objectivation –, tandis que le relativisme ramène l'observateur dans le champ même de l'observation – sur l'un des deux corps qui interagit – car sa présence modifie ce qu'il peut observer. C'est finalement le type de situation que tu es susceptible de rencontrer en tournage. Devereux affirme que l'objectivité ne vient pas de la neutralité – faire comme si l'observateur ne perturbait pas l'observation, la regardait de loin –, mais d'une prise en compte de la subjectivité. L'imagerie médicale peut constituer un bel exemple de ce processus d'objectivation. En effet, l'image médicale est consacrée comme force de révélation, elle est appréhendée comme une photographie. Et que sous-entend le terme de « photographie » ? Il dit que c'est le réel qui est « saisi ». Parce qu'on le voit sur l'image, c'est vrai, c'est réel. Or les douleurs neuropathiques démontrent bien que tout n'est pas objectivable. On a tendance à croire que si ce n'est pas visible, cela n'existe pas. On pourrait presque soutenir que le rapport du médecin à l'image est proche de l'acte de foi. L'image dans sa force de révélation apparaît presque comme sacrée. Pourtant, l'image est toujours regardée, et tout se joue dans ce regard. Le médecin ne peut voir qu'à l'aune de son savoir, il ne verra pas ce qu'il ne connaît pas. Je me souviens d'un cours de François Laplantine expliquant que toute connaissance est re-connaissance. On ne peut voir les choses que parce qu'elles font sens. Ta grille de lecture, Bernard, ne te permet pas de voir, et éventuellement de comprendre, ce que tu n'as pas appris à voir. C'est pour cela que tu es si souvent désarçonné par ce que tu vois!

Effectivement, je ne comprends pas toujours bien ce qui se joue devant mes yeux. J'ai souvent le sentiment qu'il me manque des clés d'interprétation. Être confronté à la diversité n'est pas chose aisée. Il ne faut pas être naïf: la différence, aussi enrichissante qu'elle soit, peut être vécue avec violence. Tout l'enjeu est de faire droit à la différence et ce n'est pas facile. Lorsque, en Birmanie, tu vois le moine utiliser du mercure pour soigner, tu as envie d'intervenir pour lui dire qu'il ne faut pas le faire. Cependant, il serait très ethnocentrique d'intervenir, donc tu te retiens. Mais est-ce éthique de ne pas intervenir? C'est la grande question de l'universalisme face au relativisme. D'un point de vue anthropologique, la Déclaration universelle des droits de l'homme est une entreprise ethnocentrique...

Je suis un observateur. Parfois, des gestes ne me semblent pas justes, mais, c'est vrai, je ne m'autorise pas à les juger. Tu fais une expérience de l'étrangeté, non pas de l'étranger comme «bon médecin blanc» qui viendrait au chevet de «bons petits sauvages», mais au contraire, comme un médecin rendant visite à d'autres thérapeutes dans le monde et qui se trouve questionné par ce qu'il observe dans sa propre pratique, dans ses propres représentations. Faire l'expérience que l'on peut voir le monde autrement est très déstabilisateur et nous conduit à questionner notre manière de le voir. Du coup, ces expériences te conduisent à prendre une certaine distance à propos de ta manière de voir les choses. Tu acceptes de ne comprendre qu'une toute petite partie de ce que tu vois. Et je crois que cette acceptation est fondamentale. On ne comprend heureusement jamais totalement l'autre: c'est cela, l'expérience de l'étrangeté. C'est ta bienveillance qui est importante et capitale, ton acceptation de la dé-maîtrise. Cette posture est inhabituelle dans nos sociétés, ce qui donne à ta démarche une dimension éthique très intéressante. Nous sommes plutôt dans un monde où tout doit être maîtrisé, jusqu'à soi-même – comme si l'homme était transparent à lui-même. Ces imaginaires de maîtrise peuvent se comprendre à partir de notre rapport actuel à la limite. En Occident, la notion de limite n'est envisagée que du point de vue du dépassement (on retrouve ici les fantasmes de l'homme augmenté), alors que la limite est constitutive de l'humain: l'homme est limité, y compris dans sa compréhension du monde. Le monde n'est pas totalement limpide, compréhensible, même pour les scientifiques. Le savoir n'est qu'un savoir en devenir, jamais ultime, jamais absolu. Un jour, à un étudiant qui me demandait quelle est la différence entre la réflexion et la pensée, je n'ai pu apporter que cette réponse: penser, c'est apprendre à exister au seuil de l'inconnaissable.

La médecine traditionnelle répond souvent qu'il y a faute ou désordre. Notre culture rejette cette interprétation. Mais en tant que médecin, tu dis la même chose: l'ordre du corps est perturbé par une entité, une bactérie par exemple, et tout ton travail de médecin est de rejeter cette entité hors du corps du patient pour ramener l'ordre ! Nous ne sommes pas si différents les uns des autres : la condition humaine est la même pour tous. Nous avons tous conscience de la finitude. Nous sommes tous confrontés à la douleur, la maladie, la mort. Dans ton aventure, tu fais l'expérience d'une altérité déstabilisante, comme toute altérité, parce qu'elle vient te chercher ailleurs. Mais cette expérience est très enrichissante. Dans la rencontre, il y a à la fois du très proche et du très lointain. Montaigne avait une belle phrase pour résumer ceci : « Il y a du moi dans l'autre et de l'autre en moi. »

Est-ce que ces différentes approches du corps et des soins sont compatibles ? Est-ce que la complémentarité existe ? Il ne faut pas être trop relativiste par rapport à notre médecine occidentale, extrêmement critiquée aujourd'hui alors qu'elle est très efficace. Ce n'est pas l'efficacité de la médecine qui doit être remise en question mais son anthropologie. La médecine occidentale doit se poser la question du fleurissement des médecines complémentaires. Il y a un paradoxe. Notre contexte est marqué par une très grande efficacité de la médecine académique, et en même temps par l'apparition d'autres médecines. C'est bien que les médecines dites « complémentaires » répondent à une attente du patient laissée de côté par le modèle médical : celle du sens de l'épreuve de la maladie.

Ma démarche peut-elle être qualifiée d'anthropologique, selon toi ? Elle ne l'est pas du fait de la méthodologie, qui suppose notamment un terrain long. L'anthropologie repose sur un savoir inductif et non déductif : tout part du terrain. Et dans les premiers temps, l'anthropologue sur son terrain est en phase d'observation flottante : il se laisse imprégner par ce qui se passe sur son terrain et ne calque pas dessus un ensemble d'hypothèses à confirmer ou à infirmer. L'anthropologie est une compréhension de l'intérieur. Il s'agit d'être au plus près de ce que vivent les autres. Mais l'expérience de l'altérité n'est pas l'apanage de l'anthropologie, même si elle tient dans cette discipline une place fondamentale. Par ta posture bienveillante d'écoute, tu laisses de la place à l'autre, à sa manière de voir les choses, cela, c'est une préoccupation anthropologique. Une réelle démarche de rencontre laisse la place à la parole de l'autre, y compris dans ce qu'elle a d'incompréhensible.

Malgré le travail de recherche effectué en amont des tournages, il m'arrive, la plupart du temps, de me laisser séduire par ce que je vois sur place. Je viens chercher des réponses, et je repars avec d'autres questions ! Alors, pour le coup, là, cela ressemble à de l'anthropologie ! En fait, cela ressemble à une démarche de pensée tout court. Pierre Bourdieu disait que le propre de la recherche n'est pas d'apporter des réponses, mais de se poser les bonnes questions. Le fondement de la pensée, c'est l'étonnement, ne pas faire comme si les choses allaient de soi. Il est très enrichissant de travailler sa capacité à s'étonner.

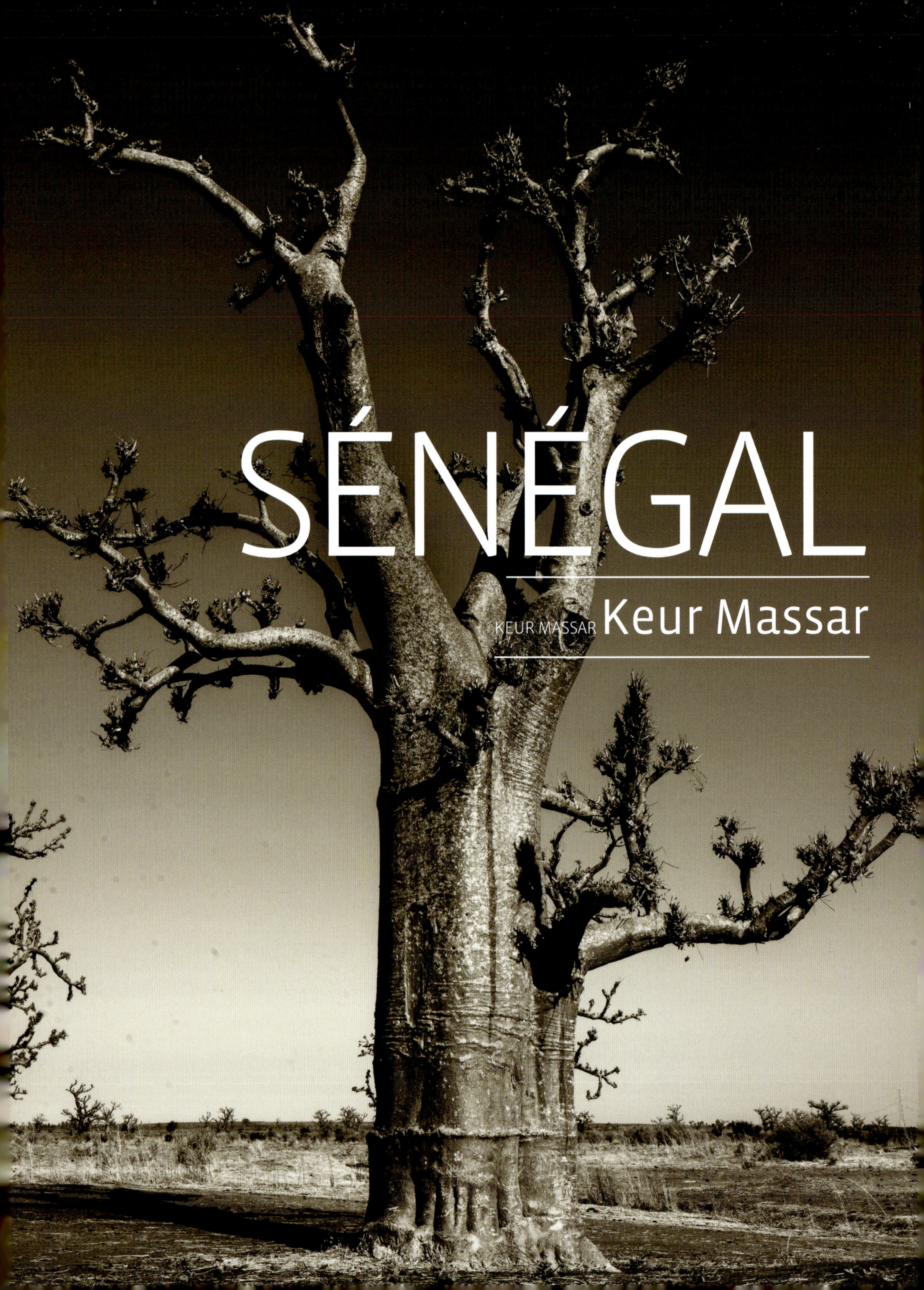

SÉNÉGAL

KEUR MASSAR

Keur Massar

46,7 %

DE LA POPULATION VIT SOUS LE SEUIL DE PAUVRETÉ[1].

4 %

DU PIB EST ALLOUÉ AUX DÉPENSES DE SANTÉ[1].

63 ANS

C'EST L'ESPÉRANCE DE VIE À LA NAISSANCE[1].

247

CAS DE LÈPRE RECENSÉS EN 2013[2].

29,3 %

DES BESOINS RELEVANT DU PLANNING FAMILIAL NE SONT PAS SATISFAITS EN 2013[2].

1

ÉQUIPEMENT DE RADIOTHÉRAPIE EST DISPONIBLE DANS LE SECTEUR PUBLIC[2].

320 MÈRES

DÉCÈDENT POUR 100 000 NAISSANCES VIVANTES CHAQUE ANNÉE PENDANT LA GROSSESSE OU L'ACCOUCHEMENT, OU DES SUITES DE L'ACCOUCHEMENT DANS UN DÉLAI DE 42 JOURS[1].

345 889 CAS

DE MALARIA CONFIRMÉS EN 2013 CONTRE **14 425** EN 2002[2].

5 C'EST LE NOMBRE MOYEN D'ENFANTS PAR FEMME[1].

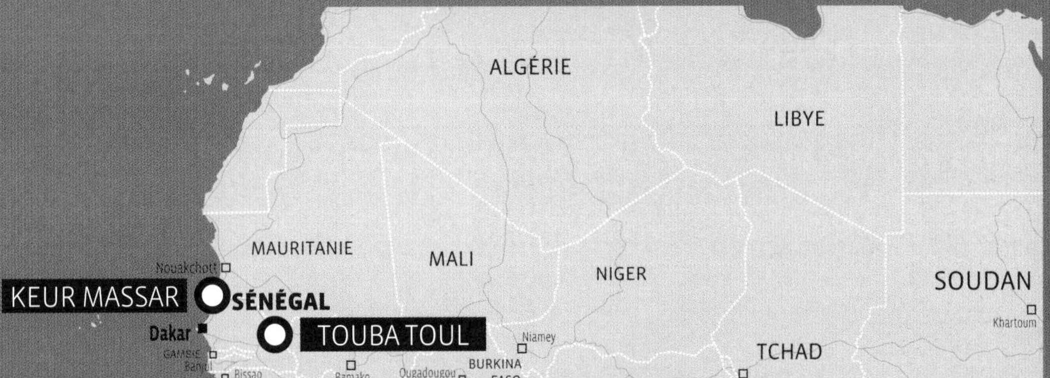

44 000

PERSONNES VIVENT AVEC LE VIH[3].

80 %

DES FOYERS EN MILIEU URBAIN SONT RACCORDÉS À L'EAU, CONTRE

32 %

EN MILIEU RURAL[4].

1. Source : Banque mondiale - Données 2015. 2. Source : Organisation mondiale de la santé [OMS], Statistiques sanitaires mondiales 2014. 3. Source : AIDSInfo 2014. 4. Source : Programme commun OMS/UNICEF de surveillance de l'approvisionnement en eau et de l'assainissement, juin 2015.

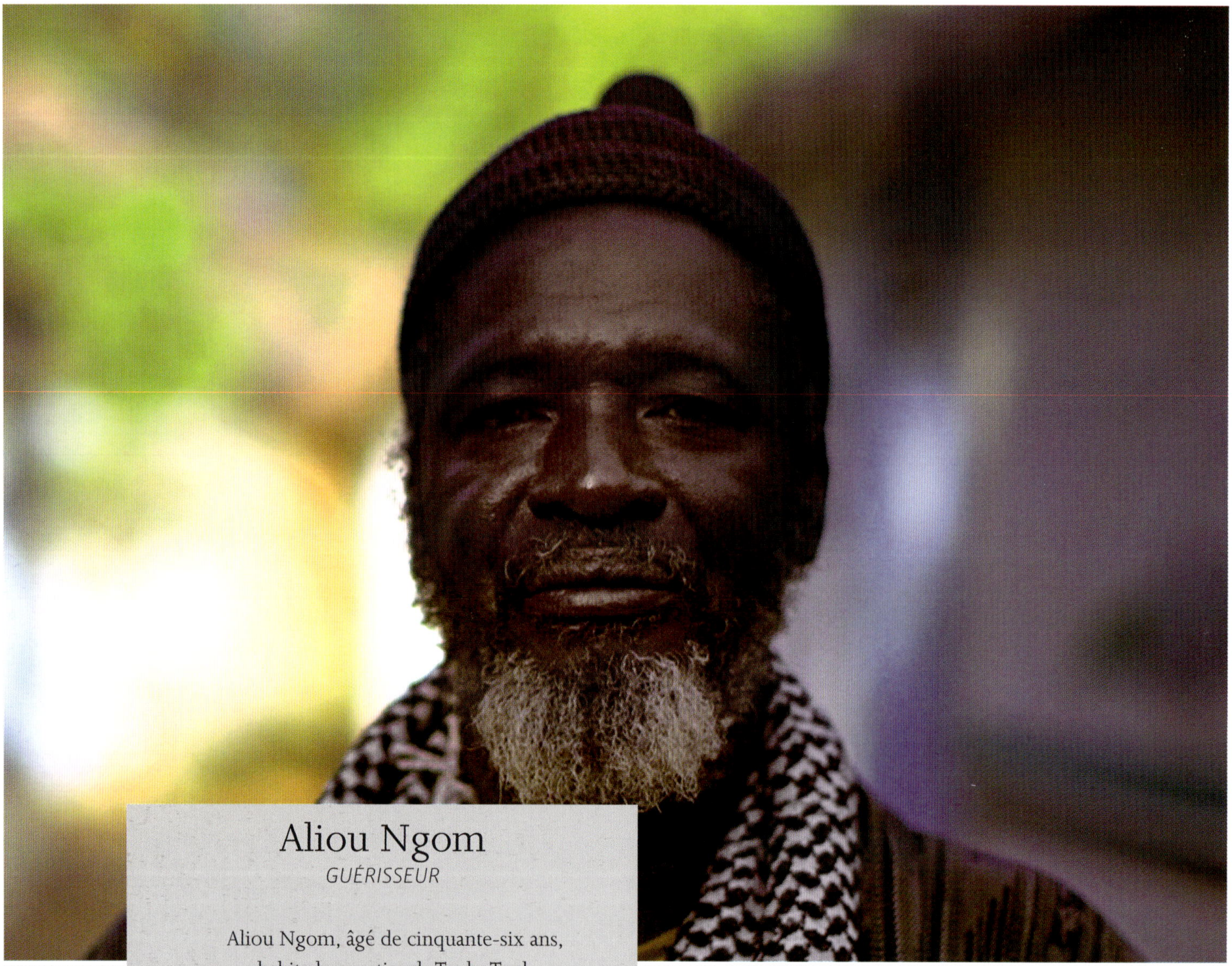

Aliou Ngom

GUÉRISSEUR

Aliou Ngom, âgé de cinquante-six ans, habite le quartier de Touba Toul. Guérisseur traditionnel, il n'a pas son pareil pour dénicher le pêcher africain.

« Les Blancs ont une montre, mais ils n'ont pas le temps. » J'ai voulu faire mentir le proverbe en quittant mon pays. J'ai voulu connaître Aliou. En quittant ma montre, je lui ai donné le temps. Il n'a pas menti : généreux, il m'a donné le sien comme on donne un habit. Et dans sa téranga, je me suis blotti. Entouré des siens, de toute sa dent, timidement, il m'a souri.

SÉNÉGAL *Keur Massar*

Aliou Ngom, tradipraticien au centre de santé de Keur Massar.

L'HÔPITAL DE KEUR MASSAR,

CENTRE DE SANTÉ INSTALLÉ AUX PORTES DE DAKAR, EST UN LIEU HORS DU TEMPS. CETTE ANCIENNE LÉPROSERIE, AUTREFOIS ISOLÉE, A ÉTÉ RATTRAPÉE PAR L'URBANISATION. TOUT AUTOUR, LES HABITATIONS SE SONT MULTIPLIÉES AU FIL DU TEMPS JUSQU'À FONDRE L'ÉTABLISSEMENT DANS LA VIBRANTE CAPITALE SÉNÉGALAISE.

Mais une fois dépassé le panneau d'entrée peint à la main qui accueille les visiteurs, je plonge dans un véritable univers. Avec ses petits bâtiments blancs aux volets bleu clair et aux murs peints de fresques colorées, l'hôpital ressemble à une école. Ses allées sont éclairées par un soleil tamisé, délicatement abritées par les branches de baobabs et de *neb-neb,* une espèce d'acacia. Aliou Ngom m'a donné rendez-vous dans le jardin botanique, riche, sur plus de 3 hectares, de près de 270 espèces de plantes. Alors que je déambule dans les allées, je découvre que ces dernières ont été organisées selon les caractéristiques des plantes : fruitières, forestières, épineuses. Certaines sont surprenantes. *Lantana camara,* un arbuste, est orné de superbes fleurs rose, blanc et jaune, aux formes complexes. Comme toutes les autres plantes ici, il est cultivé pour ses vertus médicinales. À l'autre bout du jardin, des employés sont occupés à récolter des brassées de feuilles et de fleurs, perchés sur des échelles. J'aperçois parmi eux Aliou Ngom, coiffé d'un petit bonnet noir et drapé d'un chèche. Dès qu'il me voit, il me reçoit, souriant et fier, dans sa pharmacie à ciel ouvert. Aliou Ngom est tradipraticien. Originaire d'un petit village situé 100 kilomètres à l'est de Dakar, il travaille ici depuis plus de trente ans. Pour que je comprenne ce qui fait l'originalité de l'hôpital de Keur Massar, il m'invite à m'asseoir, avec lui et deux autres de ses collègues, près du tronc protecteur d'un baobab. Les trois hommes ne se ressemblent pas. Tant par leur langue, que par leur physique et les habits qu'ils portent, je pressens qu'ils viennent de régions différentes. Je ne me trompe pas. Ce trio résume à lui seul l'essence de ce centre de santé unique au monde : réunir en un même lieu des guérisseurs aux savoirs différents et assurer la conservation du patrimoine des connaissances

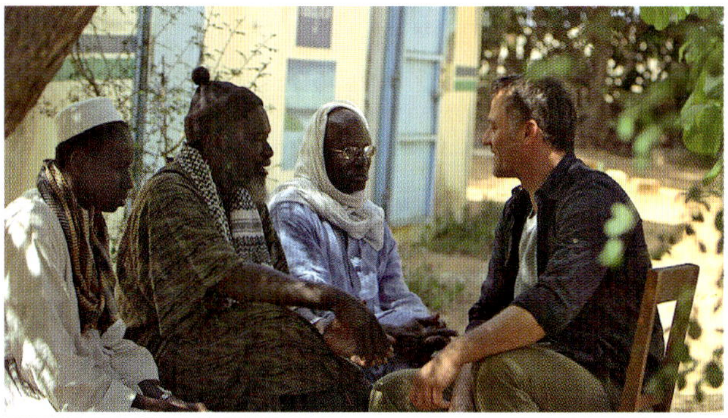

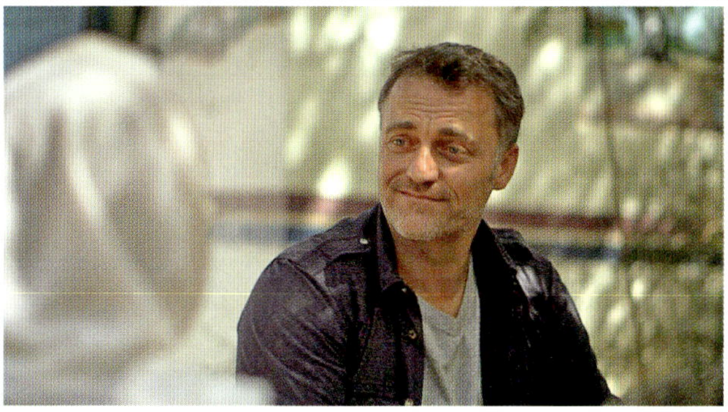

**— ICI, ON CUEILLE
TOUS LES JOURS
DES FEUILLES, DES PLANTES
ET DES RACINES.
NOUS N'UTILISONS AUCUN
COMPRIMÉ ET NOUS
N'AVONS AUCUN MOYEN
DE FAIRE UN SCANNER
OU UNE RADIO.
NOUS SOIGNONS SEULEMENT
AVEC DES PLANTES
ET NOTRE TRADITION
NOUS SUFFIT.**

ALIOU NGOM

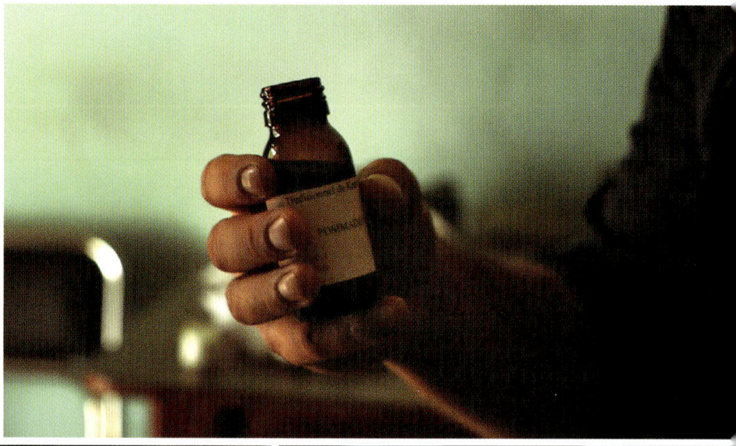

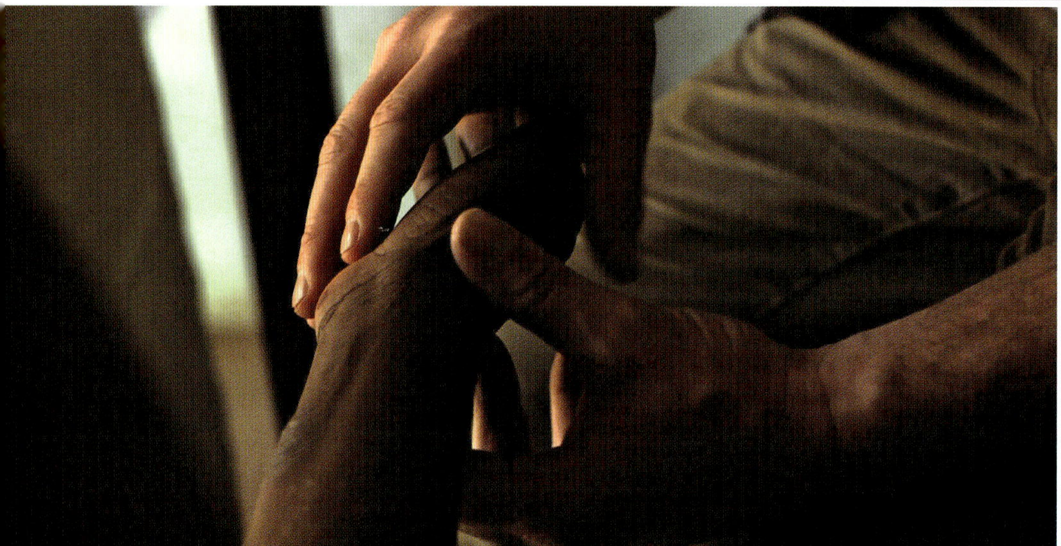

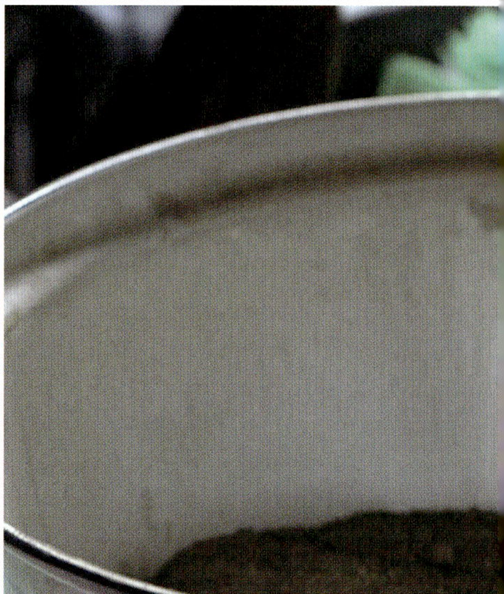

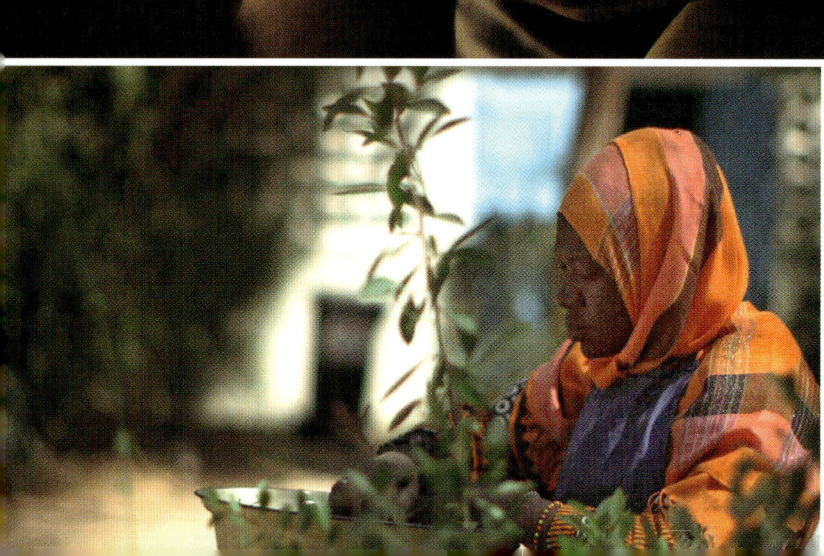

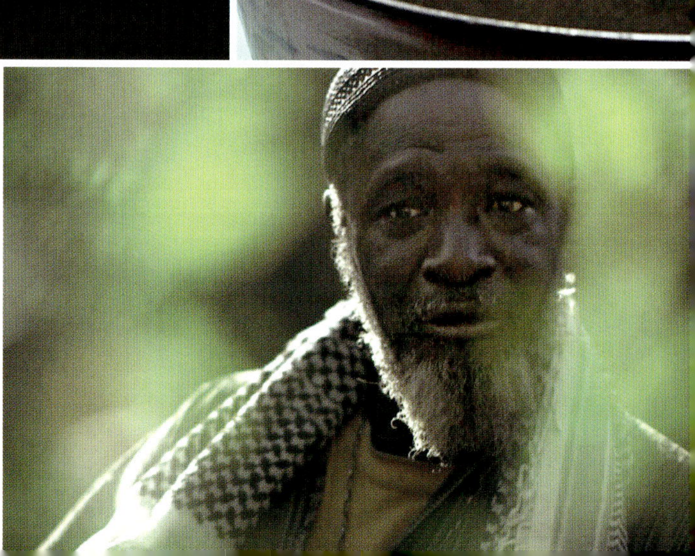

médicinales traditionnelles sénégalaises. Lorsqu'en préparant mon voyage, j'ai découvert l'histoire de cet établissement, j'ai ressenti de l'admiration pour le tour de force qu'avait dû constituer sa création. Le docteur Yvette Parès s'était associée au maître peul Dadi Diallo pour ouvrir en 1980 ce qui était alors un centre de soins pour lépreux. En conjuguant leurs connaissances issues de la médecine occidentale et des savoirs traditionnels peuls, les deux praticiens entendaient proposer à leurs patients des traitements innovants et efficaces. Un troisième homme, Yoro Bâ, s'occupait quant à lui du jardin botanique.

Le jardin botanique de l'hôpital est planté de 300 espèces de plantes médicinales.

Aliou se souvient bien de ces premières années d'effervescence à Keur Massar. Alors qu'il n'avait que quinze ans, Yvette Parès et Dadi Diallo sont venus le chercher dans son village et l'ont emmené jusqu'à la capitale pour l'associer à cette étonnante aventure. Ses aïeux étaient guérisseurs et lui avaient transmis leur savoir. À Dakar, il les partagera avec d'autres tradipraticiens et, ensemble, ils mettront au point des remèdes innovants contre cette maladie qui continue de frapper l'Afrique subsaharienne. Les résultats, et les guérisons, ne se font pas attendre. Très vite, les guérisseurs développent des mélanges de plantes qui parviennent à combattre ce fléau. Près de trente ans plus tard, Aliou est encore ému. « Nous en avions les larmes aux yeux, me raconte-t-il. Non seulement nous soignions les malades, mais nous avons aussi réussi à ce que des lépreux puissent avoir des enfants qui n'étaient pas atteints de cette maladie. » Après ces premiers succès, d'autres maladies s'ajoutent bientôt à la liste des pathologies traitées à Keur Massar : la tuberculose, les hépatites, et de nombreuses dermatoses.

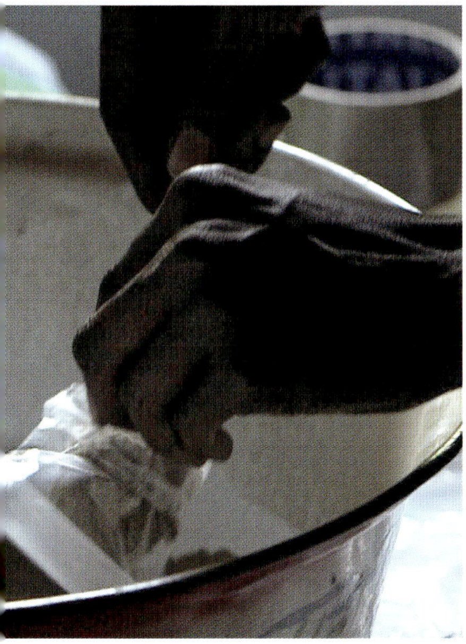

Le temps a passé, les fondateurs sont décédés, mais l'hôpital de Keur Massar est toujours actif. Si, certains jours, il semble tourner au ralenti, ses huit tradipraticiens, tous originaires d'ethnies différentes, reçoivent encore quotidiennement des patients dans leur petit cabinet. En plus des savoirs régionaux dont chacun est porteur, ils travaillent toujours à l'élaboration de remèdes en mettant leurs connaissances en commun. Avec eux, je pars visiter le laboratoire : sur les tables, je vois les plantes tout juste récoltées être hachées, séchées, réduites en poudre et stockées dans des récipients minutieusement étiquetés. Dans un coin du laboratoire, on met certaines préparations dans des petits sachets, que l'on range ensuite dans des colis. « C'est que nous exportons à l'étranger, en Afrique, mais aussi chez vous en Europe, et au Japon ! » se réjouit Aliou. Dans cette petite entreprise, les excipients ont des noms qui sonnent bon le naturel : de l'huile, du vinaigre, de l'eau distillée ou de l'eau Zamzam tirée du puits sacré de La Mecque, du miel, du sucre, du lait… Si les traditions ont ici la part belle, une règle est à respecter à Keur Massar : ne pas pratiquer la magie…

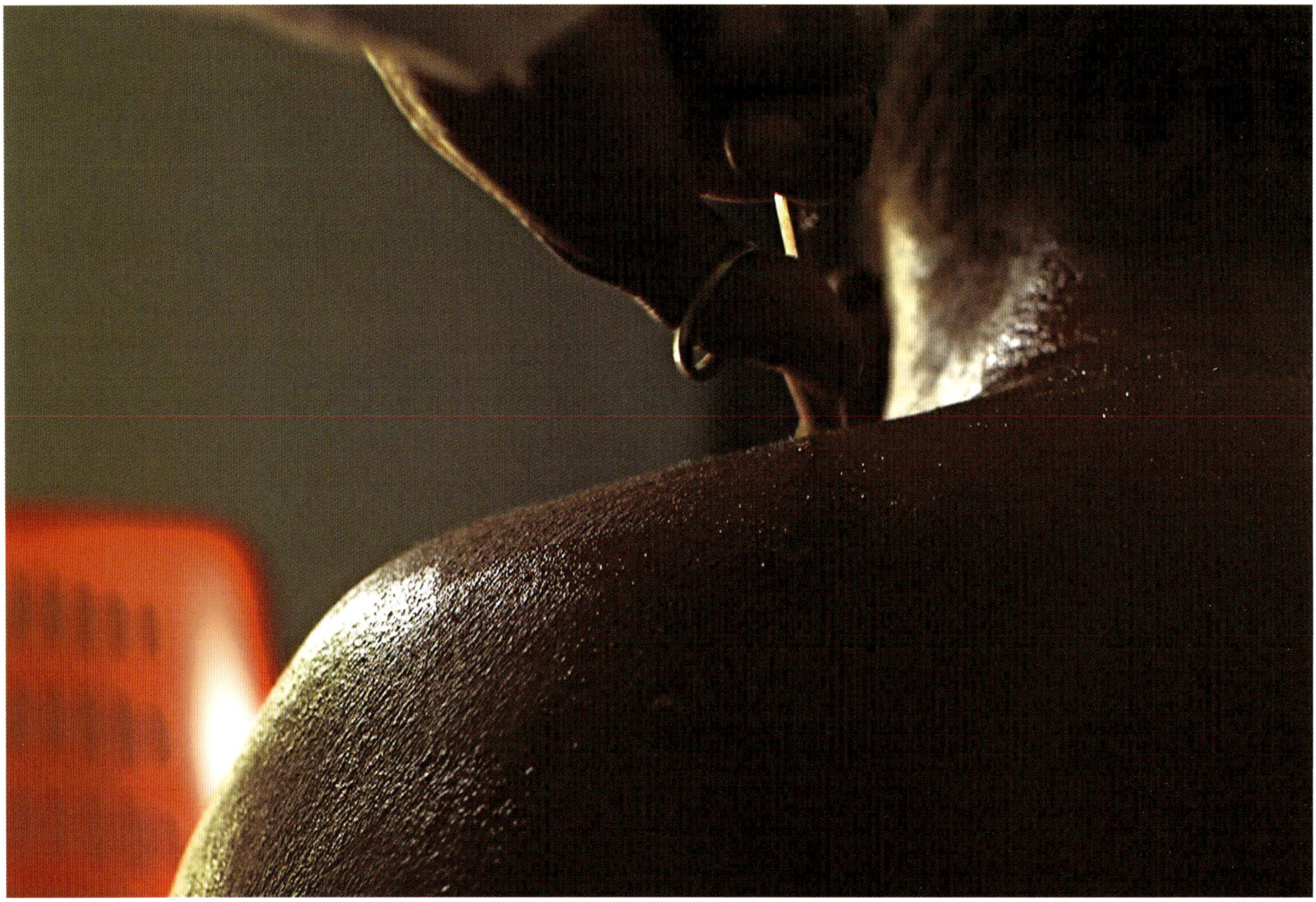

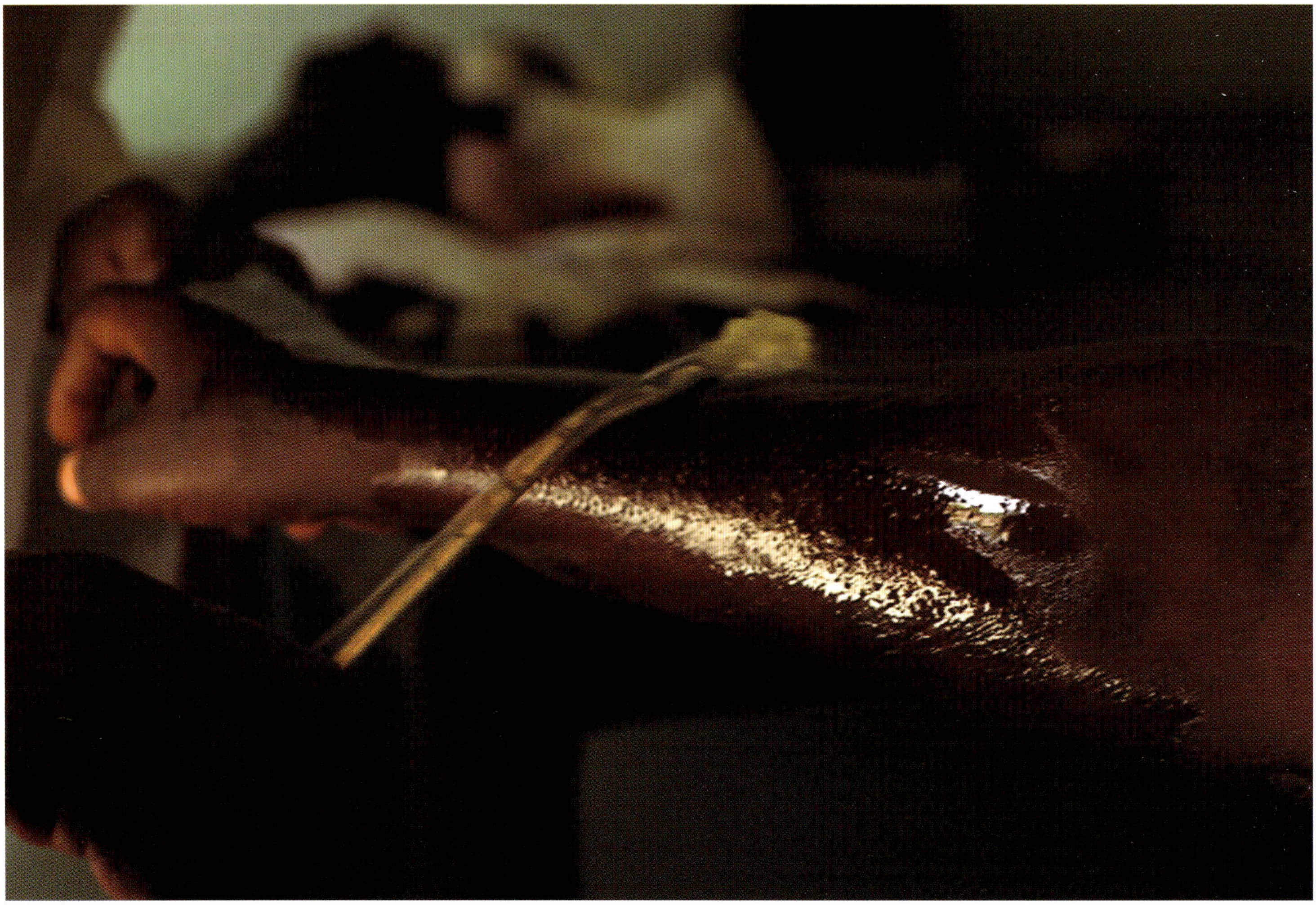

”

— LE LABORATOIRE ET LE GUÉRISSEUR PARTAGENT LA MÊME MISSION. C'EST AU LABORATOIRE QUE L'ON FABRIQUE LES CRÈMES, LES POMMADES ET LES SAVONS. ENSUITE, LE GUÉRISSEUR CONFECTIONNE LE MÉDICAMENT ADÉQUAT.

ALIOU NGOM

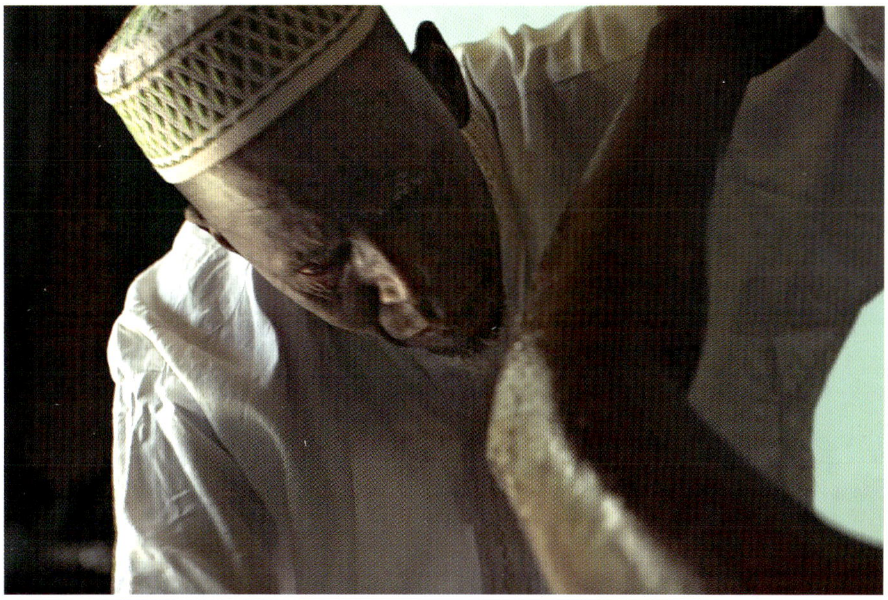

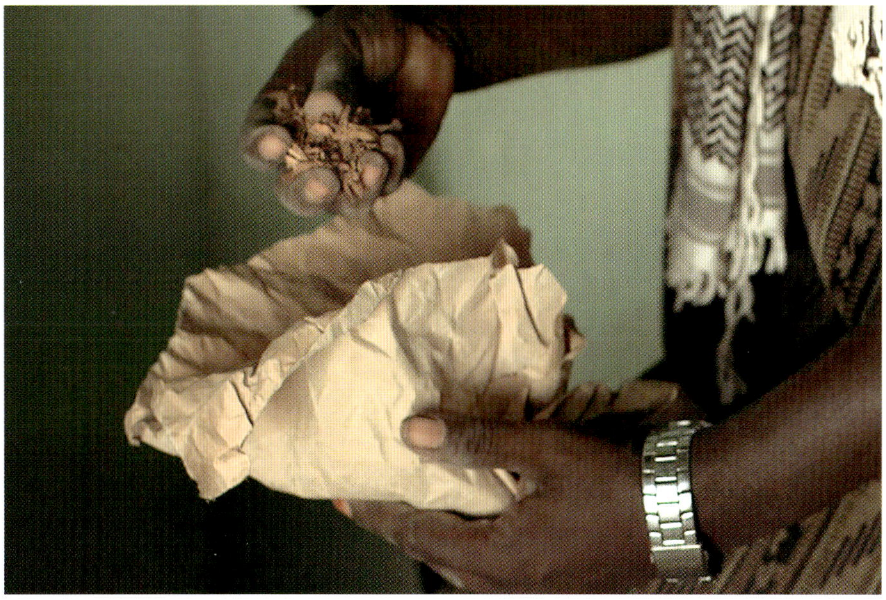

Cette patiente est atteinte d'une maladie de peau très étendue. Le guérisseur note son numéro de téléphone sur le produit prescrit, afin qu'elle puisse le contacter.

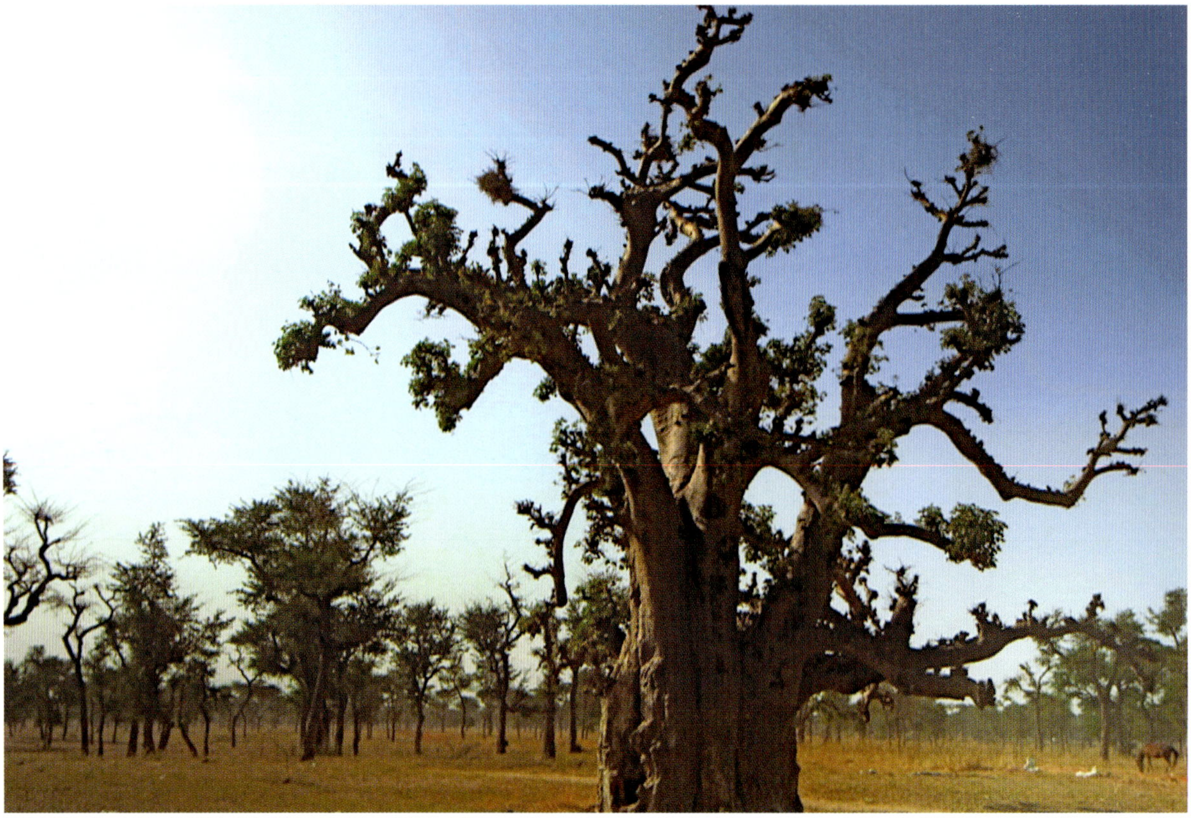

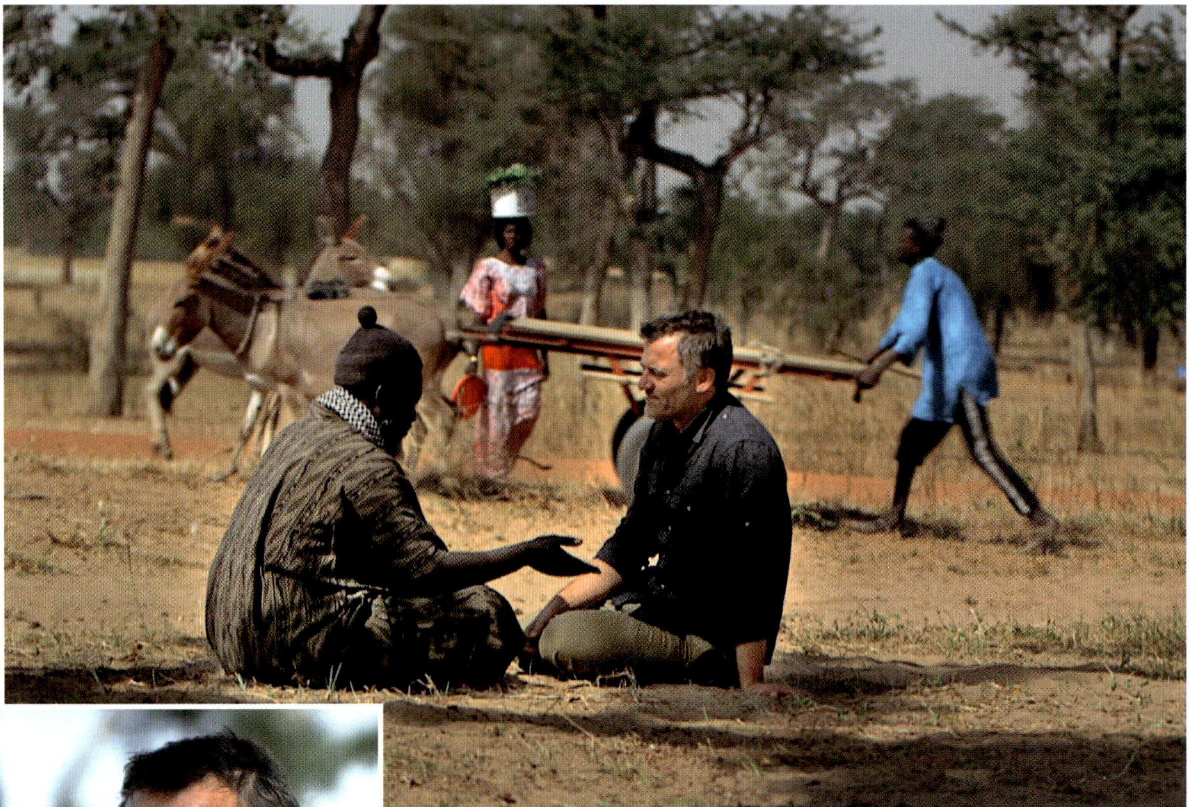

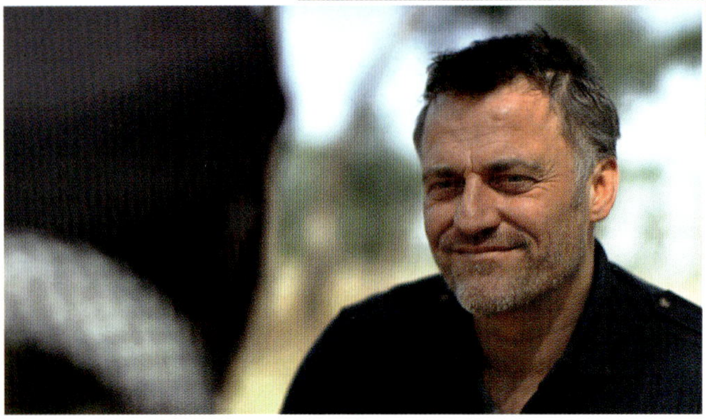

Pour me faire découvrir cette autre facette de son métier, Aliou me propose de l'accompagner à Touba Toul, où il est né. Régulièrement, il retourne dans son village pour soigner les siens et mettre en pratique d'autres savoirs, plus mystiques. Notre équipée prend des airs de départ en vacances. Notre camionnette est chargée de mon cameraman, d'Aliou et de sa fille. Les plaisanteries du guérisseur rythment le voyage. Alors que nous traversons un village, le chauffeur insiste pour s'arrêter : il s'y tient une foire aux moutons, et pour rien au monde, il ne manquerait d'en acheter un en prévision de l'Aïd al-Adha, la fête la plus importante de l'islam. Arrivé à Touba Toul, je découvre l'environnement dans lequel Aliou et les siens ont grandi. Les maisons sont ici traditionnelles, faites de paille en épaisses couches et de tiges fermement assemblées. Le sol, sableux, est brûlant.

La demeure familiale est située tout au bout du village, à l'orée d'une forêt de baobabs. Le plus imposant, celui dont le tronc a une circonférence telle qu'il faut plusieurs hommes pour parvenir à l'entourer, bras déployés, est vénéré comme un arbre sacré. Je suis subjugué par l'accueil qui nous est réservé : les femmes, les enfants, les nièces d'Aliou nous reçoivent chaleureusement, respectueux de la *téranga,* l'hospitalité sénégalaise. Je retrouve une ambiance que j'ai connue enfant, lorsque ma mère avait pris sous son aile des immigrés d'origine africaine. Je n'ai jamais oublié la gaieté qui émanait de ces moments où nous nous retrouvions tous pour partager un après-midi, un repas, des jeux. À Touba Toul, en dépit de ces moments allègres, un conseil des douze sages du village se réunit pour déterminer s'il peut nous accorder l'autorisation de filmer la petite communauté. Les « vieux » me posent des questions, puis parlent entre eux dans un dialecte que je ne comprends pas. Je devine tout de même assez vite qu'ils sont d'accord, mais mener ce rite jusqu'au bout est important pour eux. Alors que leurs palabres s'éternisent, des habitants m'abordent et m'entretiennent de quartiers parisiens qu'ils connaissent mieux que moi pour y être allés, ou parce que des parents – un frère, une cousine... – y vivent depuis longtemps déjà. Soulagé, j'apprends que nous sommes acceptés dans le village.

”

— C'EST DANS CETTE FORÊT QUE JE SUIS NÉ. APRÈS, JE SUIS ALLÉ À KEUR MASSAR POUR SOIGNER LES LÉPREUX, MAIS JE REVENAIS SOUVENT ICI CHERCHER DES PLANTES. CETTE FORÊT, C'EST MA VIE, ELLE REPRÉSENTE BEAUCOUP DE CHOSES POUR MOI.

ALIOU NGOM

Aliou Ngom avait le sentiment que son savoir ancestral ne suffisait pas. C'est pourquoi il continue d'apprendre auprès de guérisseurs d'autres régions et de praticiens de la médecine occidentale.

Ce jeune garçon est en état de choc. Pour Aliou, l'hospitalisation est inutile, car son mal est d'origine satanique.

Aliou baigne un poulet dans une infusion spéciale. L'animal sera mangé trois jours après pour délivrer l'enfant de son mal.

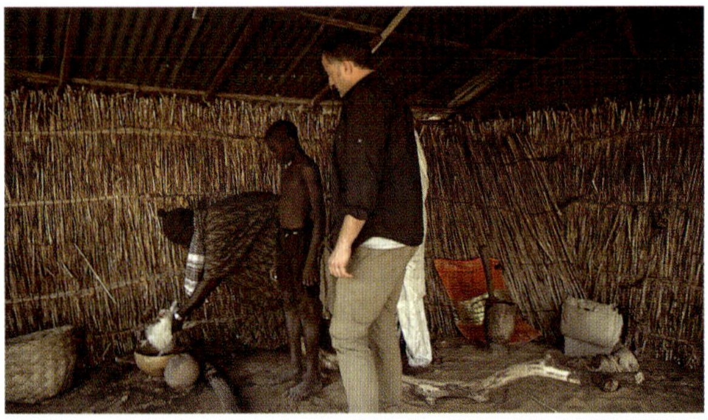

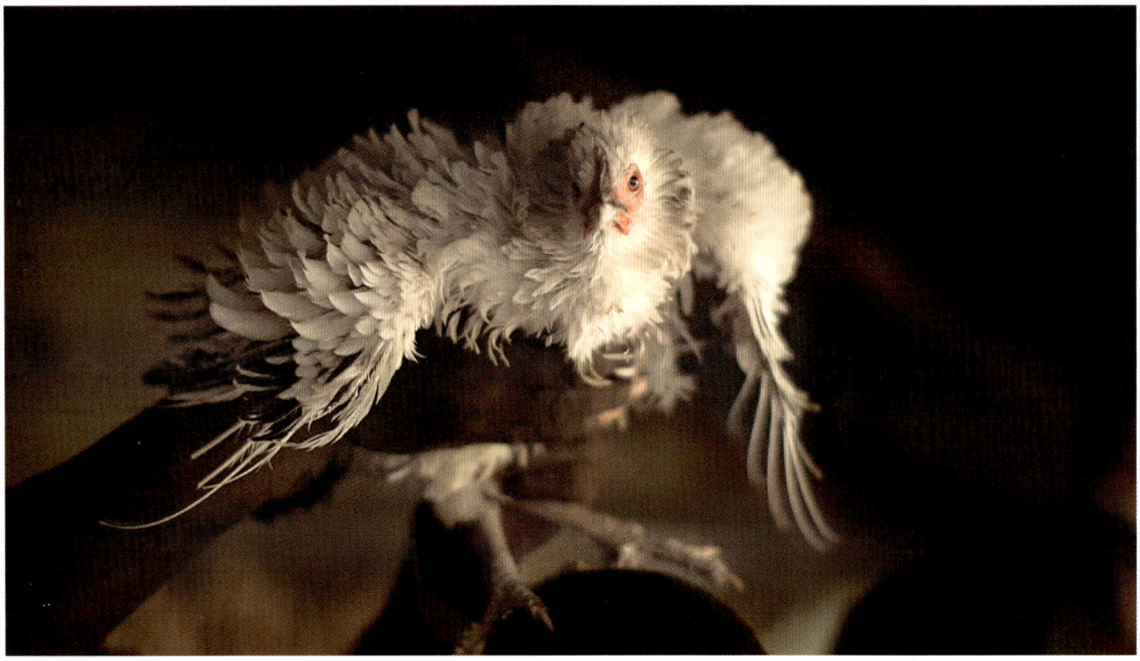

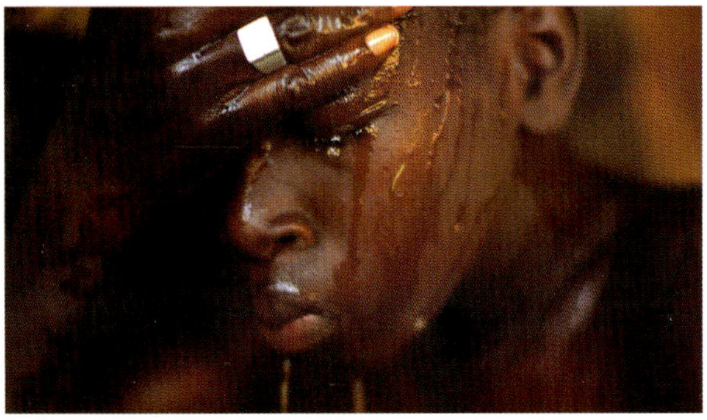

— À L'HÔPITAL, JE NE SOIGNE QU'AVEC LES PLANTES, MAIS CHEZ MOI, JE LAVE LES PATIENTS AVEC UN POULET ET J'UTILISE DES GRIS-GRIS. CERTAINS MALADES PRÉFÈRENT ME VOIR EN DEHORS DE L'HÔPITAL POUR PLUS DE DISCRÉTION ET POUR QUE L'ON PUISSE MIEUX DISCUTER.

ALIOU NGOM

Cet après-midi, Aliou m'annonce qu'il va devoir pratiquer un rituel bien différent des soins que j'ai pu observer à l'hôpital de Keur Massar. Nous sommes assis devant chez lui quand un homme arrive, soutenant son fils amorphe, incapable de tenir sur ses membres. Tout d'abord inquiétant, son état se présente rapidement à moi comme relevant avant tout du psychisme. Le guérisseur de Touba Toul, lui, affirme qu'un mal est « entré » dans l'adolescent. Pour l'en débarrasser, il va devoir pratiquer une cérémonie complexe… Dans un large bol, Aliou a préparé un mélange particulier : dans de l'eau flottent pêle-mêle des os, des racines, des pierres, des plantes. Cette eau sacrée sert à asperger un poulet apporté par le père de l'enfant malade. Trempée, la pauvre bête a maintenant les plumes plaquées sur le corps, ce qui fait ressortir ses frêles pattes de volaille. Alors que le guérisseur agite le poulet autour du corps du jeune homme, le pose sur sa tête, je me rends compte que le malade jusqu'alors apathique réagit au rituel. Son regard quitte peu à peu l'air absent dans lequel il était plongé, ses membres retrouvent progressivement une tonicité normale. Pour clore la cérémonie, il doit avaler trois grandes gorgées de l'étrange infusion de pierre, de plantes et d'os dans laquelle a baigné le poulet. La bête, elle, pousse un cri : c'est le signe que le mal est passé du malade au poulet.

La scène à laquelle je viens d'assister me déconcerte : je ne peux pas croire aux quelconques pouvoirs d'un poulet pour dissiper l'asthénie d'un enfant. Et pourtant, les preuves sont bel et bien là… Je réalise alors que la magie prodiguée par Aliou est un catalyseur : le jeune malade a visiblement des problèmes avec ses parents, il somatise beaucoup, jusqu'à être victime de malaises. En jouant cette cérémonie mystique sur la place publique, devant les parents de l'enfant et d'autres habitants du village, le guérisseur lui a offert une porte pour sortir la tête haute de la torpeur ou de la colère qui l'avait mis dans un tel état. J'imagine qu'impressionné par la cérémonie grandiose organisée pour le guérir, il a reçu comme un électrochoc et s'est demandé s'il n'était pas allé trop loin. Grâce à ce rite, il n'a pas eu à justifier son comportement. La magie venait de le sortir d'une impasse, sans qu'il ait eu à perdre la face. Devant ce qu'Aliou vient d'accomplir, je suis à la fois incrédule et époustouflé. Incapable de marcher quelques minutes plus tôt, l'enfant repart, silencieux mais sur ses jambes, au côté de son père.

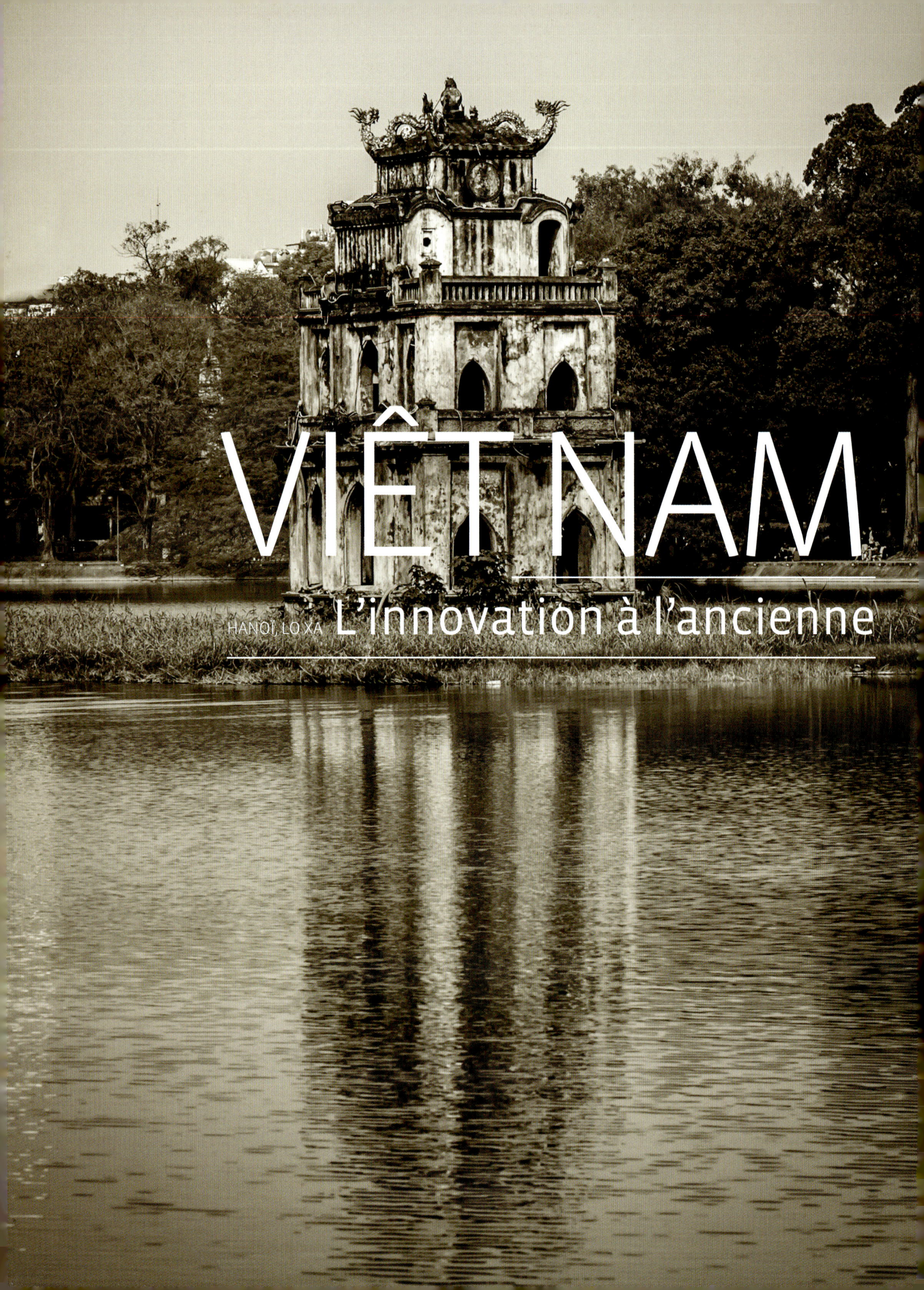

VIÊT NAM

HANOÏ, LO XA

L'innovation à l'ancienne

17,2 %

DE LA POPULATION VIT SOUS LE SEUIL DE PAUVRETÉ[1].

76 ANS

C'EST L'ESPÉRANCE DE VIE À LA NAISSANCE[1].

2

C'EST LE NOMBRE MOYEN D'ENFANTS PAR FEMME[1].

8 FEMMES SUR 10 ÂGÉES DE 15 À 49 ANS UTILISENT UN CONTRACEPTIF[1].

78 %

DE LA POPULATION A ACCÈS À DES INSTALLATIONS SANITAIRES AMÉLIORÉES[1].

35 %

DU TERRITOIRE EST VOUÉ À L'AGRICULTURE[1].

6 %

DU PIB EST ALLOUÉ AUX DÉPENSES DE SANTÉ[1].

0

C'EST LE NOMBRE DE CAS DE POLIO RECENSÉ DEPUIS 1998, CONTRE 644 EN 1980[2].

16 %

DES HOMMES SONT ATTEINTS D'OBÉSITÉ, ET **24 %** DES FEMMES[3].

12 %

DE LA POPULATION ÉTAIT EN DESSOUS DU POIDS MINIMUM EN 2011, CONTRE 22,6 % EN 2007[3].

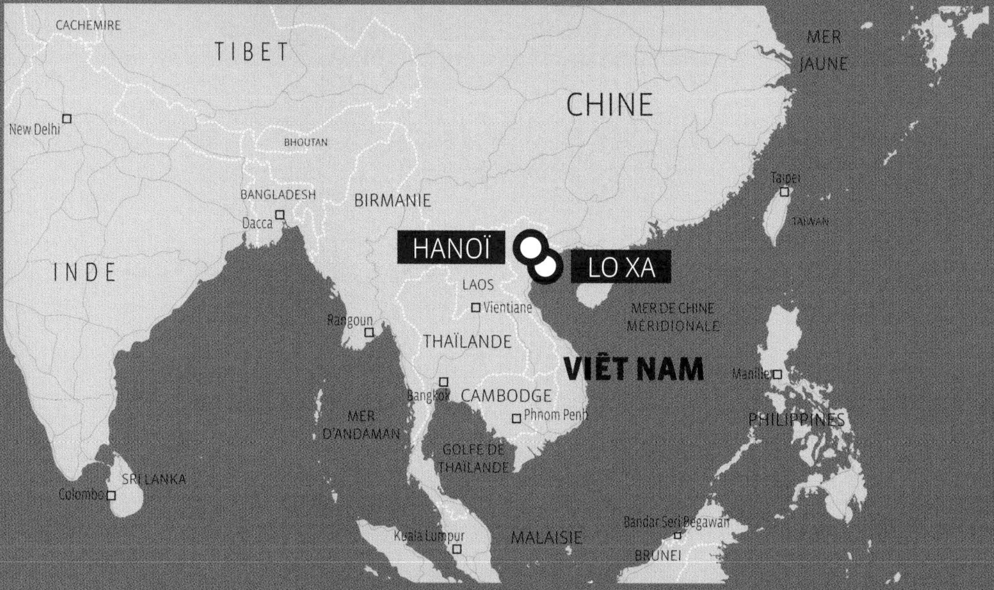

21,7 POUR 1 000 NAISSANCES VIVANTES

C'EST LE TAUX DE MORTALITÉ DES ENFANTS ÂGÉS DE MOINS DE 5 ANS, CONTRE **95 POUR 1 000** EN 1964[4].

1. Source : Banque mondiale - Données 2015. 2. Source : Organisation mondiale de la santé [OMS], WHO vaccine-preventable diseases: monitoring system. 2015 global summary. 3. Source : Organisation mondiale de la santé [OMS], The impact of chronic disease in Vietnam, 2015. 4. Source : Child Mortality Estimates [CME Info]. Vietnam Under-Five Mortality Rate, 2015.

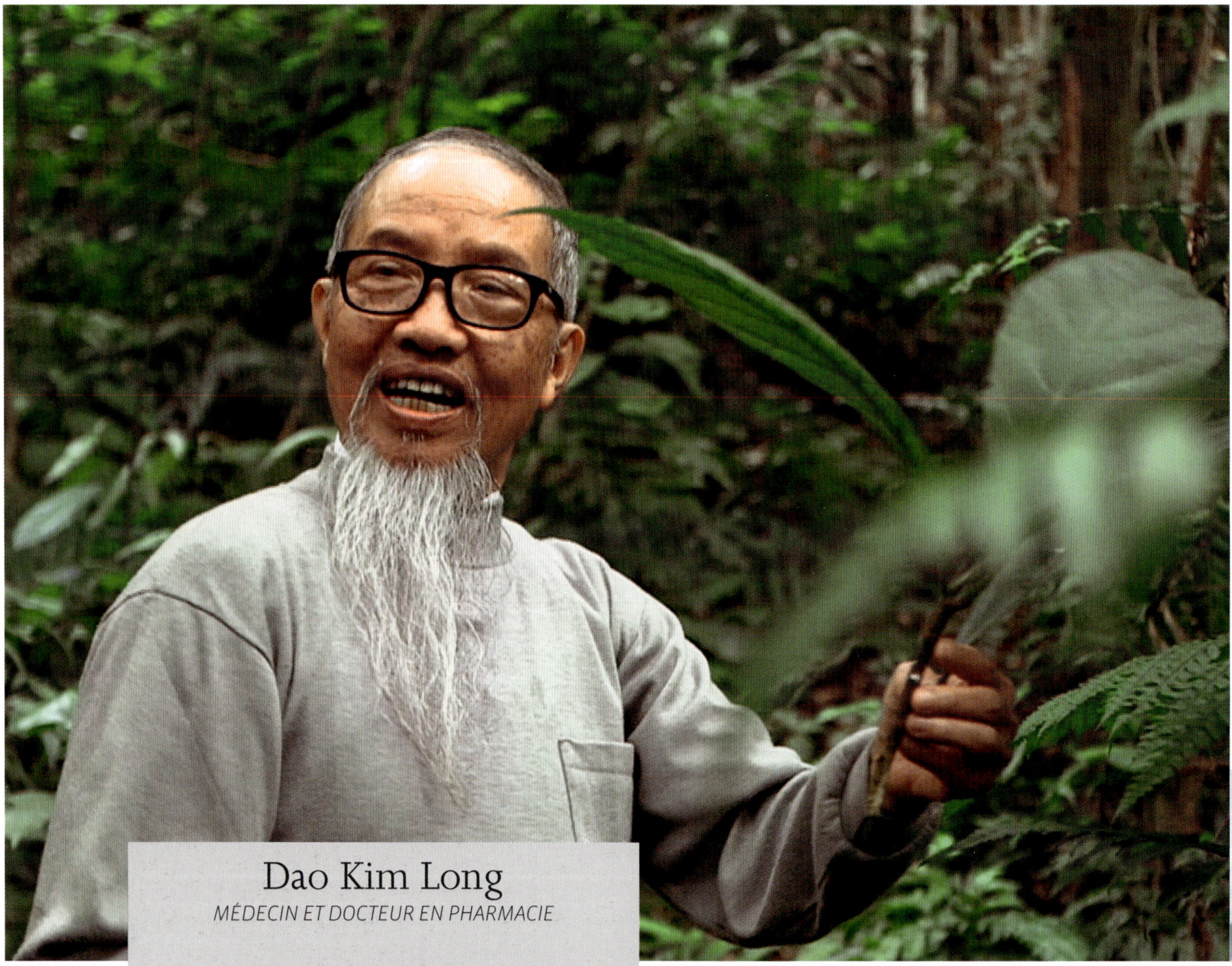

Dao Kim Long

MÉDECIN ET DOCTEUR EN PHARMACIE

Dao Kim Long, âgé de soixante-seize ans,
est médecin et docteur en pharmacie.
Un de ses maîtres était un guérisseur célèbre.

*Ce jour-là, j'ai pleuré. Au milieu des arbres,
là où il s'est battu. En lui tenant la main, j'ai laissé
ma joie s'écouler. Heureux d'être là, avec lui.
Comme un fils en costume d'écolier, à ses côtés,
je crois que j'ai grandi. Petit homme en costume gris,
sous la statue du Bouddha, il était immense.
Dans ses silences, j'ai appris.*

VIÊT NAM *L'innovation à l'ancienne*

Dao Kim Long, docteur en pharmacie à Hanoï, prépare le *pho,* plat assimilé à une potion énergisante.

IL Y A TROIS ANS,

L'IDÉE DE PARTIR SUR LES TRACES DE LA MÉDECINE VIETNAMIENNE A FAIT RESSURGIR EN MOI UNE FOULE DE SOUVENIRS PRESQUE ENFOUIS. ENFANT, J'AI GRANDI AVEC PLUSIEURS AMIS VIETNAMIENS, DONT DEUX SŒURS À PEINE PLUS ÂGÉES QUE MOI.

À travers leur histoire, j'ai découvert la tragédie vécue par leur peuple, les boat people, ces migrants qui, à partir de 1975, avaient fui le régime communiste par la mer en embarquant sur des radeaux de fortune. Plus récemment, c'est au Viêt Nam que j'avais commencé mes premières vraies aventures : en 2003, j'avais été médecin sur le Raid Gauloises, parcourant le pays allongé dans la remorque d'un camion, en bateau et en hélicoptère, découvrant un mode de voyage que je ne connaissais pas jusqu'alors. Tim, le réalisateur avec qui je m'apprêtais à partir, est d'origine vietnamienne. Nous devions aller ensemble à Hanoï, « la ville au-delà du fleuve », et il m'avait promis de me faire découvrir les moindres recoins de cette capitale asiatique. Il m'avait surtout envoyé un portrait du docteur Dao Kim Long que nous devions suivre là-bas. J'ai été immédiatement fasciné par le personnage. Lorsque je le rencontre pour la première fois, je me dis que la photographie n'a pas menti. Le même sourire jovial barre le visage de ce petit homme de soixante-seize ans, sa longue barbe blanche qui flotte au vent m'amuse, et je souris de l'originalité distinguée de ses choix vestimentaires : une épaisse monture de lunettes noire, un petit bonnet marron vissé sur la tête, une chemise blanche et une veste de costume sombre, le tout relevé d'une cravate grise. À peine avons-nous fait connaissance que maître Long, comme on l'appelle ici, me prend par la main, dans un geste d'invitation à le suivre pour découvrir son savoir. J'aime cette familiarité, cette facilité avec laquelle il me fait entrer dans sa vie. Avec lui, nul besoin de briser la glace : il n'y a entre nous aucun barrage. En guise d'accueil, il tient à ce que nous partagions un *pho,* la soupe traditionnelle des petits déjeuners vietnamiens. Dans un bouillon clair, de la viande, des pâtes de riz, du citron, des herbes... Le fumet alléchant qui s'échappe du petit bol brûlant m'ouvre l'appétit. Pour mon hôte, ce plat est primordial.

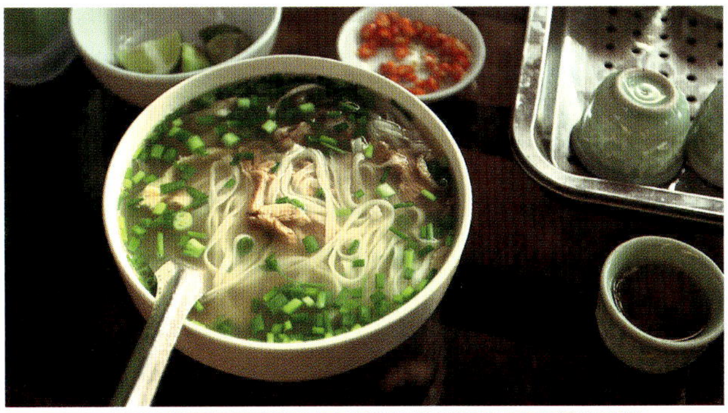

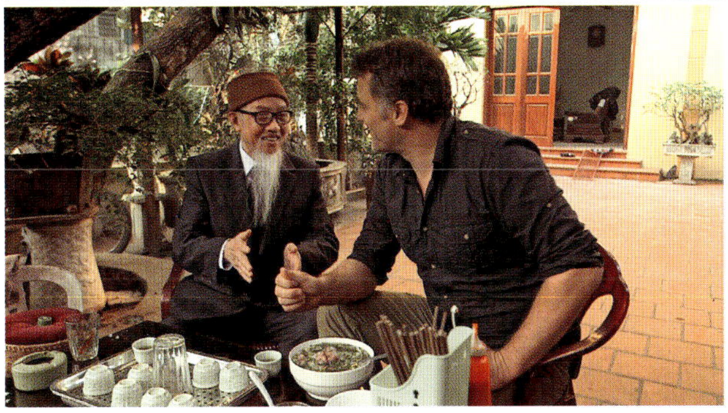

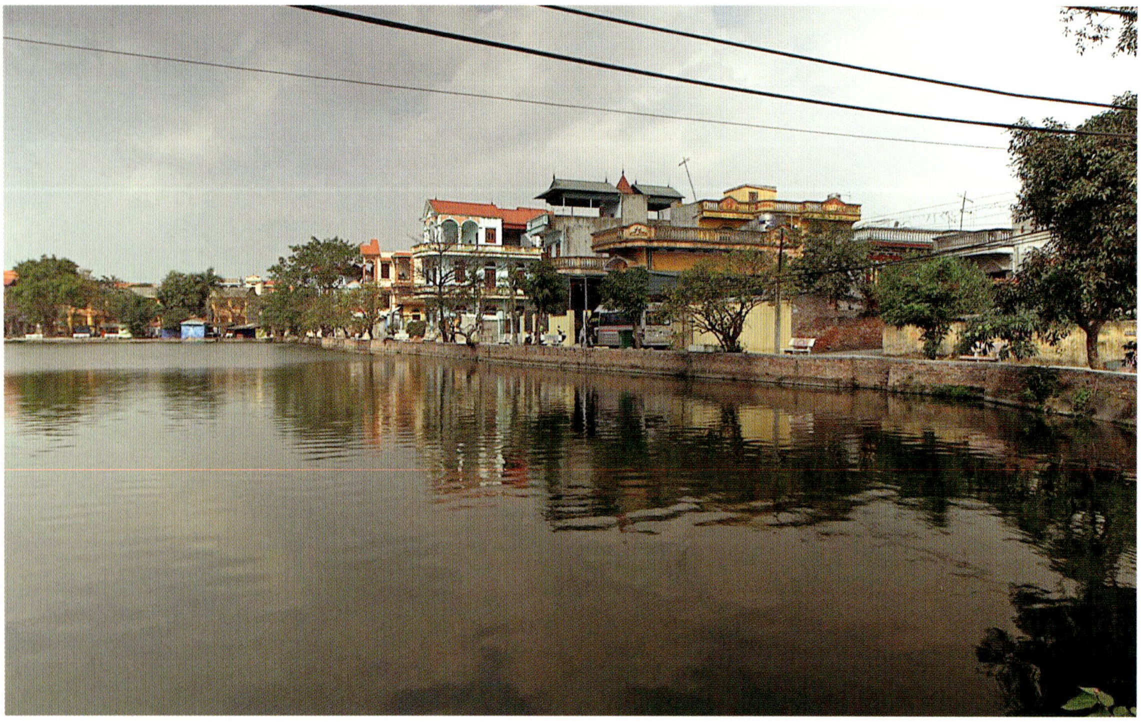

Avec un petit rire malicieux, il me laisse même entendre que les bienfaits du *pho* sont tels que, même si j'ai beau être deux fois plus jeune et plus grand que lui, il n'est pas sûr que je sois le plus fort ! J'éclate de rire. Avec ce drôle de compagnon, le voyage promet d'être riche en émotions.

Le docteur Long est un maître de la médecine *Nam y*, héritière de la médecine traditionnelle vietnamienne. Le *Nam y* revisite en une synthèse étonnante les pratiques ancestrales, comme l'acupuncture chinoise, et une médecine plus moderne. Pour me révéler les origines de sa pratique, il m'emmène dans son village natal, Lo Xa, situé à 80 kilomètres de la capitale. Sur la route, je vois défiler des paysages que j'ai déjà traversés il y a plus de dix ans, les carrés parfaits des rizières inondées s'étendant à perte de vue, arrêtés seulement par les flancs abrupts des montagnes recouverts d'une végétation aussi verte que dense. Notre véhicule ralentit près d'un temple. À l'entrée, une pagode se reflète sur la surface calme d'un plan d'eau. Le site est dédié à Tue Tinh, moine physicien du XIVe siècle, considéré comme le fondateur de la médecine vietnamienne. Assis à l'ombre de grands arbres, le maître tente de m'expliquer les fondements de son enseignement millénaire. Ceux qui l'ont suivi en tirent une notion essentielle : le monde change, les maladies soignées aujourd'hui ne seront pas celles de demain, c'est pourquoi il faut sans cesse apprendre de tous les maîtres du monde. En écoutant le récit posé du docteur Long, je commence à comprendre ce qui l'a guidé dans l'élaboration de la médecine qu'il pratique aujourd'hui, nourrie de multiples influences.

— LES OCCIDENTAUX VOIENT L'ACUPUNCTURE COMME QUELQUE CHOSE DE MYSTÉRIEUX. NOUS AVONS UN AUTRE REGARD, PLUS SCIENTIFIQUE. NOTRE MÉTHODE D'ACUPUNCTURE VIETNAMIENNE S'APPUIE SUR L'ÉNERGIE DU CORPS. C'EST LA MÉTHODE *TAN CHAM*.

DAO KIM LONG

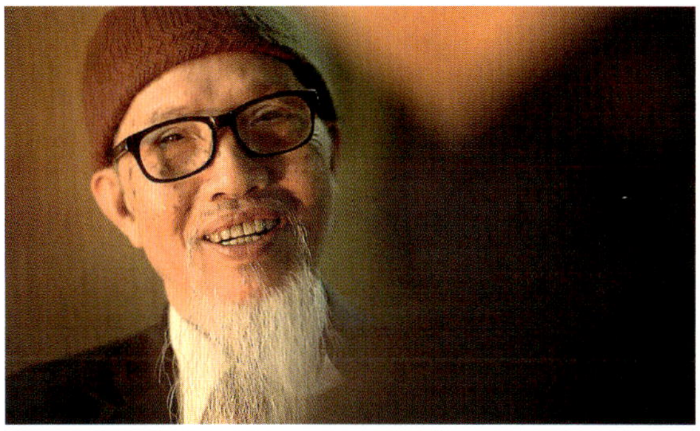

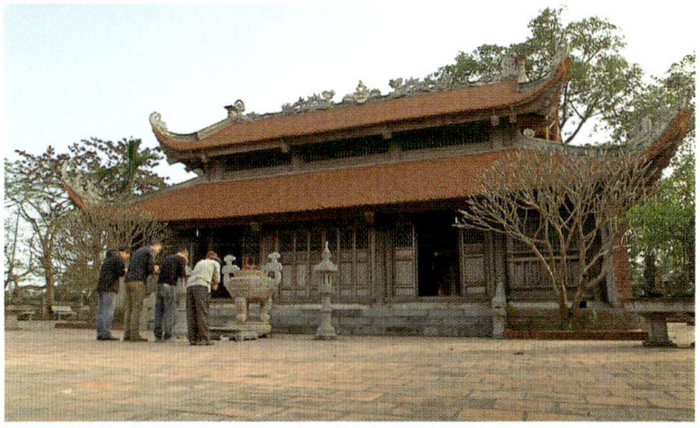

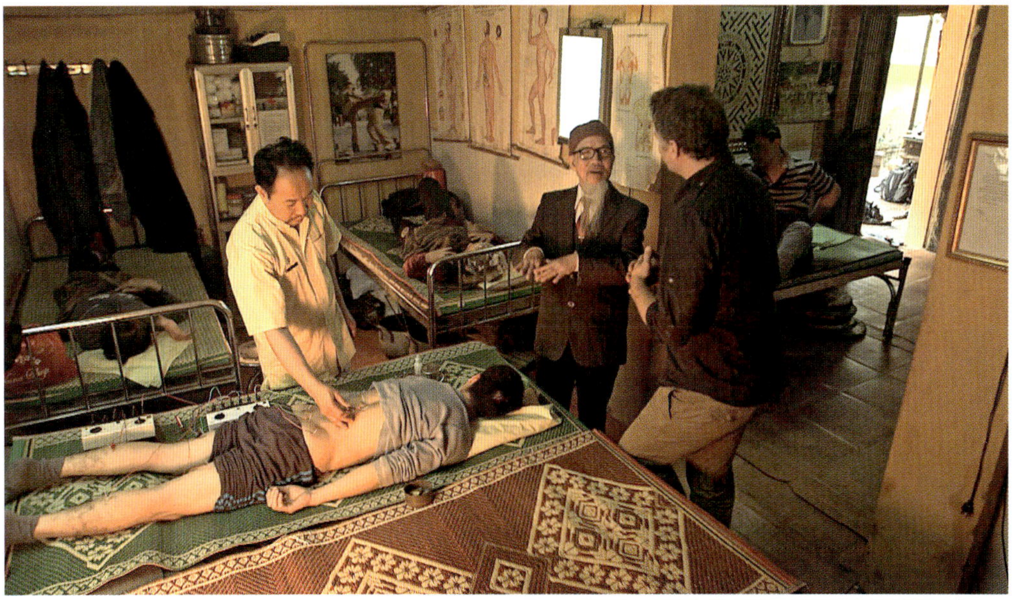

Dans l'école d'arts martiaux Mille Bonheurs, le directeur est également formé à l'acupuncture.

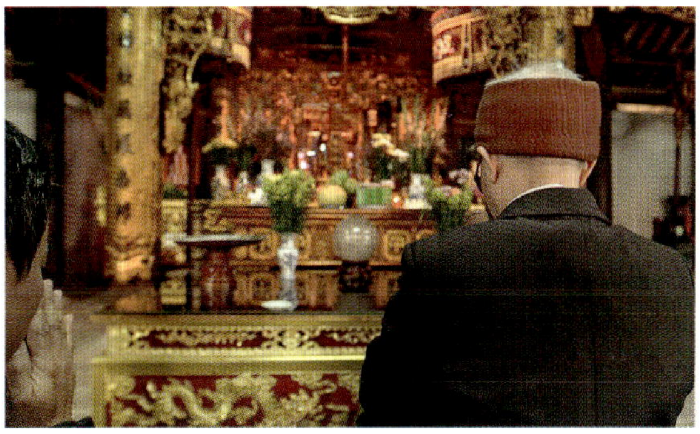

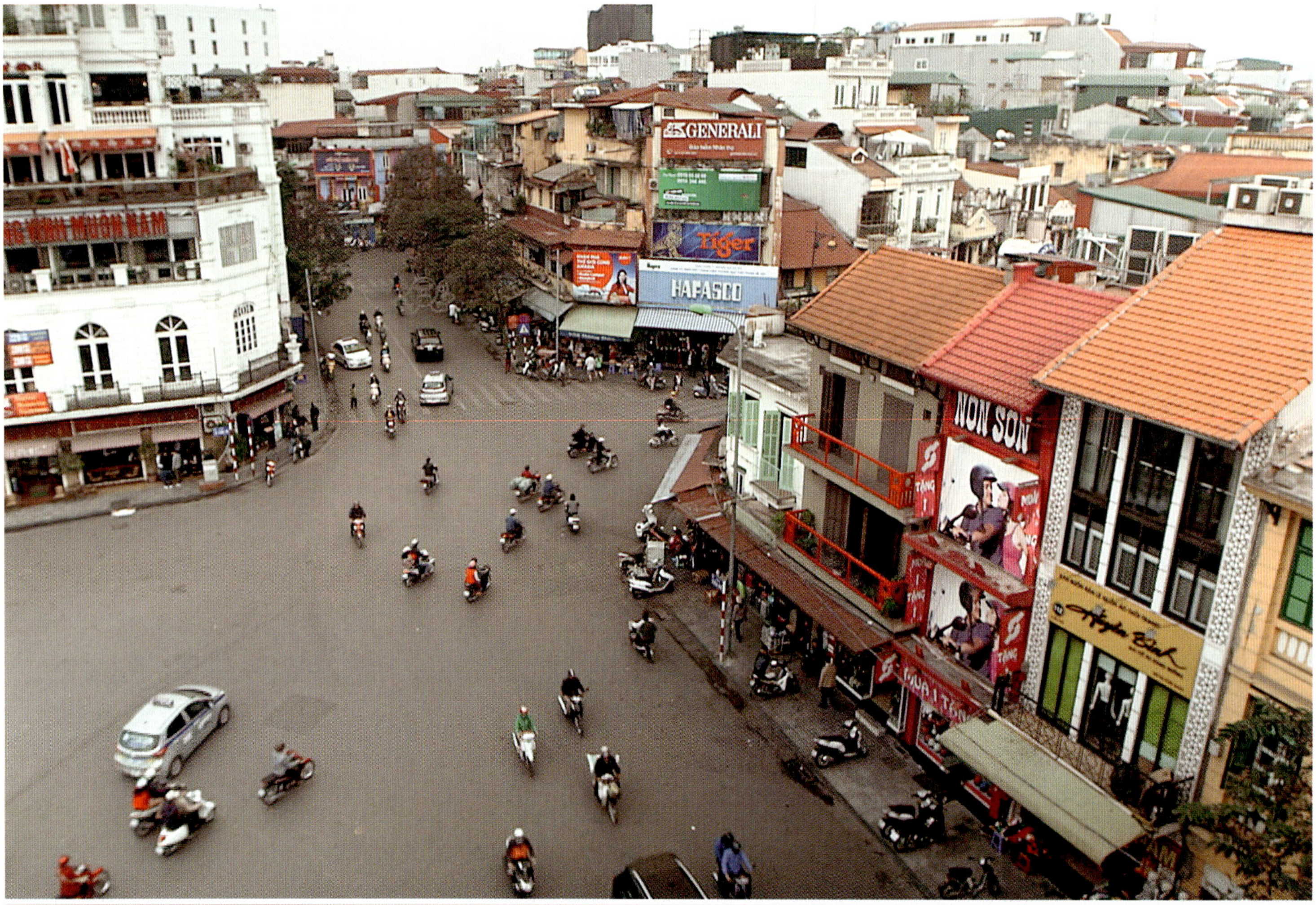
GENERALI
Tiger
HAFASCO
NON SON

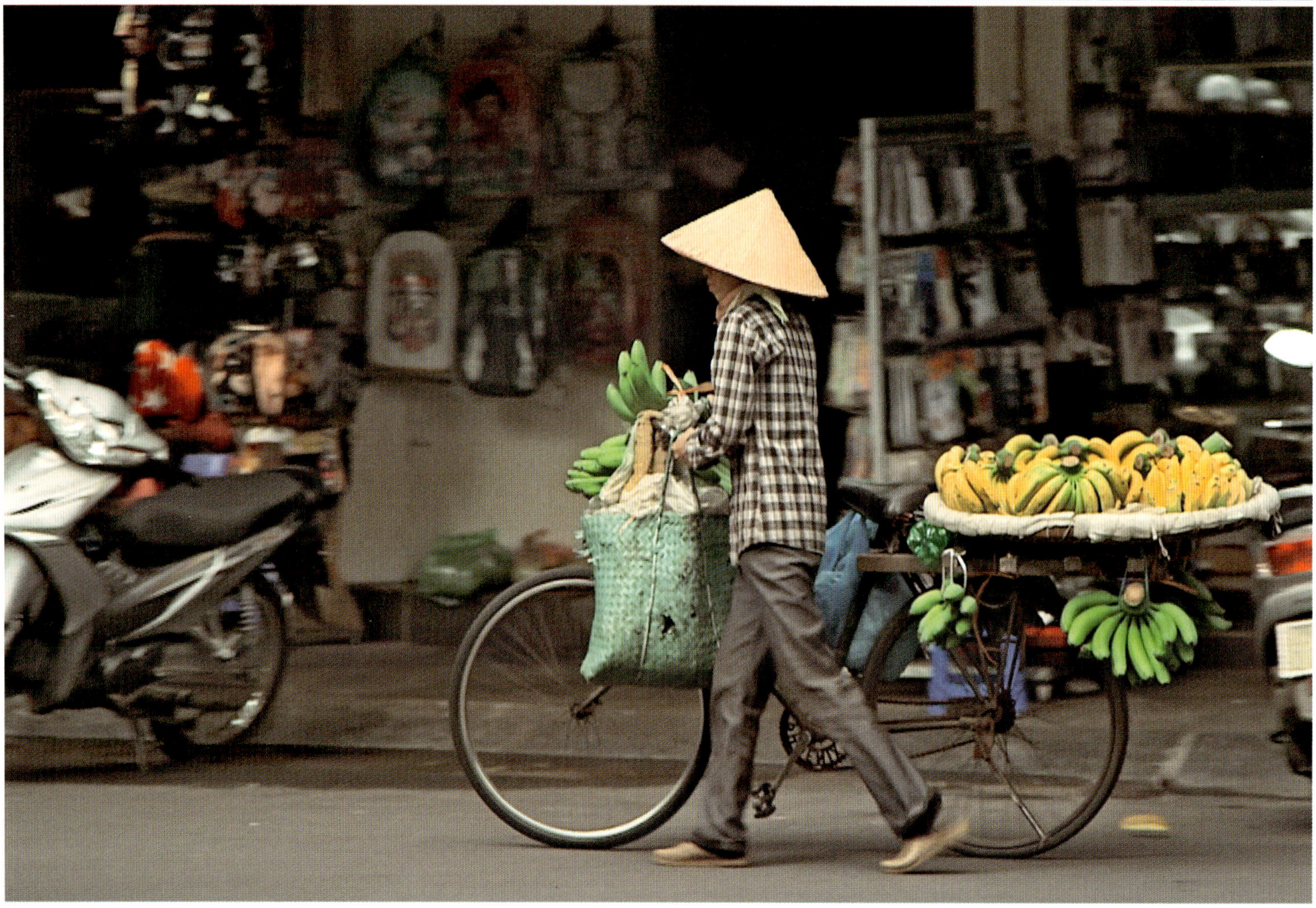

Son histoire personnelle, je vais bientôt l'apprendre, a aussi déterminé sa démarche. Lo Xa m'offre une plongée dans un autre Việt Nam. Ici, les rues tranquilles serpentent entre de modestes maisons bordant un petit étang arboré, d'une belle élégance. Les lieux ont une très longue histoire, marquée par les combats menés contre les envahisseurs hans et chams. La demeure où est né le maître s'ouvre sur une cour immense où la nature a été savamment arrangée, dessinant un véritable havre de paix. Des bonzaïs se dressent ici et là sur leurs troncs tortueux. « Les arbres sont comme les hommes », me dit-il. Si ceux-ci lui plaisent, c'est parce que leur forme tourmentée rappelle les difficultés affrontées par le passé. En me faisant découvrir l'endroit où il a grandi, il me raconte sa sœur, décédée d'une maladie sans que personne n'ait pu la traiter. Alors élève en terminale, Dao Kim Long a été bouleversé par cet événement tragique qui a décidé de sa future carrière : il sera médecin. Il entre à la faculté et en ressort quelques années plus tard avec un diplôme de docteur en pharmacologie.

Mon passage dans le cadre paisible de Lo Xa me semble bien trop court. Nous voilà déjà de retour à Hanoï. Dans des rues animées d'une frénésie déroutante, des hordes de scooters sillonnent les ruelles dans un concert de Klaxon. Le cabinet du docteur Long est à l'image de ce Việt Nam effervescent. Dans une jolie petite bâtisse cossue, la salle d'attente du médecin est comble. Ici, l'origine sociale n'a pas d'importance : riches, pauvres ou étrangers, tous patientent ensemble pour rencontrer le célèbre docteur Long et ses disciples. Le déroulement des consultations est surprenant :

Toutes les consultations ont lieu en même temps. Les moyens sont modestes, mais les gestes précis.

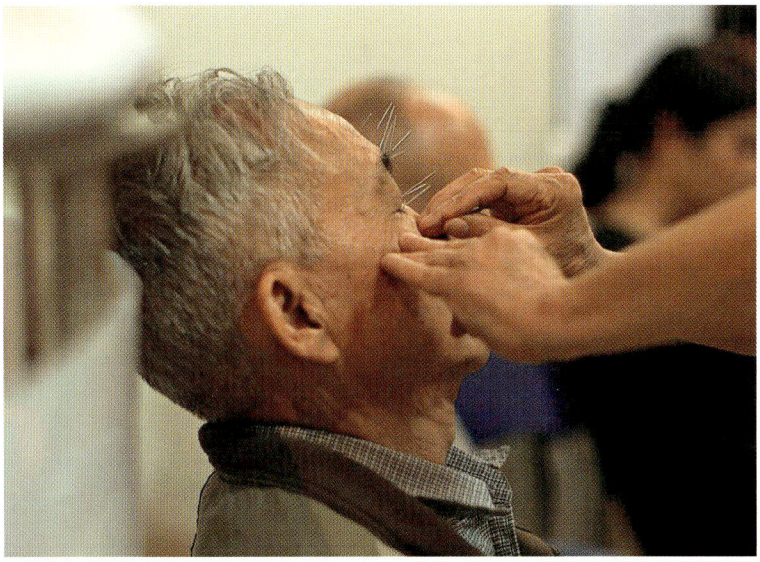

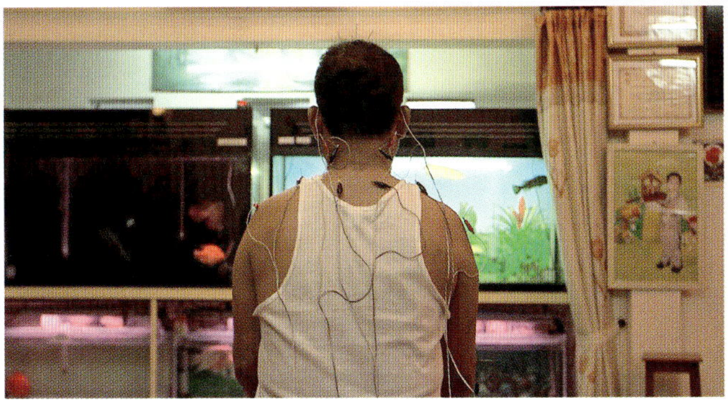

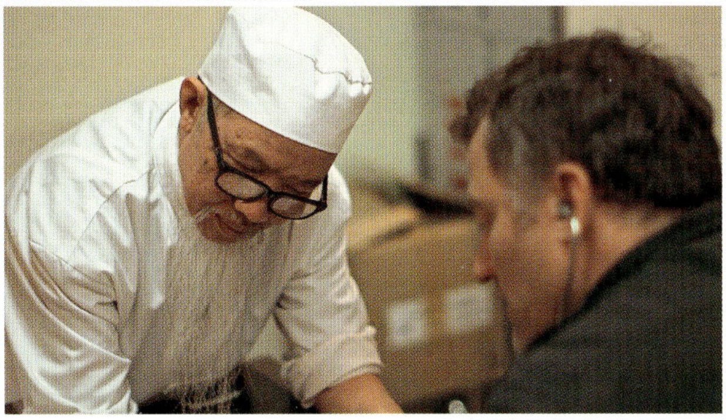

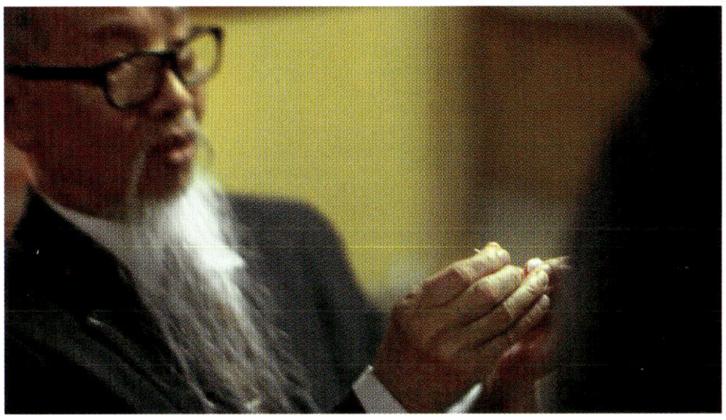

— L'OBJET DE MES RECHERCHES DEPUIS UN DEMI-SIÈCLE VISE À COMBINER MÉDECINE TRADITIONNELLE VIETNAMIENNE ET MÉDECINE MODERNE. NOUS DEVONS NOUS INTÉGRER AU MONDE, ET LA MÉDECINE TRADITIONNELLE, QUI ÉTAIT DANS L'OMBRE, EST DE NOUVEAU RECHERCHÉE.

DAO KIM LONG

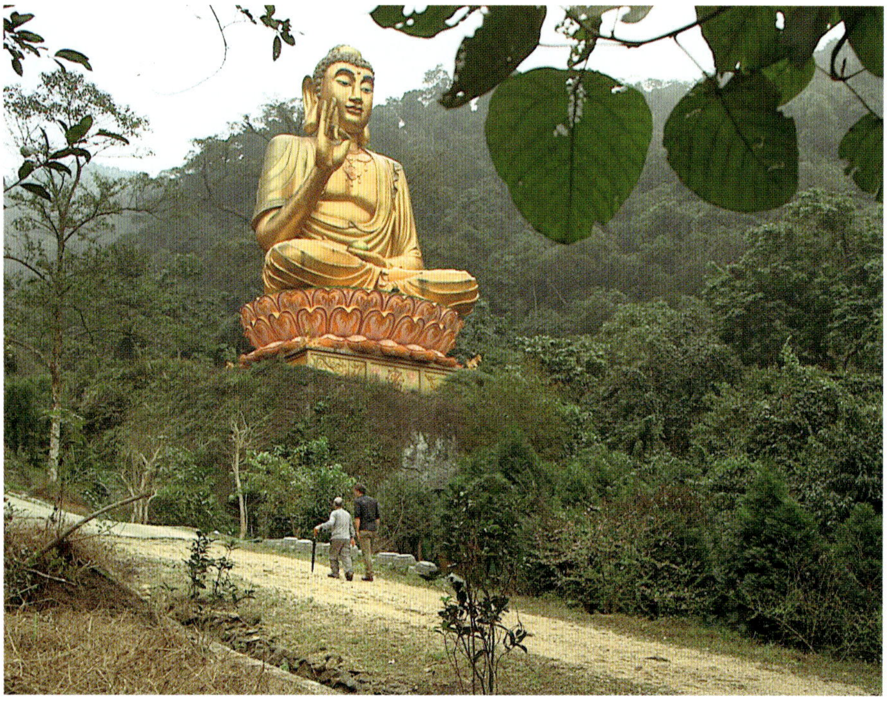

La montagne de Ba Vi est chargée de souvenirs et d'émotions pour maître Long.

les médecins passent d'un malade à l'autre dans cette pièce unique où les soins se déroulent sous le regard de tous, sans l'intimité et le secret si chers à ma médecine. Je me faufile au milieu de cette pagaille organisée, digne d'un service d'urgences un jour de grande affluence. Le docteur Long est immergé dans son univers, et je découvre la complexité de sa pratique. Au mur, il observe avec attention des radiographies. De ses mains expertes, il palpe avec assurance les poignets, les cervicales, le dos de ceux qui viennent le consulter. Chacun de ses traitements repose d'abord sur l'acupuncture. Plutôt que de respecter à la lettre les réseaux des méridiens définis par la tradition chinoise, maître Long se concentre sur des zones particulières, à l'écoute des réactions du corps. Soucieux de me faire participer, il tente de m'enseigner le maniement des aiguilles, mais refuse, dans un éclat de rire malicieux, que j'essaie sur lui avant d'avoir réussi au moins cinq fois sur mon propre bras ! Ce qui me fascine le plus dans la pratique de maître Long est sans aucun doute les fiches sur lesquelles il renseigne des données concernant tous ses patients. À gauche, une colonne consigne les résultats des imageries médicales et des analyses de biologie médicale. À droite, un échiquier complexe, dans lequel sont astucieusement disposés les noms d'innombrables plantes médicinales. Cette matrice ingénieuse, dont la logique est inspirée de celle du *Yi Jing*, le grand « livre du changement », lui permet non seulement de proposer le traitement le plus approprié à ses patients, mais aussi de suivre l'évolution de leur état de santé et d'adapter ses prescriptions. Devant cette intégration savante des médecines anciennes et moderne, réussie par le docteur Long, je m'interroge sur ma propre pratique : ne raterais-je pas quelque chose en continuant de suivre la voie unique de la médecine occidentale ? C'est cette question qui m'avait poussé, il y a trois ans, à entreprendre l'aventure de *Médecines d'ailleurs*. Devant l'érudition multiculturelle de mon guide vietnamien, un trouble certain m'envahit.

Nous quittons le tumulte de Hanoï. Je marche dans le parc national de Ba Vi, à l'ouest de la capitale. Sa végétation luxuriante nous enveloppe d'une fraîcheur et d'un silence reposants. Je suis surpris par l'aisance du maître sur les sentiers escarpés du parc. Il grimpe lentement mais d'un pied assuré les pentes encombrées de branches et de cailloux. Lorsqu'il aperçoit un ruisseau asséché, il me raconte qu'il y a bien

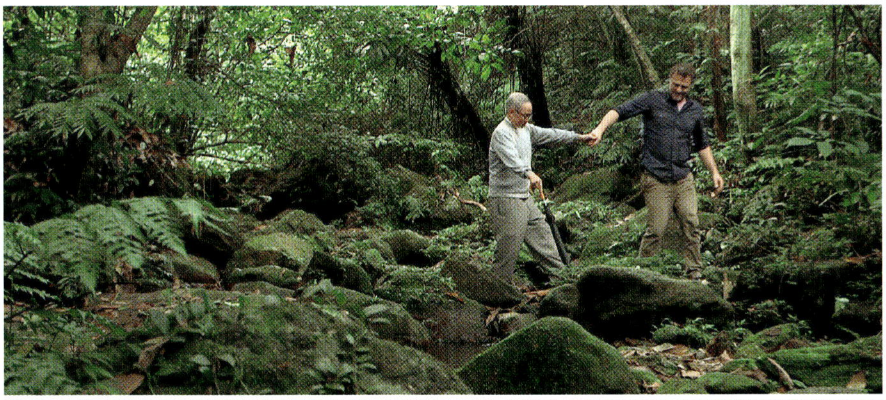
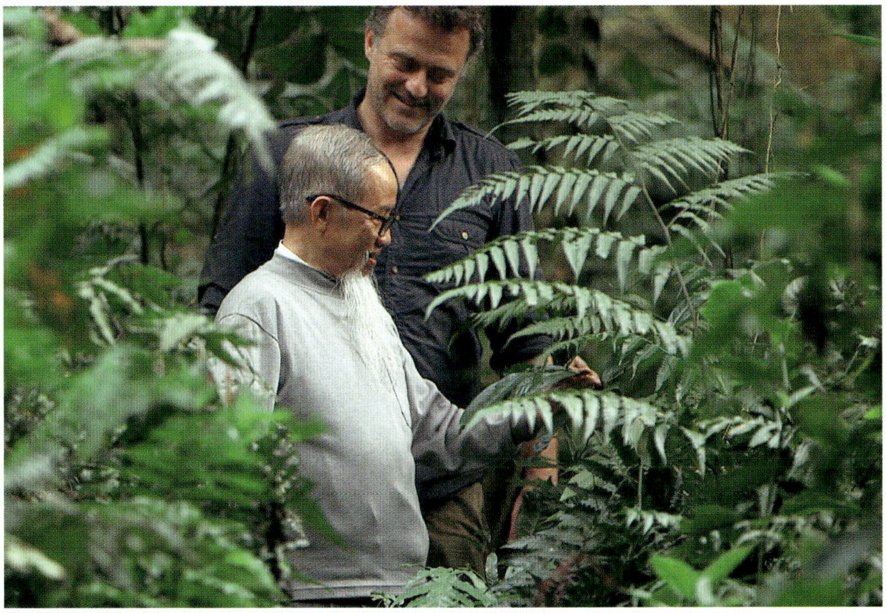
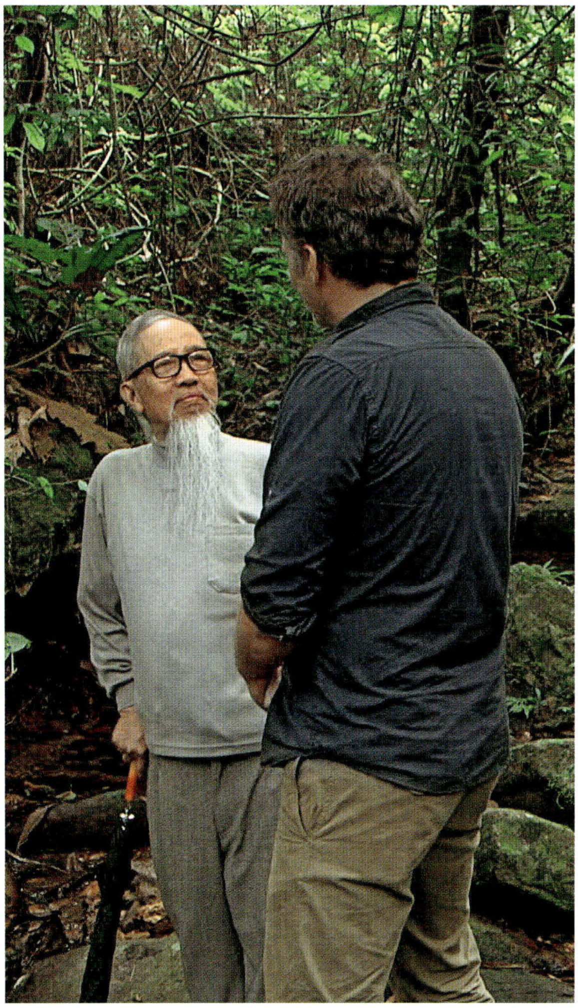
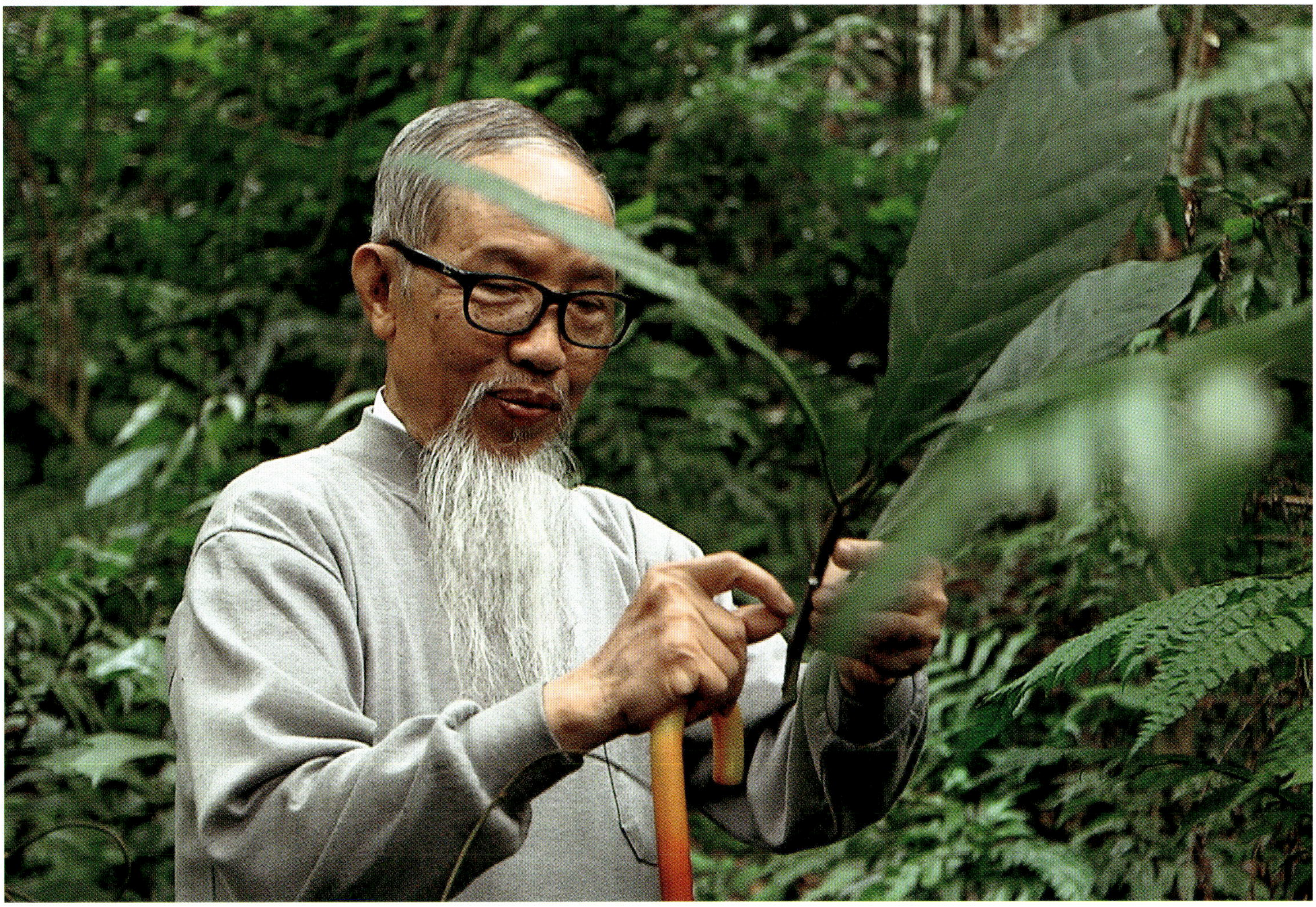

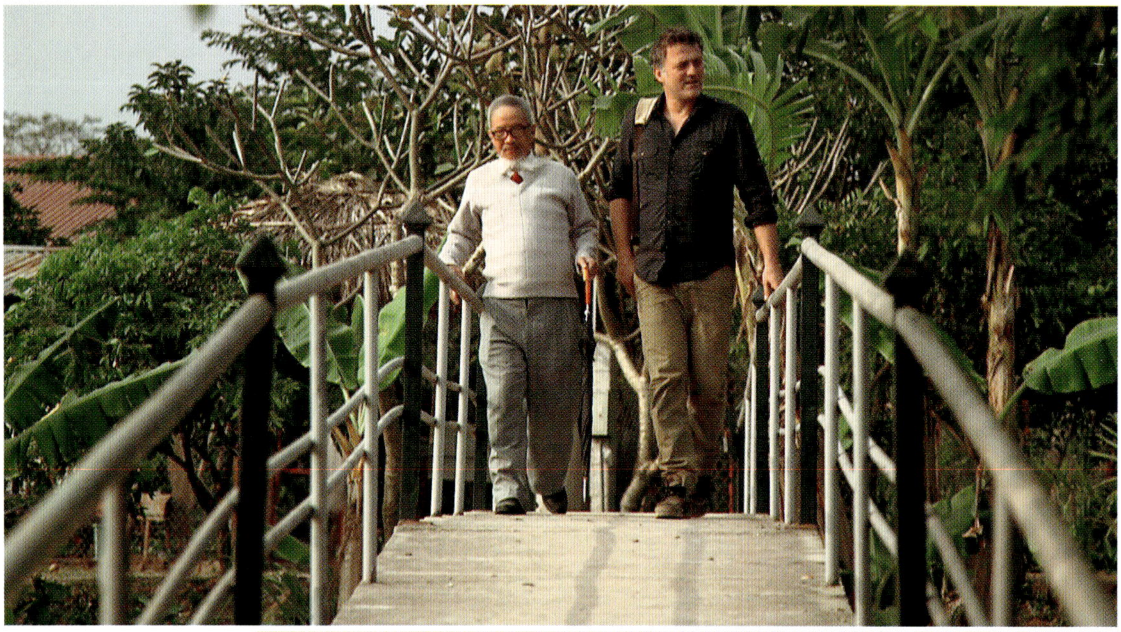
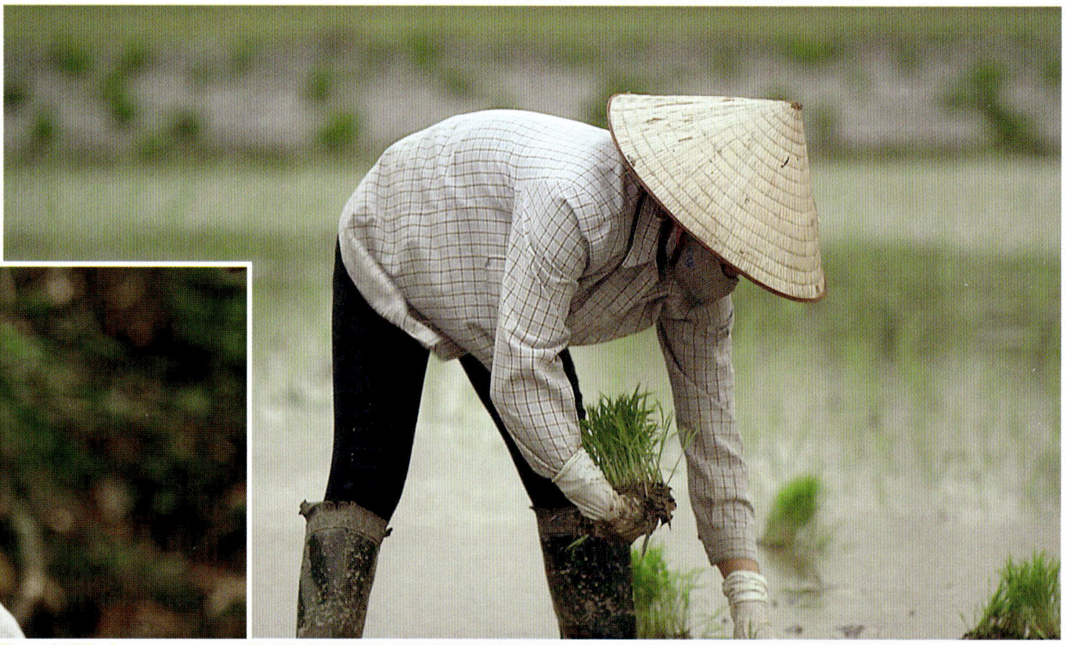
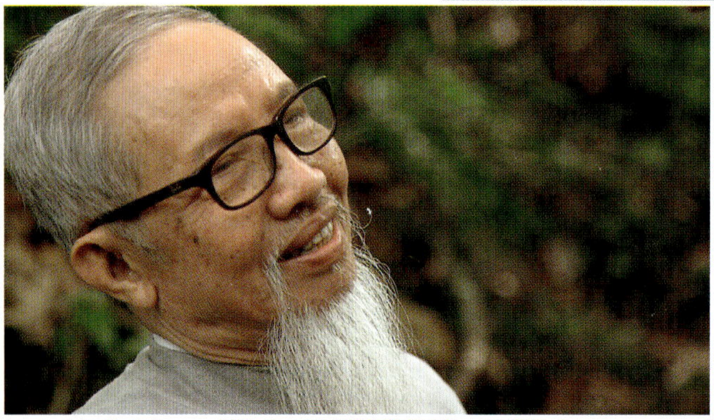
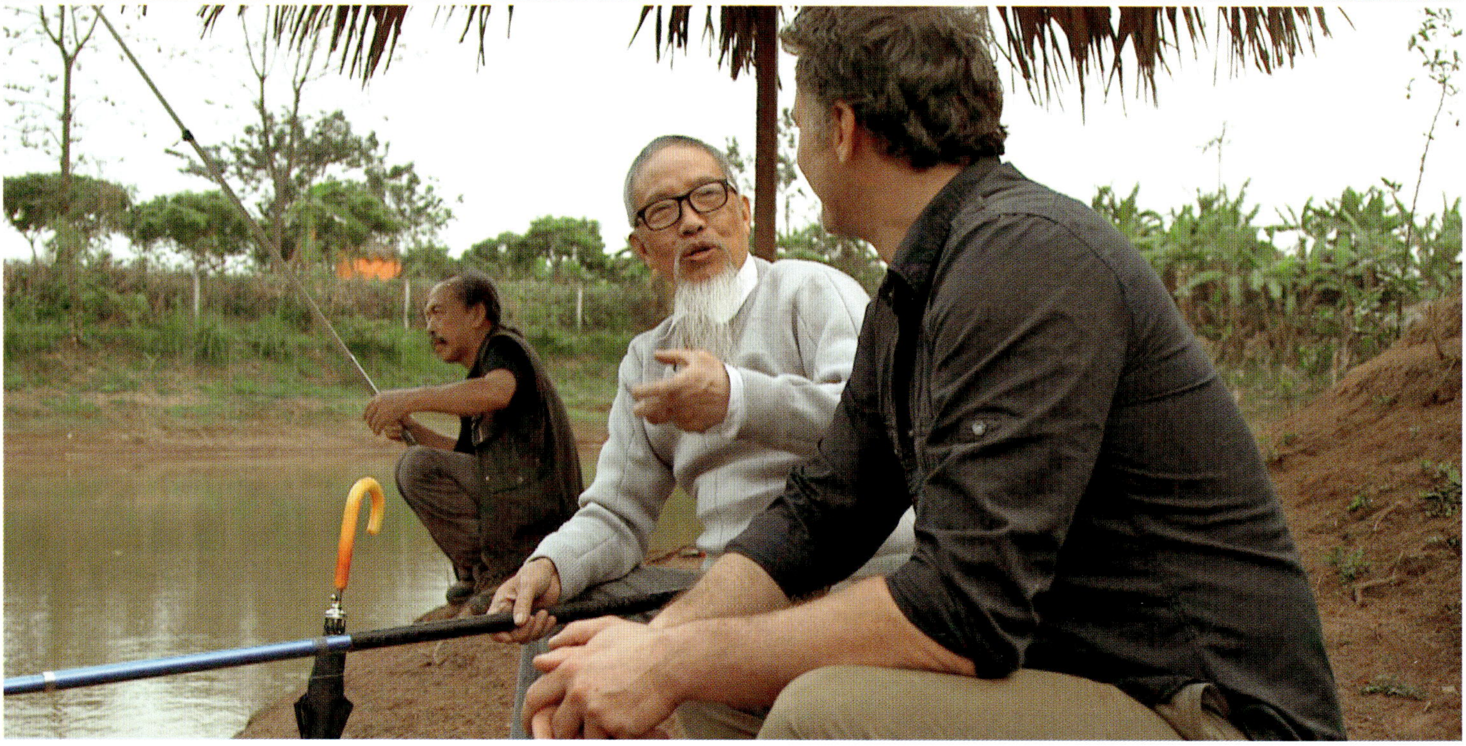

longtemps, il enjambait les cours d'eau en sautant agilement de rocher en rocher. Sous les arbres de Ba Vi, il se confie. Pendant la guerre du Viêt Nam, il a été envoyé courir les forêts de son pays, chargé de 20 kilos de livres et d'autant d'échantillons de plantes qu'il prélevait çà et là. Sa mission consistait à trouver des herbes médicinales destinées aux usines pharmaceutiques fabriquant des médicaments pour l'armée du Nord, communiste. Pendant notre discussion, il me montre une plante sur le bord de chemin : l'*ina to uyn,* dont on se servait pour fabriquer une pâte avec laquelle on soignait les plaies des soldats. Dans sa voix, je sens la fierté d'avoir servi le combat, comme les soldats sur le champ de bataille. Mais je perçois aussi une peine immense. Sa voix tremble, ses yeux s'embuent, effaçant un sourire que je croyais imperturbable. « Cette guerre a été cruelle, me dit-il. Des gens qui ne se connaissaient pas se sont entretués. Mais s'ils avaient appris à se connaître, ils se seraient entendus et auraient pu construire ensemble une nouvelle vie, n'est-ce pas ? » Pendant cette période d'une barbarie sans nom, le docteur Long n'a pas dérogé à ses principes, ceux qu'il applique aussi bien dans son petit village de Lo Xa qu'à Hanoï, et il s'est efforcé de réparer les injustices. Alors, les soldats d'un camp comme de l'autre, il les a tous soignés. Parce qu'avant d'être des guerriers, tous étaient des hommes.

— SI TOUT LE MONDE AVAIT CONSCIENCE QUE L'ON VIT TOUS SUR LA MÊME TERRE ET QU'ON LUI DOIT TOUT, LE MONDE SERAIT PARFAIT.
DAO KIM LONG

La pêche est l'un des rares moments de détente que s'accorde maître Long, qui ne compte pas s'arrêter de travailler de sitôt.

MALAWI

CHIKWAWA Les guérisseurs des collines

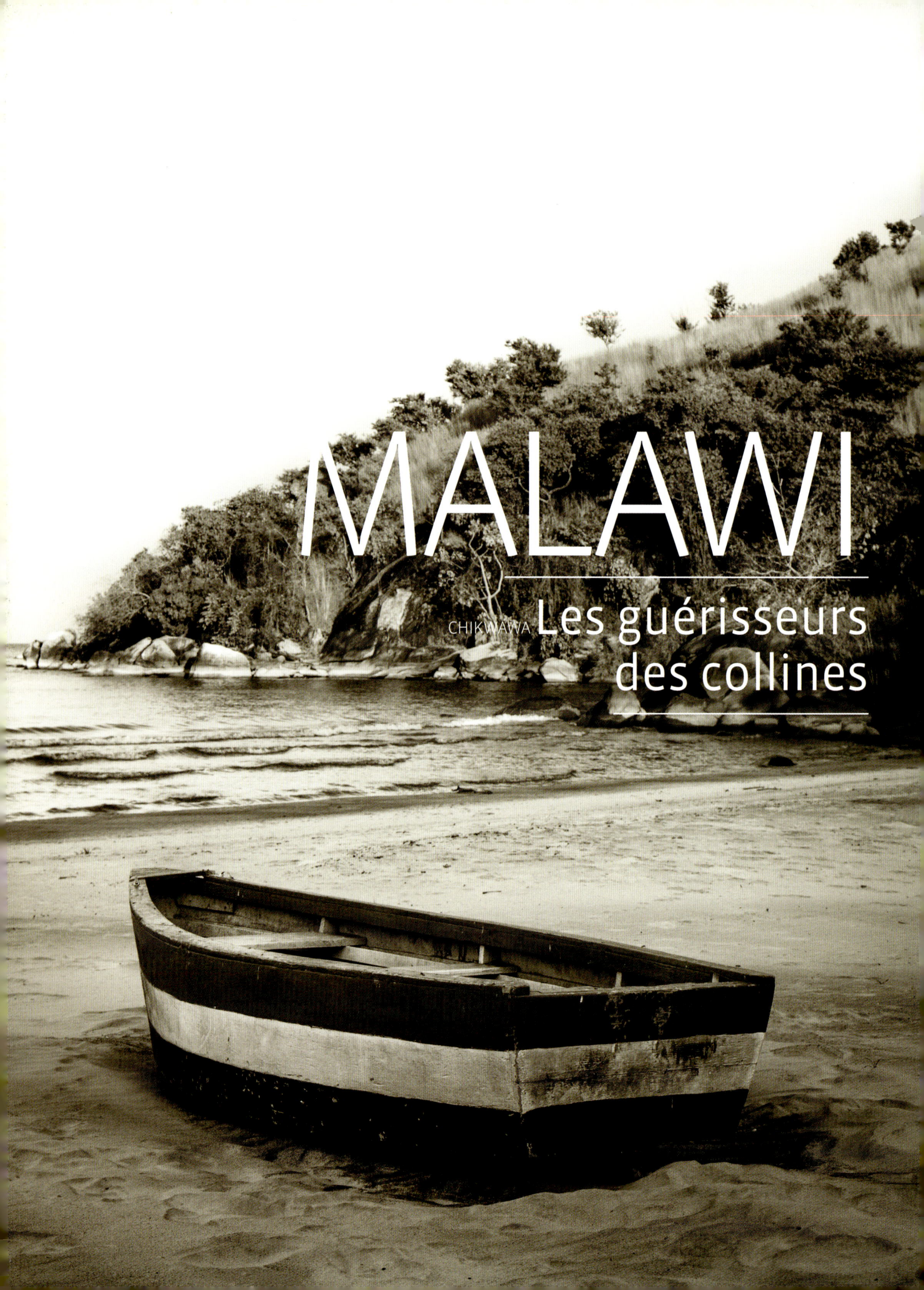

55 ANS

C'EST L'ESPÉRANCE DE VIE À LA NAISSANCE[1].

45 %

DE LA POPULATION EST ÂGÉE DE MOINS DE 15 ANS, ET 4,9 % EST ÂGÉE PLUS DE 60 ANS[1].

37 %

DES ENFANTS SUIVENT UN ENSEIGNEMENT SECONDAIRE[1].

15,5 %

DE LA POPULATION VIT EN MILIEU URBAIN[2].

70 %

DES CAS DE TUBERCULOSE SONT DÉTECTÉS EN 2013, CONTRE 48 % EN 2002[2].

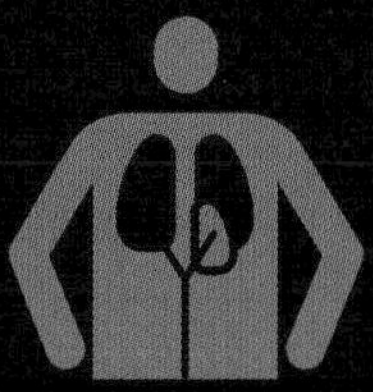

17 ANS

C'EST L'ÂGE MÉDIAN DE LA POPULATION.

28,8 %

DES JEUNES FILLES ÂGÉES DE 15 À 19 ANS UTILISENT UN CONTRACEPTIF[2].

47,7 %

DES JEUNES ÂGÉS DE 15 À 24 ANS ONT ÉTÉ SENSIBILISÉS À LA PRÉVENTION CONTRE LE VIH : C'EST L'UN DES PLUS FORTS TAUX RECENSÉS EN AFRIQUE[3].

1 100 000

PERSONNES VIVENT AVEC LE VIH, 42 000 NOUVEAUX CAS D'INFECTION ONT ÉTÉ RECENSÉS EN 2014[3].

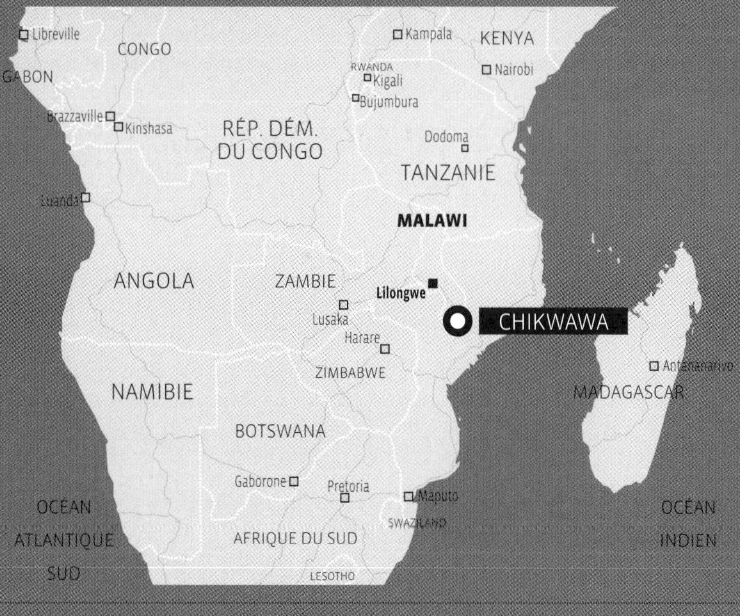

4

PERSONNES SUR 10 ONT ACCÈS À DES INSTALLATIONS SANITAIRES AMÉLIORÉES[1].

14 000

DÉCÈS NÉONATAUX SONT RECENSÉS PAR AN[1].

1. *Source : Banque mondiale - Données 2015.* **2.** *Source : Organisation mondiale de la santé [OMS], données de l'Observatoire mondial de la santé, 2010.* **3.** *AIDSInfo 2014.*

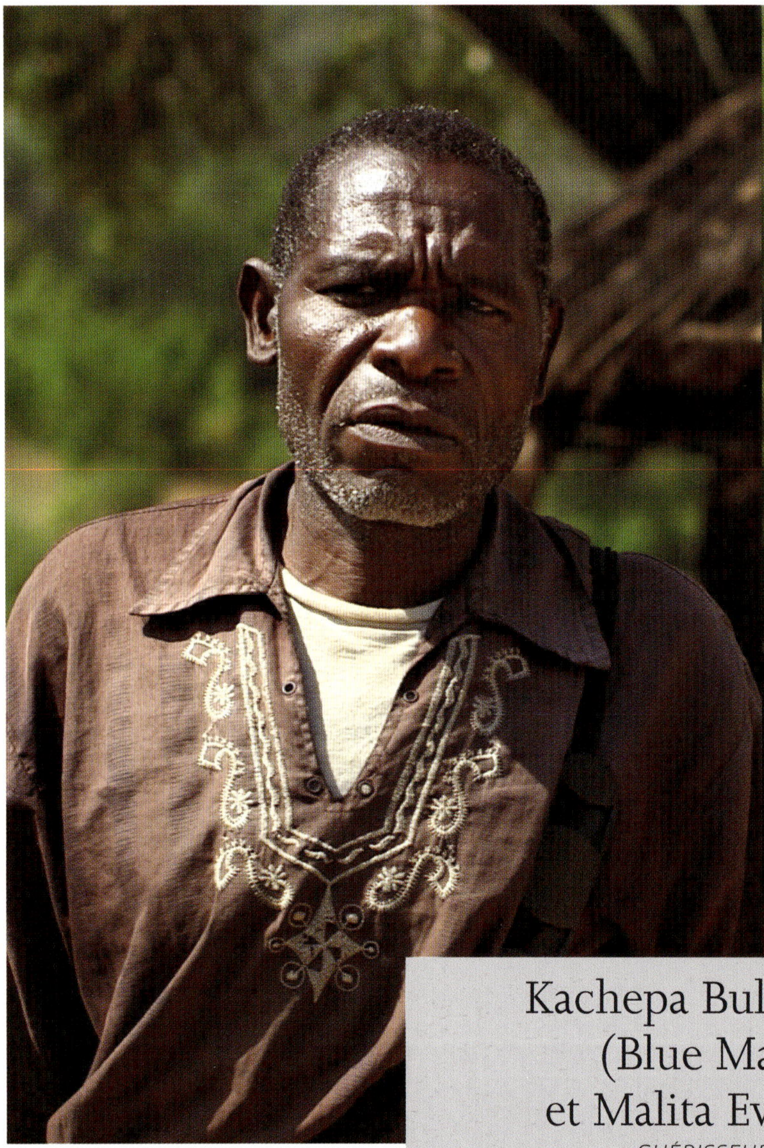

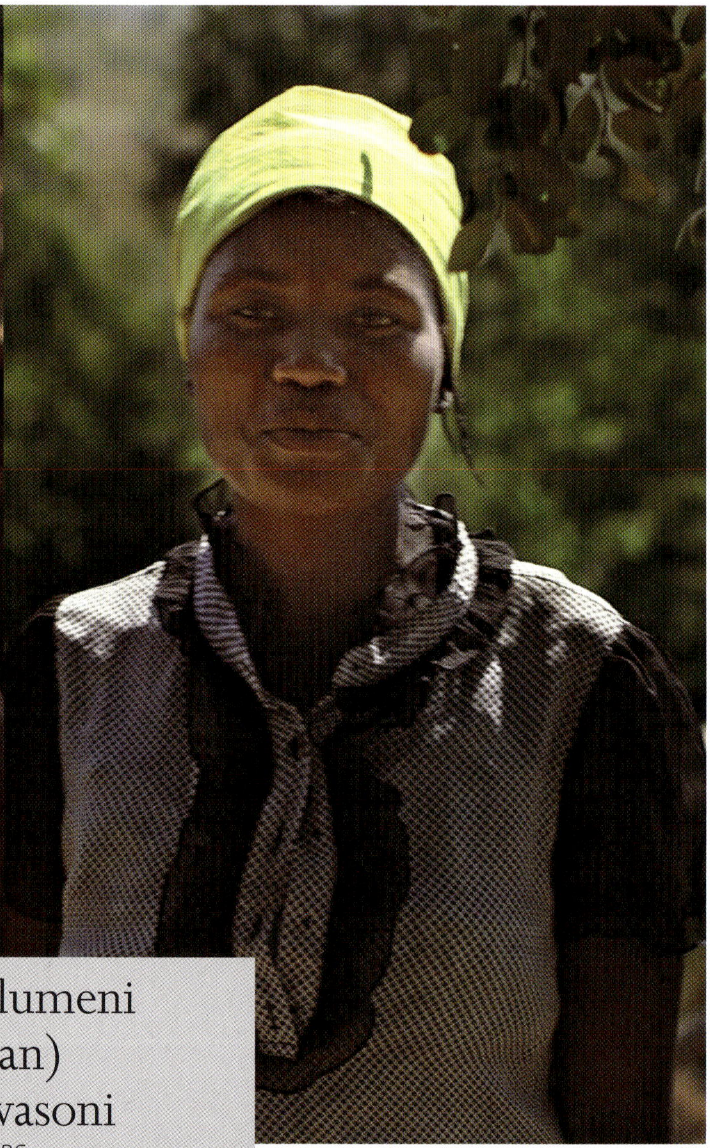

Kachepa Bulumeni (Blue Man) et Malita Evasoni

GUÉRISSEURS

Blue Man, âgé de soixante-deux ans, est médecin guérisseur. Il vit dans le village de Chikwawa, situé près des chutes de Kapichila.

Malita est devenue son assistante. Elle habite seule avec ses enfants à 4 heures de marche de Chikwawa.

Blue Man a la peau noire. Il n'a de bleu que le ciel et son reflet dans mes yeux. Malita a les yeux noirs. C'est elle qui l'appelle l'Homme bleu. Ensemble, ils sont une main tendue pour faire sortir du noir ceux qui ont perdu la vue. Un peu de bleu pour leurs yeux.

MALAWI *Les guérisseurs des collines*

↩ Kachepa Bulumeni, dit Blue Man, médecin guérisseur à Chikwawa.

↩ Malita Evasoni, médecin guérisseur à Majete.

« **DOCTEUR LIVINGSTONE,** JE SUPPOSE ? »

IMAGINEZ-VOUS AU CŒUR DE L'AFRIQUE, IL Y A CENT QUARANTE-QUATRE ANS. CETTE PHRASE, C'EST CELLE QU'AURAIT PRONONCÉE LE JOURNALISTE BRITANNIQUE HENRY MORTON STANLEY LORSQU'IL A DÉCOUVERT UN HOMME BLANC, DÉCHARNÉ, PORTANT DE LONGUES MOUSTACHES GRISES : LE DOCTEUR LIVINGSTONE !
Ce dernier, médecin et explorateur écossais, arpentait depuis de nombreuses années le grand « continent noir » afin d'en cartographier les ressources naturelles pour le compte du gouvernement britannique. Au cours de l'une de ses aventures hasardeuses, il avait eu une intuition : alors qu'il naviguait sur l'impétueux fleuve Zambèze, il a décidé de bifurquer et de remonter l'un de ses affluents, la rivière Shire... Tout au bout, après des jours de bateau sur des eaux sombres et profondes, puis de marche dans un paysage de vastes et hauts plateaux, il est arrivé en 1859 au lac Malawi, la troisième plus grande étendue d'eau d'Afrique. En chemin, il avait butté sur les chutes de Kapichira, en amont de la petite ville de Chikwawa... Ma destination ! Je ne connais presque rien de ce petit pays de l'Afrique australe. Mais l'idée de suivre les traces du célèbre explorateur écossais réveille mes envies d'aventure.
Mon arrivée au Malawi est presque aussi épique que les récits du docteur Livingstone. Le pilote de notre avion d'Ethiopian Airlines aborde la piste d'atterrissage un peu trop confiant, à mon goût. Nous arrivons vite, trop vite. Au moment où les roues touchent terre, la carlingue rebondit sur la petite piste comme une balle de ping-pong. Une aile frotte le sol... avant que l'avion se rétablisse finalement : un miracle ! À peine remis de mes émotions, je pars à la rencontre du guérisseur qui doit nous éclairer sur la médecine traditionnelle de la région. Je suis impatient d'en apprendre davantage sur ce savant mélange d'herboristerie et de magie, interdit pendant des années lorsque les colons britanniques régnaient sur le pays, mais que les praticiens des villages reculés ont discrètement perpétué, continuant d'exercer dans le plus grand secret. Une nouvelle

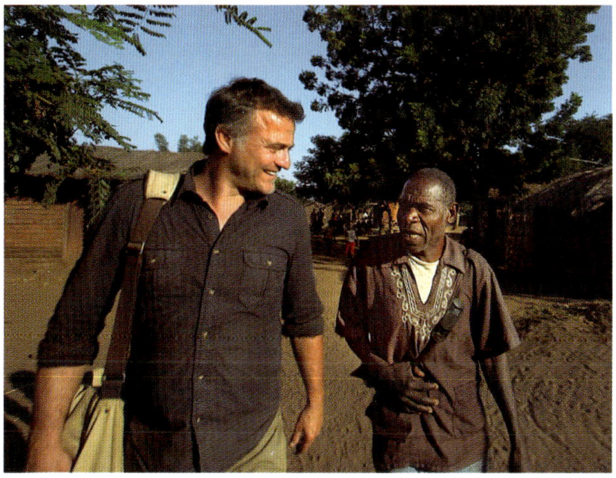

douche froide m'attend pourtant : à peine ai-je fait connaissance avec le guérisseur que ce petit homme âgé me montre déjà trois slips colorés sortis du désordre de sa baraque en tentant de me convaincre qu'il lui suffit de les porter pour voler ! J'ai beau être ouvert d'esprit, j'ai tout de même du mal à le croire… La malédiction qui semble accompagner mon voyage frappe encore au cours de la nuit suivante : le vieux sage aux sous-vêtements magiques est hospitalisé en urgence pour un neuropaludisme, la forme la plus grave de cette infestation parasitaire transmise par le moustique anophèle. Notre collaboration s'interrompt donc prématurément : impossible, pour lui, de nous accompagner, tant qu'il ne sera pas remis sur pied… Comment poursuivre notre tournage ? Alors que je déambule avec mon équipe dans les rues de Chikwawa, je commence à douter. Nous n'avons plus de guide et, pour être tout à fait honnête, je suis un peu déçu par le Malawi : je m'attendais à découvrir des paysages grandioses et je n'ai jusqu'à présent aperçu qu'une ville sans charme, où s'alignent des maisonnettes toutes semblables qui me laissent indifférent.

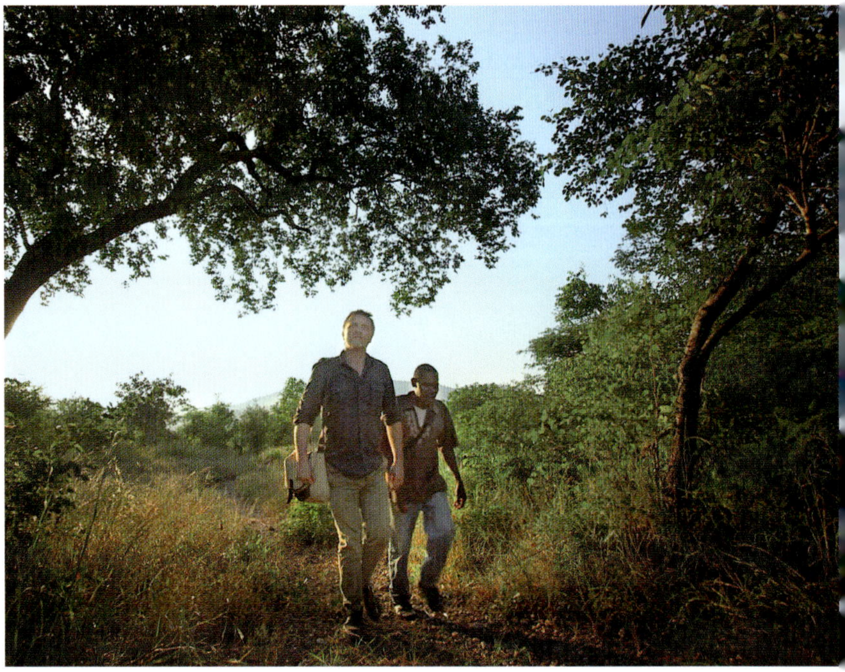

Mon sauveur s'appelle Blue Man. De son vrai nom Kachepa Bulumeni, il est, lui aussi, guérisseur traditionnel. Je le trouve assis sur un tapis déroulé à même le sol, à l'ombre d'un immense arbre planté au beau milieu de la place d'un petit village : c'est là, ni plus ni moins, sa salle de consultation. Autour de lui, des dizaines de petits sacs usés, remplis de racines, de feuilles et d'écorces : sa pharmacie. Blue Man exerce sa médecine de façon itinérante, rendant visite à ses patients dispersés dans les hameaux isolés de la région. Très pauvre, la population n'a pas l'argent qui lui permettrait de se rendre chez le médecin. Alors, c'est lui qui va à elle : tout comme le docteur Livingstone parti explorer le Malawi en quête de ses richesses, Blue Man prend les chemins plusieurs fois par semaine et installe ici et là son tapis de consultation pour quelques heures. Ce dur labeur se lit sur son visage marqué de rides profondes et creusé d'yeux inquiets à force d'être confrontés à toute la misère de ce coin délaissé de l'Afrique rurale. Aujourd'hui, un patient qu'il suit depuis longtemps lui rend visite. Ils s'assoient l'un en face de l'autre, et j'observe leur drôle de rituel : le guérisseur forme avec ses mains différents chiffres qu'il demande à son patient de nommer. « Cinq ! » « Trois ! » « Deux ! » « Un ! » Je comprends rapidement que je suis en train d'assister à une séance de contrôle de la vue du patient, réalisée avec les moyens du bord. Même s'il pratique surtout la médecine traditionnelle, Blue Man a aussi été formé au traitement des problèmes oculaires par une organisation spécialisée. Au Malawi, comme dans d'autres pays d'Afrique, les maladies des yeux sont très mal prises en charge. Les cas de cataracte sont nombreux, provoqués par les carences alimentaires et le fort ensoleillement. L'issue ne varie guère : une cécité partielle, voire totale. Pour contrer ce fléau, les guérisseurs du Malawi ont été mis à contribution : des spécialistes leur ont enseigné à reconnaître les signes des maladies des yeux, comme le blanchiment du cristallin, la petite lentille située

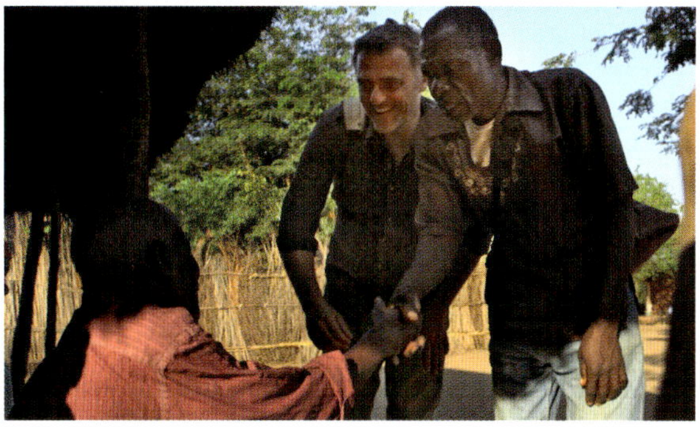

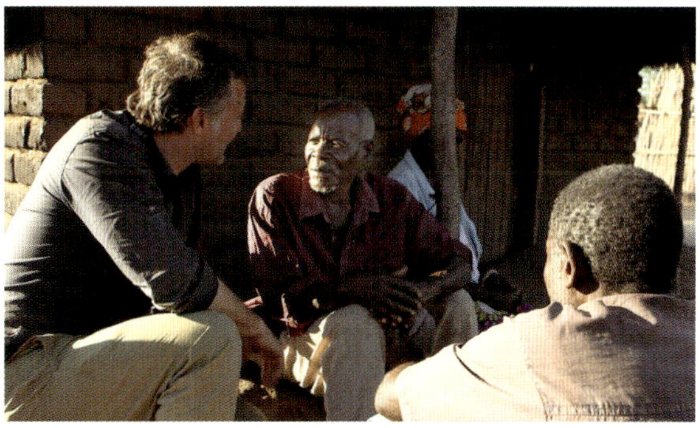

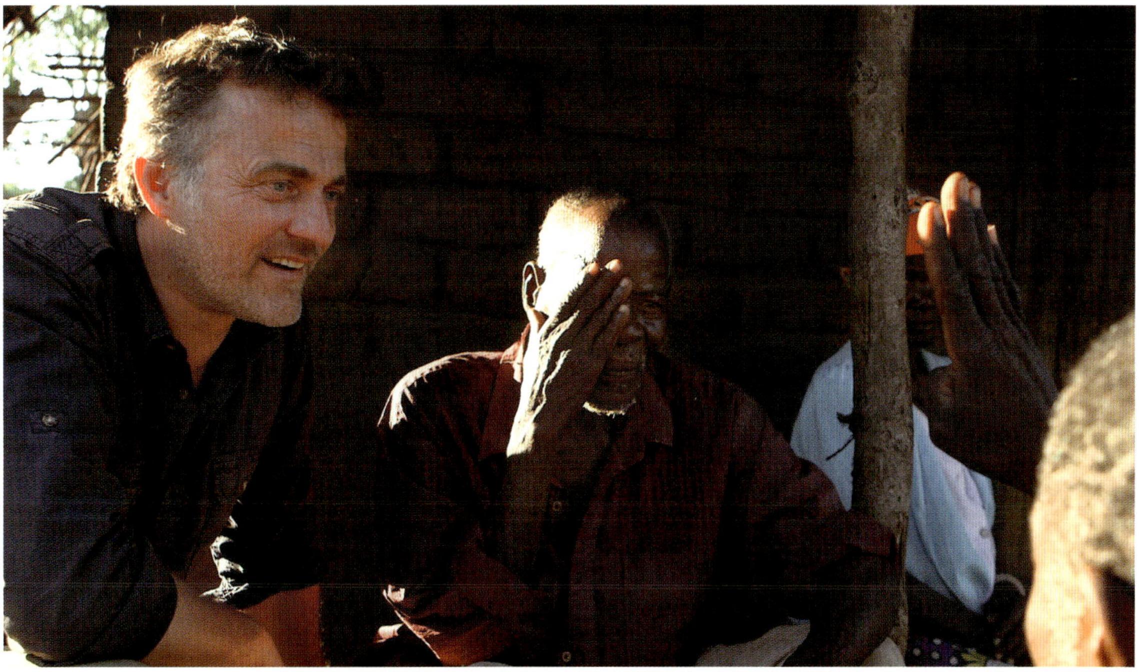

➲ Ce patient ne voyait plus, et Kachepa Bulumeni, conscient des limites de la médecine traditionnelle, l'a envoyé se faire opérer à l'hôpital.Le guérisseur assure un suivi postopératoire.

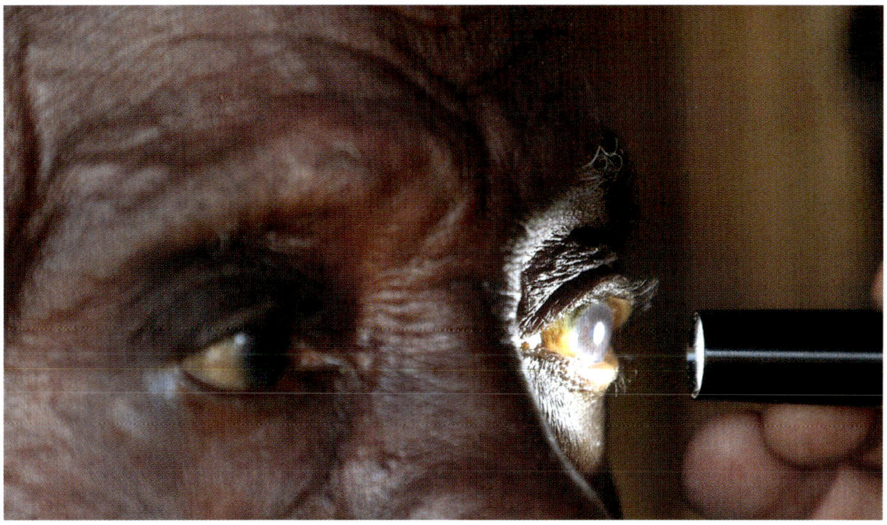

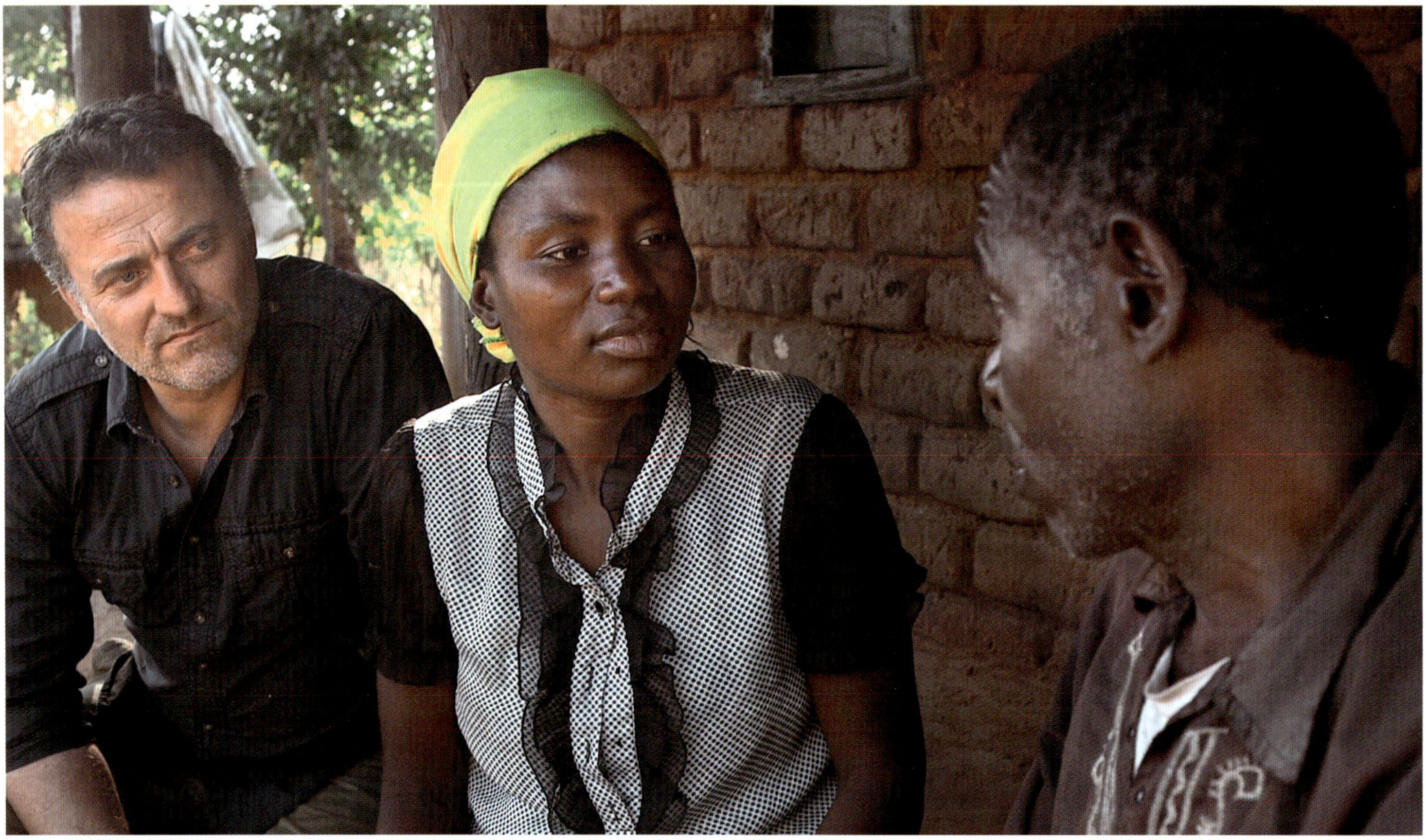
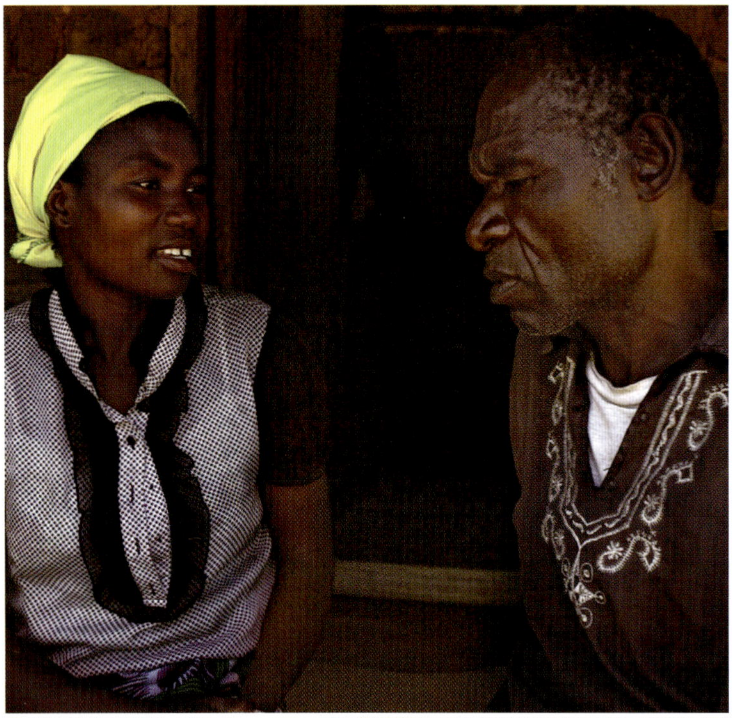
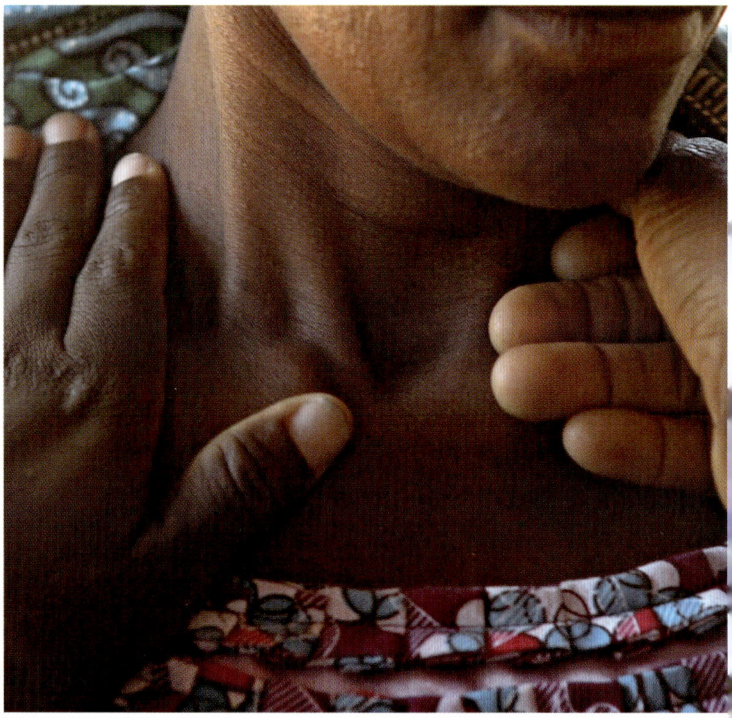
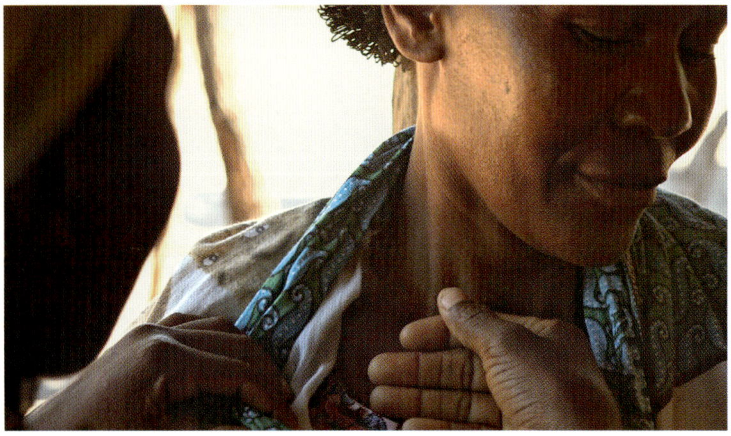
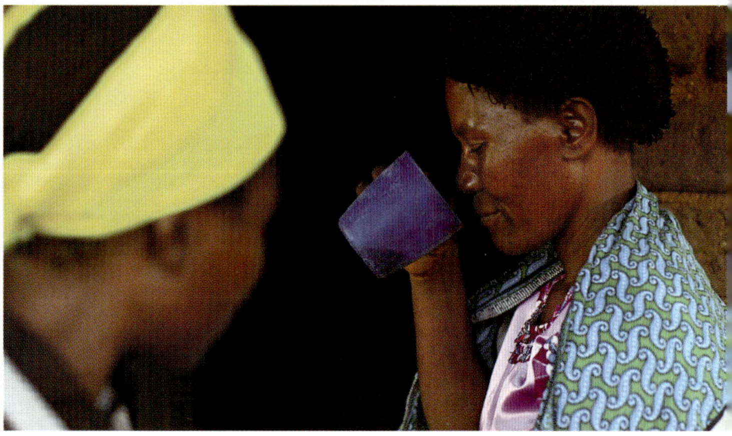

à l'intérieur de l'œil, typique de la cataracte. Or la médecine traditionnelle est démunie pour faire face à cette pathologie. Les tradipraticiens comme Blue Man l'ont bien compris, et ils orientent désormais les personnes atteintes vers l'hôpital le plus proche, où la chirurgie leur permet, la plupart du temps, de recouvrer la vue. Le patient du jour vient d'ailleurs tout juste d'en bénéficier : son sans-faute au test d'acuité visuelle atteste que l'opération a réussi.

Malita Evasoni apprend la médecine traditionnelle auprès de Kachepa Bulumeni. Cet enseignement lui permet de transmettre à son tour ses connaissances aux habitants de son village.

Seules les femmes peuvent pratiquer les examens gynécologiques. Aussi Malita Evasoni est-elle d'un grand secours pour le guérisseur.

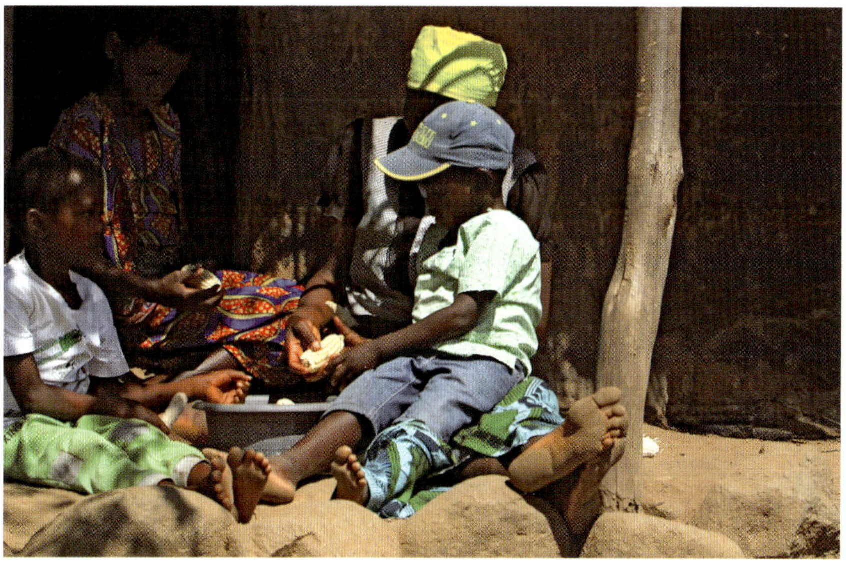

Le lendemain, Blue Man tient à me faire découvrir une autre facette de son métier. Confronté à une quantité de soins qu'il lui est impossible de dispenser tout seul, le guérisseur a décidé de former un groupe d'une dizaine de disciples, qui se répartissent désormais le travail. Malita Evasoni, une jeune femme éclatante de vitalité, est sa plus proche assistante. Je comprends vite qu'il ne peut se passer d'elle : ici, les mœurs locales empêchent encore à un homme de toucher la femme d'un autre, même lorsqu'il s'agit de consultations médicales. Malita est ainsi chargée des visites gynécologiques. S'il lui revient donc, et à elle seule, d'ausculter l'intimité des femmes, elle transmet toujours ses observations à Blue Man, et ils établissent ensemble un diagnostic. Aujourd'hui, c'est une femme souffrant de gonorrhée, une maladie sexuellement transmissible, qui vient en consultation. D'un commun accord, ils lui prescrivent une tisane préparée à base de *mswachi (Salvadora persica)*, une plante reconnue pour ses propriétés antiseptiques. Dans cet endroit isolé du monde, le guérisseur et sa disciple font preuve d'une étonnante ouverture d'esprit : si, dans quatre jours, leur remède n'a pas révélé son efficacité, conseil est donné à leur patiente de se rendre à l'hôpital pour se faire prodiguer des soins par la médecine moderne.

— J'AI EU DES VISIONS ET DES RÊVES DANS MON SOMMEIL, ME DISANT QU'IL FALLAIT QUE J'AILLE CHERCHER ET CREUSER DES ARBRES POUR AIDER LES GENS DE DIFFÉRENTES FAÇONS AFIN QU'ILS PUISSENT GUÉRIR. CELA FAIT SIX ANS MAINTENANT QUE JE PRATIQUE LA MÉDECINE TRADITIONNELLE, C'EST CE QUE JE VEUX FAIRE DE MA VIE.

MALITA EVASONI

> SI J'AVAIS ÉTÉ MÉDECIN À L'HÔPITAL, CELA M'AURAIT PLU DE VOIR LES PATIENTS GUÉRIR. ET QUAND JE VOIS LES MÉDECINS PROFESSIONNELS, JE SUIS HEUREUSE DE SAVOIR QUE NOUS FORMONS UNE ÉQUIPE, PUISQUE NOUS DÉPENDONS LES UNS DES AUTRES.
>
> *MALITA EVASONI*

Je suis impressionné par l'énergie que dégage Malita. Un sourire toujours accroché aux lèvres, elle a l'air d'une jeune fille avec son fichu jaune retenant ses cheveux. Surtout, elle est une infatigable marcheuse : le matin où elle nous a rejoints, elle est partie de chez elle alors qu'il faisait encore nuit et a foulé les chemins parmi les collines environnantes pendant plus de quatre heures. Le village dans lequel elle vit me séduit niché au cœur de la forêt sèche, il est posé au bord d'une petite rivière qui serpente docilement dans le paysage. En l'absence de son mari, Malita vit seule avec ses enfants dans une case toute simple. L'unique pièce ne contient presque rien : un stock d'épis de maïs, deux petits matelas posés sur le sol de terre, quelques habits, une brosse à dents. Seulement de quoi dormir et préparer les repas...

C'est là, dans des hameaux comme celui-ci, que les secrets de la médecine traditionnelle chewa ont été précieusement gardés au sein de « sociétés de masques », ou sociétés du *nyau*. Dans quelques jours, une cérémonie aura lieu à l'occasion d'un décès. Blue Man et Malita étant chargés des préparatifs, j'ai hâte de les accompagner et de découvrir les dessous de ces pratiques qui, pour moi, sont empreintes de tant de mystère. Je vais vite déchanter : les deux guérisseurs m'accordent de les suivre en forêt pendant leur récolte de *chadzera*, une plante qui assurera un potentiel magique aux danseurs, mais ils refusent que j'assiste à la préparation de la décoction : la recette doit rester secrète. Je ne suis d'ailleurs même pas certain que Blue Man autorise Malita à y prendre part... Le culte se déroule dans une petite clairière, à l'abri des regards. C'est en scrutant la scène à travers des branchages que je découvre un autre monde : des hommes portent des masques en bois immenses, aux traits énigmatiques, et des fibres colorées sont accrochées par centaines à leurs bras et à leurs jambes, ce qui leur confère l'allure de créatures

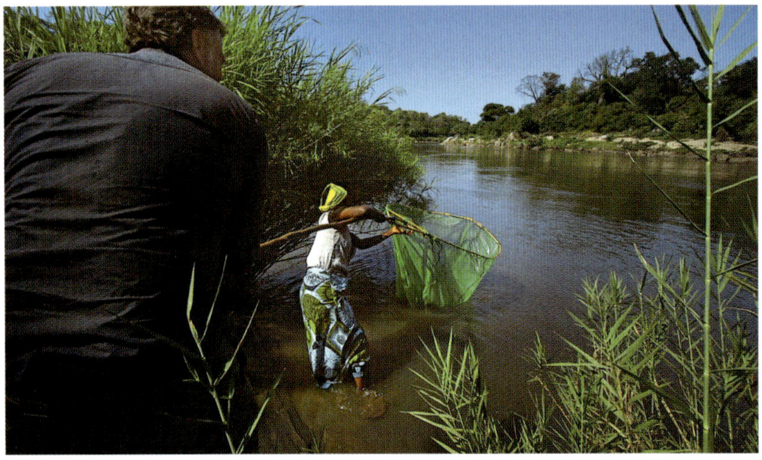

Récolte de *chadzera* avec Malita Evasoni.

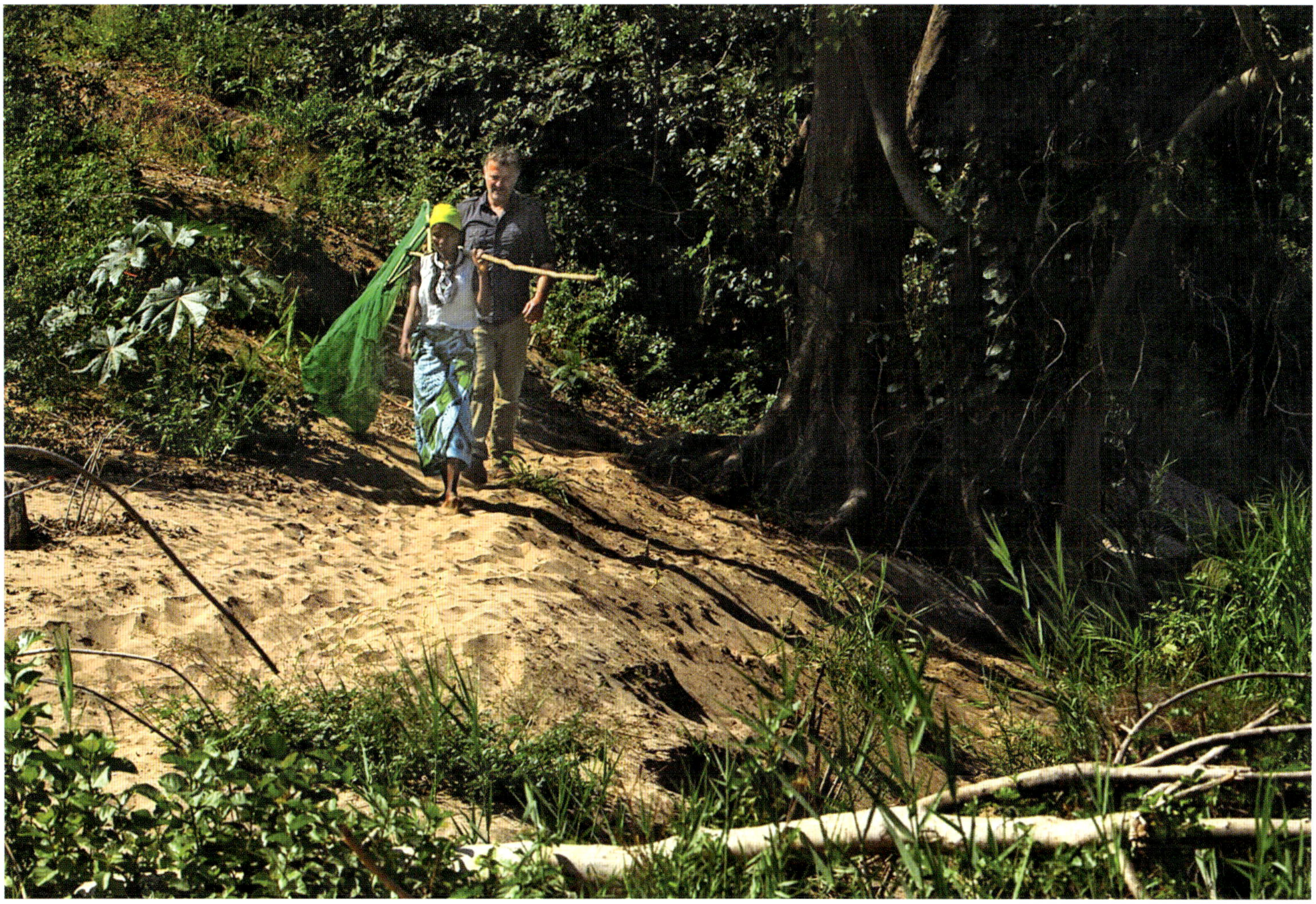

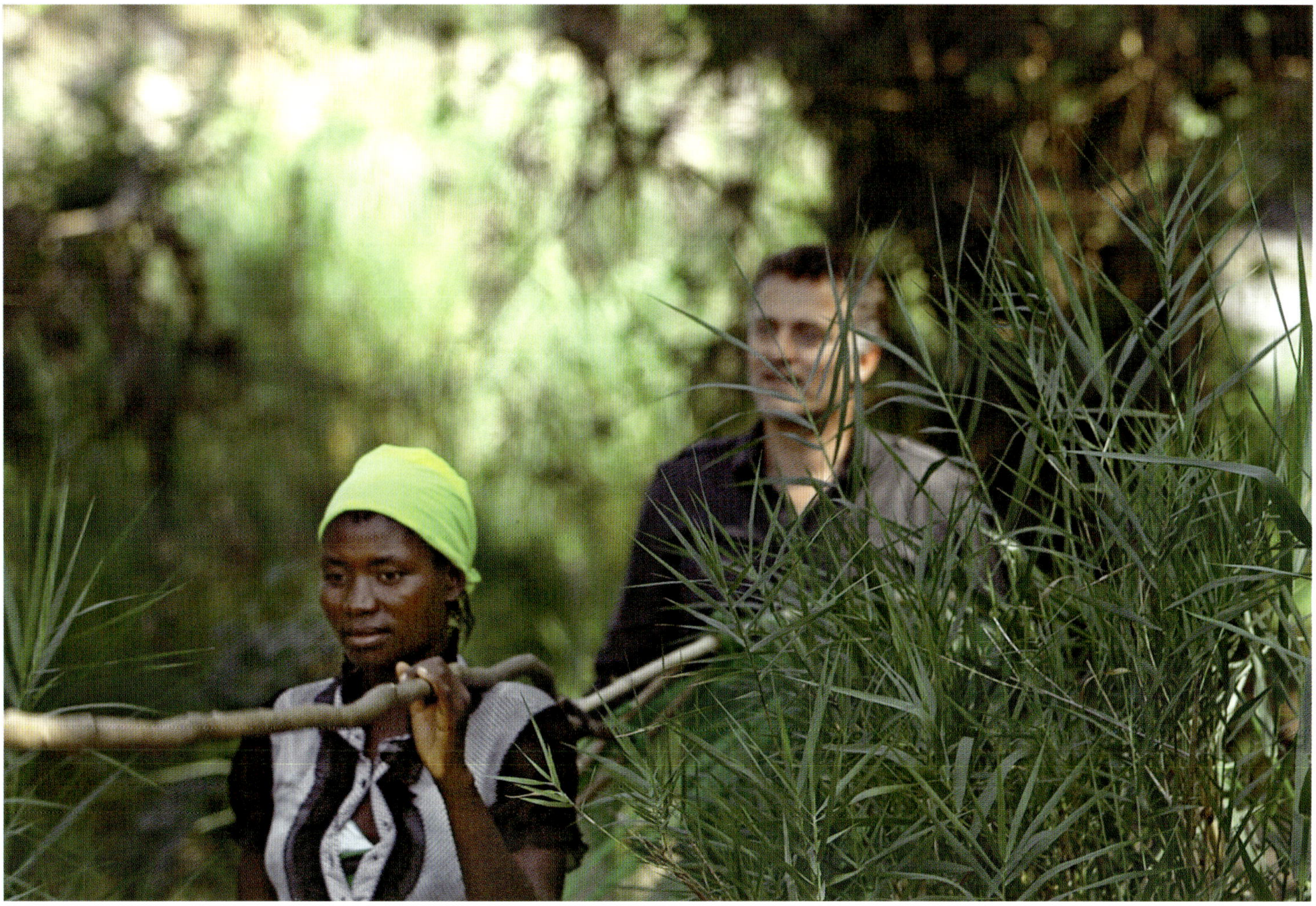

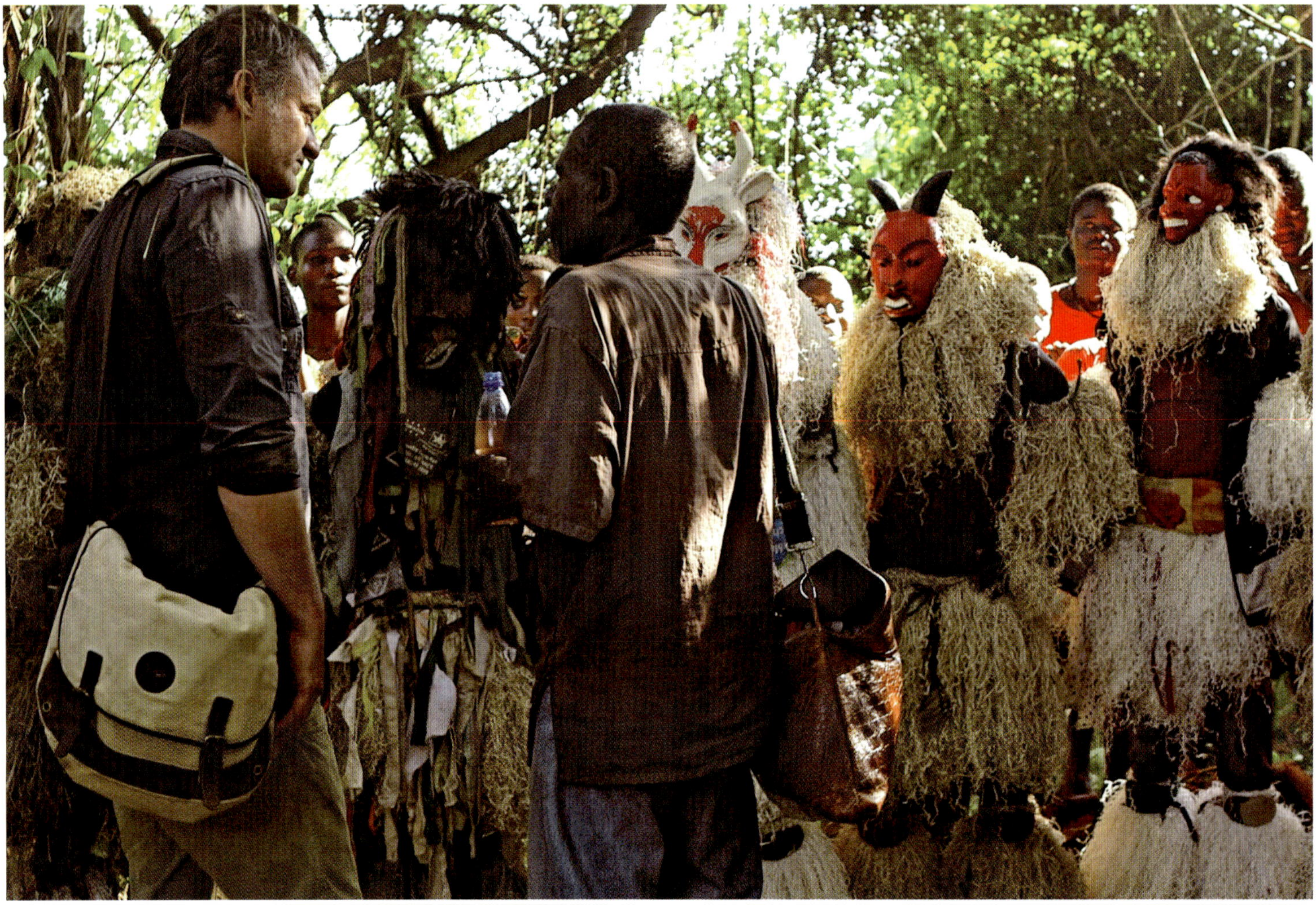

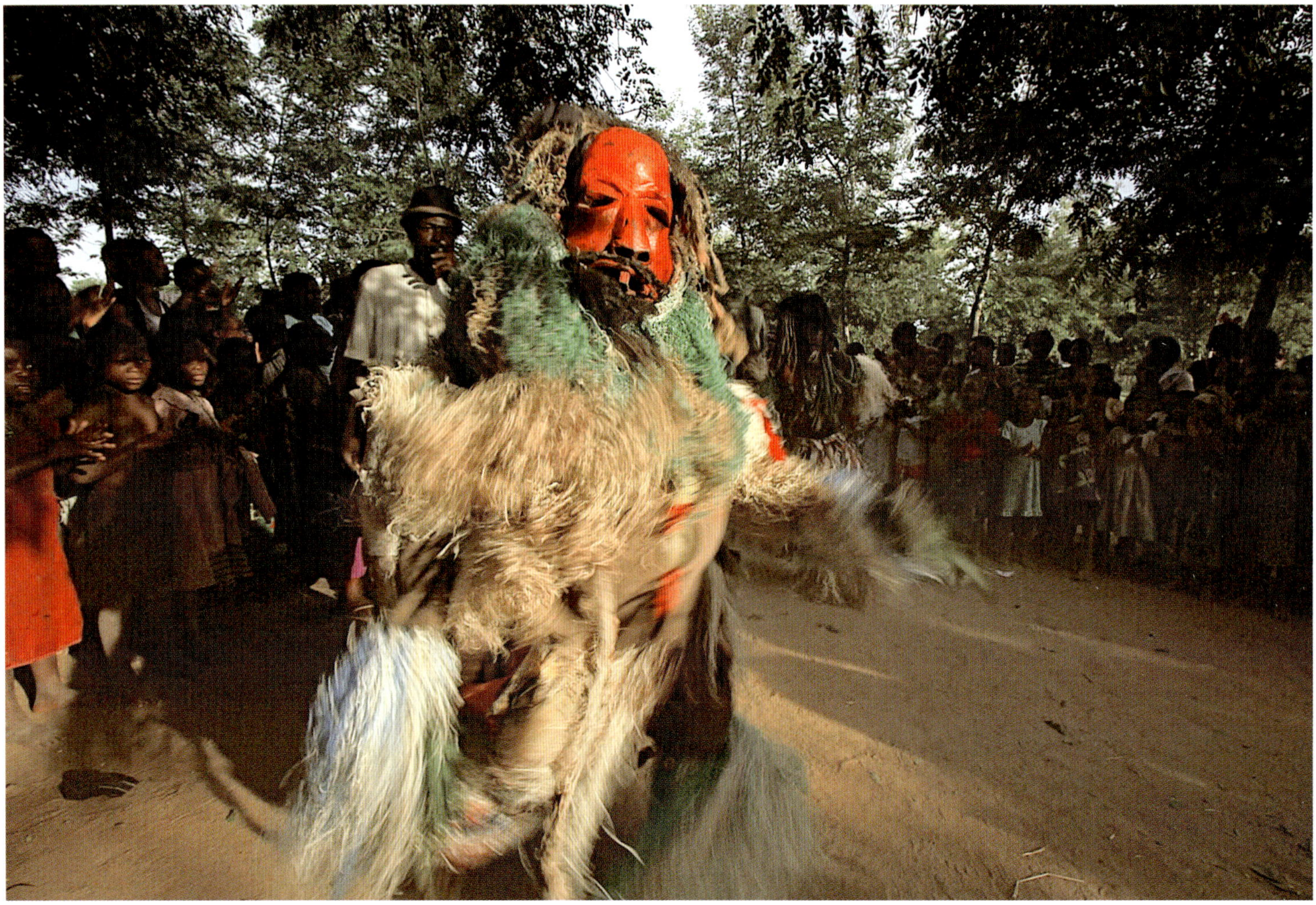

étranges, tout à la fois humaines, animales et végétales. Impossible de savoir qui se cache derrière ces tenues d'apparat : reconnaître les officiants romprait leur pouvoir… Alors que les danseurs commencent à trépigner et à gesticuler aux premiers sons des tambours, je vois Blue Man s'approcher de chacun d'entre eux et leur cracher au visage et sur d'autres parties du corps une grande rasade de la potion qu'il a préparée avec la *chadzera*. Ce rite m'en rappelle un autre, celui qu'accomplit à plusieurs milliers de kilomètres de là, au Mexique, une guérisseuse zapotèque pour une purification spirituelle, la *limpia*. Sans que je m'en aperçoive, une foule compacte a déjà encerclé les danseurs. Les spectateurs affluent de toutes parts. Me voici perdu parmi eux. Il me semble que le temps s'est arrêté : le village tout entier est là, communiant dans une clameur joyeuse. Je me laisse, moi aussi, emporter par les rythmes entêtants des tambours et des chants. Le *nyau*, la danse, bat maintenant son plein. Les mouvements des danseurs masqués sont si rapides et si surprenants que les corps semblent complètement désarticulés. Comme hypnotisé, je ne cherche même plus à comprendre. Où s'arrête la médecine, où commence la sorcellerie ? Peu importe. Seul compte le moment unique que je suis en train de vivre.

— LA MÉDECINE TRADITIONNELLE ET LA MAGIE SONT DEUX DOMAINES DIFFÉRENTS. MAIS IL EST TRÈS IMPORTANT QUE LA MAGIE ET LA MÉDECINE TRADITIONNELLE FONCTIONNENT ENSEMBLE, CAR TOUTE MAGIE TROUVE SON ORIGINE DANS LA MÉDECINE.

KACHEPA BULUMENI

À l'occasion d'un décès ou d'un mariage, on prépare, selon la coutume, un *gule wamkulu*, ou « grande danse ». Des racines de *chadzera* sont infusées, et le guérisseur crache la potion sur les danseurs pour leur donner de la force.

ROUMANIE

FOCSANI La médecine des abeilles

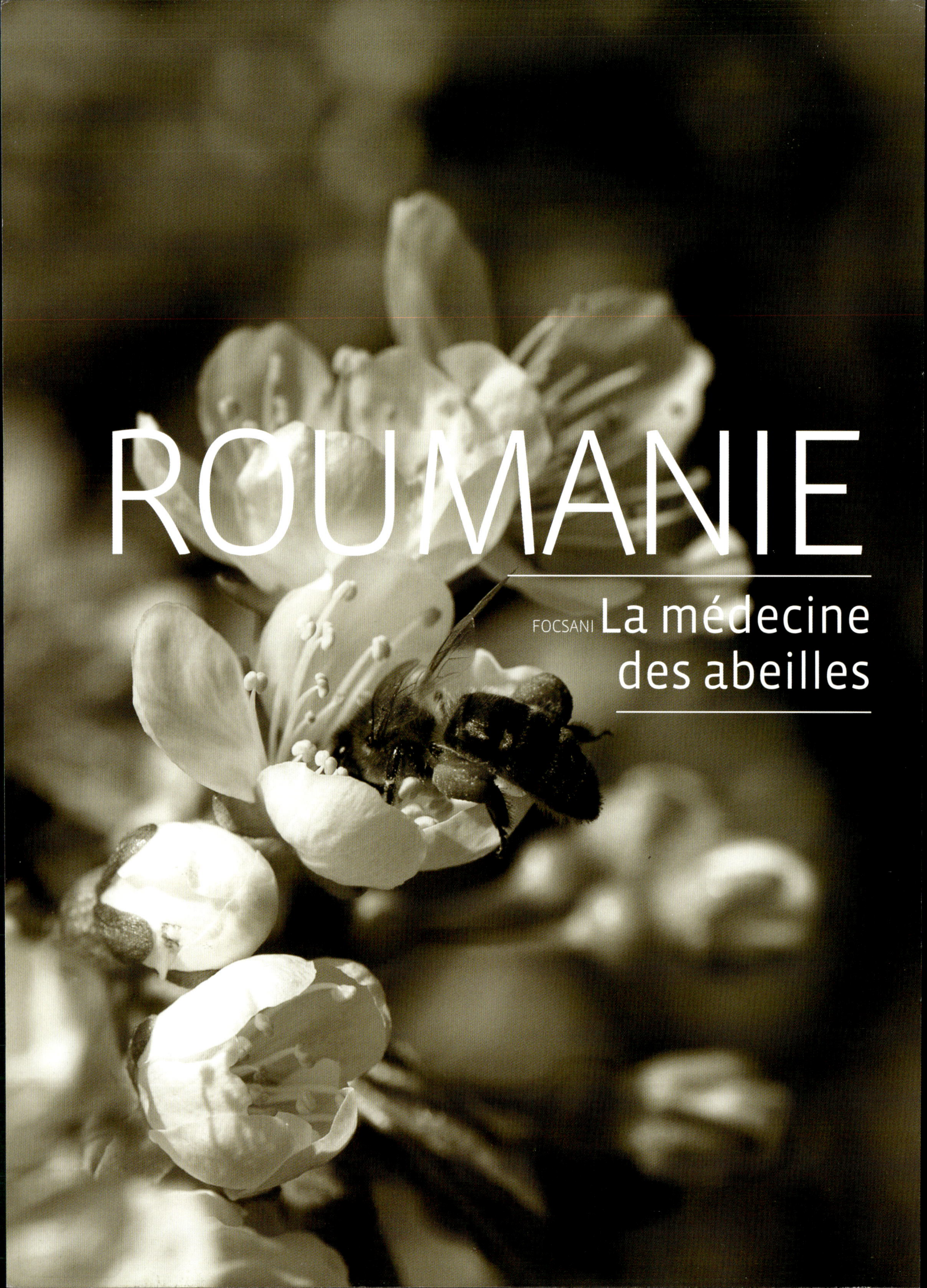

0

C'EST LE TAUX DE CROISSANCE DE LA POPULATION, LE TAUX DE FERTILITÉ ÉTANT DE 2 %[1].

504

DOLLARS AMÉRICAINS : C'EST LA SOMME MOYENNE ALLOUÉE PAR PERSONNE AUX DÉPENSES DE SANTÉ PAR L'ÉTAT EN 2013[2].

21 %

DE LA POPULATION N'AVAIT PAS ACCÈS À DES INSTALLATIONS SANITAIRES AMÉLIORÉES EN 2014[1].

4 %

DES MÉDECINS ONT DEMANDÉ EN 2009 AUX AUTORITÉS ROUMAINES D'ÊTRE AUTORISÉS À TRAVAILLER À L'ÉTRANGER, SIGNE DE L'HÉMORRAGIE MÉDICALE QUI TOUCHE LE PAYS[4].

22,4 %

DE LA POPULATION VIT EN DESSOUS DU SEUIL DE PAUVRETÉ[1].

23 062

TONNES MIEL ONT ÉTÉ PRODUITES EN 2012[3].

19 %

DU TERRITOIRE EST PROTÉGÉ AU TITRE D'AIRES NATURELLES[1].

1

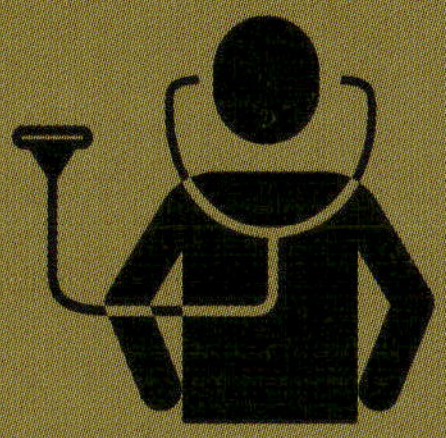

MÉDECIN EST RECENSÉ POUR 428 PERSONNES, UN CHIFFRE TRÈS BAS[4].

46 %

DE LA POPULATION VIT EN MILIEU RURAL[1].

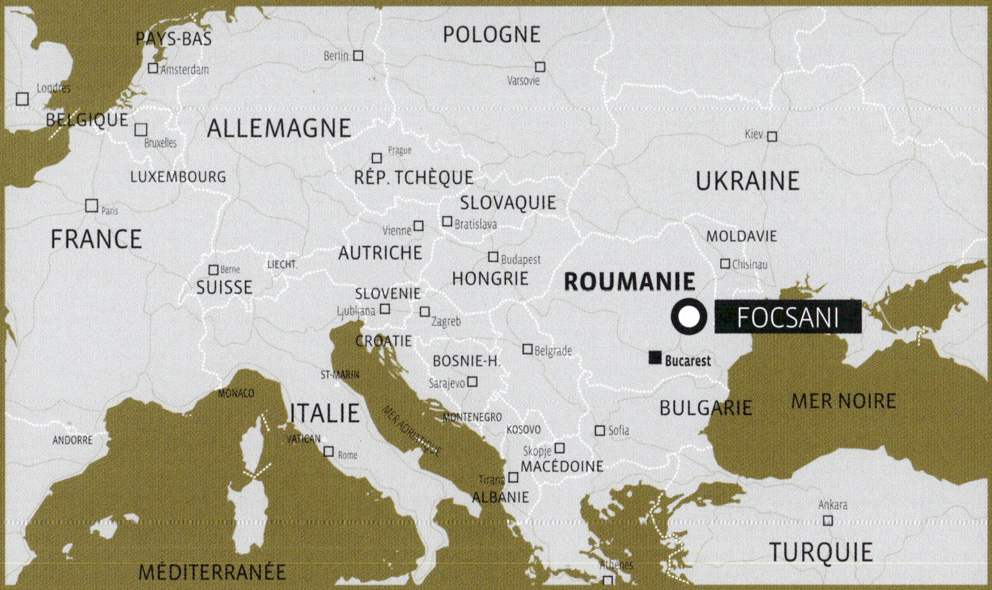

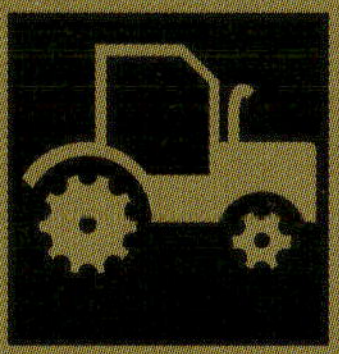

60 %

DU TERRITOIRE EST VOUÉ À L'AGRICULTURE[1].

1. Source : Banque mondiale - Données 2015. 2. Source : Organisation mondiale de la santé [OMS], données de l'Observatoire mondial de la santé. 3. Source : Organisation des Nations unies pour l'alimentation et l'agriculture [FAO], 2012. 4. Varna [Bulgarie], Medical University of Department of Health Care Economics and Management, 2011.

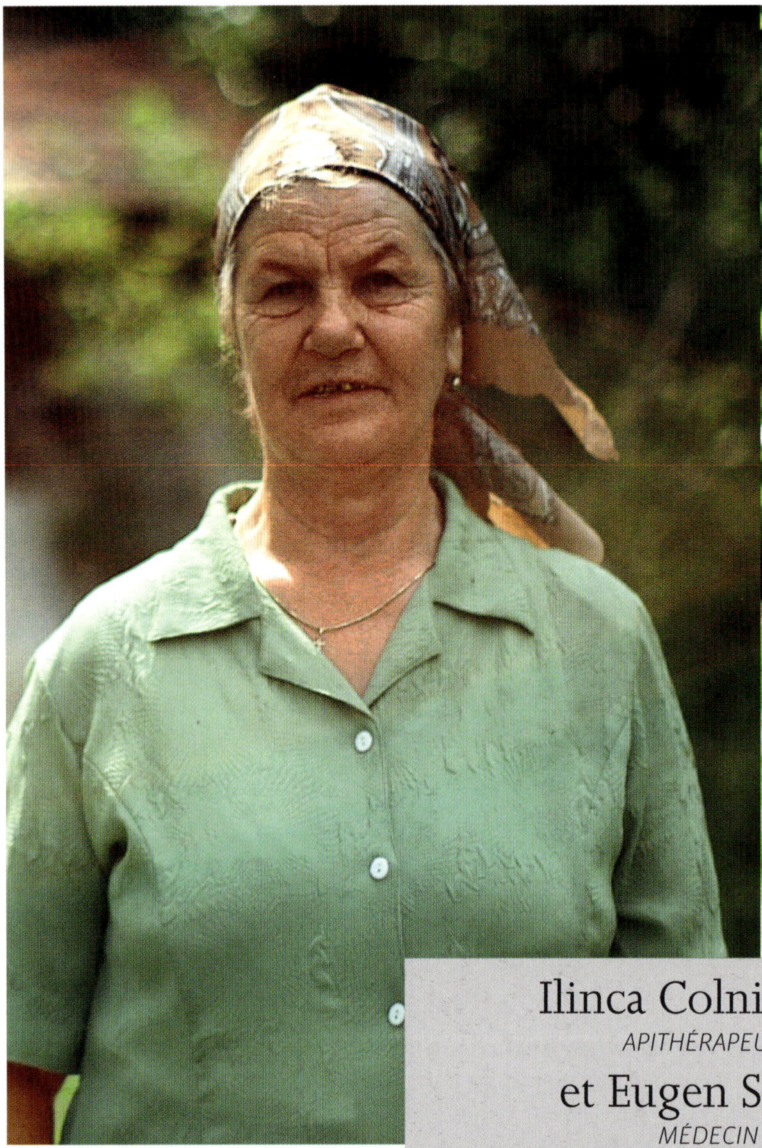

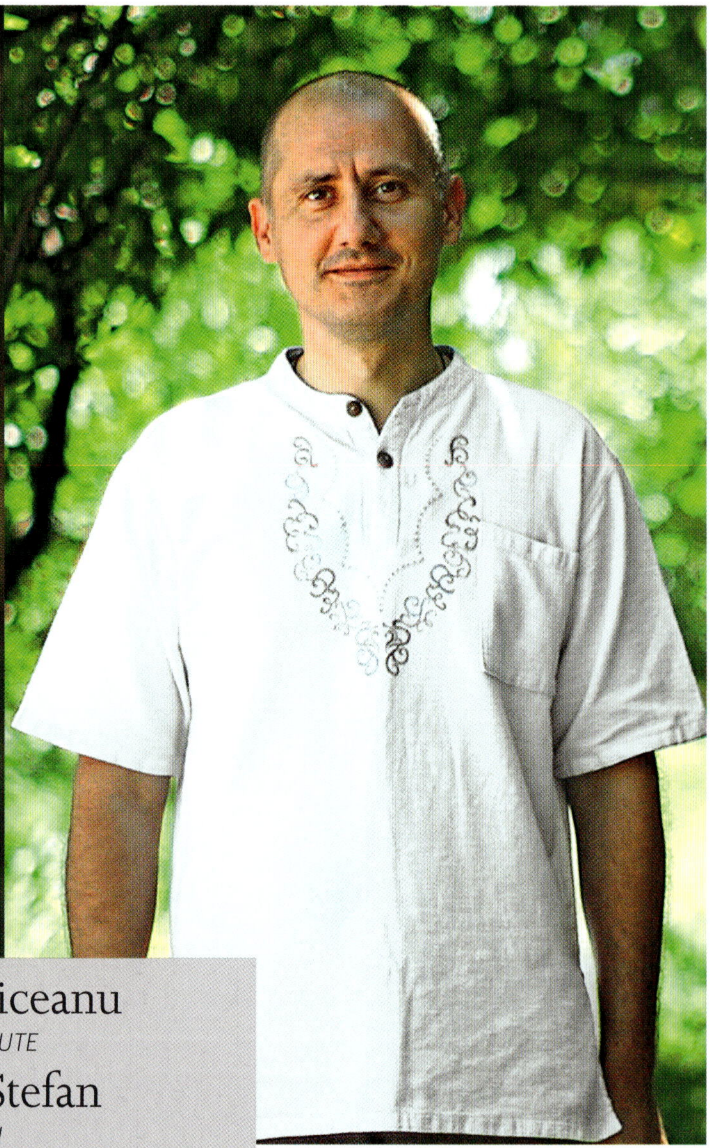

Ilinca Colniceanu

APITHÉRAPEUTE

et Eugen Stefan

MÉDECIN

Ilinca, âgée de soixante-dix ans, est apithérapeute traditionnelle.

Eugen est médecin. Il est aussi apithérapeute et apiculteur, depuis vingt-deux ans. Spécialisé en médecine ayurvédique, il porte en outre un intérêt particulier à la médecine traditionnelle roumaine.

Ilinca est douce comme le miel, Eugen vibre comme la ruche. Reine des Carpates, maître des essaims. Le chant de l'abeille résonne dans la mémoire des Daces, propolis et pollen, venin brûlant et baumes sucrés, nectar de fleurs. Leur médecine est douce, je m'y suis piqué !

ROUMANIE *La médecine des abeilles*

Eugen Stefan, médecin et apithérapeute.

Ilinca Colniceanu, apithérapeute traditionnelle.

EN ROUMANIE, J'ÉTAIS À LA FOIS TOUT PROCHE DE CHEZ NOUS ET TELLEMENT LOIN ! TOUT PROCHE, CAR CE PAYS D'EUROPE CENTRALE, OÙ L'ON ENTEND PARLER DANS LES RUES UNE LANGUE ASSEZ VOISINE DE LA NÔTRE, EST À MOINS DE TROIS HEURES D'AVION DE PARIS. TRÈS LOIN, PARCE QUE, DE SA CAPITALE BUCAREST À SES CAMPAGNES, LA ROUMANIE EST UN MONDE À PART, AVEC SA CULTURE PROPRE.

J'avais depuis longtemps éprouvé l'envie de me rendre dans ce pays. Adolescent, j'avais été le témoin indirect de la poigne de fer avec laquelle le dictateur communiste Nicolae Ceausescu a dirigé la Roumanie jusqu'à la fin des années 1980. À cette époque, ma mère, qui ouvrait toujours les bras au monde entier, m'avait aussi fait connaître les communautés tziganes qui étaient installées près de chez nous. La présence des gens du voyage s'offrait à moi comme une chance : mon quotidien s'embellissait à les côtoyer, car lorsque j'allais avec mes amis originaires de cet autre univers, je découvrais d'autres gens, d'autres mœurs, d'autres mots. Ce que je ne savais pas encore, c'est que la Roumanie possédait une autre richesse : son apiculture. Les liens entre les Roumains et le monde des abeilles ne datent pas d'hier : le pays a accueilli son premier centre de recherche dédié à l'apiculture dans les années 1930. La lune de miel perdure toujours : Bucarest dispose aujourd'hui d'un très actif Institut de recherche et de développement apicole qui, en plus de travailler à l'amélioration des méthodes d'élevage des abeilles, fabrique non seulement ses propres miels, pollen et autres gelées royales, mais étudie aussi les bienfaits thérapeutiques de ces produits de la ruche. Dans la capitale, et surtout dans les villages, de nombreux spécialistes ne jurent que par l'apithérapie pour guérir les maux de leurs patients. Ces pratiques n'ont rien de secret, et j'avais pu lire de nombreux articles sur le sujet. Pourtant, je ne parvenais pas à me représenter comment on pouvait traiter des malades grâce aux abeilles. Piquait-on vraiment des patients, volontaires qui plus est ? Pour moi, une piqûre d'abeille était avant tout très douloureuse, et sa brûlure irradiait durant de longues minutes là où l'insecte en colère avait décidé de planter son dard.

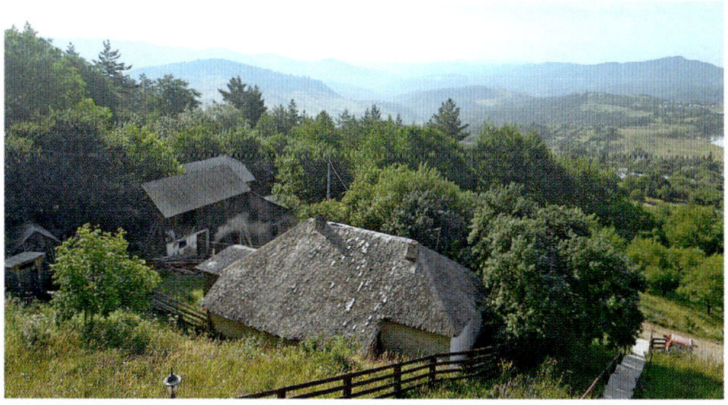

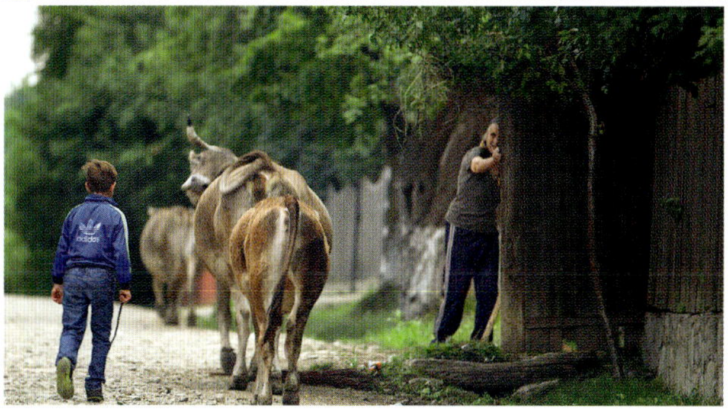

➔ Arrivée au village de Vancea, sur les pentes des Carpates.

Pour aborder le monde de l'apithérapie, direction Focsani, petite bourgade au nord-est de la capitale, au pied de la chaîne des Carpates qui dessine les paysages de l'est de la Roumanie. La ville transpire un charme postsoviétique suranné. Tout, ici, semble à l'abandon. Les bâtiments en friche se succèdent, les trains qui font halte en gare sont d'un autre âge. Nous quittons l'agglomération pour gagner la campagne. L'apiculture s'impose progressivement. J'aperçois au bord des chemins, au bout d'un champ ou cachées à l'abri d'une haie, de drôles de roulottes, fierté de l'apiculture locale : chargées de plusieurs dizaines de ruches aux frontons colorés, ces remorques servent à déplacer les élevages d'une région à une autre, au fur et à mesure de la floraison des espèces, afin de produire ici du miel de forêt, là du miel toutes fleurs. À l'ombre d'arbres fruitiers, penché sur ses ruches, le docteur Eugen Stefan va m'initier aux subtilités de l'apithérapie. Il a le crâne rasé et porte une chemise de lin blanche à col mao : il paraît plus fidèle à l'idée que je me fais d'un moine bouddhiste qu'à celle d'un apiculteur roumain ! Son visage détendu, sa voix calme et posée comme s'il craignait d'effrayer inutilement ses abeilles ajoutent à la sérénité qui semble se dégager de mon hôte.

Dès notre arrivée, il tient à ce que nous visitions son rucher. Je n'y connais vraiment rien en apiculture, mais sa passion est contagieuse. À ses côtés, je découvre un univers fascinant. Je n'imaginais pas que, dans ces boîtes de bois grouillant de dizaines de milliers d'insectes, vivait une société si bien organisée, où les butineuses dansent pour indiquer aux autres abeilles la direction et la distance où trouver les sources de subsistance, où les jeunes ouvrières restent à l'intérieur pour nourrir le couvain, où la reine née d'une larve parmi d'autres acquiert son statut du seul fait qu'elle a été élevée à la gelée royale. Je suis surpris par la facilité avec laquelle le docteur Stefan travaille auprès de ses petites protégées : certes, nous portons tous les deux un habit d'apiculture et des gants qui nous prémunissent des piqûres, mais les abeilles ne s'affolent manifestement pas quand, d'un geste doux, il ouvre le toit des ruches et en sort des cadres alvéolés où le miel commence à s'accumuler. Je suis fasciné. Dès que mes voyages à travers le monde se feront un peu moins fréquents, c'est sûr, je me ferai apiculteur.

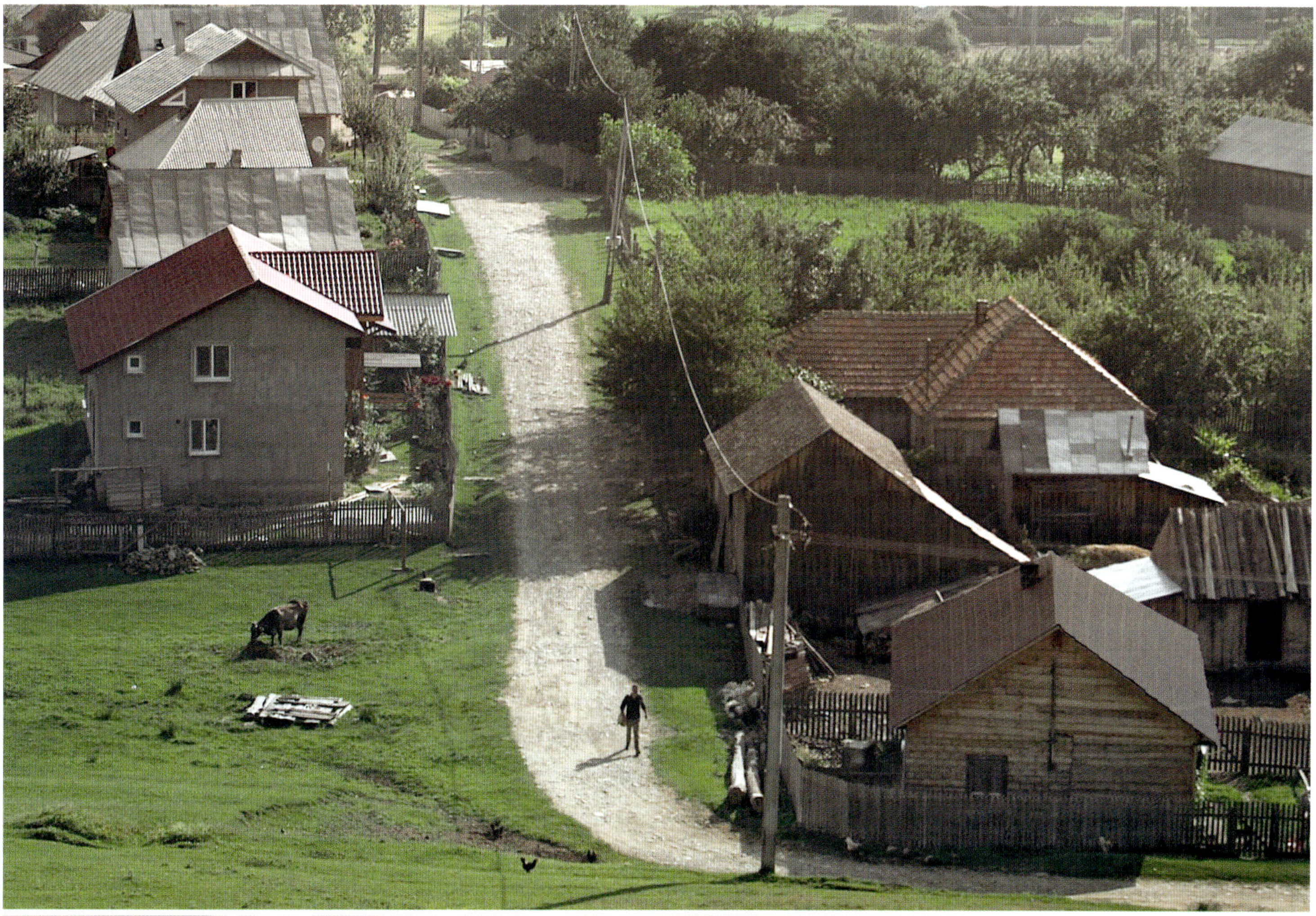

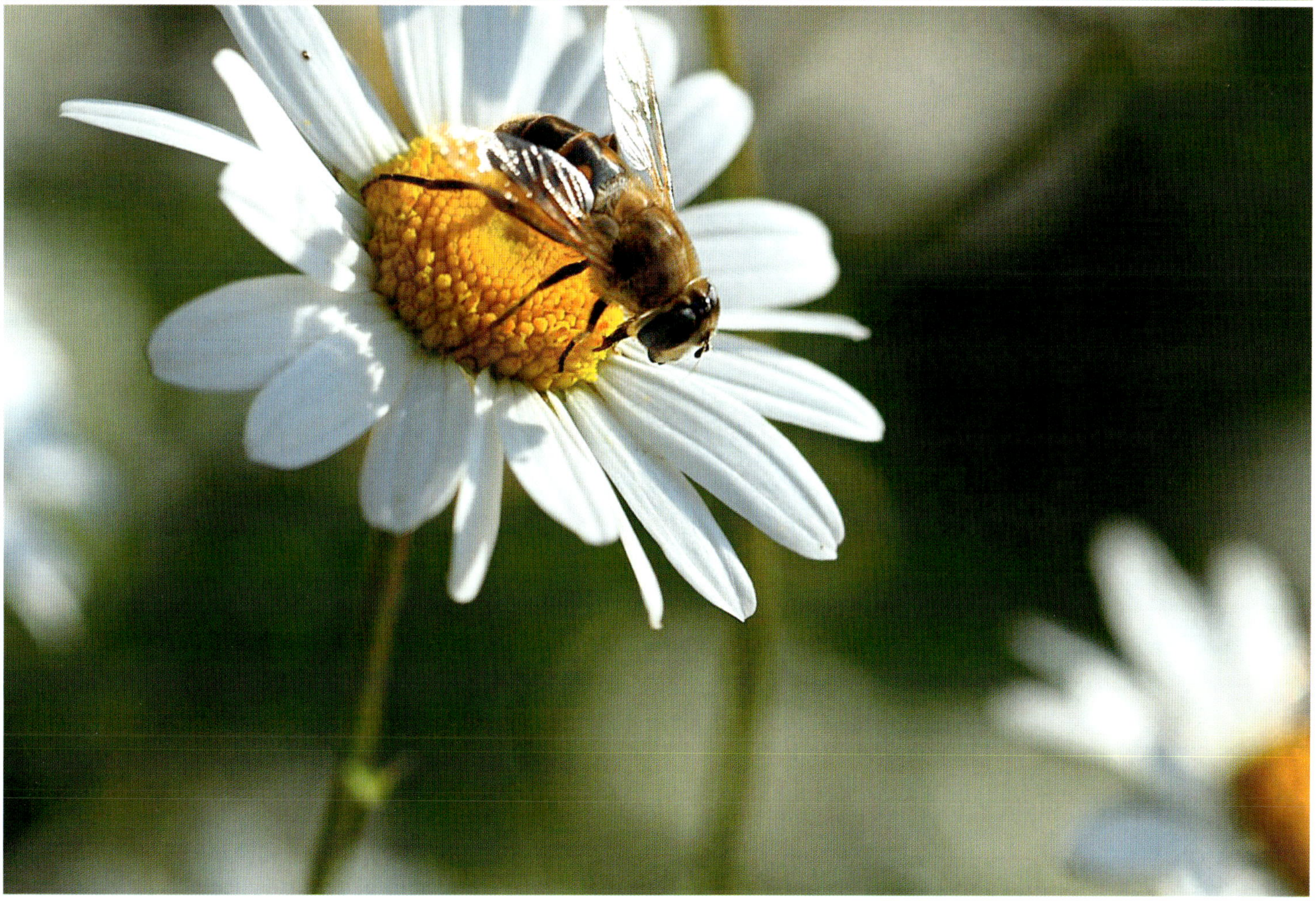

➲ Tout ce qui se trouve dans la ruche a des vertus médicales : le miel et la propolis ont des propriétés antiseptiques, le pain d'abeille, consommé par les larves, est riche en acides aminés et en protéines.

Plus tard, dans sa modeste maison, Eugen Stefan m'explique pourquoi il s'est tourné vers la pratique de l'apithérapie. Je comprends qu'au-delà de la passion qu'il voue aux abeilles, il a aussi été très déçu par la médecine moderne. Je ne partage pas toujours son avis sur les questions médicales, mais je sens un homme brillant, travailleur, et son engagement force le respect. Une jeune femme lui rend visite cet après-midi, désireuse de faire atténuer une large cicatrice de césarienne. Jamais je n'avais vu pareil traitement. À côté de la table de consultation sur laquelle elle est allongée, une petite boîte grouille d'une dizaine d'abeilles vivantes. Le docteur Stefan en attrape une avec une pince à épiler puis l'approche de la cicatrice... jusqu'à ce qu'elle pique la patiente ! Puis il recommence. Malgré une douleur certaine, la jeune mère ne bronche pas. Elle vient pourtant de se faire piquer une dizaine de fois. Je suis stupéfait. N'est-ce pas un peu risqué ? En tant que médecin, je connais bien les réactions extrêmes que peut déclencher une piqûre d'abeille, de guêpe ou de frelon. Le docteur Stefan, qui a déjà piqué ses patients des milliers de fois, se veut rassurant : il affirme que la dose létale n'est atteinte qu'au seuil de mille cinq cents piqûres.

Je suis dubitatif. Mais force est de constater que les patients, eux, en redemandent. Plus tard dans la journée, une dame âgée reçoit près de quarante piqûres pour soulager ses articulations douloureuses. Habituée à cette thérapie, elle précise même au docteur Stefan les parties de son corps où elle souhaite les recevoir. Son attitude me fait penser à une légende qu'on m'a racontée avant mon départ : si les vieux apiculteurs roumains restent souples et toniques malgré leur âge, c'est grâce aux multiples piqûres que leur pratique leur a values. Je ne sais pas trop quoi penser de ce genre de thérapie. La réaction inflammatoire provoquée par les piqûres d'abeille est-elle vraiment capable d'aider à soigner certains maux ? Peu de preuves scientifiques ont été apportées jusqu'à présent, qui démontreraient que le venin frais d'abeille serait au moins aussi efficace que les traitements proposés habituellement. En revanche, le venin d'abeille fait fureur à plus de 13 000 kilomètres de là, en Australie, où il est en train de s'imposer comme un « Botox naturel » pour combler les rides. Pratique arriérée ou avant-gardiste ? La vérité se situe probablement un peu entre les deux. Je suis en réalité plus touché par une autre conséquence de cette

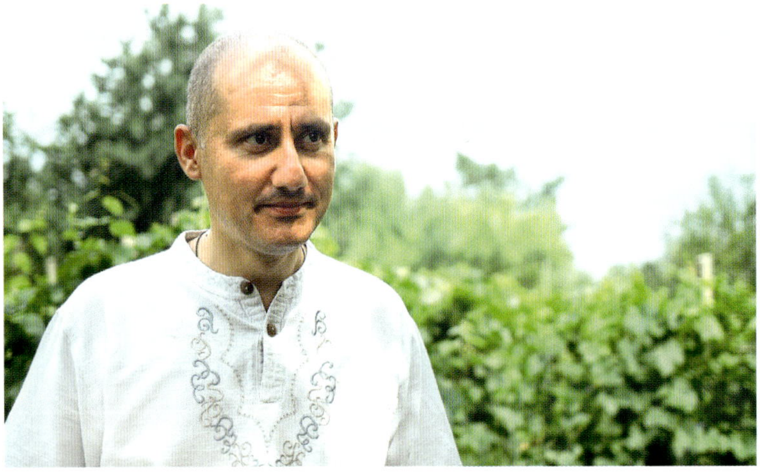

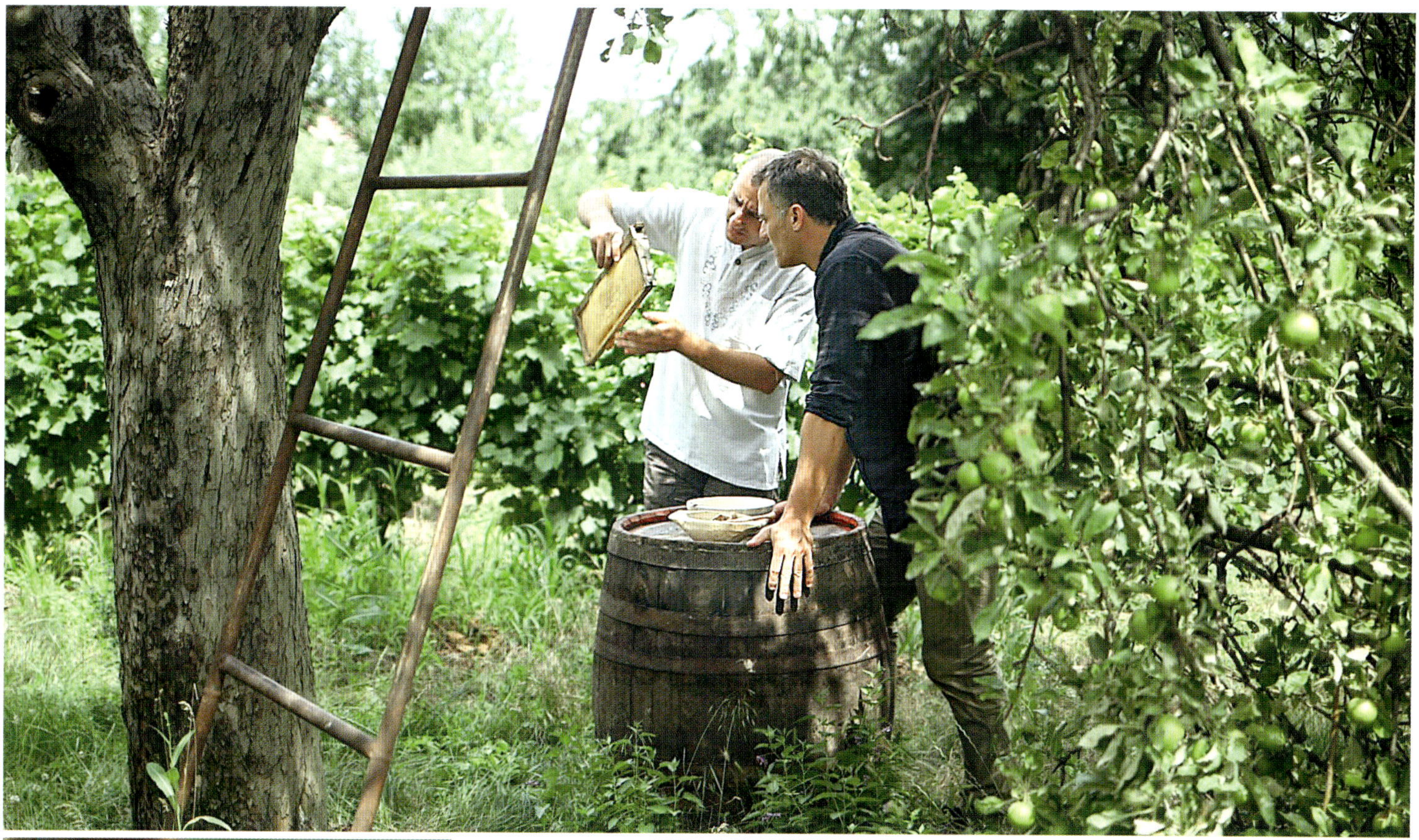
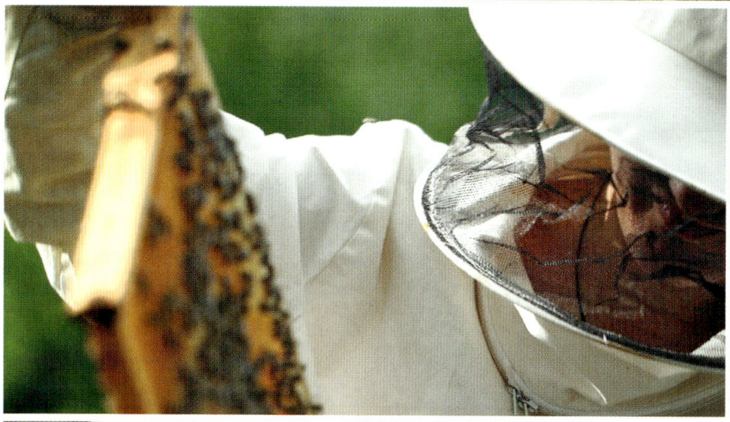
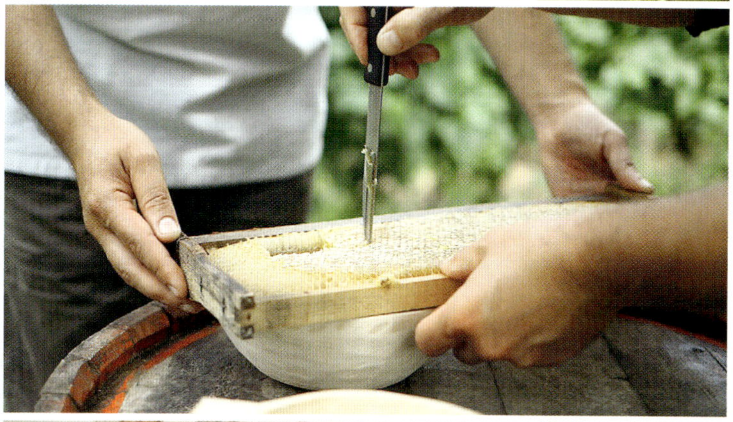
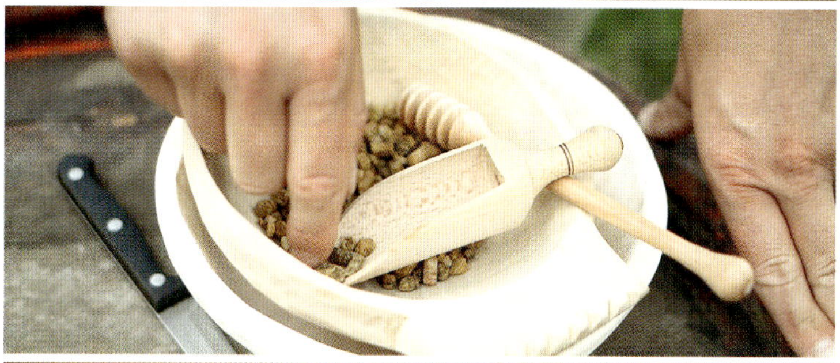
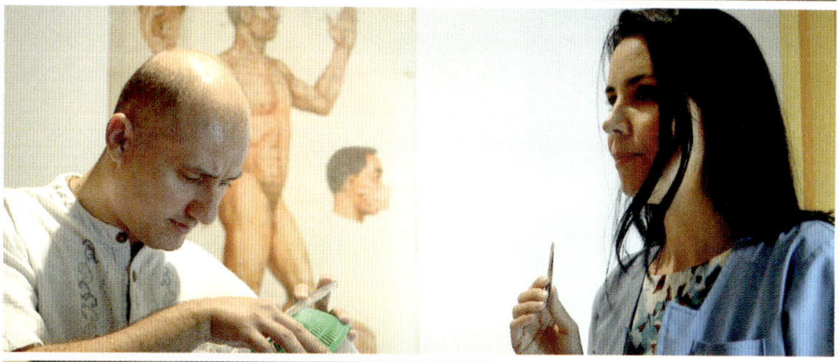
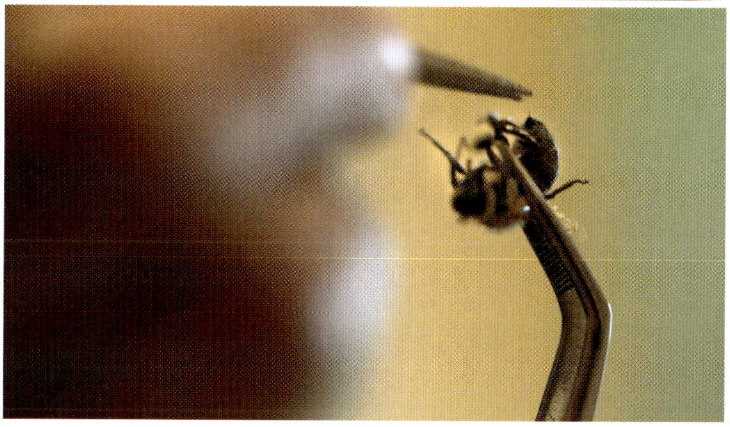
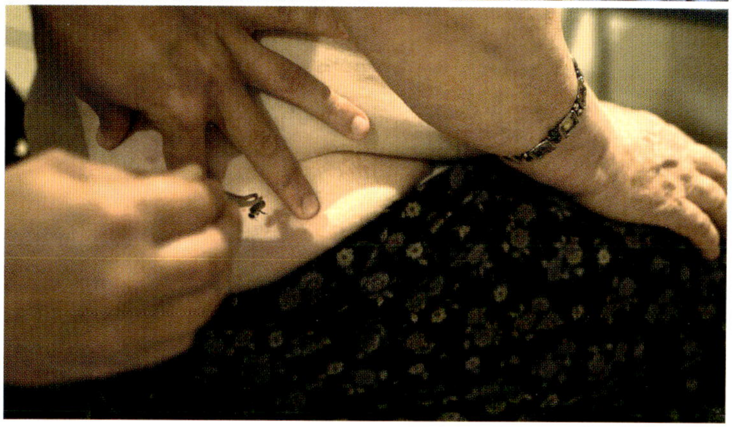

> — QUAND MES GRANDS-MÈRES AVAIENT DES PROBLÈMES DE SANTÉ, ELLES N'UTILISAIENT PAS DE MÉDICAMENTS, MAIS DES PLANTES DU JARDIN OU DES CHOSES DE LA RUCHE.
>
> *ILINCA COLNICEANU*

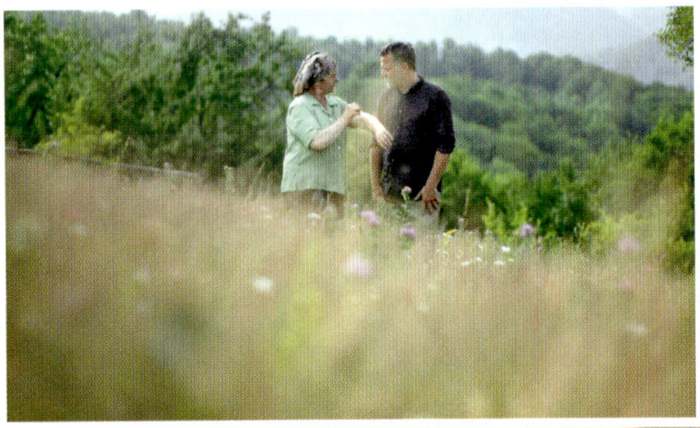

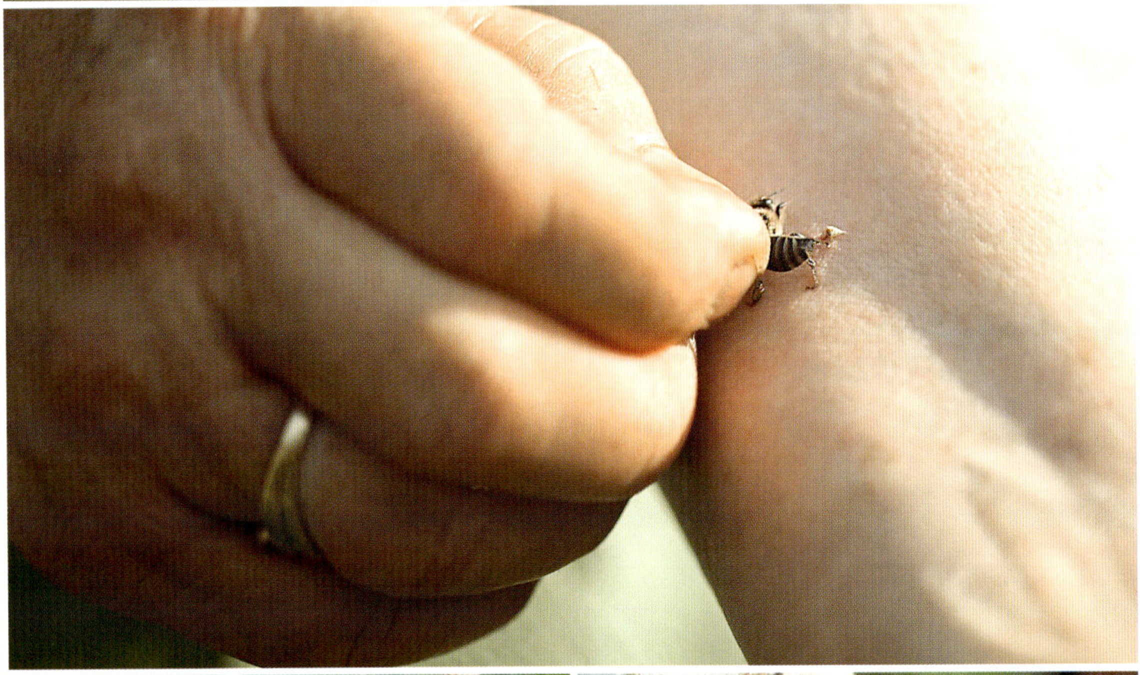

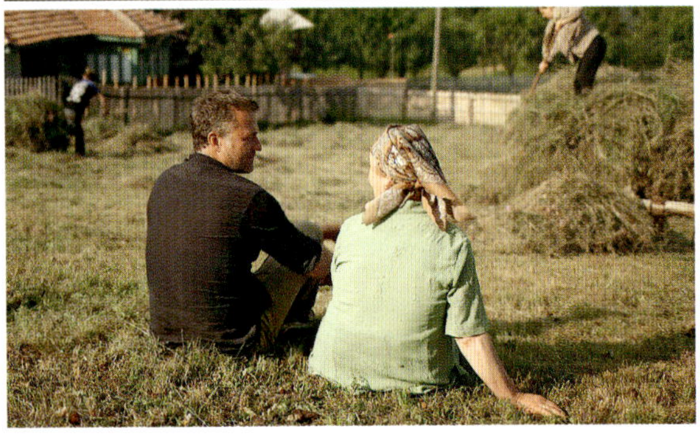

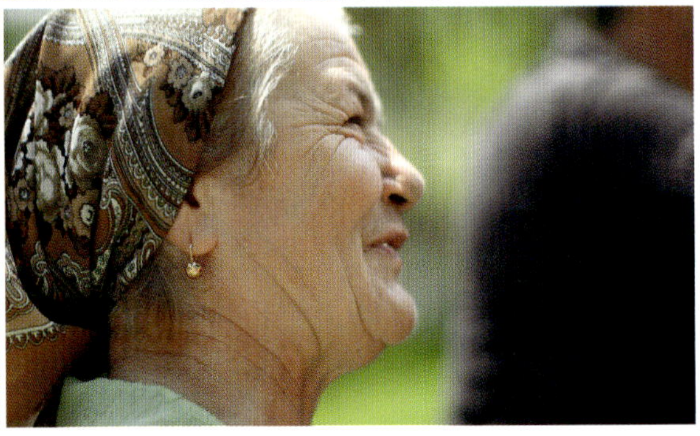

pratique : lorsqu'on force une abeille à piquer un patient, elle meurt... Son dard, pour qu'il reste dans les chairs, doit s'arracher de l'abdomen de la butineuse, entraînant avec lui les viscères de la pauvre petite abeille... Les abeilles souffrent-elle comme nous ? Même si ce n'est pas le cas, un tel traitement est-il bien nécessaire ?

Le lendemain, je décide de rencontrer une autre apithérapeute. Ilinca, avec son tablier qui me rappelle celui de nos grands-mères et son fichu sur la tête, rayonne d'un air jovial et accueillant. Comme le docteur Stefan, elle m'ouvre grand la porte de sa petite demeure pour m'initier à sa pratique. Avec elle, je prends la mesure du fléau qui affecte l'apiculture : alors qu'Ilinca, il y a quelques années encore, entretenait plusieurs ruches dans lesquelles elle prélevait quelques abeilles au fur et à mesure des besoins de ses patients, elle n'en possède aujourd'hui plus aucune. Les abeilles ont déserté, et, trop pauvre, elle n'aura pas les moyens d'acquérir de nouveaux essaims avant quelque temps. Son collègue, le docteur Stefan, avait lui aussi évoqué le désastre : seules quatre de ses ruches sont encore actives, contre une petite vingtaine auparavant. Pour quelle raison ? Le « syndrome d'effondrement des colonies d'abeilles », comme l'ont nommé les scientifiques, touche les essaims du monde entier, des États-Unis à l'Europe et jusqu'en Asie. En Roumanie, sur les premières pentes des Carpates, on accuse volontiers les pesticides, et on n'a certainement pas tort : des chercheurs ont déjà montré que lorsque les abeilles butinent des produits phytosanitaires, elles perdent, entre autres, toute capacité d'orientation et deviennent incapables de retourner à la ruche. Je suis ému par la situation que traverse Ilinca : une apithérapeute sans abeilles, quel crève-cœur ! La guérisseuse roumaine n'est pourtant pas du genre à se laisser abattre : ses patients comptent sur elle, et elle fait tout pour leur venir en aide. Alors, à chaque fois qu'ils la demandent, elle part sur les chemins et marche jusqu'aux prés où poussent les fleurs qui ont le plus de nectar. Délicatement, elle attrape quelques abeilles, juste le nombre dont elle a besoin.

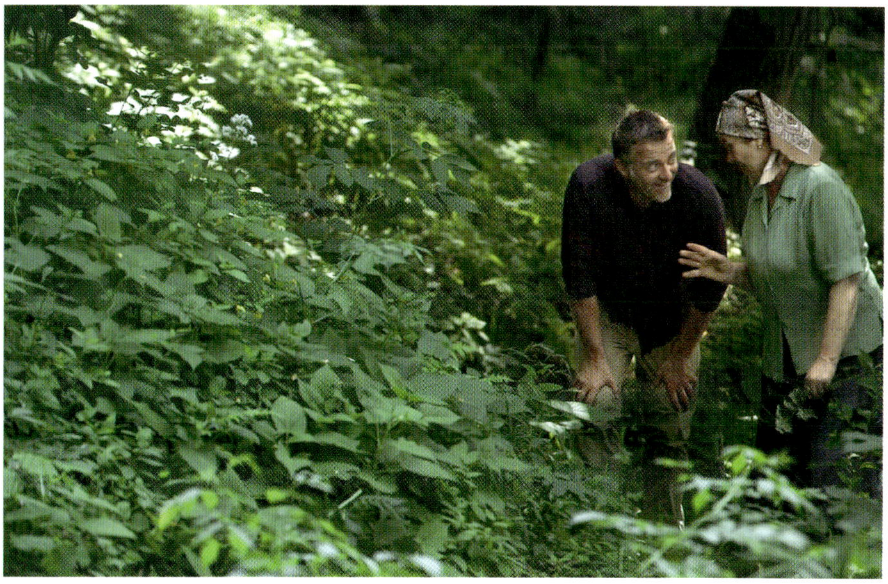

Ilinca Colniceanu se pique avec une abeille pour bénéficier des propriétés anti-inflammatoires attribuées au venin.

PRATIQUE D'AILLEURS

Le miel médicament

Dans le cabinet du docteur Stefan, la patiente ne bronche pas. L'une après l'autre, délicatement maintenues entre les branches d'une pince à épiler, des abeilles viennent lui piquer le corps. Le dard, l'aiguillon que portent ces petits insectes à l'extrémité de leur abdomen, se plante dans sa peau, ouvrant dans les chairs une voie d'accès au venin. Chaque semaine, la jeune femme reçoit ainsi plusieurs dizaines de piqûres. Atteinte d'une sclérose en plaques, elle affirme que les cures de ce traitement étonnant lui ont permis de retrouver une mobilité qu'elle avait perdue. L'utilisation des produits de la ruche en matière de santé n'a rien de nouveau. Hippocrate, dans la Grèce antique, utilisait déjà le miel pour soigner les blessures. Et le pollen, selon les Romains, était la poudre « qui donne la vie ». En Roumanie, les apiculteurs des montagnes des Carpates ont la réputation de ne pas souffrir d'arthrose et de bénéficier d'une vitalité hors du commun. Aujourd'hui, les études ne parviennent cependant pas à mesurer avec certitude les effets bénéfiques du venin d'abeille sur la sclérose en plaques. Mais dans le cas d'autres maladies, les impacts ont été mieux évalués. En Corée du Sud, par exemple, des chercheurs se sont intéressés à son usage pour traiter l'arthrose ; dans ce but, ils ont travaillé avec dix personnes atteintes de polyarthrite rhumatoïde, une maladie inflammatoire des articulations. Verdict : l'acupuncture au venin d'abeille a amélioré de façon remarquable les symptômes chez deux d'entre eux, et de façon réelle, quoique moins prononcée, chez sept autres patients. Il faut dire que le cocktail de molécules contenues dans le venin d'abeille est une véritable pharmacie potentielle, comprenant des amines biogènes, des enzymes et des peptides tels que l'apamine, un léger neurotoxique, et la mélittine. Cette dernière a eu les honneurs des chercheurs de l'École de médecine de l'université Washington de Saint Louis (Missouri), qui ont révélé ses propriétés étonnantes. La mélittine, combinée avec des nanoparticules, est capable de fusionner avec le virus du VIH, vecteur du sida, et de détruire son enveloppe protectrice. Les chercheurs y voient une application future, avec la mise au point d'un gel vaginal qui pourrait prévenir le risque d'infection par le virus. Le venin n'est d'ailleurs pas le seul produit de la ruche à présenter un intérêt médical. Des analyses ont, par exemple, permis de découvrir que le miel a un effet inhibiteur sur plus de 60 espèces de bactéries. Fort de cette conclusion, le service de chirurgie digestive, générale et endocrinienne de l'hôpital de Limoges pose, depuis plusieurs années déjà, des pansements à base de miel sur les plaies, les escarres, les brûlures ou les lésions cutanées comme les ulcères ou les crevasses, qui favorisent une cicatrisation efficace et limitent les infections.

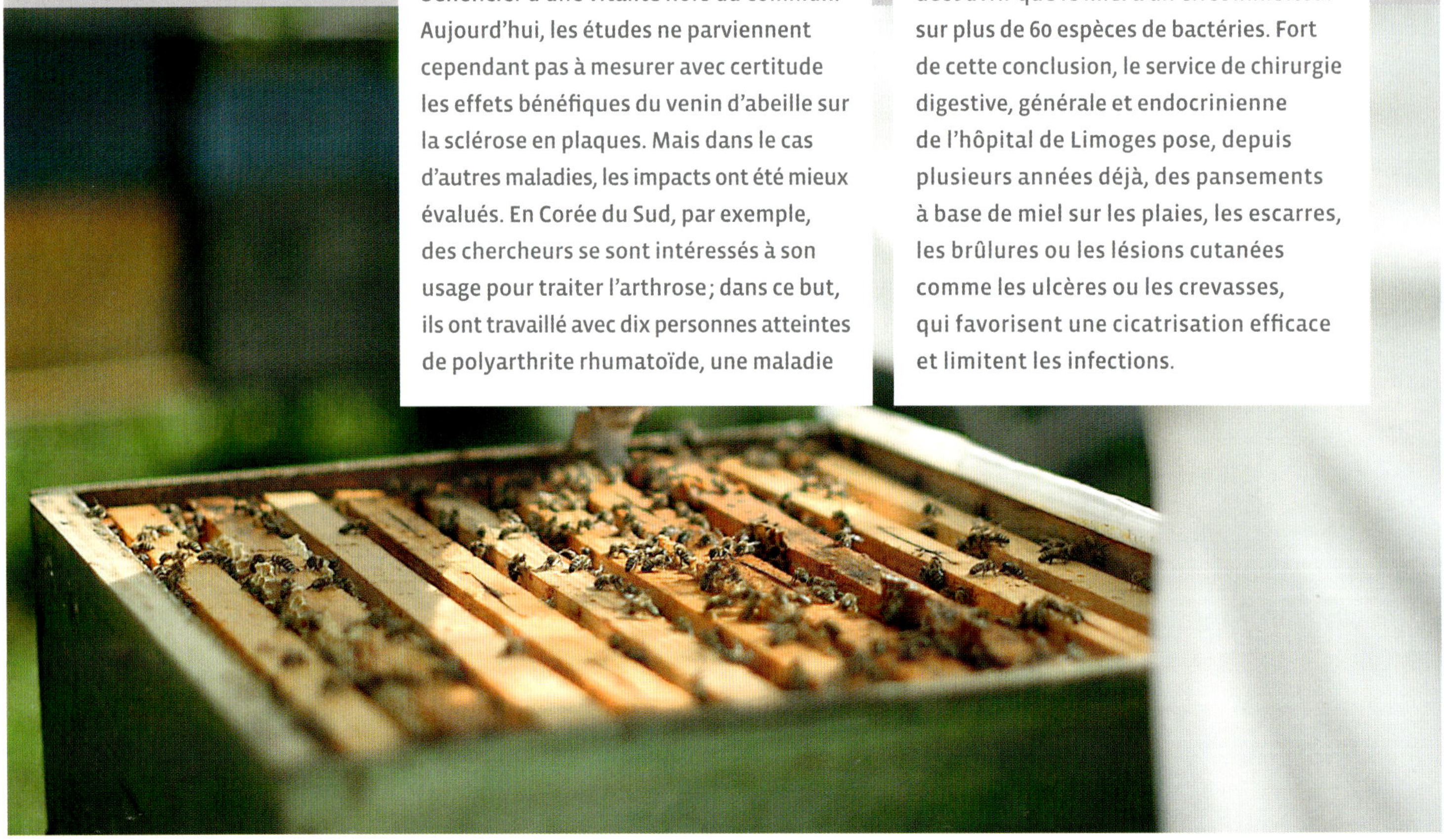

> EINSTEIN A DIT QUE SI LES ABEILLES DISPARAISSAIENT, L'HOMME SUIVRAIT, À CAUSE DE L'EXTINCTION DES FLEURS. LES ABEILLES ASSURENT PLUS DE 70 % DE LA POLLINISATION.
>
> *EUGEN STEFAN*

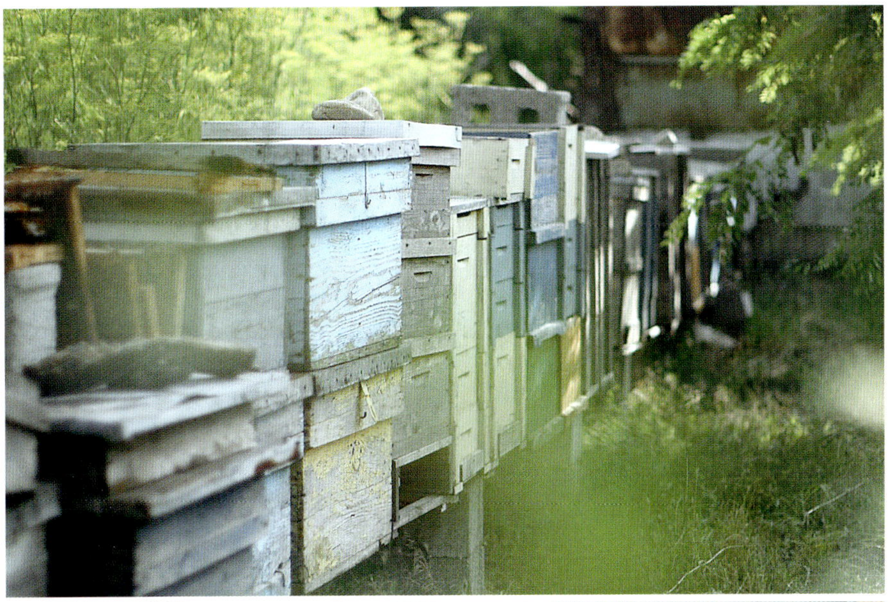

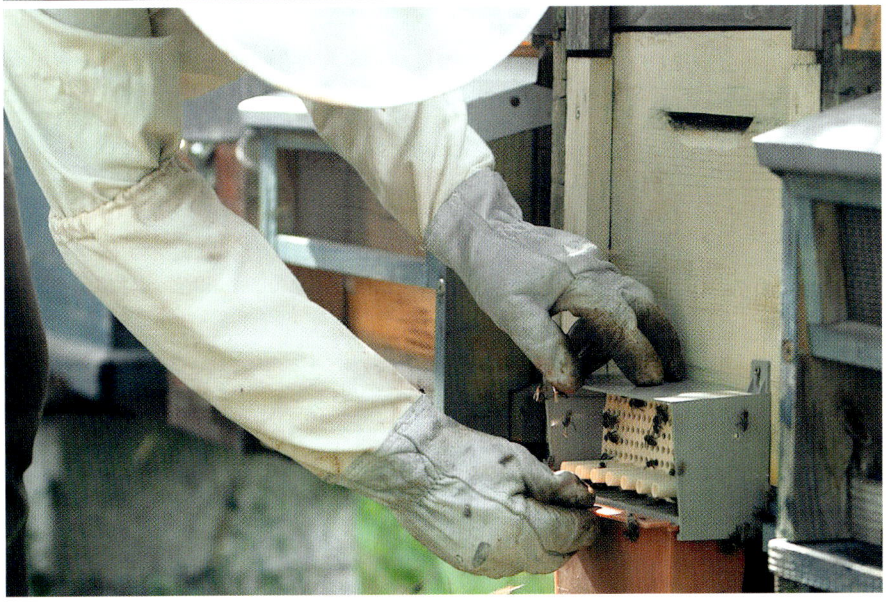

Pour en savoir plus

L'IMRA-Fondation Albert et Suzanne Rakoto Ratsimamanga poursuit la mission de l'Institut malgache de recherches appliquées fondé à Antananarivo en 1958 à l'initiative du chercheur malgache Albert Rakoto Ratsimamanga et du botaniste français Pierre Boiteau. Ses laboratoires de recherche et de production continuent de mettre au point des produits à base de plantes endémiques de l'« île rouge ».
www.imra-ratsimamanga.org/

En Australie, RACQ CareFlight Rescue offre un service de secours aéroporté dans le Queensland. Chaque jour, son personnel médical prend en charge plus de 10 personnes en moyenne. En trois décennies, les appareils de la compagnie ont transporté par les airs plus de 40 000 patients.
www.careflight.org.au/

L'Association pour les plantes aromatiques et médicinales de La Réunion (Aplamedom) a pour but d'approfondir les connaissances sur les plantes aromatiques et médicinales de l'île, de recenser et évaluer leurs usages traditionnels, et de valoriser et développer ce secteur d'activité. Son site Internet présente notamment une base de données répertoriant certaines de ces plantes parmi les plus remarquables.
www.aplamedom.org/

En Roumanie, l'Institut de recherche et de développement apicole (ICDA) étudie spécifiquement les produits de la ruche (miel, pollen, propolis, gelée royale, venin, etc.). Les recherches portent sur les propriétés de ces produits naturels comme compléments alimentaires, et sur leurs qualités thérapeutiques pour le traitement de diverses pathologies.
www.icdapicultura.ro/en/

Nauclea latifolia, plante médicinale d'Afrique, produit d'importantes quantités de molécules antidouleur. Cette découverte, due à Michel De Waard, directeur de recherche à l'Institut national de la santé et de la recherche médicale (INSERM), et au Camerounais Germain Sotoing Taïwe, de l'université de Buea, a fait la une de la presse. L'Inserm présente sur son site Internet le caractère extraordinaire de cette découverte, vidéo à l'appui.
www.inserm.fr/espace-journalistes/une-molecule-contre-la-douleur-decouverte-a-l-etat-naturel-en-afrique

Afin de faire découvrir le monde du sumo, le Nihon Sumo Kyokai, organisation officielle représentant la lutte japonaise traditionnelle, propose un guide répertoriant toutes les *beya*, écoles dans lesquelles s'entraînent les lutteurs, ainsi que la liste de tous les *rikishi*, les lutteurs, tant au Japon que dans le reste du monde.
www.sumo.or.jp/en/

L'hôpital traditionnel de Keur Massar, à Dakar, au Sénégal, met la médecine et la pharmacopée africaines à l'honneur. L'histoire de cette belle aventure, la mission de l'hôpital et de sa pharmacie, ainsi que les soins prodigués et les médications à base de plantes locales sont présentés sur le site Internet de l'établissement.
www.hopitalkeurmassar.com/

Au Malawi, le Blantyre Institute for Community Ophthalmology (BICO), créé en 2008, s'est donné pour mission de prévenir la cécité, notamment en soutenant des programmes de santé oculaire communautaires.
www.bicomalawi.org/

Remerciements

Merci à Alice Bomboy, ma partenaire de l'ombre. Je me souviendrai longtemps de ta mise en garde, avant de te rencontrer à l'aéroport de Brest : « Tu verras, ma voiture est un peu spéciale ». Je me souviendrai également de ton Van bariolé, des surfs sur le toit et de nos échanges dans les jardins du château de la Roche-Jagu – une Jurassienne et un Grenoblois, subjugués par la beauté des paysages bretons. J'aurais aimé être plus présent pour prolonger nos échanges. Je te souhaite une belle route sur tes chemins de traverse.

Merci à Arte Éditions et aux Éditions de La Martinière. Merci de me redonner la chance d'immortaliser ses moments. Merci pour votre patience et vos conseils avisés.

Alexandre Soullier, tu t'es engouffré avec moi dans cette aventure, bien au-delà de ce que nous pouvions imaginer. Un jour, nous nous retournerons sur les moments durs, sur les moments doux. Et, quand tout ne sera plus que souvenirs, je sais que tu seras tout prêt à les partager. Merci, mon ami.

Merci à Emmanuel Priou, Christophe Lioud, Yves Darondeau et à toute la « famille » de Bonne Pioche de m'avoir renouvelé votre confiance.

Merci à Claudine Brelet et Laurent Denizeau d'avoir accepté de participer à l'élaboration de cet ouvrage et de lui offrir la richesse de vos connaissances.

Un immense merci, Minna Riihimäki. Sans toi, l'aventure de *Médecines d'ailleurs* ne serait qu'un rêve inachevé.

Mes enfants chéris, pour la deuxième fois, vous avez supporté mon absence, sans reproches. Vous êtes exemplaires. Je vous aime.

À ma famille, mes amis, vous retrouver entre deux voyages m'a permis de ne pas me perdre. Merci.

Merci à vous qui lisez ce livre. J'ai la chance d'avoir pu l'écrire, j'ai eu la chance de partager la vie de ceux qui illuminent ces pages. Autant de lueurs d'espoir, de foi en la bonté de notre humanité.
Je vous souhaite un beau voyage !

Bernard Fontanille

Merci à Bernard de m'avoir fait voyager tout en restant en France et de m'avoir donné envie de découvrir de nouvelles contrées. Nos entretiens sur les berges de la Seine, les côtes bretonnes et les montagnes de Chamonix resteront des moments de travail inégalés en matière d'originalité !

Merci à Isabelle de m'avoir confié la co-écriture de cet ouvrage et à Anne-Laure pour sa patience et son accompagnement sans faille dans cette aventure menée tambours battants. Merci aussi à Morgane pour sa quête des statistiques, qui fut une aide ô combien précieuse.

Merci à ma famille de m'avoir donné l'envie de découvrir d'autres mondes et d'autres cultures, et à celui qui se reconnaîtra pour ses petits plats cuisinés tout au long de cette année et qui m'ont donné l'énergie de relever de beaux défis professionnels.

Alice Bomboy

Crédits

Médecines d'ailleurs

Produit par Alexandre Soullier.
Une coproduction Bonne Pioche,
Yves Darondeau, Emmanuel Priou,
Christophe Lioud / Arte France

« Australie – Médecins des grands espaces »
Un film écrit par Bernard Fontanille,
Caroline Hocquard et Laurent Sardi.
Réalisé par Laurent Sardi.
© Bonne Pioche Télévision / Arte France - 2016

« Birmanie – Les maîtres de la guérison »
Un film écrit par Bernard Fontanille,
Caroline Hocquard et Timothée Janssen.
Réalisé par Timothée Janssen.
© Bonne Pioche Télévision / Arte France - 2016

« Cameroun – L'arbre antidouleur »
Un film écrit par Bernard Fontanille,
Caroline Hocquard et Jacques Offre.
Réalisé par Jacques Offre.
© Bonne Pioche Télévision / Arte France - 2016

« États-Unis – Médecine navajo »
Un film écrit par Bernard Fontanille,
Caroline Hocquard et Jacques Offre.
Réalisé par Jacques Offre.
© Bonne Pioche Télévision / Arte France - 2016

« Japon – La santé des sumos »
Un film écrit par Bernard Fontanille,
Caroline Hocquard et Laurent Sardi.
Réalisé par Laurent Sardi.
© Bonne Pioche Télévision / Arte France - 2016

« La Réunion – Tisanes créoles »
Un film écrit par Bernard Fontanille,
Caroline Hocquard et Stéphane Correa.
Réalisé par Stéphane Correa.
© Bonne Pioche Télévision / Arte France - 2016

« Madagascar – L'esprit des plantes »
Un film écrit par Bernard Fontanille,
Caroline Hocquard et Stéphane Correa.
Réalisé par Stéphane Correa.
© Bonne Pioche Télévision / Arte France - 2016

« Malawi – Les guérisseurs des collines »
Un film écrit par Bernard Fontanille,
Caroline Hocquard et Frédéric Febvre.
Réalisé par Frédéric Febvre.
© Bonne Pioche Télévision / Arte France - 2016

« Mexique – Les guérisseurs mayas »
Un film écrit par Bernard Fontanille,
Caroline Hocquard et Nicos Argillet.
Réalisé par Nicos Argillet.
© Bonne Pioche Télévision / Arte France - 2016

« Mexique – La médecine des Indiens zapotèques »
Un film écrit par Bernard Fontanille,
Caroline Hocquard et Nicos Argillet.
Réalisé par Nicos Argillet.
© Bonne Pioche Télévision / Arte France - 2016

« Philippines – La médecine du *hilot* »
Un film écrit par Bernard Fontanille,
Caroline Hocquard et Timo Ebermann.
Réalisé par Timo Ebermann.
© Bonne Pioche Télévision / Arte France - 2016

« Philippines – L'île qui soigne »
Un film écrit par Bernard Fontanille,
Caroline Hocquard et Timo Ebermann.
Réalisé par Timo Ebermann.
© Bonne Pioche Télévision / Arte France - 2016

« Roumanie – La médecine des abeilles »
Un film écrit par Bernard Fontanille,
Caroline Hocquard et Aurélien Bonnet.
Réalisé par Aurélien Bonnet.
© Bonne Pioche Télévision / Arte France - 2016

« Sénégal – Keur massar »
Un film écrit par Bernard Fontanille,
Caroline Hocquard et Jacques Offre.
Réalisé par Jacques Offre.
© Bonne Pioche Télévision / Arte France - 2016

« Viêt Nam, l'innovation à l'ancienne »
Un film écrit par Bernard Fontanille,
Caroline Hocquard et Timothée Janssen.
Réalisé par Timothée Janssen.
© Bonne Pioche Télévision / Arte France - 2016

Création graphique et mise en page :
Olivier Fontvieille, Anne Ponscarme – Offparis.fr
Relecture et correction : Claire Lemoine
Rédaction des légendes : Morgane Talbotier
Équipe éditoriale Styles

ISBN 978-2-7324-7150-1
Photogravure : IGS
Achevé d'imprimer en octobre 2015
sur les presses de l'imprimerie Pollina - L74044
Dépôt légal : novembre 2015
Imprimé en France